QIYI HANJIAN YINAN SHOUSHU 108LI

奇异·罕见·疑难 手术108例

编著◎李荣祥

四川科学技术出版社
·成 都·

图书在版编目(CIP)数据

奇异·罕见·疑难手术108例/李荣祥编著. -成都：四川科学技术出版社，2014.8(2022.1重印)
ISBN 978-7-5364-7951-7

Ⅰ.①奇… Ⅱ.①李… Ⅲ.①外科手术-病案 Ⅳ.①R61

中国版本图书馆CIP数据核字(2014)第199195号

奇异·罕见·疑难手术108例

编　　著　李荣祥

出 品 人　程佳月
责任编辑　戴　林
封面设计　墨创文化
责任出版　欧晓春
出版发行　四川科学技术出版社
成都市槐树街2号　邮政编码610031
官方微博:http://e.weibo.com/sckjcbs
官方微信公众号:sckjcbs
传真:028-87734039
成品尺寸　285mm×210mm
印张23.5　字数720千
印　　刷　四川机投印务有限公司
版　　次　2014年9月第1版
印　　次　2022年1月第2次印刷
定　　价　198.00元
ISBN 978-7-5364-7951-7

本书编委会名单

主　编　李荣祥　刘金龙

副主编　张志伟　杜景平　尹杰霖

主　审　陈孝平

顾　问　钟　森

编著者　（按姓氏笔画排序）

尹杰霖（教授）

刘金龙（教授）

李荣祥（硕士、教授）

李　黎（讲师）

李　劲（副主任医师）

杜景平（博士、教授）

张志伟（博士、教授）

张有植（硕士、主任医师）

张福鑫（讲师）

陈生贵（硕士、副主任医师）

周晓娜（主任医师）

龚明生（副教授）

毛盛名（博士、主任医师）

祁晓珺（讲师）

李福玉（硕士、教授）

李　俊（硕士、副教授）

李五生（硕士、主任医师）

吴君正（博士、主任医师）

张万广（博士、副教授）

张　斌（博士、副主任医师）

杨向东（博士、主任医师）

何洁华（硕士、主治医师）

姚　健（主任医师）

蒋怡帆（硕士、主治医师）

编务绘图者　李荣祥　殷艺丹

前　言

一个成功的高质量的手术是伤病员理所当然应该得到的外科治疗结果，也是我们每一个手术者的责任和愿望。至于手术能否顺利实施，其治疗能否收到预期效果，在很大程度上取决于术中和术后是否发生并发症，当然这与病人的伤病和全身情况有关。毋庸讳言，多数与手术有关的并发症可能和手术医生的技术水平和临床经验有着直接的关系，但要绝对不发生是不可能的。一旦发生，能及时发现并妥善处理，贵在深刻总结经验教训，不断提高自己的水平。

本书由多位资深专家精选了 108 例治疗结果满意而无死亡的病例，在创伤外科基础上，根据各系统、各部位及伤情疾病类型，分为 36 章（每章 3 例）进行介绍，涵盖伤病情简介、处理或会诊处理、抢救要点、救治思路、原因分析。每例病例都总结讨论了经验和教训，其中，有些病例看起来是普通的病例，但处理起来很棘手，加之当时的医疗环境包括输血的血源等因素，我们也作了重点介绍。本书对初中级外科医生临床工作有一定的指导意义和参考价值。全书收录的病例资料典型，临床实用性和指导性强，对于提高年轻医师，特别是普外科医师的手术水平，避免手术失误和医源性损伤有很大帮助，适合普外科医师及基层临床医师阅读参考。

由于本人的知识水平有限，在拟定提纲、内容编排、书写格式和绘图等方面的疏漏及不当之处在所难免，希望读者提出批评意见。

在编写过程中，得到了华中科技大学同济医学院陈孝平教授（国际肝胆胰协会中国分会主席、亚太地区肝胆胰协会主席）和华西医科大学附属医院普外科知名教授张肇达（原华西医科大学校长）等有关专家的指点、帮助和支持，得到了同道和亲朋好友们的帮助和关爱，也得到了四川科学技术出版社对本书出版不遗余力的支持。值此，我表示衷心的敬意和由衷的感谢！

李荣祥

2014 年 5 月

序

随着社会文明的进步，医疗技术水平的提高和改进，卫生事业的发展已达到了较高的水平。过去愚昧无知的行为性损伤、刀伤、火器伤已大为减少，或许可能会逐步消失，车祸伤和建筑性损伤随着管理水平的提高和自我安全意识的增强也会逐渐减少。随着医疗环境的改变和技术水平的提高，一般手术的医源性损伤也逐渐减少。由于手术的广泛开展，特别是大部分区（县）、镇级医院都能做一些腹部较大的手术，自然使许多危重、急症病人的病情得到了及时控制，生命也得到了挽救，但因基层医生在做手术时（尤其是较大的手术）的经验不足及医疗设备的限制等诸多因素而带来的一系列并发症和后遗症，不但增加了再手术的风险，有的还因并发症的拖延而危及病人的生命。遗憾的是，直至目前仍有个别临床医生在手术并发症发生以后，未认识到或不敢正视并发症的存在而怀着侥幸心理去拖延和回避，从而延误了处理治疗并发症的时间，严重者造成了灾难性的后果。

有鉴于此，主编本着严谨求实的科学态度，组织有关领域的专家学者各自擅长专业内的丰富经验，搜集了30多年来诸多医院开展手术的病例资料，结合国内外文献资料，撰写了这本《奇异·罕见·疑难手术108例》。本书中108例的伤病员中约1/2的在区（县）级医院，因在当时的医疗环境、设施条件受限的情况下，完成救治成功，伤病员获得了救治，这本书可以说是宝贵的财富和有价值的医学史记，值得年轻的医生，特别是基层医院的外科医生，结合自己的经验教训加以总结和提高。

全书70多万字，800多幅手术图，凝聚着作者们的心血和艰辛的劳动。难能可贵的是作者还详述了各自亲历的经验和教训，使书中的内容更加充实，观点更加明确。《汉书·贾谊传》中有一名话："前车覆，后车诫"，也就是前人的失败，后人可以当作自己的教训，所以，总结成功的经验给同道借鉴、推广固然重要，而报道失败的教训以警示同道不再重演再犯同样的错误更为可敬。

钟森

2014年6月

目　　录

总论　创伤外科基础

创伤(trauma)主要是指人体被机械力的作用所造成的损伤。随着社会的进步和医学的发展,不少疾病已得到有效的治疗和控制,如消化道溃疡及结核病等,但创伤却有增无减,并被称为现代文明的“孪生兄弟”。创伤可以说是一个既古老又年轻的医学课题。

一、外科医生的三维观

无论是择期手术还是急诊手术,施术者都要集中主要的时间和精力,专注于手术战术。只有当你(年轻医生)能独立地施术时,才能关注每台手术的另两个层面,即战略决策和领导力。手术的战略层面是指有关手术的目标、方法以及代替方法等方面的思考。当你与你的上级指导老师手术时,老师经常为你处理战略层面的问题,例如脾外伤手术,你集中精力游离脾结肠韧带时,指导老师已在考虑是采用切除脾脏还是进行耗时间的修补术。当你作为术者时,这种战略性的判断决策会沉落于你的肩上,即必须考虑到手术的“全局”,而不能局限于脾外伤手术的战术上。领导力是手术的第二个层面。外科医生应确保手术室的所有成员的协调合作。不要认为你的助手敏捷又有经验而放松指导,必须明确交代你的计划,同时也应向你的麻醉师传递手术的计划和进展途径及内容,否则,麻醉师也难以把握手术的方向。因此,领导力不足常导致严重的错误。

为了更为有效地救治创伤的病人,必须磨炼自己,修心养性,成为具备三维观念的外科医生,在战术(技术)、战略(目标)、团队领导的角度(图总论-1),从微观到宏观上,不断地去评估和监控

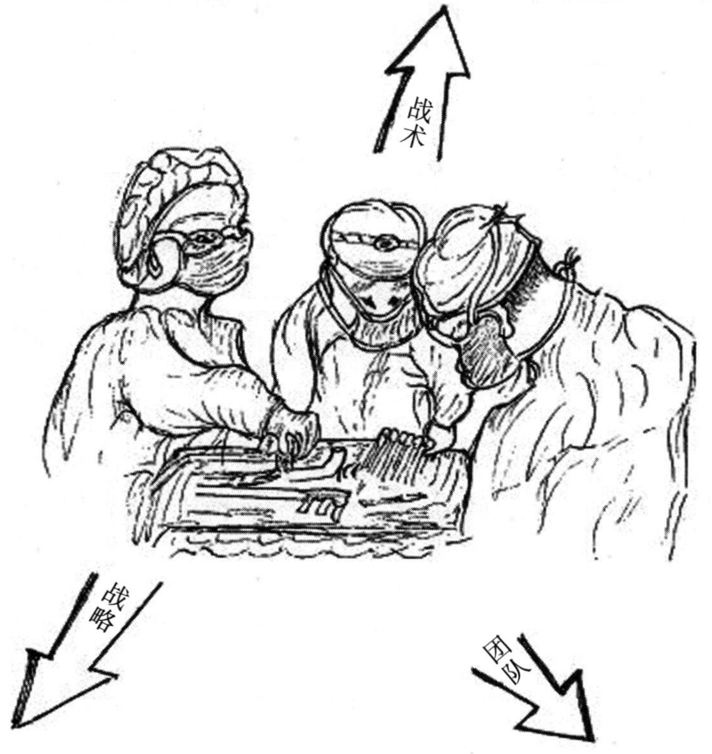

图总论-1　外科医生的三维观

手术的内容和进展。

1. 战略层面的思考与决策

手术之前要进行战略层面的思考。伤病员进入手术室到切开皮肤的时段,国内外学者称之为外科"黑洞"。外科"黑洞"这个术语是指这是一段移动伤病员、摆设体位、消毒准备的必要时间,无法对内创伤出血做出处理。如果在外科"黑洞"这一阶段耗费大部分时间去刷手,或发现病人的体位摆设不当,器械护士的准备区域有误等,手术团队混乱,在战斗(手术)还未开始之前,可能就失去了战斗力。为避免上述情况,主要术者应在外科"黑洞"期间内,与手术团队一起做好充分、有效的准备(包括消毒的区域及必要的手术器械准备,确保静脉通道畅通等)。当确认一切准备完善后,术者才能去洗刷手。如果伤病员处于严重的出血性休克需急诊手术时,不要在洗刷消毒上浪费时间,必须争分夺秒,紧急开胸或开腹进行抢救。

每台创伤手术都要遵循有序的原则(图总论-2)。显露损伤部位,采用暂时性的手段来控制出血和胃肠道破损内容物的漏出,然后探查并明确损伤的状态。

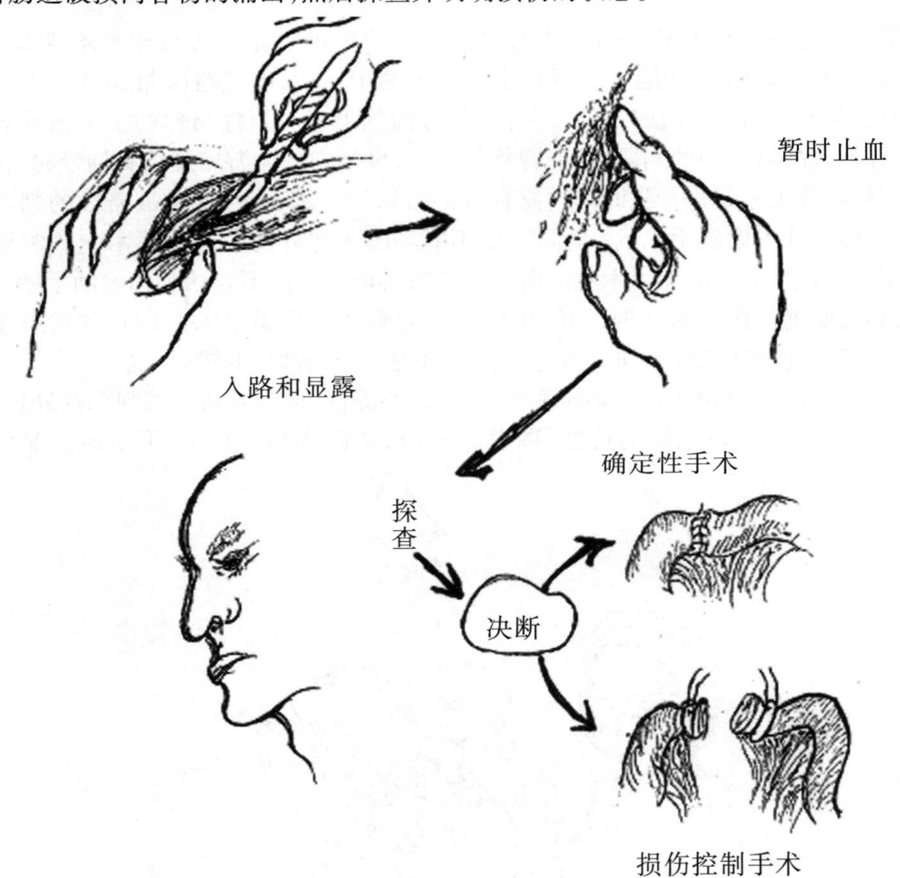

图总论-2 遵循有序原则

这时,需要对手术方案行关键的战略决策,即在确定性修补和损伤控制性手术之间作出决策。确定性修补手术意味切除或修补损伤的脏器;损伤控制性手术一般指采用暂时的控制方法,在适宜、稳定的条件下进行有计划的二期手术。

如何选择手术方案,应考虑以下四个关键的因素:①创伤的程度。例如,对严重的肝外伤病人,如果判定填塞止血,那么控制性手术是唯一的方案。②创伤负荷。病人整体的创伤负荷是根据创伤的类别、创伤的紧急程度和处理所需的时间来综合判定的。如在头部、颈部、胸部损伤情况不明的状况下,耗时去修复对生命还没有威胁的消化道穿孔是极端危险的行为。③全身状态。某一时点的血压和氧饱和度的数值及查看麻醉监护仪上的指标并无多大参考意义。随着时间的推移,创伤对病人全身生理状态的影响才值得关注。④术者的医疗资源，临床工作经验，麻醉师的水平。在决策时，这些因素都要考虑在内。损伤控制性手术是创伤外科中的“重要平衡器”，在经验和医疗资源不足时可减少手术侵袭，以获得相对良好的效果。

2. 战术的思考与灵活性

施术者要善于规划好手术步骤，更要清楚每一步操作，明确其关键和误区。例如，当游离损伤的脾脏时，关键的也是重要的是切开脾肾韧带并进入脾和肾之间的正确层次，即正确层面的解剖结构。在颈部的面静脉是显露颈动脉的关键标志，确认并切断面静脉是关键性的操作。游离结肠肝曲的关键操作是找到横结肠右侧与十二指肠之间的正确间隙。操作的误区是指每一手术步骤中可能出现的失误。开胸切口的错误选择和不当的肋间入路会酿成严重后果。未能控制近端的血液运行就进入血肿也是一种失误。

无论术者经验如何都有可能面对无法利用现有技术解决的问题，迫使你去思考解决问题的新途径。战术的灵活性是在非一般的情况下思考出新的解决方法的能力，这是一种依靠多年的经验积累和学习创新思维而获得的技能。面对不熟悉的困境又在复杂的情况下，应努力地去将问题简单化，判定创伤并确定哪一个脏器需要修补，哪一个脏器需要切除。重建手术应尽可能简单化，缝合越少越好。在创伤的手术中简单的解决方法往往行之有效，而复杂的处理常常事与愿违。

应熟悉每个手术步骤的关键和误区，将复杂的局面向简单化方面转化。

3. 无谓反复的处理

术中无谓反复是指进退两难之境时，反复地进行无效的某一步骤操作。这是术者缺乏经验最为常见的战术（技术）错误之一。例如，试图对出血点缝扎止血时失效，再试仍然无效，设想或许这次有效，又再试一次。应该意识到外科操作并非想象的那样总能奏效。即使有天赋的外科医生也不可能事事成功，必须学会有效地处理技术上的失败，而非执着用事。所以，当某一操作无效时，应思考换用其他的方法。

（1）首先，重新审视操作为什么失败是很有必要的。需要重新缝合止血吗？也许通过简单的耐心压迫，出血就会停止。

（2）寻求支援后再处理。即便是成熟的外科医师，认识到需要支援和及时求助，是具备良好判断能力的标志之一。

（3）如果孤军奋战，无法获得援助时，应思考替代方法。

（4）再试一次如何？但值得注意并引以为戒的是，重复进行失败操作的前提是战术环境已经发生变化，如术野的显露更加充分，有适当角度的持针器及缝针，或更换了助手等情况下，方可进行，这样的战术变化有些有助于提高成功的机会。在战术条件没有改变的情况下重复既往失败的操作是错误的，失败的灾难将再次向你袭来。优秀的外科医生会即刻评估失败的当前状态，思考其他的解决办法。

4. 手术中止的判定和失败时处理

手术中麻醉师报告病人的血压、血氧饱和度良好，病人状态稳定。但如果该病人在手术前1小时已处于休克状态，并在控制出血前已有了等同于循环血量的失血，此时能去进行损伤的消化道切除吻合吗？这位酷似稳定的病人实际上经历了严重的生理学打击，而且全身性的炎症反应很快会袭来，此时应尽快中止手术，将病人送到监护室（ICU），决断的关键不是看监护仪上的数值，而是生理损害的累积量。有关文献中关于“死亡三主征”即低体温、凝血机制障碍和酸中毒方面的讨论较多，这三种生理异常构成了病人的生理允许界限，超越了此界限病人就会陷入不可逆的休克并导致死亡。例如当创伤病人开腹时，腹腔的深部体温低于32℃时即可致命。实际在创伤手术中“死亡三主征”并无多大帮助，如果你有准确把握病情的战略眼光，就会在病人的生理状态接近于不可逆的生理允许界限之前及时地中止手术。如在胸腔手术体温33℃，pH6.9时，才被迫中止手术那是下策，应在那种情况发生前就中止胸部手术。

当在多种术式间进行选择时,不仅要考虑到哪种方法最有效,更要考虑到失败时如何处理。例如,如果发生吻合口瘘或修补的脾脏再出血时可能招致灾难性的哪种后果。如果手术方案为确定性修补,需要在耗时短而又简单的修补方法和耗时长而又复杂的重建术式之间选择。

5. 团队领导力

术者应时常评估手术的优先顺序和团队状态,以针对术中的情况变化随时调整。圆满、协调地进行手术的关键是要预知手术的下一步。要超过外科和麻醉科之间的界限,随时与麻醉师进行信息沟通,让他们也能预知手术的走向。要锻炼自己在手术操作中也能监听麻醉师的心电监护音,以便能随时察觉到麻醉师方向的任何不正常的行动和噪音,因为手术最关键的情况就是有可能发生在术者的视野之外,所以要磨炼术者的感觉功能。术中随时变更手术方案是创伤外科手术的特征,术者有责任使手术成员不滞后,应向你的成员们告之手术的目标和技术上的决策,防患于未然。比如将损伤控制性的手术病人由手术室运送到外科重症监护病房,以便实施下一步治疗方案。

总之,①对于严重的脏器损伤大出血休克的病人,不要在外科"黑洞"上浪费时间;②应熟悉每一手术步骤的关键和误区;③将复杂局面简单化;④应避免无谓的反复,学会处理技术上的失败;⑤损伤控制手术是创伤手术的重要平衡器;⑥要预知手术的走向。如果具备了三维观的创伤外科医生,从三维角度把握术中的变化,综合地应用战略、战术和团队协作,就可能有效地完成创伤外科的救治。

二、手术止血

当手术处理出血的病人时,成功的关键并非术者如何善用血管阻断钳,重要的是术者如何控制和掌握自己及手术团队。止血不是单纯地掌握几种有效的方法,更重要的是要迅速选择合适的止血方法,按原则有效应用的能力。

1. 选择有效的止血方法

面临出血,不要反射性地慌忙用手中的血管钳夹,而应针对每一种出血情况选择有效的解决方法。有经验的外科医生,面对某些小出血,知其可依靠自身的凝血机制达到有效的止血。因此,"什么也不做"是很好的选择。其后的方法有电凝、结扎,逐步上升到缝合止血、填塞、球囊阻断,最终进行血运重建。

2. 暂时止血的方法

暂时止血宛如用手指填塞住漏水的洞孔,而确切的止血又如修补漏水的桶。用手或手指压迫法是暂时止血的首选方法。如用手指控制心脏裂口的出血(图总论 -3),用拇指和食指捏住肠系膜的出血(图总论 -4),用指压迫出血的颈内静脉,用手指插入并压迫腹股沟的创伤出血等,这些方法都是暂时控制出血的很好措施。

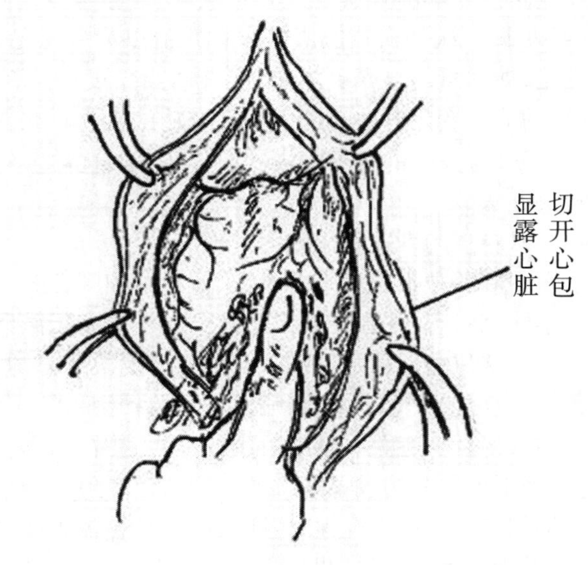

图总论 -3　食指轻压心脏破口喷血处

对于肝脏的创伤,术者可令助手的两个手掌来夹持肝脏并压迫止血。用手压止血实属无创,而且迅速有效(图总论 -5)。

对于初学者,典型的误区是握着血管钳在血泊中慌乱盲目钳夹,在这种状态下的不良举措不但可导致止血失败,而且可导致医源性损伤的发生。

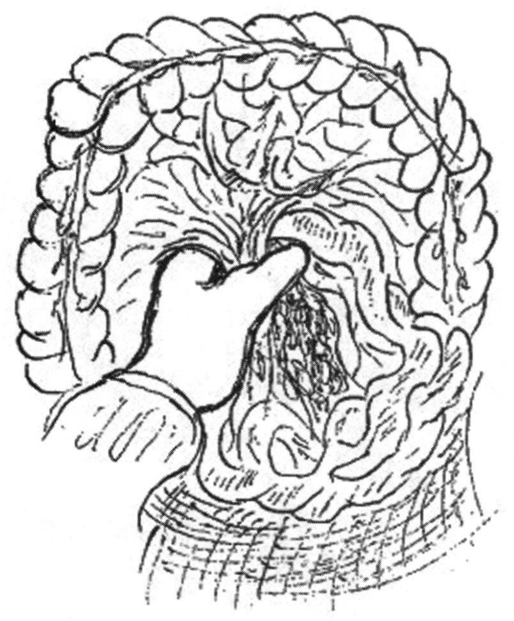

图总论－4　用拇指和食指捏住肠系膜的出血

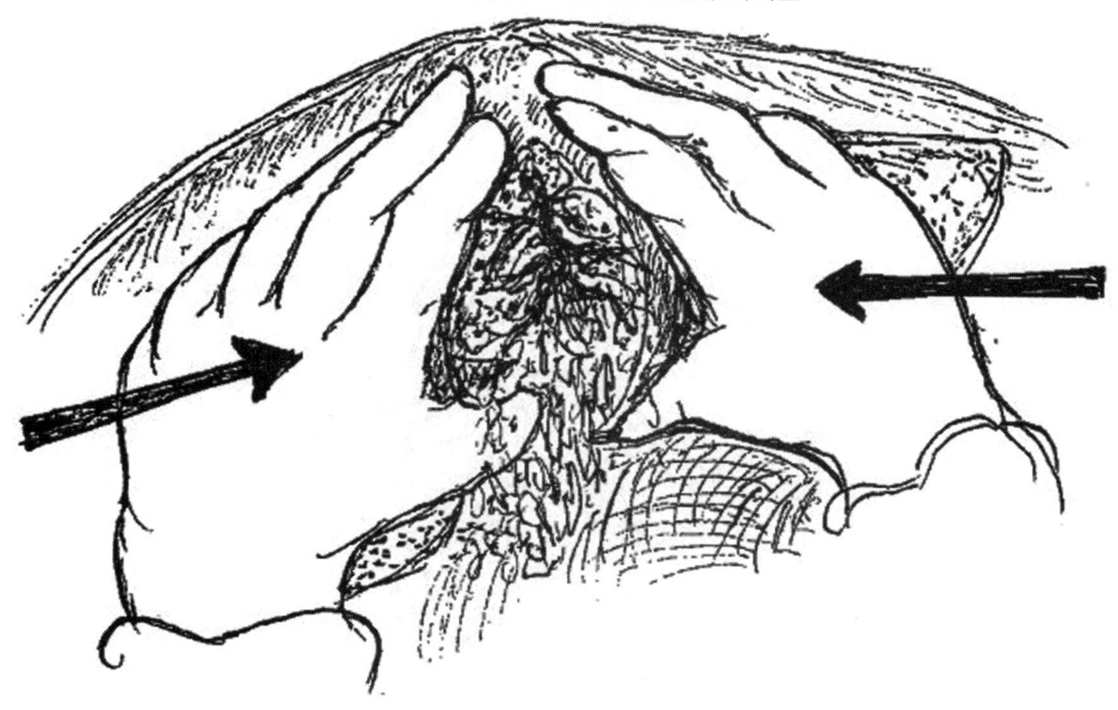

图总论－5　两个手掌夹持肝脏并压迫止血

控制脏器的血管源头是另一种重要的止血方法。创伤的脏器能否很快显露出血管蒂，脾门、肺门和肾门等结构，也相当于肠管的系膜根部一样。著名的 Pringle's 法就是显露出肝门部血管，用拇指和食指捏住肝蒂（图总论－6），或再用无损伤血管钳 1 套控制肝动脉和门静脉的出血。

同样的方法，在游离脾脏和肾脏后，也很容易用指或阻断钳阻断血管蒂。

对于肺部的中心受损造成的大出血，必须控制肺门。因肺门的阻断不是长久之计，综合止血或不能很快切除损伤的肺组织时，除非用手压迫，否则不要阻断肺门。当还没有切断肺下韧带，游离肺之前也不要在肺门套阻断带。可请麻醉师暂停肺通气，术者左手握住部分充气的肺组织用血管

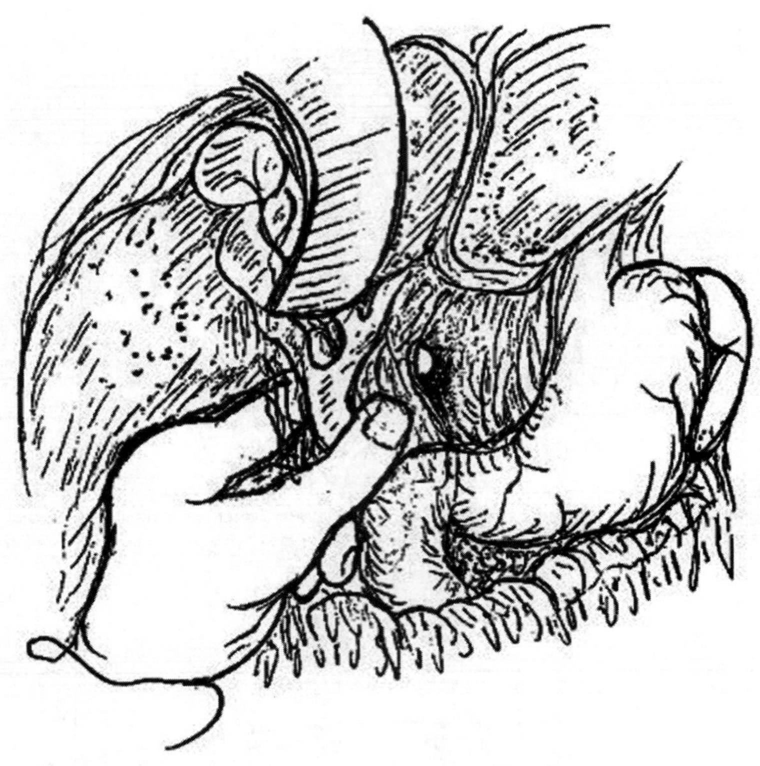

图总论-6　Pringle's 法

阻断钳阻断整个肺门(图总论-7)。

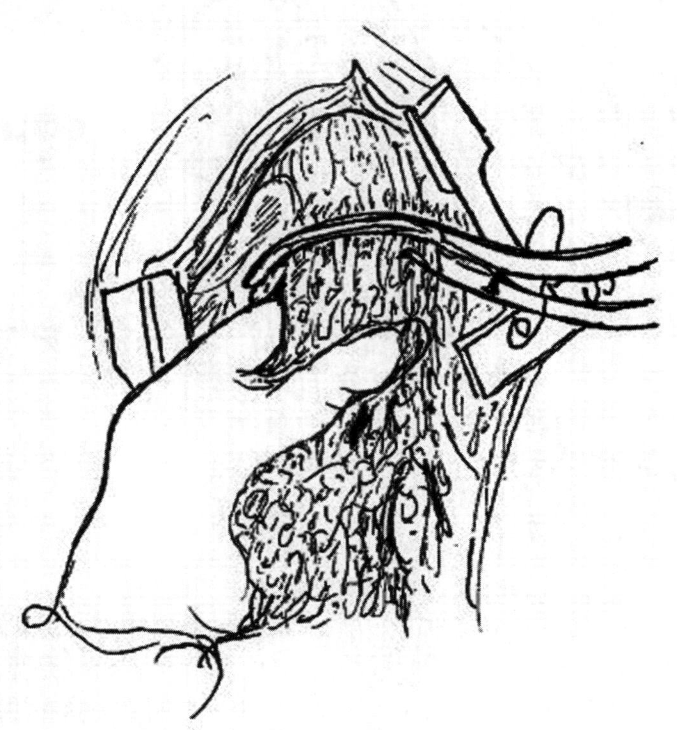

图总论-7　用血管阻断钳阻断整个肺门

前外侧开胸术因空间有限很难阻断肺门。但可用一简单方法:无须用导入阻断钳阻断肺门,只须以肺门为轴扭转肺,称"肺门扭转术"(图总论-8),即用双手握住已游离的肺脏,分别抓住肺叶的尖部和下叶的底部将肺扭转 180°，此时的上叶顶部已转向横膈膜，而肺底转向原来的肺尖位置，出血会很快停止。必要时可填塞大纱垫在胸腔上部以保持原状。在急诊开胸术时，必要时应用该方法非常有用。

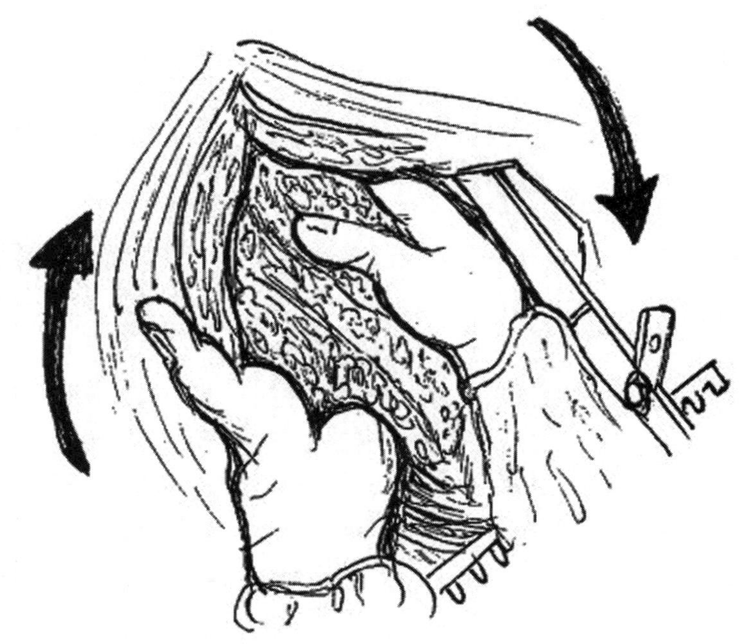

图总论－8　肺门扭转术

3. 选择止血方法

（1）填塞止血：填塞止血是创伤外科手术中很易低估的操作，但它却是处理重大损伤的最有效措施之一。纱布填塞止血的要点是尽早使用。填塞的效果是依靠其形成凝血块而起作用，只有凝血机制良好时才能形成凝血块。充分发挥填塞效果的另一个要点是要做好外围填塞和内围填塞。外围填塞是将棉纱垫置放于创伤脏器的周围，须从两个方向合力夹压住创伤的脏器，类似“三明治”而获得有效的止血，这种方法最常用于肝创伤（图总论－9）。

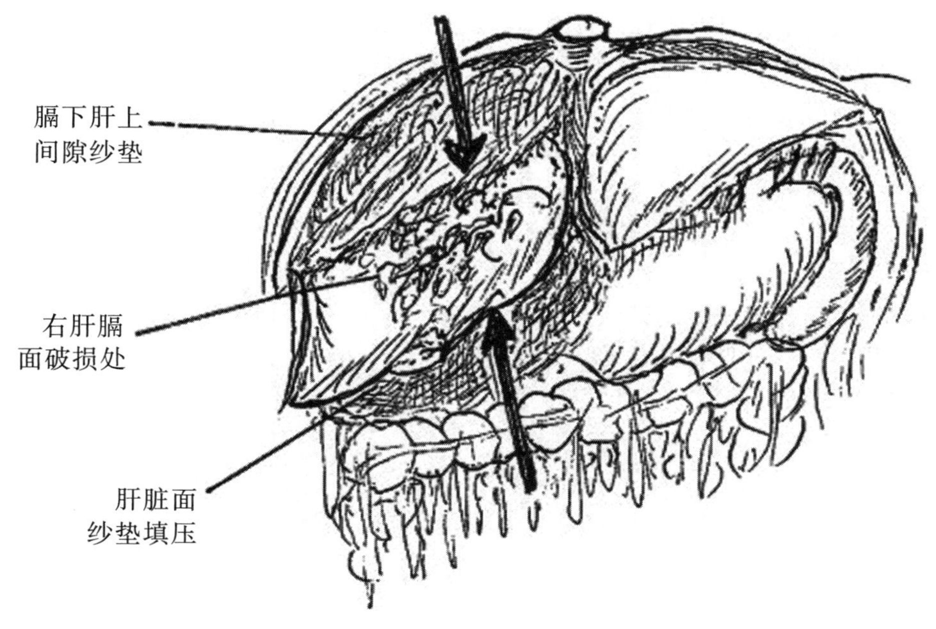

图总论－9　填塞止血

内围填塞是用可吸收性纱布填塞创伤脏器的裂口或活动出血的腔隙，即将纱布卷沿着腔隙壁逐一填塞（图总论－10）。但对于肝右叶创伤呈星芒状伴有裂隙的严重创伤应选择外围填塞和内围填塞联合应用的填塞方法。值得注意的是填塞的松紧度应适当，特别是“三明治”样填塞时，要注意到病人的血压等，当病人血压下降引起麻痛时，应注意可能是填塞压迫了下腔静脉引起回心血减少,应移去部分纱垫进行重新填塞。

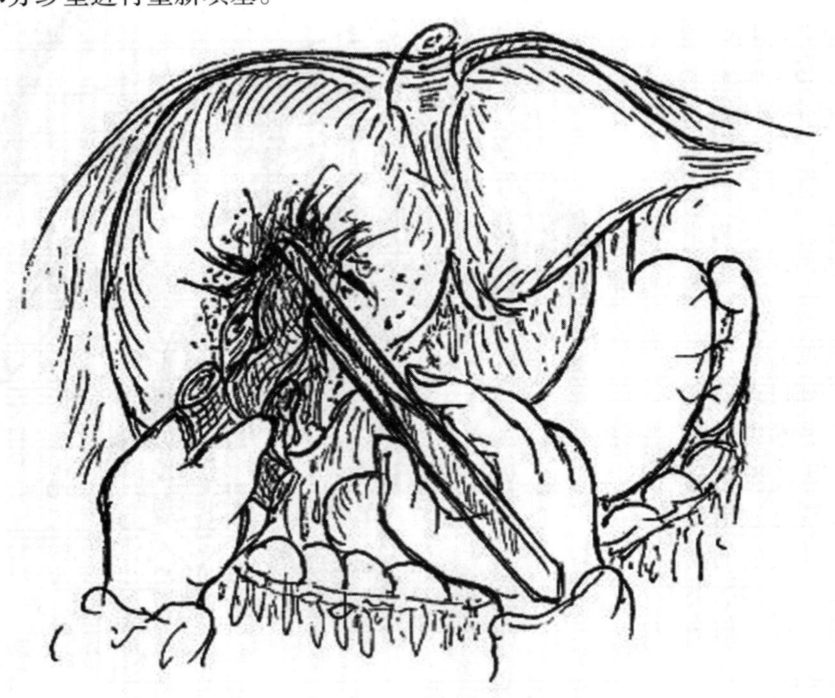

图总论-10　纱布沿创伤间隙逐一填塞

(2)未见出血的状态下缝合止血:当无法看到出血源或血管回缩到组织内时,可尝试采用缝合止血。但必须确认解剖位置是否适合进行非直视下的缝合止血。该方法成功的关键不在于缝线,而在于缝针的大小以及选择好缝合进针、出针的深浅度及区域。缝合的第一针应尽量靠近出血源(图总论-11),其第一针并非是以止血为目的,而是通过牵拉缝线上提组织来寻找出血来源于哪一侧,局限在哪一部位,确定目标后,缝第二针的目的是用于止血,以达到令人满意的效果。

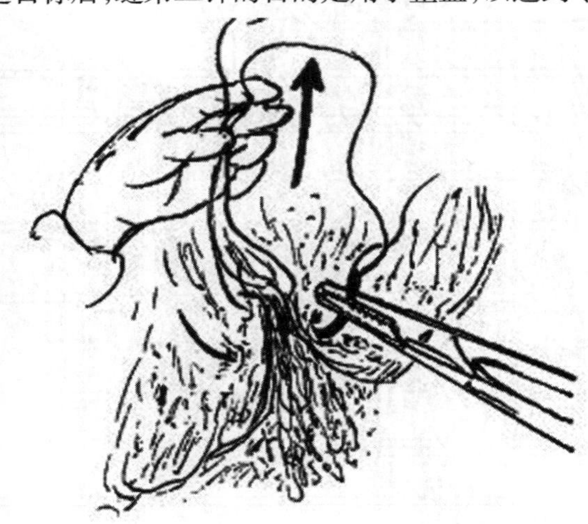

图总论-11　缝合的第一针尽量靠近出血源并上提组织

4. 主动脉阻断

主动脉阻断是创伤外科有效的止血手段之一,是腹腔主要大血管损伤时阻断近端血流或严重病人复苏抢救的重要环节。术者将胃向下牵拉,手指钝性进入小网膜无血管区(图总论-12),在食管的右侧扪及下方主动脉的搏动时,将其压向脊柱,要确定阻断主动脉应用血管阻断钳在腹腔动脉干的上方阻断腹主动脉。解剖学要点是在腹腔内阻断胸主动脉的最低点(也是腹主动脉的最高点)。

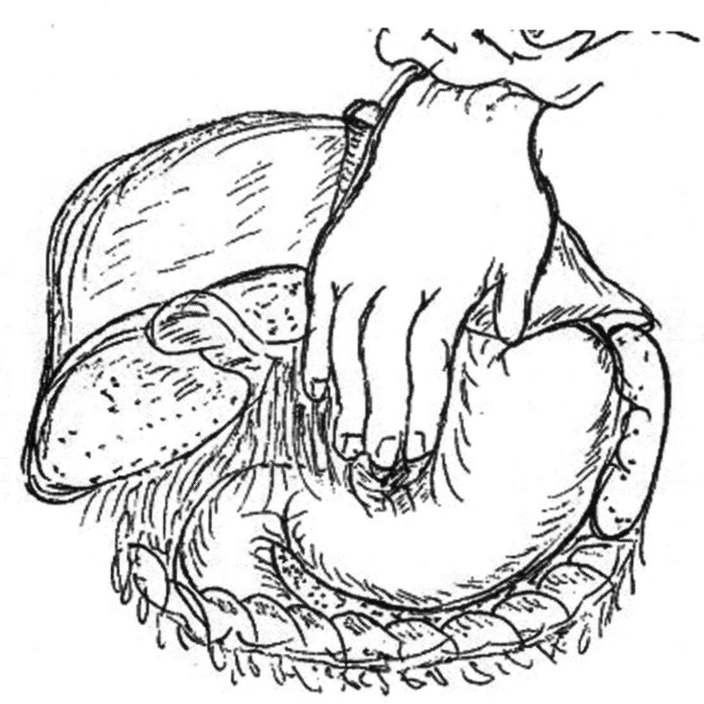

图总论－12 手指进入小网膜，在食管右侧将搏动的主动脉压向脊柱

如术中时间允许，可将肝左外叶的三角韧带切断，将左外叶向右翻起，可改进术野的显露。如情况不许可则即刻分开小网膜囊直到胃小弯的右侧，将胃和十二指肠拉向左侧，以显露小网膜囊的后腹膜及右膈肌脚（图总论－13）。

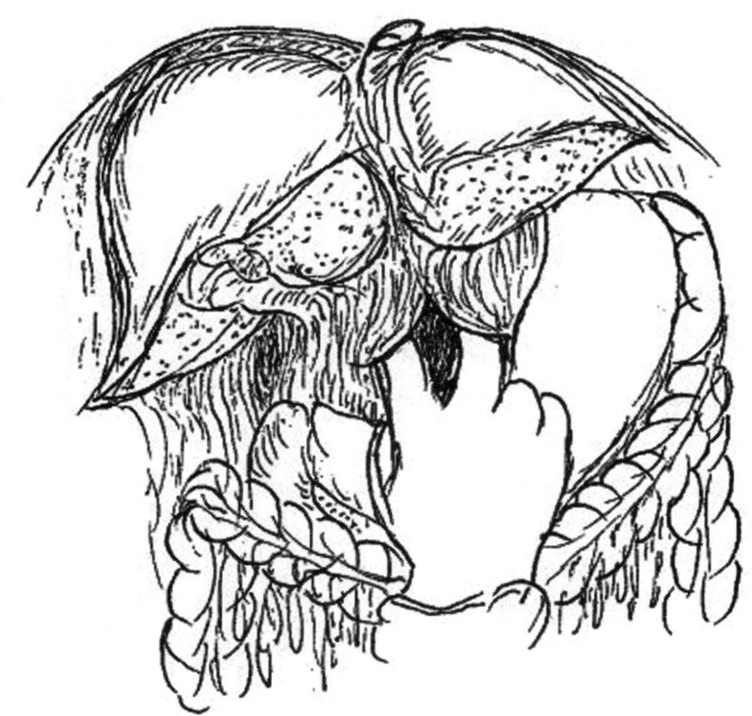

图总论－13 分开小网膜囊直到胃小弯右侧

在胰腺上缘可扪及主动脉搏动，即可用于定位。钝性分离后腹膜，用手指或钝头组织剪分开右侧膈肌脚的两支，以显露出最低位胸主动脉的前壁（图总论－14）。进一步左手指在主动脉两侧游离出足够的空间，以备置放血管阻断钳，这些都是必要的操作（图总论－15）。用左手引导血管阻断钳放于

适当的位置阻断后检查远端主动脉的搏动。为防止滑脱移位,应做妥善固定,完成主动脉阻断后的操作。

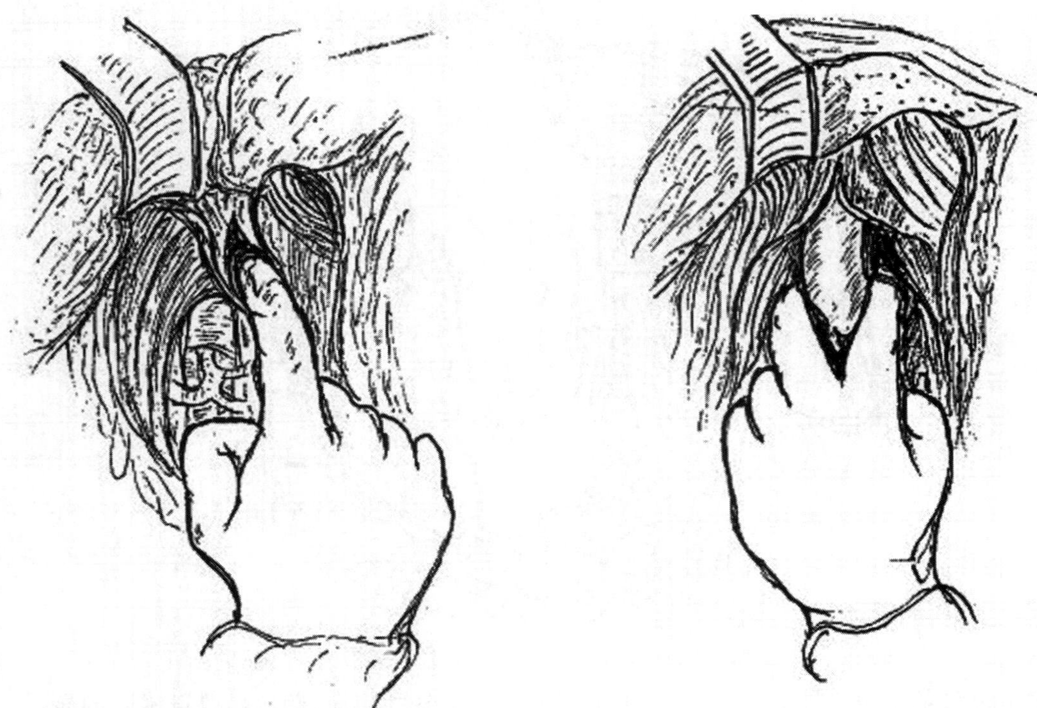

图总论-14　显露出最低位胸主动脉前壁　　　图总论-15　左手指在主动脉两侧游离出足够的空间

三、血运重建

创伤所致的出血和缺血是血管损伤的两大表现,处理的重点不同。在处理严重的血管损伤时,要有完善的程序(图总论-16)。颈动脉出血直接威胁病人的生命,必须立即处理。而股浅动脉损伤引起的下肢缺血则无须如此,尚可允许几小时的时间来挽救病人。

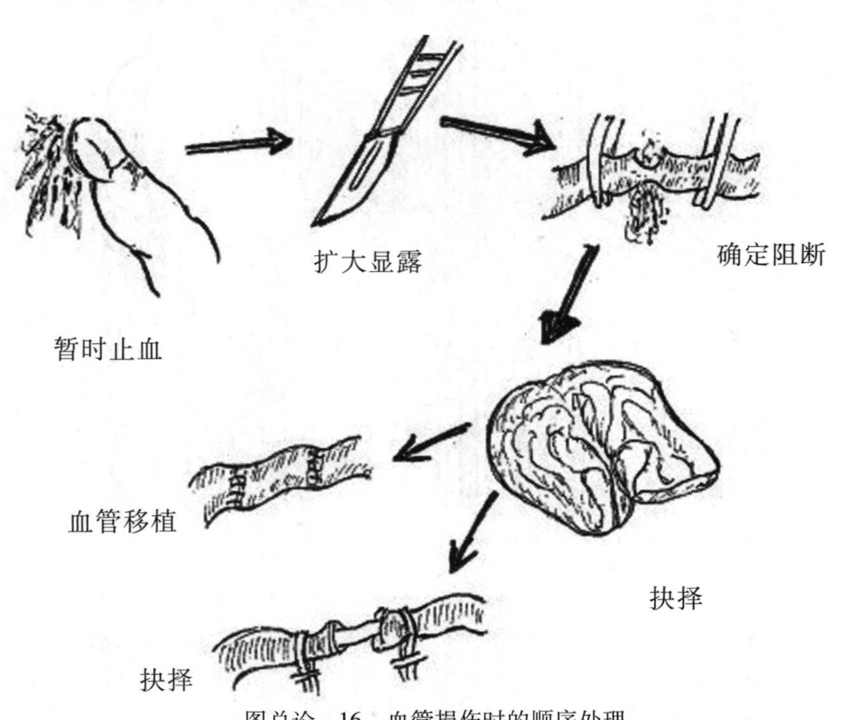

图总论-16　血管损伤时的顺序处理

1. **控制外出血**

当务之急是先控制外出血，术者首先用手指或手部压迫来控制住体外出血（图总论－17），必要时由助手完成，可持续压迫止血，而术者腾出手来试行切开压迫部位的近端，以显露受损伤的血管。

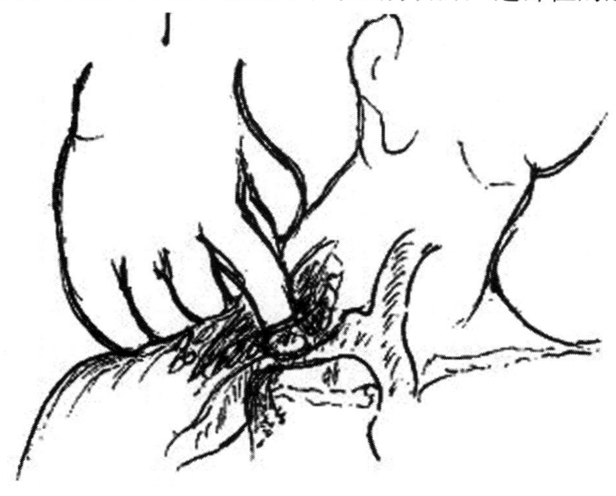

图总论－17　手指压迫止血

如果出血源位置深，创口又小而窄（如锐器或弹道伤等），创伤部位又在躯体和四肢交汇部，如腹股沟、颈部、锁骨上及腋窝，可采用球囊导管止血，因这些部位用手指压迫通常无效。操作时向出血创口道内插入一根 Foley 导管，膨胀球囊直至出血停止后夹闭导管（图总论－18）。如导管处创口较大，可缝合创口使创口缩小，从而确保球囊的稳定而止血。如果选择和处理适当，在躯体和四肢交界的部位采用球囊压迫止血是可行的。

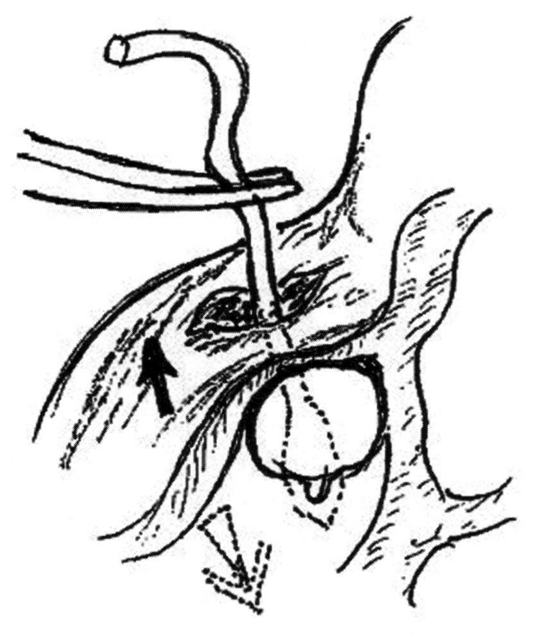

图总论－18　球囊压迫止血

2. **血管造影及预防性筋膜切开术**

对于血流动力学不稳定或活动性出血的病人不需做血管造影。对病情稳定的病人，如弹道伤或同一肢体的多处骨折病人行血管造影，能确定血管损伤的部位。另外值得参考的是，如果面对的是单纯的锐器伤，可通过有限的探查找到损伤的部位，以赢得时间重建血运。

在血运重建前，应考虑到筋膜综合征袭来将会导致血运重建的失败。特别是缺血性肢体手术时，血运重建往往耗时长，尽管术前筋膜综合征尚不明显。安全的措施是进行预防性筋膜切开减张术。

3. 血管近端和远端控制

近端控制是指应用血管阻断钳控制受损血管的近端血流（图总论－19）。近端控制对术中出血的控制是至关重要的，而在手术运作前没有在远离损伤的部位得到近端血运的控制是失误的，常导致大出血或医源性损伤，甚至造成失血死亡。在四肢血管损伤的近端用驱血带控制血运是有效的方法，可减少出血及简化游离操作，待游离完成和在血肿外侧阻断损伤血管后去除驱血带。

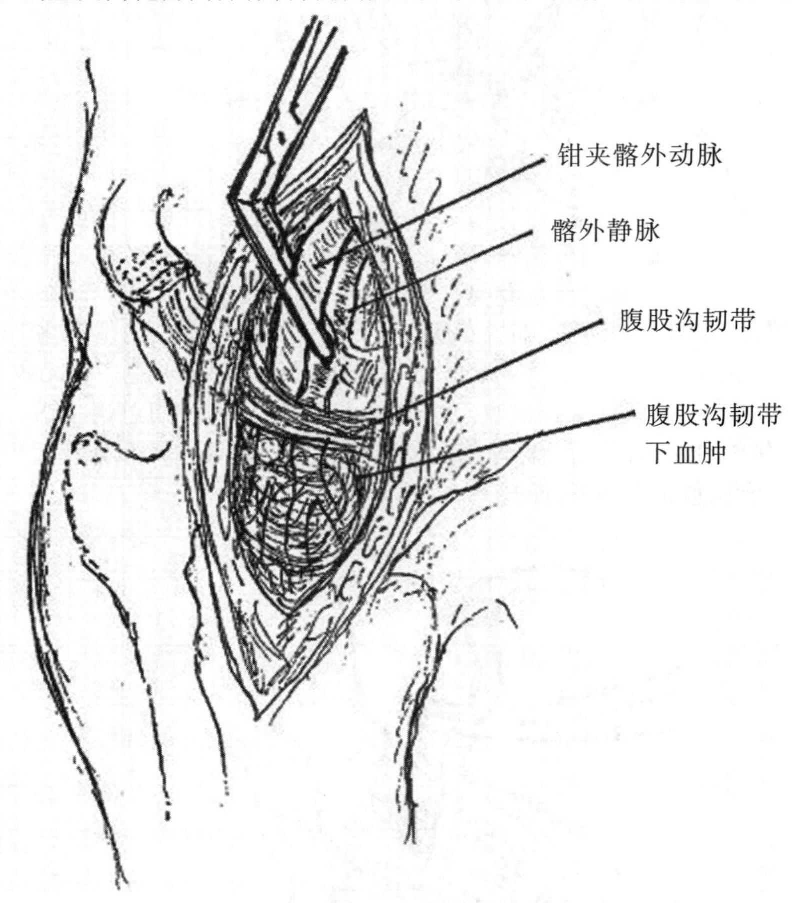

图总论－19　阻断钳控制近端血流

远端控制根据情况而定，有时单纯的近端控制无法清净术野，因远端血管的反流常干扰术者的操作。有些部位如颈内动脉、锁骨下动脉和盆腔内较大的静脉难以进行远端的控制，可在近端控制后，试行在血管内行远端控制。也可在没有远端游离的情况下，在流出道内插入腔内球囊导管进行困难的远端阻断。

4. 血管损伤的控制性手术

对血管损伤，有经验的医生常有两种控制性手术的处理方法，即血管结扎和插入分流。

（1）血管结扎：可用于颈外动脉、腹腔动脉干和髂内动脉。其他动脉如锁骨下动脉或其分支可结扎，但仍有引起肢体缺血的风险，如果被迫放弃但计划二期修补，宜采用暂时分流。多数的静脉可结扎而无危险或者即使出现下肢肿胀但可吸收。而门静脉是极少数应做修补的内脏静脉之一，但有成功结扎门静脉的报道。因此，有国内外学者认为，外科医生需要记住的是，结扎血管并非承认失败，而是对能否结扎该血管或者说结扎该血管后是否产生严重后果判断良好的标志。

(2)暂时分流:对于缺乏血管外科经验的医生或在无助的状况下手术,暂时的分流是最好的选择。暂时分流管的材料并不重要,如有可能先用 Fogarty 导管清理损伤血管的流入和流出道,也可轻柔挤压血管的远近端使溢出凝血块,选择适当的最大口径的分流管及长度,小心地插入远端和近端,用粗丝线结扎固定,最好应用血管阻断带绕过动脉,再用金属夹钳夹固定(图总论 -20),确定血液情况后完成手术。

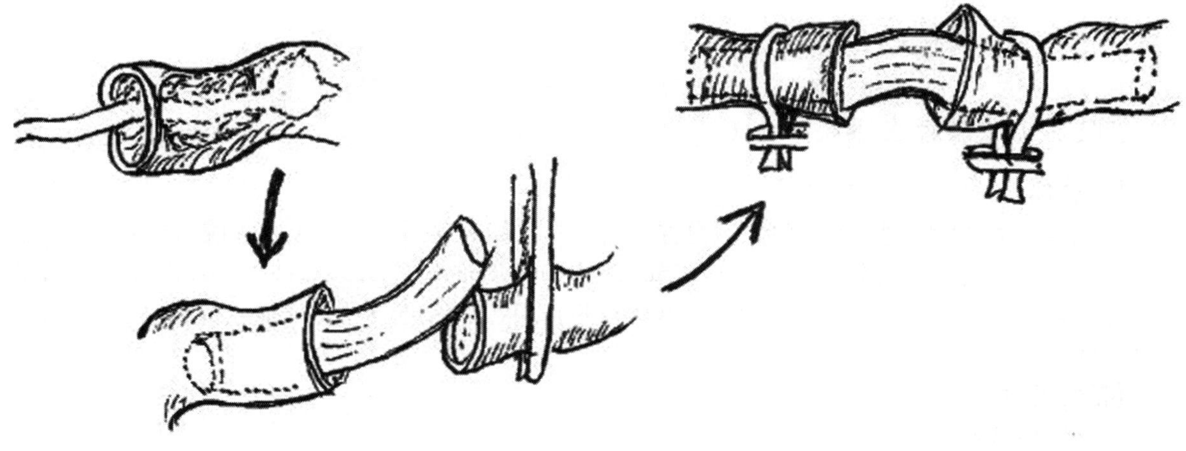

图总论 -20　暂时分流

5. 确定性血运重建术

血运重建术通常有 3 种选择:端端吻合、血管成形术(补片吻合法)、血管间置术。端端吻合是最好的血管重建法。如条件不允许,选择间置吻合是处理完全横断动脉的最佳方法。补片血管成形适于半周动脉壁仍然完整或血管细小的状态下应用。

静脉的修补是完美的做法,但并非都需要这样,如果进行复杂的修补,多数血管外科医生认为这是不值的。因为修补静脉比动脉更为困难,而且远期通畅率不佳,因此通常不必要。如伤势及病人损伤严重,应综合考虑后,毫不犹豫地结扎静脉。如果决定要行动静脉的重建,应选建静脉,因静脉形成血栓后无法彻底清除(无论动静脉的修复前都要用肝素液冲洗血管的远近端管腔)。要注意的是在动静脉之间置入正常软组织以预防动静脉瘘的形成。

关于选择何种移植材料存在着较多的争论,但通常认为四肢以下血管细的不选择人工血管,即 5mm 的人工血管通畅率。有文献报道其争论主要集中在股动脉修补上,支持采用静脉移植的学者强调有良好的效果。然而,在远端流出道良好的,特别是年轻病人,并没有静脉移植物优于人工血管的明确证据。因此,有学者认为,无论采用何种移植物重建股动脉,只要术者惯于应用,两者并无明显差异。

总之,对于完全横断的动脉,采用血管间置吻合,不必修补静脉去追求完美。

第1章　头面部损伤修复术

例1　头皮撕脱修补术

【伤情简介】

女性,34岁,劳动时与他人争吵中“不明原因”头顶部头皮撕脱约4小时入院。检查:神志清楚,双瞳等大圆,光反射正常。脉搏110次/min,血压90/70mmHg。头部X线片未发现骨折。取除包扎头部敷料发现头顶部缺损头皮面积约10cm×8cm,不规则创面并明显渗血。敷料上紧贴头皮。头部创面临时包扎并连同游离头皮送入手术室。

【治疗经过】

在气管插管全麻下行缺损创面清洗,消毒铺巾,创口面彻底止血。创面较干净,骨膜完整(图1-1)。将撕脱的头皮削成中厚皮片行一期植皮(图1-2)。用1号丝线将皮片与缺损的周围组织间断吻合固定,并在皮片中部切开皮片三处以缓解张力(图1-3)。加压包扎,术后输全血400ml,三周后痊愈出院。术后三月随访,恢复尚好,有散在毛发长出。

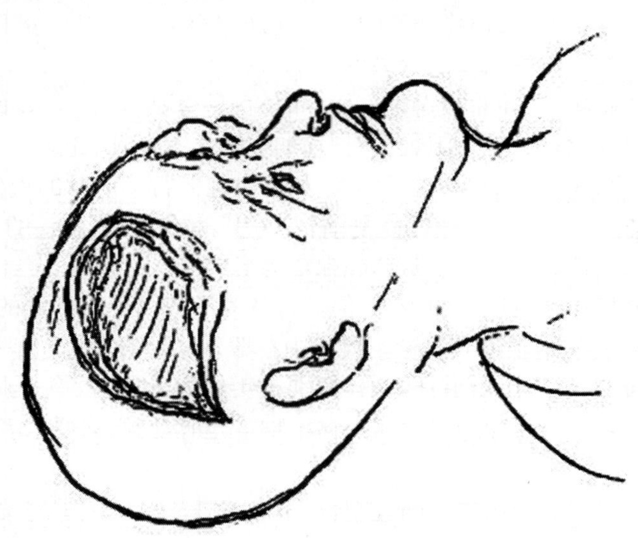

图1-1　缺损面清创后所见

【讨论】

完全离体的头皮撕脱,无严重挫伤。血管无严重拖拉损伤,创面受损时间不长且干净,应即刻行自体头皮再植术,选择1~2条直径较大的动静脉,在显微镜下行血管端端吻合。因各种原因,该病员无法进行头皮血管显微吻合术。因此,将撕脱的头皮削成中厚皮片,生理盐水冲洗,消毒后放入约4℃林格液中清洗。皮片与创伤止血后的周围正常皮肤细丝线对端吻合,如张力较大,可切开再植皮瓣减压。加压包扎以防移位。

该伤病员为青壮年,受伤距手术时间虽稍长,但入院处理及时,清创干净,皮瓣的处理正确,赢得了离体完全的头皮撕脱再植术的成功。

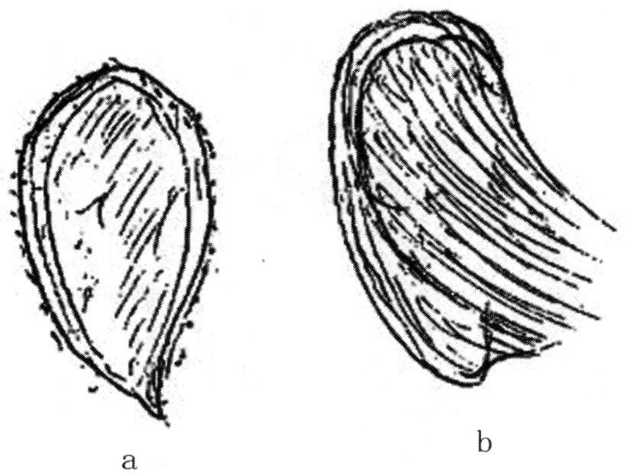

图 1－2　a. 削成中厚皮片　b. 处理前的毛发皮

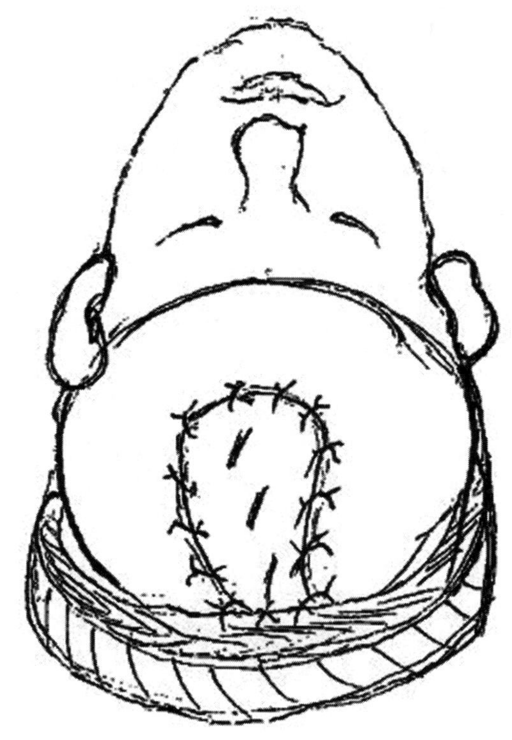

图 1－3　间断吻合，皮瓣减张切口

例 2　右耳撕脱伤修补术

【伤情简介】

男性，30 岁，伐木时不慎被树干滚打在右头面部并右耳撕脱伤约 8 小时入院。检查：神清合作，说话不清并口角稍歪斜。心肺腹部脊柱四肢正常，头胸部 X 线拍片未见异常。

【治疗经过】

取除头面部包扎帕布，可见右耳连同耳根部完全不规则撕脱，直至颈顶部及枕顶部之间有 2cm 皮片与顶部相连（图 2－1），创面渗血，整个耳郭组织有缺血表现。在气管插管全麻下，耳道内填塞棉球，创面清洗消毒，皮片削剪修整及耳根部缺血组织。创面组织止血后，创面干净，决定行右耳再植术。调整好再植的位置，用 1 号丝线先缝合皮片，0 号丝线缝合耳根部前面（图 2－2），直至缝合再植完毕(图2-3)。对合好创缘缝合口,术后抗炎,适量应用扩血管药,补充一定的人体白蛋白等,术后5天间断拆线。听力稍下降,右面神经轻度瘫痪,术后7天耳部组织血供有改善,住院两周出院。术后三月随访,再植右耳恢复正常,仍有轻度面瘫,继续对症处理。

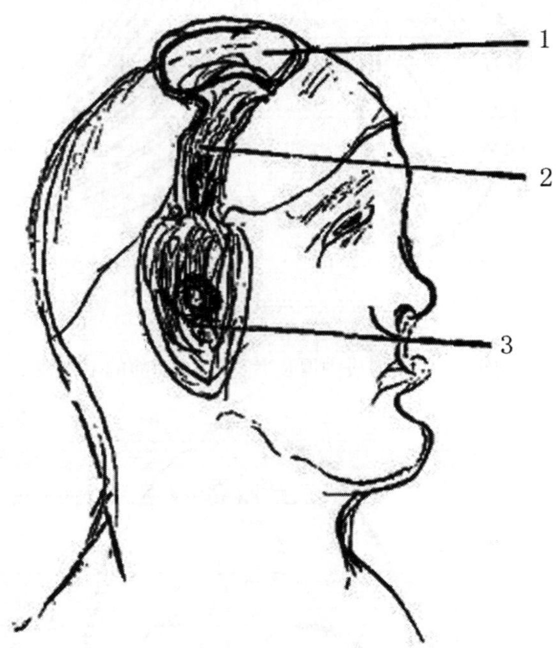

图2-1　1.撕脱整个耳部组织　2.皮片创面与皮片连接处　3.耳部创面

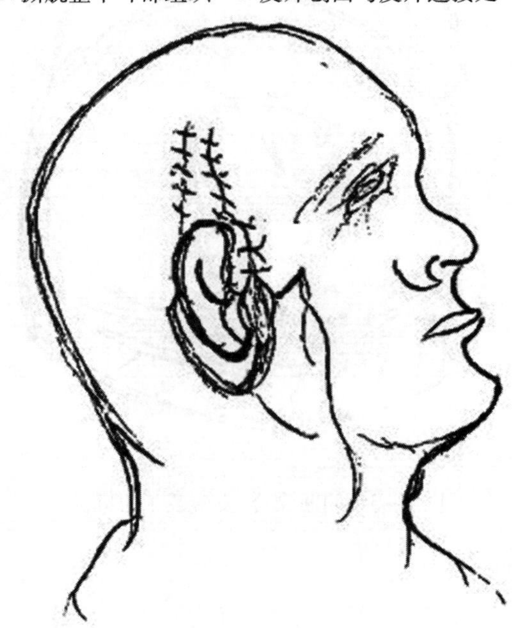

图2-2　调整好耳部位置后,创面深部组织缝合固定,皮缘对端间断缝合

【讨论】

该伤病员属青壮年,虽受伤到入院时间长达8小时多,幸存有一2cm皮片相连于颞动脉及耳后血管之间,虽与主干血供未相连,但头部血供丰富,清创处理适当,尽管当时的手术各种条件有限,但手术选择耳部撕脱的再植术是正确的,整个手术的运作和术后的处理较满意,由于基本功扎实而获得了再植术的成功。美中不足的是术后6年随访面部麻木感仍存在,可能与面神经的分支

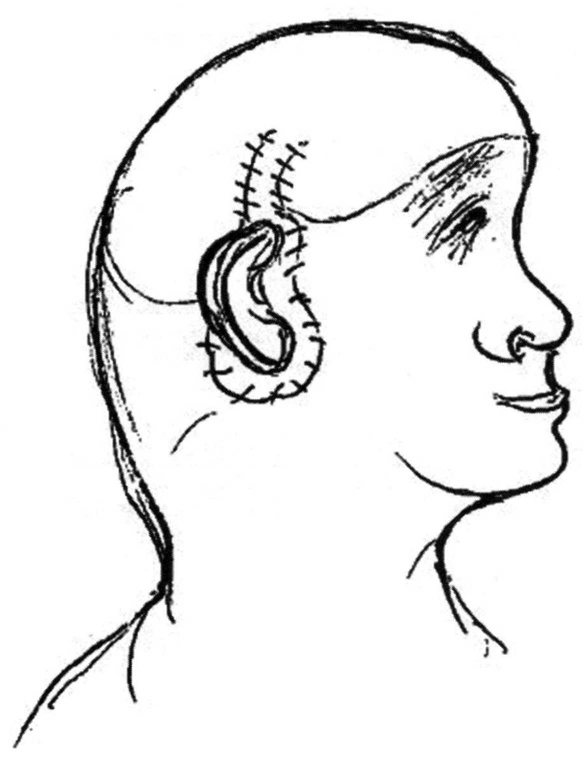

图 2－3　右耳撕脱再植术式

有关。术中应进一步探查，一旦发现面神经断裂应行吻合术，这是值得总结的经验教训。

例 3　颌面部裂伤修复术

【伤情简介】

男性，26 岁，酒后斗殴被他人用斧头锐利面击伤右颌面部约 30 分钟入院。检查：脉搏 96 次/min，血压 110/80mmHg。右面部斜形裂口深达口腔，上至耳门前下，下至上唇外，创口边缘整齐，头面部 X 线片未见骨折征象。

【治疗经过】

在气管插管全麻下行清创修复术。清洗消毒创面，可见裂口长约 8cm，右侧牙断裂，牙龈 1cm 长裂口，舌右前外侧 3cm 裂口，仔细止血后可见创面无缺损（图 3－1）。用 4 号丝线缝合翼外肌断裂处，1 号丝线缝扎创口内小血管断端。牙龈间断缝合 2 针，舌外侧前

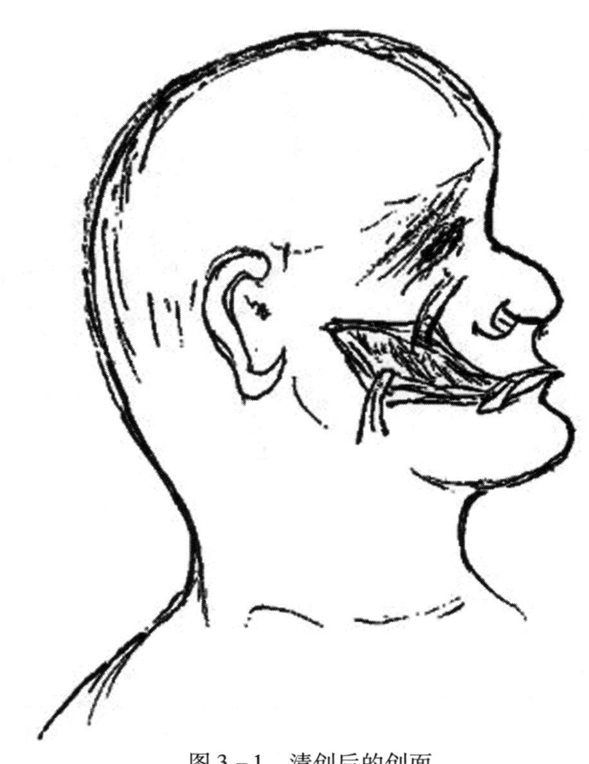

图 3－1　清创后的创面

缘受损处全层缝合3针,舌头活动正常。先缝合含贯通伤的口腔黏膜层(图3-2),逐层缝合皮肤创缘,即皮内缝合,对合良好(图3-3)。术后7天出院,创面愈合好,仅有麻木感。出院后3月随访,无明显面部及咬肌活动异常。

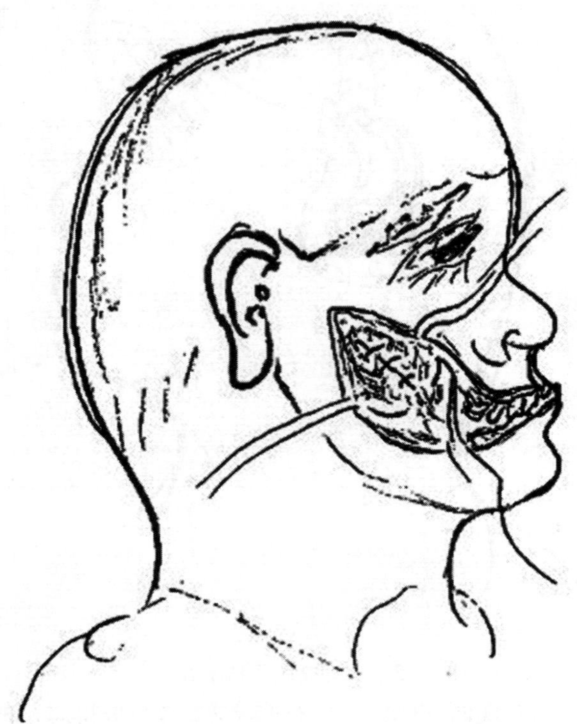

图3-2 先缝口腔黏膜层

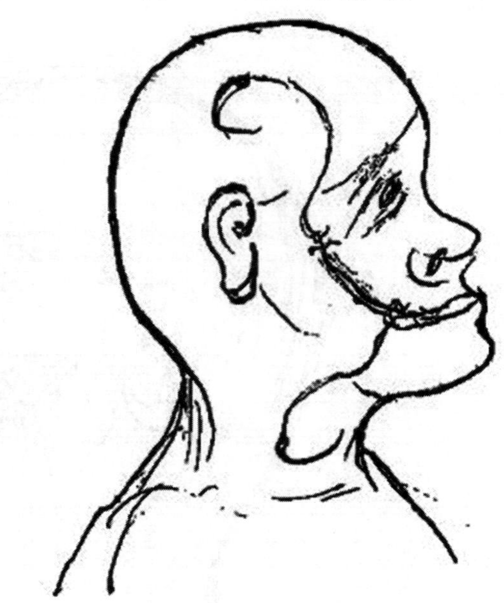

图3-3 皮内缝合皮肤创面对合良好

【讨论】

本伤病员为斧头锐利面切伤并出血入院。急诊手术,在气管插管全麻下清创、消毒、止血,保持呼吸道通畅,创面缺血软组织清除。根据解剖创面咬肌走行逐层对位减张缝合。本伤病员先缝合裂伤的舌外前缘,继之缝合腔内腭黏膜。皮内用0号线连续缝合以保持美观。在气管插管全麻下缝合口腔内组织，因舌裂伤操作不理想，但避免了术中出血或口腔分泌物阻塞气管出现意外，必要时可从鼻腔插管或气管切开来完成手术。

颌面外伤均在 24 小时内给予破伤风抗毒素注射预防。由于口腔颌面部血循环丰富，抗感染能力强，术后伤愈合好。但如进食不当、口舌活动过多等可导致创口感染或裂开。颌面外伤修复术的效果主要取决于受伤的程度和受伤到手术时间以及治疗的方案等因素。

参考文献

[1] 侯艳虹，佟焕，孙桂娟，等. 1 例头皮撕脱伤的手术配合[J]. 中国医药指南，2012，4(10)：652.

[2] 邓海涛，赵耀华，魏莹，等. 负压封闭引流技术在头皮撕脱伤治疗中的应用[J]. 中华损伤与修复杂志(电子版)，2011，(6)：66-67.

[3] 王扬剑，竺枫，黄耀鹏，等. 复合伤患者完全性头皮撕脱再植成功 1 例[J]. 全科医学 I 临床与教育，2012，9(10)：583-584.

[4] 陈佳佳，刘莎，覃霞. 全头皮撕脱伤回植术 1 例的护理[J]. 中国美容医学，2012，12(21)：2280-2281.

[5] 吴世友，朱晓浩，刘剑毅，等. 完全性头皮撕脱伤的整复外科治疗 4 例报道[J]. 重庆医学，2011，8(40)：2493-2494.

[6] 梁勇. 耳廓断离伤的治疗[J]. 中国眼耳鼻喉科杂志，2006，5(6)：137-139.

[7] 唐有法，胡京春. 右耳大部撕脱回植成功 1 例报告[J]. 安徽医学院学报，1981，(16)：101.

[8] 靳晓玲，张丽辉. 右耳撕脱伤、耳廓整形手术成功配合 1 例[J]. 中华综合医学杂志，2003，(5)：67.

[9] 王道雄，赵鑫. 鼻颌面部严重挫裂伤 63 例临床分析[J]. 临床耳鼻咽喉科杂志，2003，8(17)：493.

[10] 程增云，解汝庆. 颌面部挫裂伤清创术后胶布减张疗效观察[J]. 人民军医，2007，(50)：423-424.

第2章 颈部血管损伤手术

例4 颈动脉外伤修复术

【伤情简介】

男性,43岁,左颈部锐器伤约15分钟,在受伤部位压迫下急诊入院。检查:脉搏110次/min,血压86/60mmHg,心肺(-),迅速建立两条静脉通道,送入手术室。

【治疗经过】

在气管插管全麻下,颈部消毒铺巾,揭开压迫创口,手指压迫控制出血。切开胸锁乳突肌前缘及其深面的颈筋膜寻找到颈内静脉完好,尽快游离出面静脉的汇入部,用7号线牵引颈动脉,但显露困难,结扎面静脉并切断(图4-1),牵引深露钩,显露出颈内动脉及总动脉与颈外动脉的交汇部损伤约0.3cm出血(图4-2)。在其上、下用阻断钳控制出血。颈外动脉距起始处约2cm有裂伤出血,7号丝线结扎,续用4-0的血管缝线修补伤处,修补止血成功(图4-3),如为试行修补,因病情重无须耗时,结扎为之。清理创面,置放引流,逐层缝合结束手术。术前及术中共失血约2 000ml,住院两周痊愈出院。

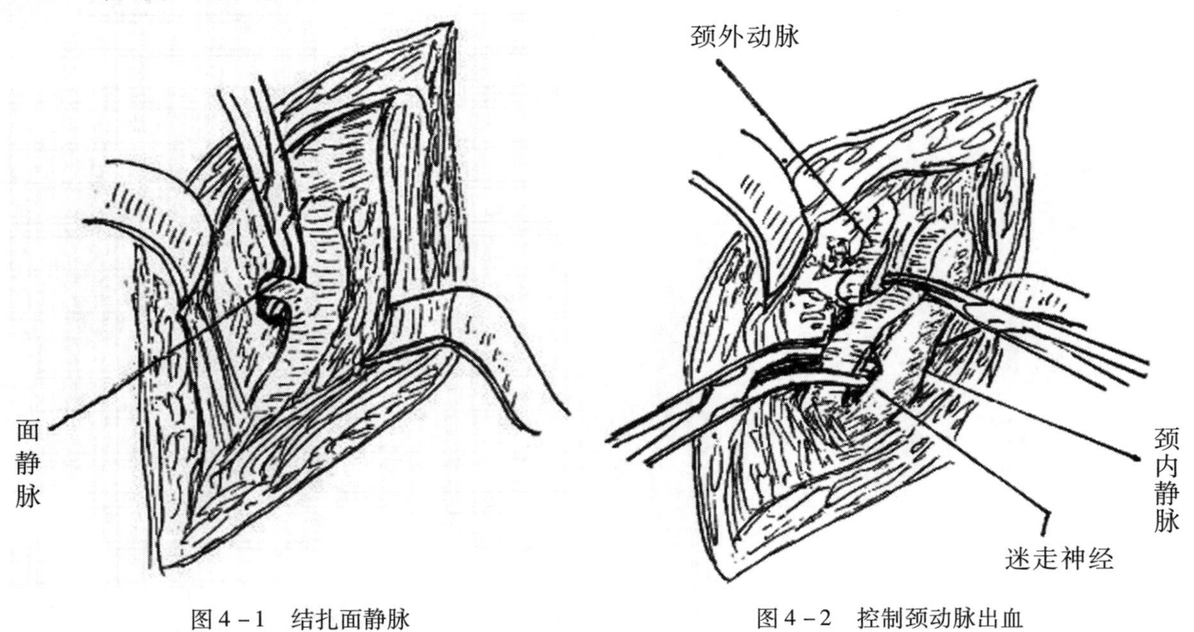

图4-1 结扎面静脉　　图4-2 控制颈动脉出血

【讨论】

颈部损伤的手术探查切口,应选择沿着胸锁乳突肌前缘(图4-4),切开的第一层是颈阔肌,寻找胸锁乳突肌的前缘,这是重要的安全标志(图4-5)。但要注意的是切口不要过于靠后,如切颈阔肌后发现纵行肌肉,需要向前方游离操作。要显露出颈动脉分叉部,就要确认结扎和切断面静脉,牵拉开颈内静脉,有助于更深层的显露出颈动脉。因此面静脉是颈总动脉分叉部水平的标志。在分离时,一旦进入颈动脉鞘,需要确认和保护迷走神经,将颈总动脉全周游离后上阻断钳或阻断带,用4-0的血管缝合线连续缝合修补。该伤病员伤情危重,果断结扎切断面静脉,有利于找到颈

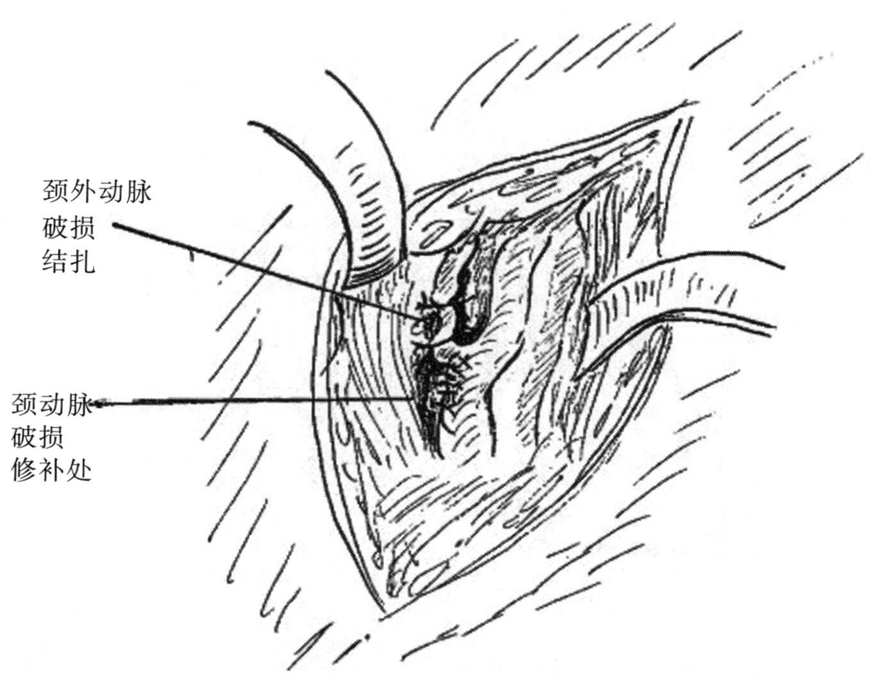

图4－3　修补颈外动脉起始处

动脉。也无须耗时修复重建颈外动脉。颈部血管损伤的处理,应根据受损的程度及失血量决定是血管结扎还是修复。如失血量多,应边抗休克边手术,这是获得手术成功的关键。

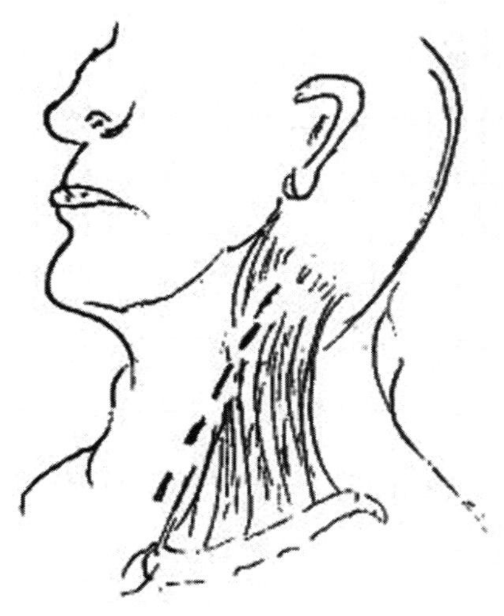

图4－4　虚线示切口

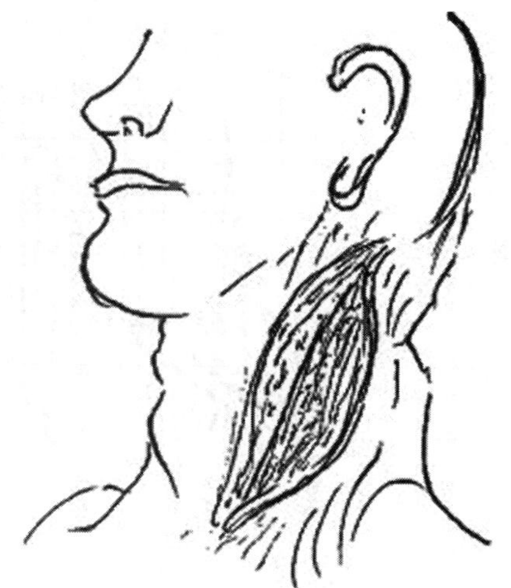

图4－5　显露胸锁乳突肌前缘

例5　右颈内静脉损伤修复术

【伤情简介】

女性,47岁。在气管插管麻醉下行右甲状腺结节性肿块切除时,分离粘连处理甲状腺中静脉,不慎致突然涌血,即刻手指压迫控制出血。请求上级医生协助。

【治疗经过】

延长切口,吸净出血,廓清术野,可见甲状腺中静脉汇入颈内静脉处撕裂约0.5cm(图5－1),裂口上、下上阻断钳,用5－0血管缝合线连续缝合,最后一针放松阻断钳排血后拉紧(图5－2),以防空气进入形成栓塞,修补止血可靠(图5－3)。尽快甲状腺大部切除,置放引流条,逐层缝合结束手术,术中失血约400ml,术后7天拆线,住院10天痊愈出院。

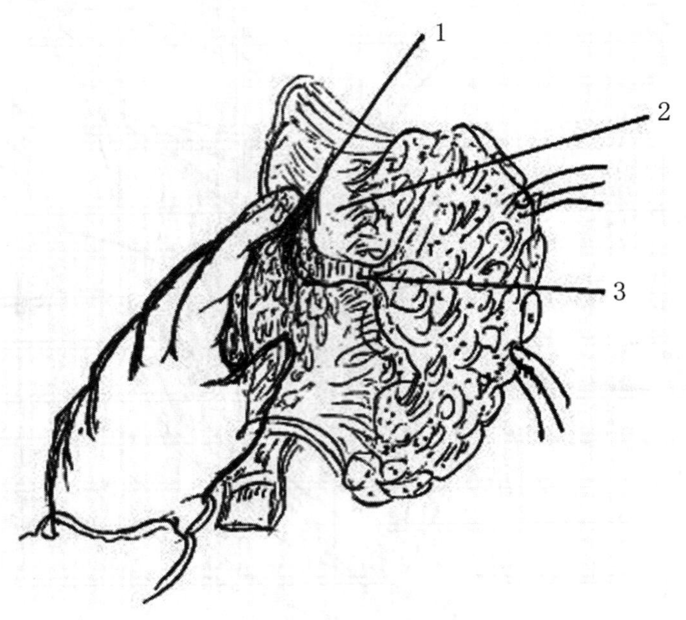

图5-1 1.食指压迫颈内静脉为皮损处控制出血 2.喉返神经 3.甲状腺中静脉

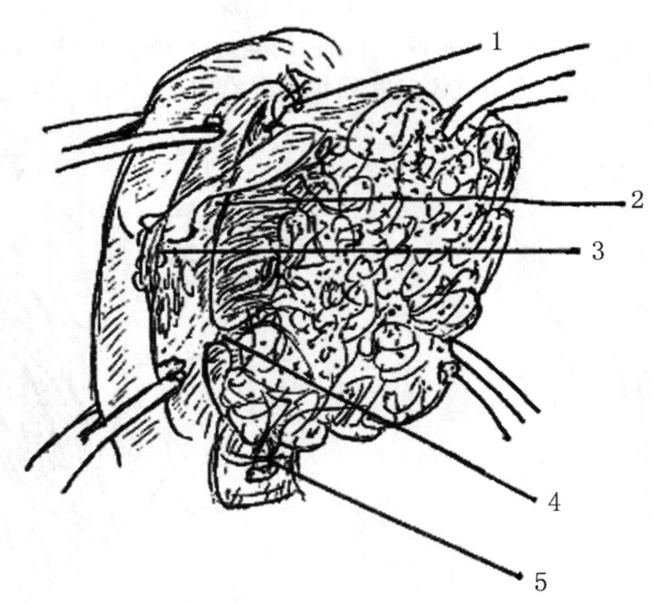

图5-2 1.甲状腺上动、静脉结扎 2.颈内动脉 3.缝合破裂血管 4.甲状腺下动脉 5.甲状腺下静脉

【讨论】

颈部解剖关系复杂,甲状腺上中静脉均汇入颈内静脉,甲状腺下静脉及最下静脉注入无名静脉,因此需要注意辨认,经验不足的施术者术前应认真熟悉解剖结构。手术切口的选择,术野扩清,层次清楚,分离粘连时要认真分清所属的解剖层次及结构。结扎所属血管时要靠近甲状腺组织,操作应敏捷,切忌粗暴或过于自信,一旦出血量多,应沉着冷静,手指压迫控制出血,不要慌乱动用血管钳夹,吸净出血,必要时扩清术野,颈内静脉是颈部血管损伤中最易损伤的血管,一旦确认后手指压迫止血或血管钳部分阻断暂时控制出血,用5-0血管缝合线修复。如有困难或条件不许可,应毫不犹豫结扎颈内静脉(对侧颈内静脉正常)。

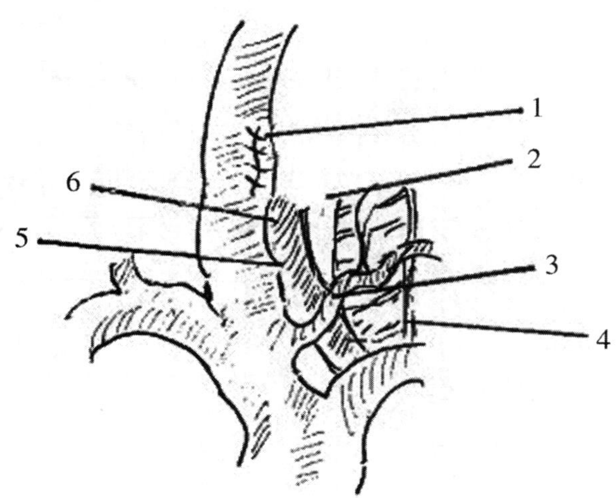

图5－3　1. 右颈内静脉修补止血可靠　2. 右喉返神经　3. 甲状腺最下静脉
4. 气管　5. 右迷走神经　6. 右颈总动脉

例6　甲状腺手术致血管出血的处理

【伤情简介】

女性，33岁，甲状腺功能亢进并肿大，在气管插管全麻下行甲状腺肿次全切手术，右侧手术顺利，施行左侧手术时在处理甲状腺上级血管结扎松钳夹过快，致出血较多，手指压迫控制出血，请求上级医师协助。

【处理经过】

向左上延长切口，扩清术野，将甲状腺向右下牵拉，吸净积血，逐一移开压迫出血部位的手指，用中弯钳夹血管断端，出血明显减少，可见甲状腺上动脉、上静脉断端（图6－1），适当进一步游离，上甲状腺直角钳及中弯血管钳夹甲状腺上血管，先结扎后再缝扎（图6－2），仔细止血后常规按计划切除甲状腺，创面清洗，置放引流，逐层缝合，术毕。住院10天痊愈出院。

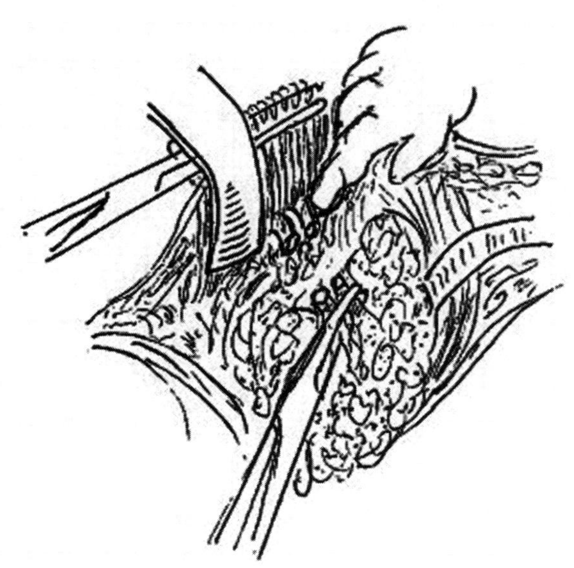

图6－1　甲状腺上动脉及下动脉断端出血

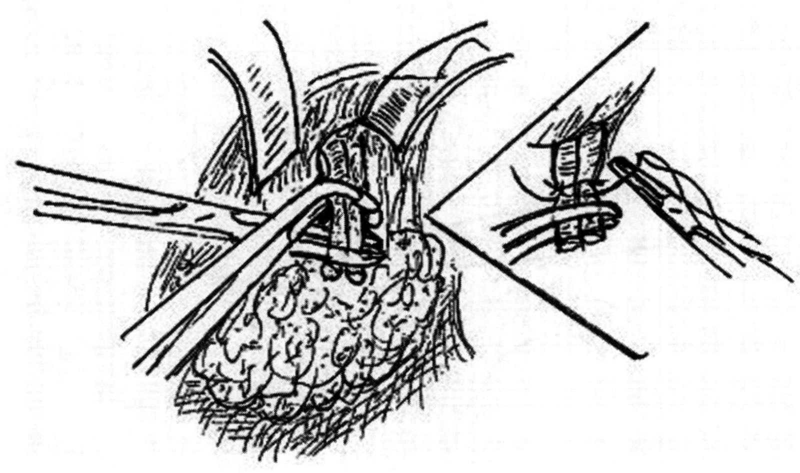

图6－2　钳夹止血后先结扎加贯穿缝扎

【讨论】

甲状腺手术应充分显露手术野。甲状腺功能亢进的病人血供丰富且血管较粗，术野易渗血。处理甲状腺上极时先在上极分离，切断甲状腺悬韧带并结扎可靠，再沿侧叶的外缘用手指向上极分离以充分显露上极。在上极处用7号丝线缝合一针以向下内牵引，充分显露上极，术者以左手拇至中指捏住上极末端，右手持直角钳由内侧沿甲状腺上动、静脉绕至外侧，夹引过一根7号丝线（图6－3），紧靠甲状腺上极1cm内结扎，在结扎线与上极间再夹1～2把血管钳，在血管钳与结扎线间剪断，先结扎再缝扎。对于甲亢的手术病人通常血管都粗大，定要稳操作，即可分别钳夹处理甲状腺上动、静脉。该病员在一并钳夹甲状腺上动、静脉时，在结扎时术者与助手协调不当，取钳过快致使线结滑脱血管回缩，处理困难，失血较多，应引起手术团队的注意。

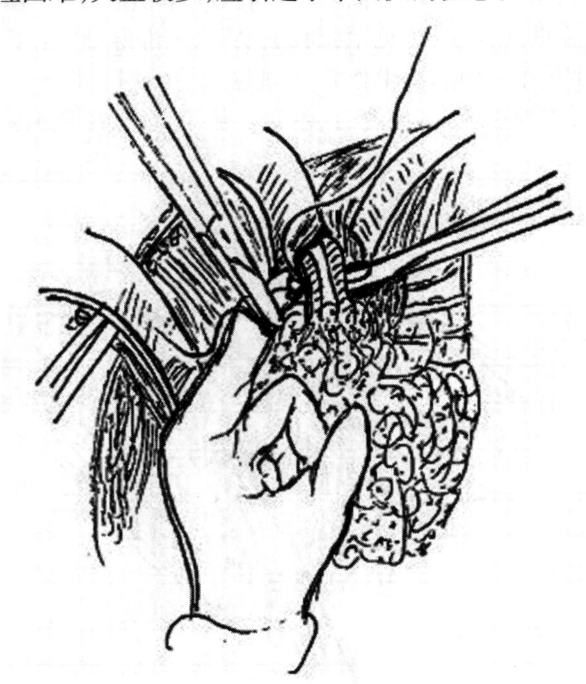

图6－3　直角钳带线结扎血管

参考文献

[1] 刘霜印,肖建军,付新国,等. 2 例颈内静脉高位损伤的治疗体会[J]. 创伤外科杂志,1999,(1):254 - 255.

[2] 梁德,郑晓辉,黄志河,等. 2 例颈内静脉损伤抢救成功报道[J]. 广州中医学院学报,1994,(11):156 - 157.

[3] 汤照峰,邓美海,刘丽明. 颈内静脉穿刺置管术及其损伤性并发症分析[J]. 现代临床普通外科,2000,9(5):165 - 166.

[4] 林其仁,李树梁. 颈内静脉转位修复静脉大段损伤 1 例报告[J]. 福建医学院学报,1993,(27):211.

[5] 毕研文,宋惠民,徐巨林,等. 颈内静脉穿刺术中穿破锁骨下动脉致胸腔大出血 4 例报告[J]. 山东医药,1997,37(2):54.

[6] 张芳. 甲状腺手术后并发出血的观察及护理[J]. 现代中西医结合杂志,2010,4(12):1547.

[7] 郑秋华,王立平,李颖. 甲状腺术后出血的急救和护理措施[J]. 现代生物医学进展,2006,6(6):84.

第3章　颈部管道损伤的处理

例7　气管损伤修复术

【伤情简介】

男性,19岁,自用匕首切割颈部出血并呼吸困难30分钟,急诊入院后进入手术室。

【治疗经过】

在气管插管全麻下,吸出气管内血性分泌物。揭开压迫创口的敷料,消毒铺巾,颈前偏右斜形创口长约6cm(图7-1),颈前静脉及右胸锁乳突肌断裂出血(图7-2)。

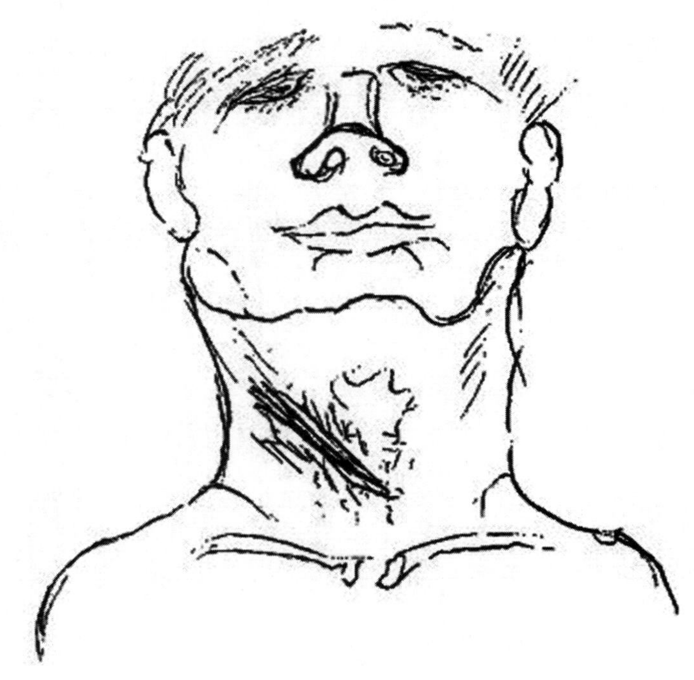

图7-1　创口呈斜形

右甲状腺有裂伤,气管前壁破口约占1/3,创面边缘整齐(图7-3),延长切口,创面清洗彻底止血后,用3-0可吸收丝线间断缝合气管前壁破口(图7-4)。

修补缝合可靠,无气体溢出。在修补破口气管壁上方即越过修补气管破口处,紧靠甲状软骨下垂直向下切一预置气管导管的切口,注意勿切割到麻醉的气管导管,请麻醉师拔除气管内的麻醉导管后,置入已备好的气管导管(图7-5),调整适当,清理止血手术野创面,置橡皮引流物于气管修补处,逐层缝合创面,术毕(图7-6)。吸净呼吸道分泌物,呼吸平衡,术后加强气管切开护理,3天后拔除创口内橡皮引流物,7天拆线。2周后拔除气管导管,痊愈出院。

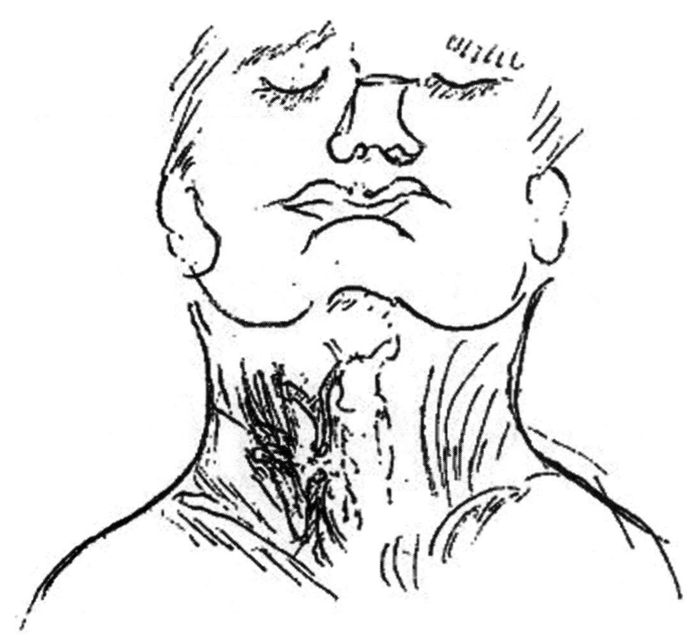

图7-2　右胸锁乳突肌及颈前静脉断裂

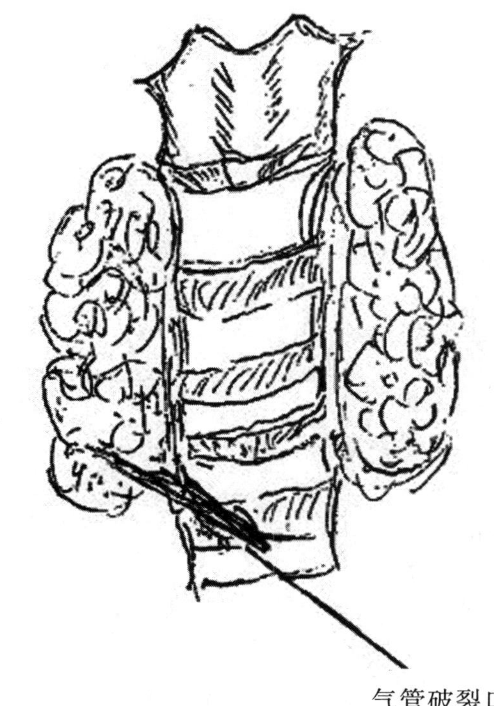

图7-3　气管破裂口

【讨论】

颈部气管损伤不常见，临床所见多为锐器伤。该伤病员伤后到入院约半小时，直接护送到手术室，在气管插管麻醉下行清创探查、气管修补术。由于气管前壁的破损，插管受阻，术者手指伴入气管破损处协助麻醉师得以完成托管。吸净气管腔内血性分泌物，呼吸平衡是赢得手术成功的关键。术者探查创面的损伤应仔细，特别注意气管食管腔内组织结构，以避免损伤喉返神经。缝合气管的线应选择可吸收丝线，缝闭可靠。气管切开置气管导管应越过修补气管的上或下，有利气管破损修

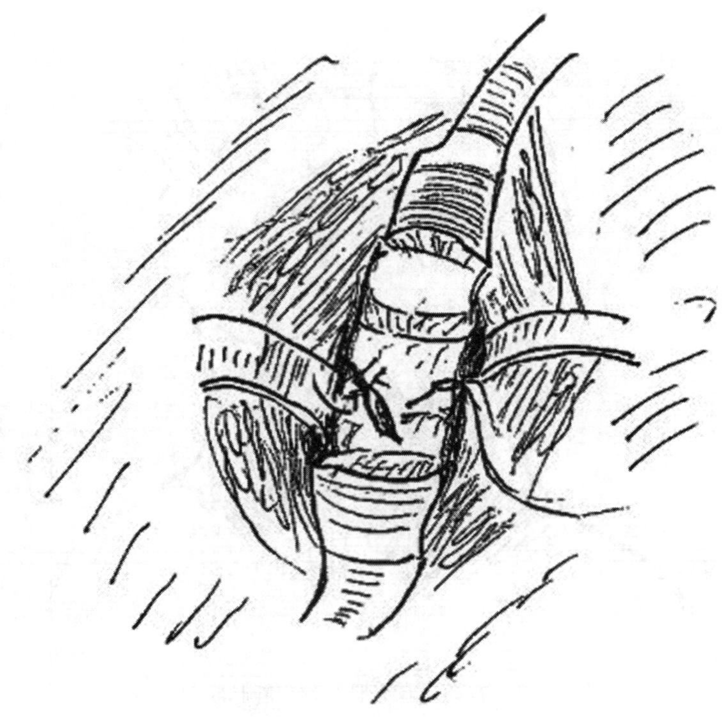

图 7－4　间断缝合气管前壁

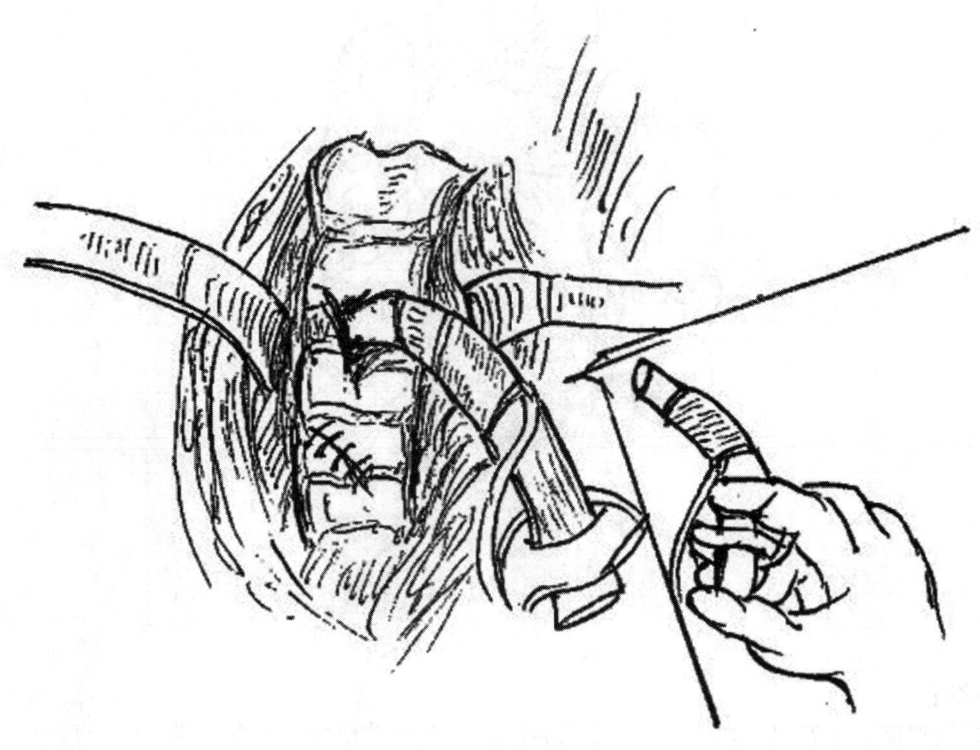

图 7－5　置入气管导管

复的愈合，术野应彻底止血，充分引流。术后应加强气管切开的护理，以避免术后有关并发症。

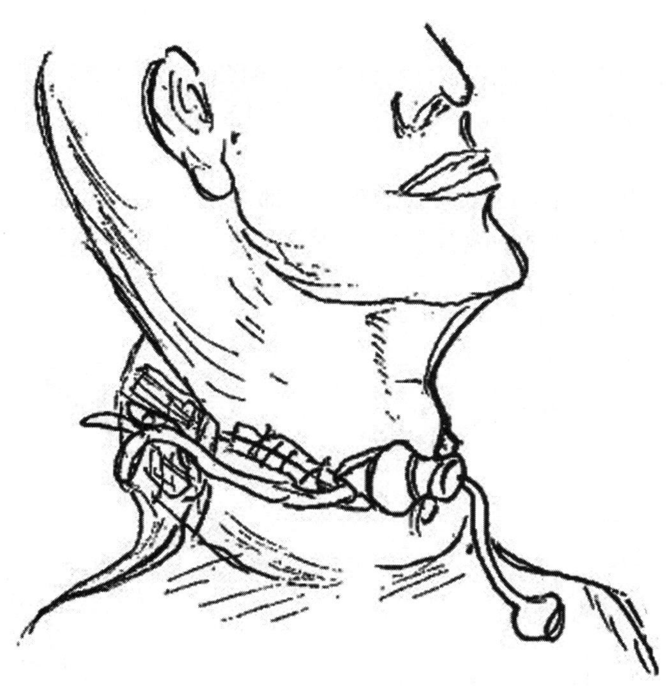

图 7－6　缝合固定导管

例 8　食管损伤修复术

【伤情简介】

男性,21 岁。吞服铁性锐器致颈部疼痛不适 1 小时入院。检查:咽部充血,有少量血性分泌物。颈部有压痛,未扪清硬性物。心肺及腹部无特殊发现。颈部 X 线片提示颈段有约 5cm×2cm 金属异物斜形嵌插于食管内。通过食管镜取出,检查异物为铁性锐性物,形状不规则,大小同上。在夹取的过程中病人配合欠佳,取出时不很顺利。约 2 小时后病人感颈部不适加重,吞咽困难,呼吸时加重。可扪及颈部有肿胀及捻发感,诊断为食管破裂,准备急诊手术。

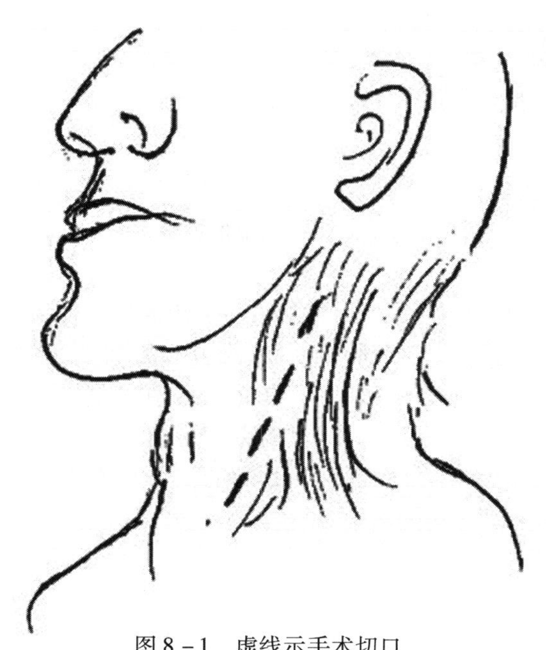

图 8－1　虚线示手术切口

【治疗经过】

在气管插管全麻下，仰卧位，头偏向右侧，以暴露左侧颈部，置放稍粗的胃管。常规消毒铺巾，取左颈沿胸锁乳突肌前缘纵形切口(图8－1)。切断肩胛舌骨肌及甲状腺中静脉，将甲状腺及颈总动脉鞘向两侧牵开。

通过触扪到的胃管引导，游离食管，找到食管损伤部位长约2cm，呈纵斜位(图8－2)。修剪清洗食管裂口，用不吸收缝线间断全层缝合裂口，再将附近的胸锁乳突肌部分肌肉缝盖于修补的部位。在切口的下方置放橡皮引流(图8－3)。术后经静脉补充营养，术后3天拔除胃管及橡皮引流物，5天进全流，7天拆线，住院10天痊愈出院。

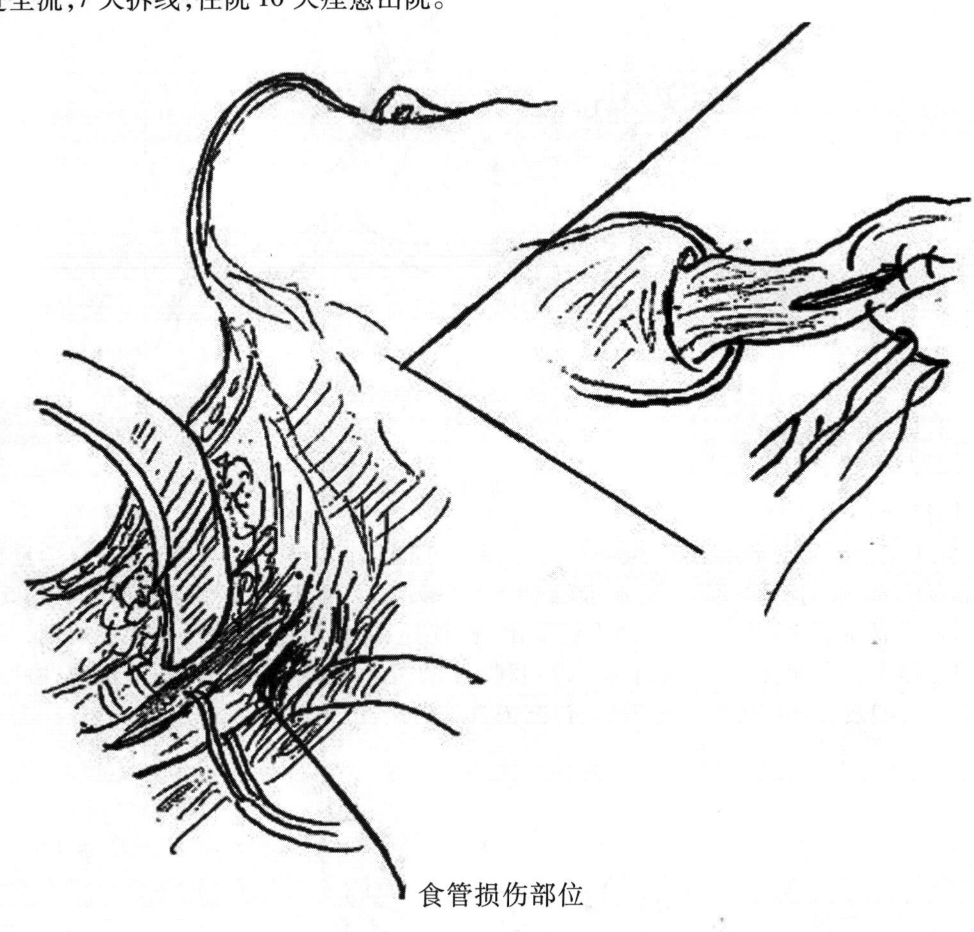

图8－2　食管损伤的部位

【讨论】

外伤性食管穿孔较为少见，因其解剖部位受到了一定的保护。该伤病员经食管镜取出金属异物后，出现了明显的颈部疼痛并有皮下气肿等症状，结合取异物时病人配合欠佳及取物不顺利，不能排除内窥镜钳夹异物时造成食管撕裂有关。有文献报道内窥镜致医源性损伤占60%～70%。在损伤食管的探查前，应请麻醉师插入较为粗大的鼻胃管，有助于术者在损伤的术野中通过扪及胃管来确定食管。食管位于正中线偏左侧，因此从颈部的左侧显露更为容易。助手将颈动脉鞘内结构拉向外侧，进入动脉鞘和气管之间的深面，可显露出气管后方、脊柱前方的食管。如需完全显露食管，要切断肩胛舌骨肌，结扎切断甲状腺中静脉及甲状腺下动脉(图8－4)，另一种显露食管的入路是从颈部动脉外侧进入，特别是当颈动脉鞘内存在有较大血肿难以辨认解剖结构时，非常有用。

因为食管没有浆膜，如果怀疑有食管损伤却无法找到破损时，可能因为损伤小不易找到。可通

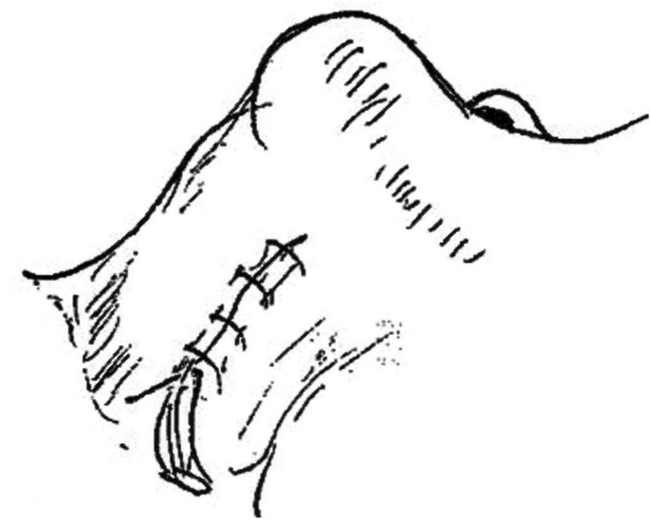

图 8－3　切口下方置放引流条

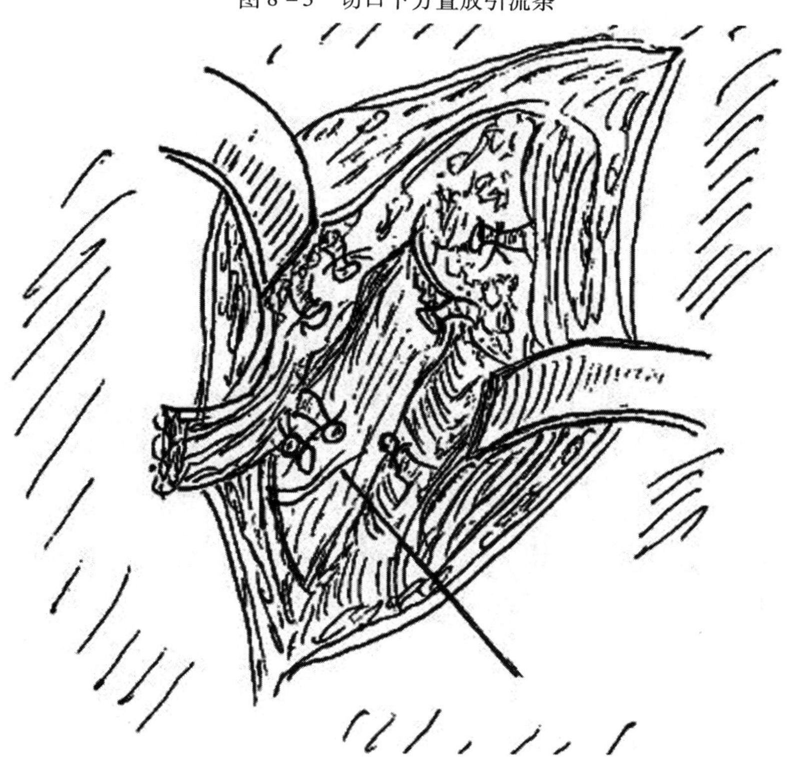

图 8－4　结扎甲状腺中静脉及下动脉

过对侧另切口探查寻找颈部食管，这一方法是安全有效的。另外可在气管后方、前纵韧带的前方钝性游离，用于指或牵引带将食管拉起后检查食管的对侧及后面有无破损，但此法在无经验的施术者最好不要采用，因可能导致食管和喉返神经的医源性损伤以及气管的血运障碍。明确食管损伤后，仔细评价损伤的范围，有时黏膜的损伤往往比肌层更为严重和广泛。仔细清创到正常食管边缘后，采用单层或双层修补，必须确认无张力缝合黏膜缺损。

例 9　气管、食管锐器贯通伤修复术

【伤情简介】

女性，53 岁，颈部包块 20 余年并逐渐肿大 2 年多入院。检查：颈前包块约 12cm × 8cm，表面欠

光滑,随吞咽活动。声带检查及发音基本正常,甲亢系列检查正常。B超提示右甲状腺多发囊肿,X线摄片报告气管无明显软化。经术前准备后在气管插管麻醉下行肿块切除。术中发现肿块与气管粘连致密,仔细分离后将肿块完整切除。创面清洗止血,置放引流物,逐层缝合。术毕,麻醉清醒拔除气管插管,病人很快出现呼吸困难。

【处理经过】

当时考虑为肿块切除后气管塌陷可能性大,再次气管插管不顺,尽快打开创面清理术野,显露出气管前壁已塌陷有软化,速用手术刀在环状软骨下向下直切入口,置入气管导管连接麻醉机呼吸气囊(图9－1)。呼吸很快平稳,氧饱和度显示正常,3分钟后出现气管导管处溢出血性分泌物,病人呛咳。气管外侧有炎性血液及气体溢出,将气管向内牵拉探及气管后壁破损约3cm长,进一步探查发现食管右前壁纵形破口2cm长并有口腔内分泌物溢出(图9－2),置入胃管便于操作。向颈部原切口的右侧上、下延长切口,显露于术野,气管后壁及食管的前壁破口创面整齐,食管后壁完好。用3－0可吸收丝线间断缝合气管后壁,食管破口处用1号可吸收缝线将黏膜与肌层分层间断缝合(图9－3)。检查气管及食管的修补可靠后,将肩胛舌骨肌置于并固定在气管及食管修补处相隔。注意保护气管、食管沟的条索状组织以避免喉返神经损伤。清理术野,置放引流逐层缝合,术毕。术后注意呼吸气管切开的护理。病理检查切除肿块为甲状腺瘤合并囊肿出血。术后7天拔胃管进流质,2周后拔除气管导管,痊愈出院。

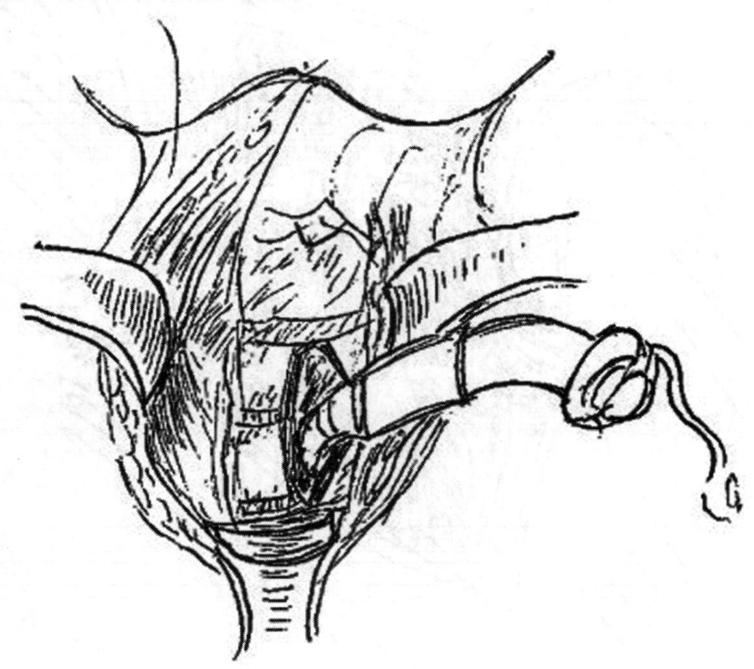

图9－1 置入气管导管连接呼吸囊

【讨论】

颈部外伤性气管与食管同时贯通破损平时实为少见。单纯的食管破损造成的威胁较胸段食管破入纵隔为小,而后者由因唾液和消化液外溢至食管周围纵隔组织或胸腔内,可造成严重的化脓感染,若不及时处理,12～24小时可有致死的危险。处理气管和食管同时合并损伤非常有临床意义,但同时处理有着很大的及潜在的危险性。一般修补气管、引流食管是比较安全的手术方式。鉴于该病员手术属操作时造成的损伤,伤道干净,创口仅2～3cm,边缘整齐无缺损,手术条件具备,一次完成获得成功。该病例属医源性损伤。应吸取以下三点教训:①历时较长时间的巨大颈部肿块,临床上应考虑到有气管软化的可能,术前应作充分的准备和有关检查;②当遇气管下陷呼吸困难时不要惊慌,持尖刀片不要垂直,应斜向气管上或下用力适度切开,最好钳夹或缝一针牵引下切开插管;

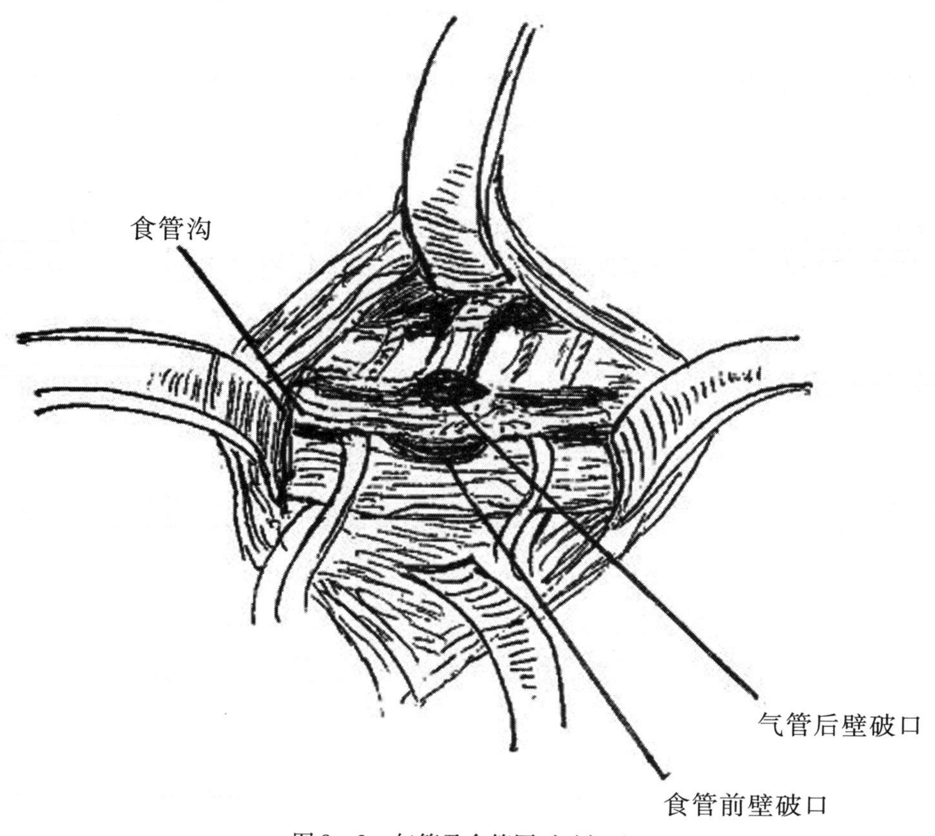

图 9－2　气管及食管同时破损处

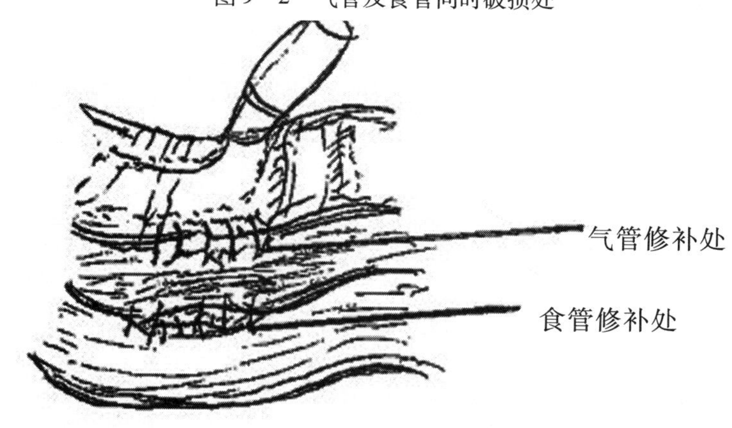

图 9－3　缝合修补气管及食管破损处

③术前已明确有气管软化或巨大肿块切除可能有气管塌陷，应在术中气管插管未拔时，行切开气管，拔除插管的麻醉导管，置放气管导管，尽快完成手术。

参考文献

［1］　路学美，张世红，沈玲. 闭合性喉气管损伤诊断与治疗探讨［J］. 中国耳鼻咽喉头颈外科，2004，6（11）：165－166.

［2］　滕清晓，王梅英，付国强. 颈部闭合性喉气管损伤 117 例［J］. 临床医学，2009，12（29）：101－102.

［3］　许月明，陈虎平，张先觉. 颈部气管损伤 15 例治疗体会［J］. 人民军医，2004，（47）：203－205.

［4］　李志伟，董化锋，郭雅琼，等. 气管损伤 16 例分析［J］. 中国误诊学杂志，2007，3（7）：1113－1114.

[5] 刘德若,寿延宁,张小伯.颈段食管损伤后游离空肠移植食管重建术1例[J].中日友好医院学报,2004,(18):19.

[6] 马明德,周伯俊,施巩宁.食管锐器伤的外科治疗[J].中国综合临床,2001,7(17):547.

[7] 严嘉顺,张毓德,杜喜群,等.自发性食管破裂[J].中华外科杂志,1980,18(6):526.

[8] 苏正虹.食管损伤28例诊疗体会[J].中国社区医师·医学专业,2012,(14):88.

[9] 李斌良.食管损伤29例诊治体会[J].实用医学杂志,2000,(16):591.

[10] 蒋南青,占向鸿,张晓膺.高速铁片致气管食管贯通伤1例[J].江苏医药,2007,3(33):282.

[11] 殷积美,宁瑞花,许伟,等.食管贯通伤经皮内镜下胃和小肠造瘘术1例的护理[J].解放军护理杂志,2007,12(12B):71-72.

第 4 章　心脏穿透伤手术

例 10　右心房裂伤修补术

【伤情简介】

男性，45 岁，被他人锐器刺伤胸部约 10 分钟入院。检查：急性痛苦面容，呼吸稍浅快，23 次/min；脉搏细弱不齐，110 次/min；血压 100/80mmHg。颈静脉怒张，气管居中。胸骨左第 4 肋间有 3cm 裂口出血，双肺呼吸音粗糙，心律不齐，心搏弱，心音遥远，腹部四肢正常。诊断：心脏锐器伤并心包积血。因伤情危重，未做放射等检查。

【治疗经过】

迅速护送手术室并建立两条静脉通道，高位大隐静脉切开置中心静脉压导管（CVP），在气管插管全麻下消毒铺巾，经第 5 肋间左前外切口（图 10 - 1），并切断肋软骨进入胸腔，见心包肿胀，心包裂口处溢出血液，在心包裂口的两边钳夹提起心包，纵向切开吸出心包腔积血，取出血块。破裂口近心耳处约 1cm，边缘较整齐，左手食指轻压阻止血涌出（图 10 - 2）。

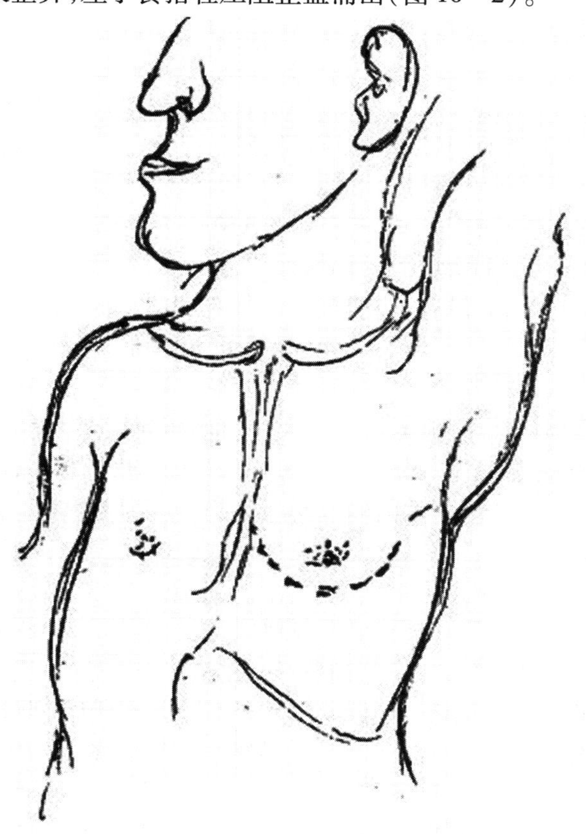

图 10 - 1　虚线示手术切口

用心耳钳夹破口周的心房壁，用 4 - 0 无损伤缝线缝合修补（图 10 - 3），检查修补处满意，止血可靠后，冲洗心包腔。在膈神经后下部将心包电凝后切一小口，以利心包渗液或渗血溢出引流，避

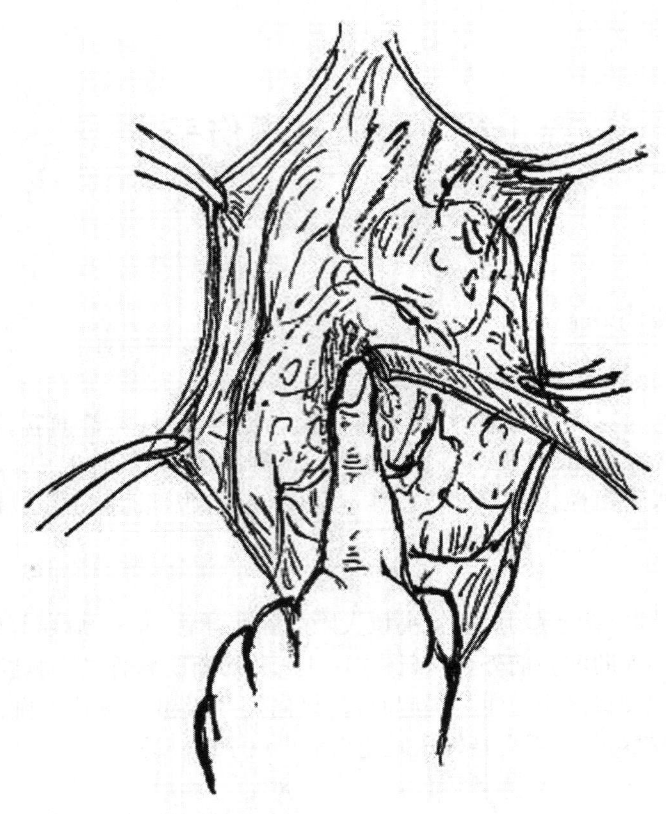

图10－2　切开心包后迅速吸出积血，用食指轻压控制出血

免心包填塞再次出现。疏松缝合心包切口，无须心包腔置管引流。冲洗胸腔，经左侧第8肋腋后置胸腔引流管。缝合肋软骨，分层缝合胸壁切口，术毕。失血量共约1 200ml，输血600ml。术后生命体征平稳，中心静脉压（CVP）正常，引流通畅，引流液150ml左右，术后3天胸腔引流明显减少，胸部X线摄片检查双肺、胸腔及心脏影正常，拔除胸腔引流管。心电图示窦性心律，术后7天心脏B超检查心包腔无积液，心搏正常，心脏各房室瓣正常。住院10天后出院。术后3个月随访及心脏B超复查正常。

【讨论】

心脏的心房破损，是致命的严重损伤，可导致大量出血而死亡。少数伤者因破口小，喷出的血流入心包腔产生威胁生命的心包填塞。如受伤时间短，护送及时，抢救快，尚可挽救生命，一旦接诊就应意识到有心脏破裂危险，就要缩短术前的必要准备并护送到手术室，边抗休克边手术，建立两条静脉通道，做好输血准备。如心包填塞致使心脏受压过重，可在气管插管全麻下先行心包穿刺术抽出部分积血，以改善心包填塞，赢得手术成功的时间。在修补缝合中往往出血量大，出血快，术者要沉着冷静，经心包破口可找到心脏的破损处，手指轻压控制出血，吸净积血和凝血块，从容进行缝合修补。如无血管缝合线，用适当丝线也可，若是裂口在腔房交界处，使用血管钳夹困难时，可置入一根Foley导尿管或带气囊的气管插管，用生理盐水充起气囊，稍稍向外牵拉，利用气囊堵住裂口控制出血后，清楚地显露出裂口，便于置放带涤纶片的褥式缝合（图10－4）。待缝线妥当后，放消气囊拔出导管，结扎缝线。

心脏破裂的手术切口，根据伤口部位，采用前外侧或后外侧并随时准备扩大切口，以前外侧第5肋切口进胸快。如采用胸骨正中劈开，切口可充分显露心脏和大血管。除少数左心室后部靠近房室沟的破损外，大多伤员无须体外循环。

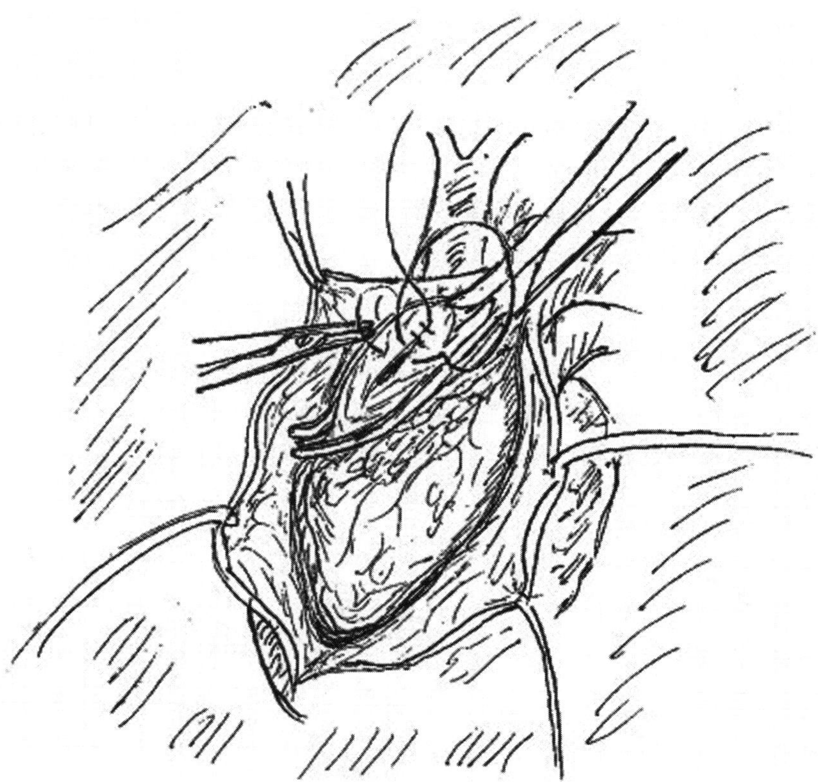

图 10－3　心房破口处，以血管钳或心耳钳控制出血后缝合修补

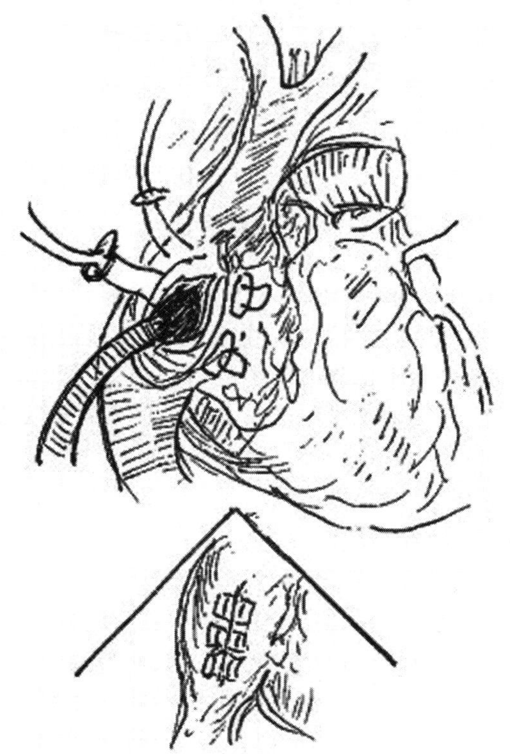

图 10－4　腔房交界处的破裂，用 Foley 导管堵住裂口后再缝合

例11 右心室壁后缘裂口修补术

【伤情简介】

男性,21岁,上腹剑突下被锐器刺伤约30分钟入院。检查:痛苦面容。呼吸急促,25次/min,脉搏120次/min,细弱,血压90/70mmHg,颈静脉有怒张,气管居中,双肺呼吸音粗糙,心音遥远,心律不齐。腹部不膨隆,有压痛及反跳痛。腹部锐器伤部位紧贴剑突纵形约4cm,边缘整齐,创口出血,食指探及已进入腹腔。诊断:腹腔出血,肝脏损伤?迅速护送到手术室。

【治疗经过】

建立两条静脉通道,在气管插管全麻下,消毒铺巾,取上腹正中连同锐器伤口进入腹腔,探及肝下及膈下积血及血凝块约800ml,吸净积血探查肝脏可见肝膈面与镰状韧带连接处破裂,裂口纵向膈肌长约3cm,深1cm出血。间断缝合2针止血。膈肌心脏搏动处有3cm,心搏时溢血明显。食指伸入探查进入心包腔。果断延长胸腹联合切口进入胸腔(图11-1a、b)。切开心包,吸净积血及凝血块,发现心室前壁完好,将心尖部轻向上拉,可见腔静脉入口与心尖的中部稍后有1.5cm裂口,随心脏搏动喷血明显,手指轻压裂口处以控制出血(图11-2)。

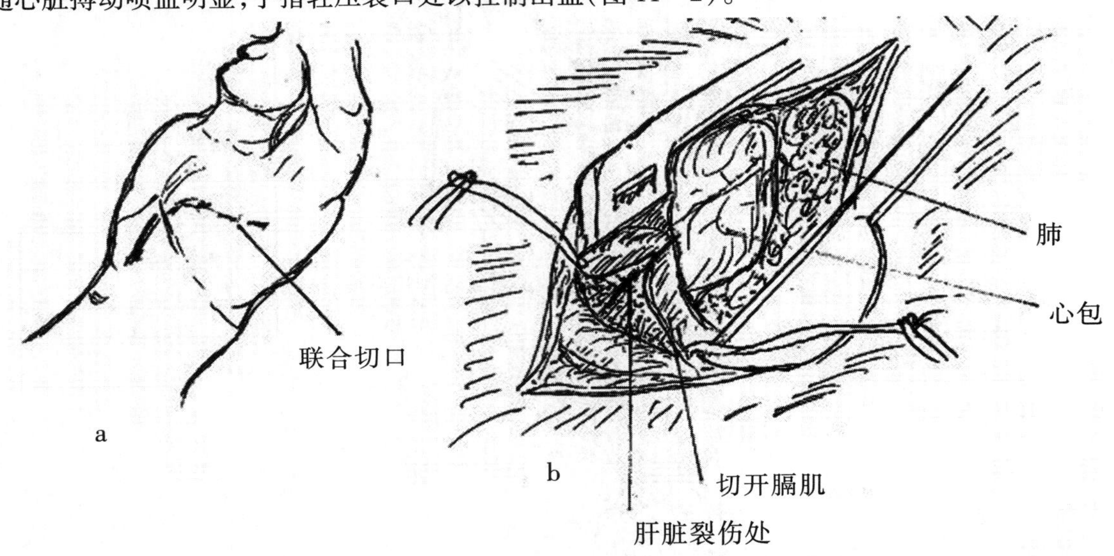

图11-1 a.胸腹联合切口 b.从胸腹腔显示

用4-0带涤纶片褥式缝合(图11-3),缝合可靠,止血满意。在膈肌心包破裂处经腹腔内缝合,线结在腹腔内,冲洗心包腔,在膈神经后下部将心包电凝后切一小口,以利心包内引流。

冲洗胸腔,经左侧第8肋间腋后线切口置胸腔引流管,膈下、肝下置放腹腔引流管,逐层缝合胸腹联合切口,术毕。共失血1 500ml,输血900ml。术后生命体征平稳,胸腔引流术后第1天200ml,腹腔引流约80ml。3天后引流量明显减少,心电图示窦性心律,偶有心律不齐。胸片及B超检查,胸腹腔及心包内无积液。肺扩张良好,拔除各引流管,住院2周出院。术后3个月随访情况良好。心脏彩超检查心包及各瓣膜均正常。

【讨论】

心脏穿透伤位于右心前后缘交界处,在心脏外伤中少见,资料统计右心室占50%,左心室占30%,右房及左房各占15%和5%。该伤员属腹部即剑突下锐器斜向上刺伤镰状韧带处连接的肝脏,再向上心搏动膈肌功能处穿通至心脏。以肝损伤腹腔出血而行手术探查,术中发现膈肌破裂,进一步探查为心脏受损。肝脏的损伤并不严重,而致命性的是心脏受损,虽然心脏破损1.5cm的裂口,右心室下后壁比较厚,比左室壁厚3倍,可能伤道入右心室腔较小,加上心包腔内凝血块的堵塞,相对控制了出血量。虽然受伤到入院时有30分钟,基于上述因素,加之抢救手术及时,术中又

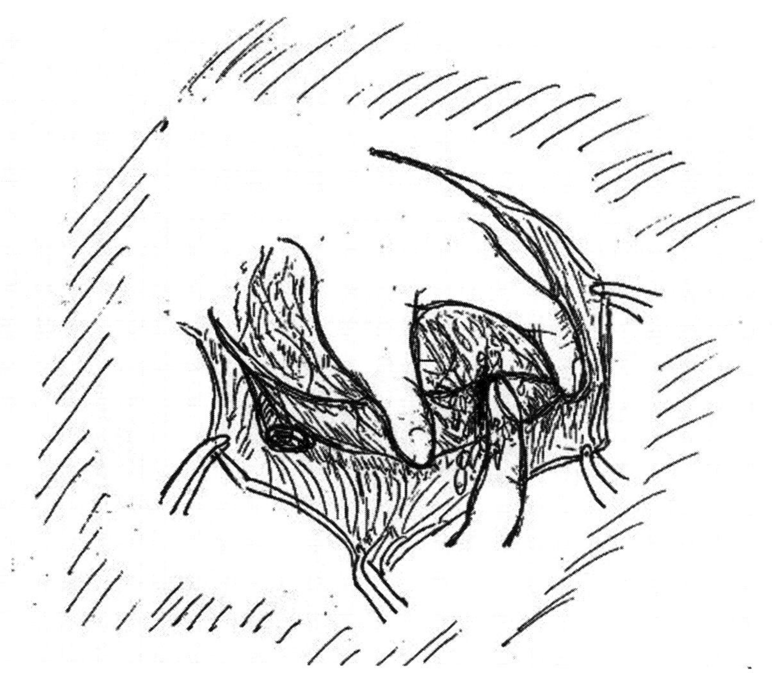

图11－2 术者左手将心脏下缘轻向上抬举，显示破口，食指轻压控制出血

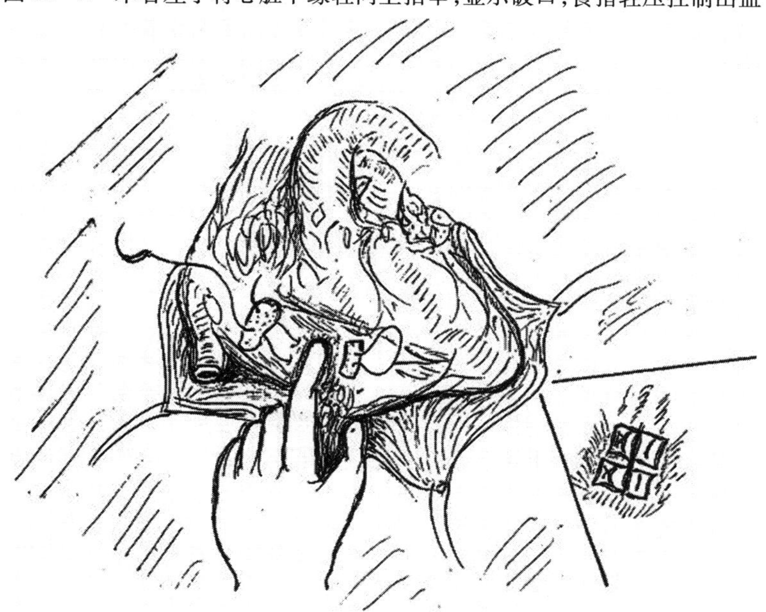

图11－3 用手指压迫裂口处，涤纶带垫片褥式缝合修补

及时发现了膈肌的破损，进一步探查又明确了致命损伤的脏器，果断采取了正确的方法而挽救了伤员的生命。通过本例伤员的救治，应吸取以下几点教训：①伤员入院时有呼吸急促的表现；②颈静脉有怒张；③脉压已变窄；④听诊时心律不齐，心音遥远；⑤应注意探查伤道的去向，特别是胸腹交界部位。尽管伤情不允许做有关耗时的检查，通过以上几点临床表现，就要考虑到已有心包填塞的可能了。

例12 右心室穿透伤修补术

【伤情简介】

男性，19岁，胸前部锐器刺伤约15分钟入院。检查：痛苦表情，面色青灰，呼吸急促，26次/

min，脉搏120次/min，细弱不规则，血压86/68mmHg。口唇发绀，颈静脉怒张。左胸前第4、5肋之间距胸骨约5cm处有约3cm创面整齐伤口，有血气溢出。左肺呼吸音弱，心率126次/min。心律不齐，心音遥远，腹部四肢无特殊发现。入院诊断：心脏锐器伤并血气胸。迅速护送手术室，建立两条静脉通道，其中一条高位大隐静脉切开置中心静脉压导管（CVP）。

【治疗经过】

在气管插管全麻下，左胸稍垫高，消毒铺巾，取左前外侧第5肋间切口（图12－1），切断第5肋软骨进入胸腔。吸净胸腔积血，可见左膈神经前心包中部有约2cm裂口喷血，将其破口延长切开心包，吸净积血块，可见右心室前壁裂口约1.2cm，喷血汹涌，左手食指轻压控制出血（图12－2）。

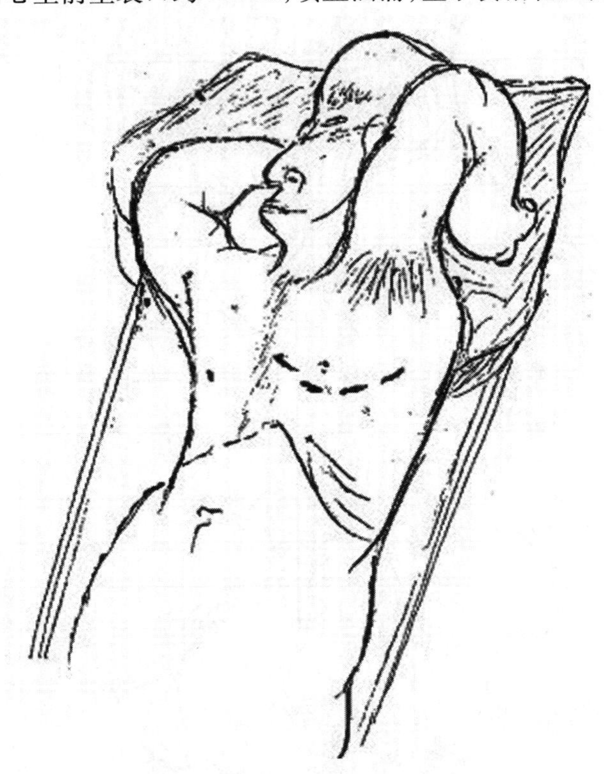

图12－1　虚线左前外侧切口

先用7号丝线在手指下全层间断缝合1针，出血明显减少，再用3－0带涤纶垫片褥式缝合2针，满意修补，可靠止血（图12－3）。

冲洗心包腔后，在膈神经后下将心包切一小口，以利引流积血或心包渗出液，并防止心包填塞再次出现，疏松缝合心包伤口，冲洗胸腔，检查无渗血后，经第8肋间腋后线置胸腔引流管，缝合切断的第5肋软骨，逐层关胸，术毕。失血量共约1 500ml，输血900ml。术后生命体征较平稳，胸腔引流200ml/d，术后3天明显减少，X线摄片提示肺扩张良好，左肋膈角变钝。B超心脏各瓣膜关闭正常，心包腔无积液，心电图示窦性心律，拔除引流管，住院13天出院。3个月后随访检查无异常。

【讨论】

心脏穿透伤平时多为锐器，心脏贯通伤多死于现场。心脏损伤后的病理、生理和临床表现取决于心包、心脏损伤的程度和心包引流情况。如心包与心脏裂口小，心包裂口易被血液块堵塞流出不畅而导致心脏受压，表现为静脉压升高，颈静脉怒张，心搏微弱，心音遥远，脉压变小，动脉压降低的贝克三联征（Beck's trid）。该伤员入院时已有上述表现，经及时抢救挽救了伤病员的生命。

心脏的穿透伤是极为严重的损伤，多数由于出血量多而很快死亡，少数伤员因心肌裂口小，血液流入心包填塞压迫心脏而产生致命性的威胁，如能及时抢救，可望挽救生命。接诊医生要注意以下几点：

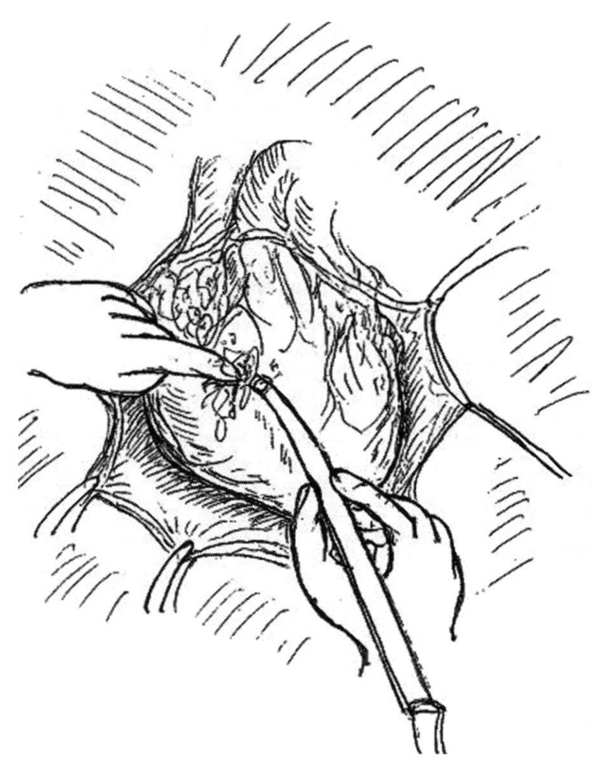

图 12－2　右心室前壁裂口用左食指轻压控制出血，吸出心包积血

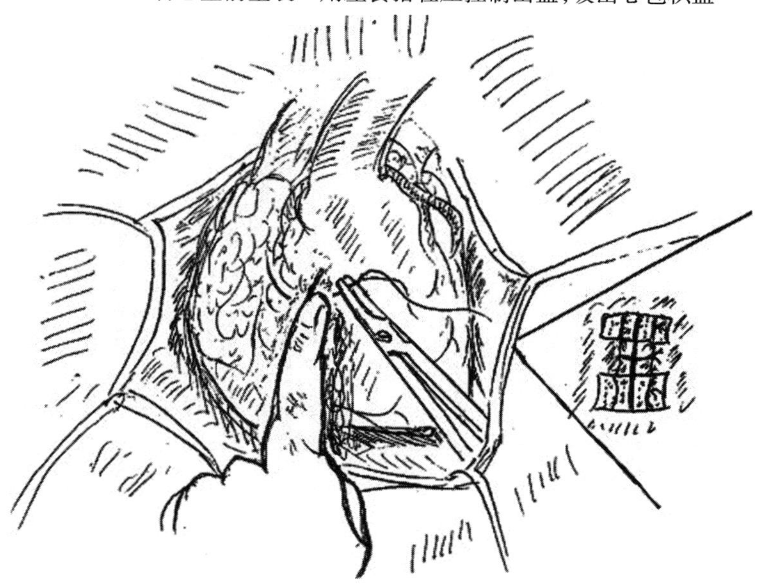

图 12－3　先用 7 号丝线间断缝合 1 针控制出血，带涤纶垫片褥式缝合修补

（1）诊断要点：胸部的伤口位于心脏体表投影区域或在其邻近，受伤时间短并有贝克氏三联征，失血性休克或胸腔积血的症状体征。一旦有上述征象，首先应想到有心脏损伤。由于穿透性心脏损伤的病情进展迅速，无须依赖胸部 X 线摄片、超声波、心电图等，甚至不须做心包穿刺来明确诊断。以免耽误了抢救时间。

（2）已有心包填塞或失血休克者，不要等休克纠正才行手术。如心脏受压过重，可在麻醉诱导前快速抽出心包部分积血，以改善心脏严重受压。如伤员在急诊室发生心搏骤停，可开胸按压，边复苏边做心脏裂口的缝合止血，可挽救病人生命。

（3）手术应在气管插管全麻下切开心包，缓解心脏压迫，控制出血，补充血容量，监测 CVP，必要时回收胸腔积血回输。心脏裂口的修补如暂缺涤纶垫片缝线,可用7号丝线间断或褥式缝合。如破口位于冠状动脉附近,应做冠状动脉下褥式缝合,以避免结扎冠脉血管影响心肌血供。缝合要仔细,止血要可靠,还要注意有无心脏残留异物或其他病变。心包内引流切口应在膈神经后,大小适当。通常无需心包腔内置引流管,笔者曾遇1例术后有阵发性心律不齐,拔管后消失。加强术后管理,重视出院后伤病员的随访。

参考文献

[1] 张悦,李标.心脏外伤16例临床分析[J].实用医学杂志,2001,17(4)326.

[2] 白树堂,符洪犊,林巍,等.心房损伤的诊断与外科治疗[J].海南医学,2004,15(11):15-17.

[3] 傅强,王兆同.心室穿透伤5例抢救成功体会[J].中国临床医生,2006,34(12):48.

[4] 马胡赛,王生满,管涛.右心室穿透伤术中心跳骤停75分钟复苏成功1例[J].中国急救医学,2003,11(23):823.

[5] 陈国安.右心室穿透伤1例[J].中国胸心血管外科临床杂志,2002,5(9):92.

[6] 梁卫东,付强,杨波,等.穿透性心脏损伤的治疗13例[J].四川医学,2002,23(3):273.

第 5 章　纵隔引流术

例 13　纵隔气肿切开引流术

【伤情简介】

男性,46 岁,驾车时相碰撞被方向盘抵压胸部,出现胸痛,呼吸困难,痰中带血约 2 小时入院。检查:神清,眼结膜充血水肿,呼吸急促,25 次/min,脉搏 95 次/min,血压 130/84mmHg。颈部肿胀明显,有明显捻发感,气管扪之不清。胸廓挤压痛,右肺呼吸音弱,左肺有少量湿鸣,心率 95 次/min,偶有窦性心律不齐。腹部无明显压痛及反跳痛,脊柱四肢无异常。X 线摄片提示双肋方第 6、7 肋有骨折,右肺压缩 40% ,左肺压缩 25% ,有轻到中度肺挫伤,胸腔少量积液,肋膈角变钝。腹部 X 线摄片未见异常。心电图未查见异常。诊断:纵隔气肿,双侧气胸,肺挫伤,少量胸腔积血? 双肋骨骨折。

【治疗经过】

平卧位,颈胸段背部略抬高以利显露,在胸骨切迹上缘 2cm 处沿皮褶皱做约 5cm 切口(图 13 - 1)。切开颈间肌,分开胸骨舌骨肌束,剪开气管前筋膜,伸手指向下分离胸骨后间隙(图 13 - 2),钝性向下剥离达气管分叉平面,仅气泡充分溢出以达到减压作用。吸净冲洗出的分泌物,置入 1cm 内径的软硅胶管(图 13 - 3),松紧适度缝合切口,行左胸第 2 肋间抽出气体约 500ml。右侧腋后线第 7 肋间局麻下沿肋间走向切开骨膜和胸膜进入胸腔,溢出大量气体,置入闭式引流管引流出约 500ml 胸腔积血。缝合固定引流管(图 13 - 4)。

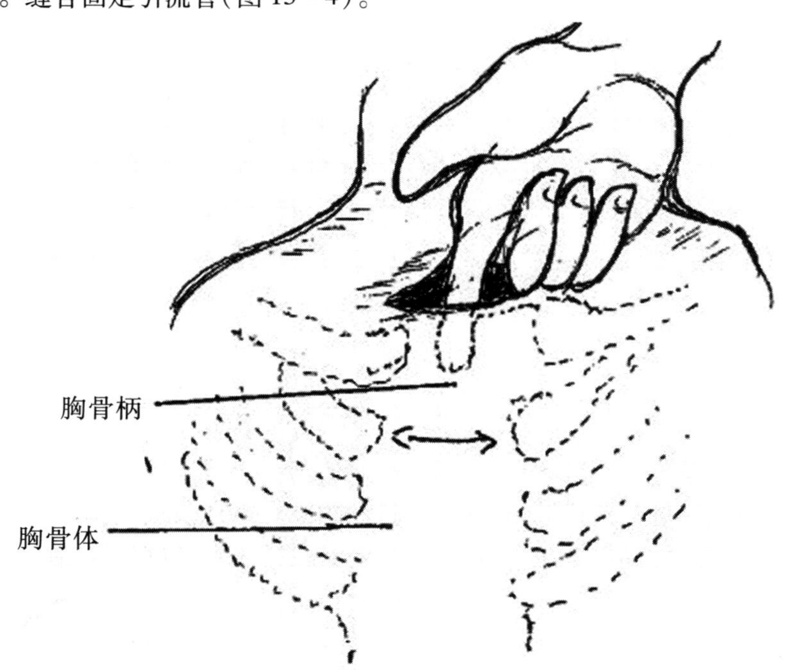

图 13 - 1　胸骨切迹上缘切口,手指伸入分离

术后引流通畅,呼吸平稳,颈部肿胀明显减轻,胸腔闭式引流,3 天后明显减少,术后 5 天颈部

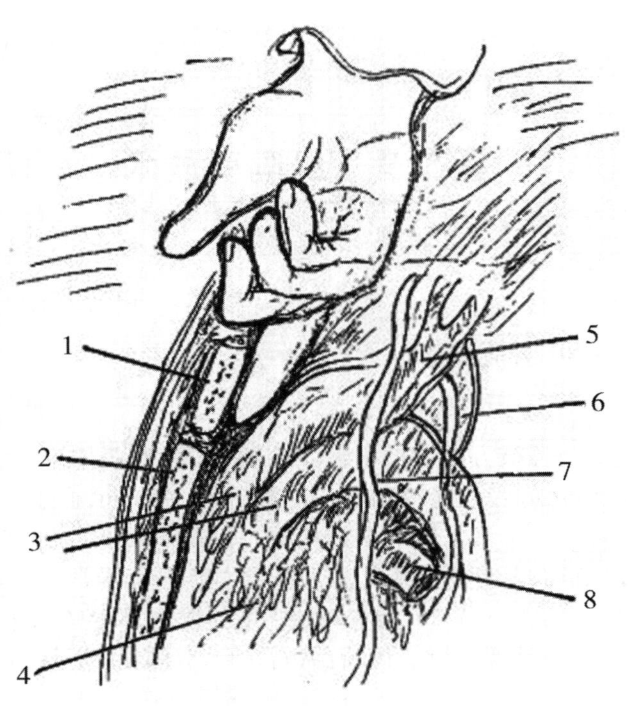

图 13－2　食指沿胸骨后分离

1. 胸骨柄　2. 胸骨体　3. 上腔静脉,胸主动脉　4. 心脏　5. 无名静脉　6. 喉返神经　7. 左膈神经　8. 左肺动脉

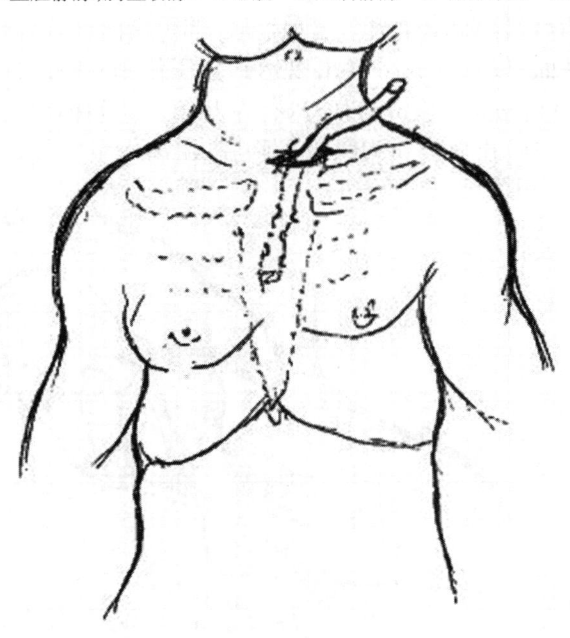

图 13－3　置放纵隔引流管

肿胀消失,无气体溢出。胸部 X 线摄片提示,双肺扩张良好,双肋膈角变钝,肺挫伤好转。拔除颈部及胸腔引流管,住院 2 周出院。术后 3 月随访,拍片胸肋骨骨折已愈合,双肺正常。

【讨论】

纵隔气肿多由气管、支气管损伤后引起,单纯的纵隔气肿引起急性呼吸或循环功能障碍者,应紧急施行纵隔气肿引流术。引流术的关键在于气管前筋膜是否切开,如分离有难度,又无气体溢出,多因气管前的筋膜没有切开,应注意切开颈间肌和颈深筋膜浅层后再分离气管前的筋膜,即颈深筋膜中层。分离胸骨后间隙的宽度与深度以达到减压的目的为度,如过度分离就会损伤胸膜,切

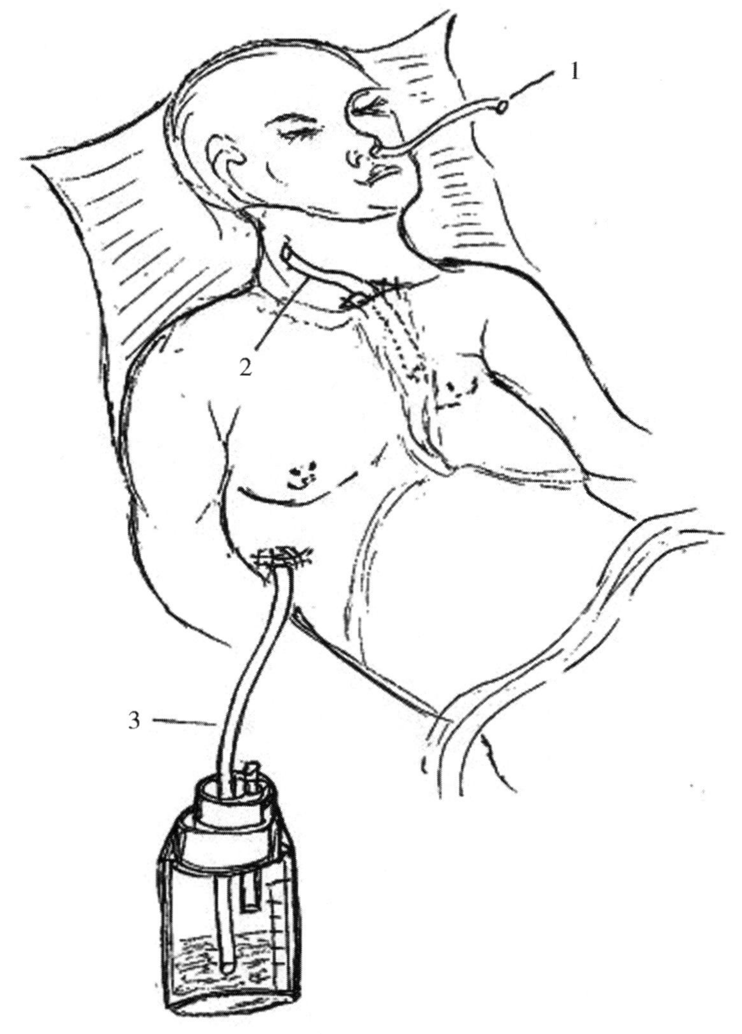

图13－4　胸腔闭式引流
1.经鼻吸氧管　2.经膈引流管　3.胸腔闭式引流管

忌。避免用锐器或剪刀伸入胸骨后操作,以免损伤造成出血。钝性分离时应紧贴胸骨,术后保持引流通畅,如24小时内引流效果不好,颈部积气增大,可再次分离胸骨后不到位的间隙,以保持引流通畅。

纵隔及皮下气肿亦为气管或支气管破裂的体征,往往开始出现在颈前胸骨切迹上方,发展迅速,很快蔓延到颈胸及腹部。伤后早期常有咯血,但量不大,若支气管裂口与胸膜腔相通,可迅速发展为张力性气胸。该伤员有肋骨骨折,双侧气胸,不能排除同时肺部有挫裂伤所致的血气胸,在做纵隔切开引流的同时,施行右胸腔闭式引流是明智的选择。左侧气胸只需先穿刺抽积气观察动态变化即可。对于胸部闭合伤一经诊断有纵隔气肿,应立即做纵隔气肿切开引流。由张力性气胸所致纵隔气肿应立即同时做胸腔闭式引流。若充分的闭式引流及负压吸引都不能控制气胸,应考虑到气管或支气管破裂的可能性大,可开胸探查选择术式。

例14　纵隔出血清创引流术

【伤情简介】

男性,38岁。因车祸胸前部被撞伤,出现胸痛、咳嗽、痰中少许血迹、心累气促约6小时入院。检查:痛苦无力表情,呼吸25次/min,脉搏106次/min,细弱不齐,血压110/84mmHg。颈部稍肿胀,颈静脉有轻度怒张,无捻发感。气管居中。胸骨上1/3段隆起,压痛,胸壁浮动不显。双肺呼吸音粗糙。心率105次/min,心律不齐,心音低沉。腹部无特殊,脊柱四肢正常。胸部X线摄片提示胸骨上段即胸骨柄体交界处横形骨折移位,远断端下陷,前纵隔积血可能性大。心电图提示心律不齐,ST段略抬高,T波低平。诊断:胸骨骨折并前纵隔积血,心肌轻-中度挫伤并心包积液。

【治疗经过】

在气管插管全麻下,平卧位,常规消毒铺巾,取胸骨正中切口,显露胸骨,将胸骨体断端夹持上提,锯开胸骨体(图14-1)。骨蜡及电凝止血,撑开胸骨,可见前纵隔积血凝块约200g(图14-2)。

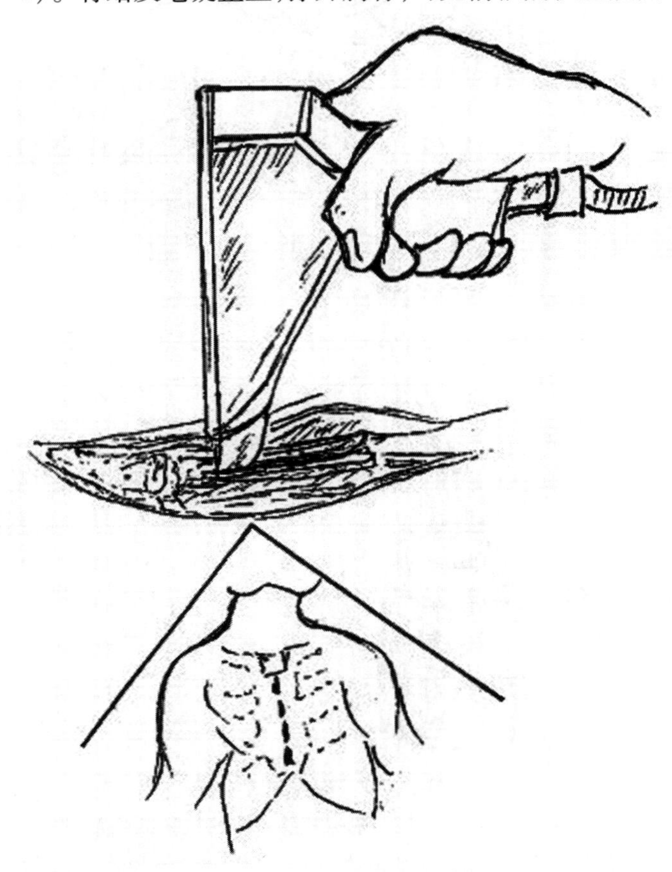

图14-1　胸骨正中纵形锯开或劈开均可,虚线表示胸骨切口

吸净血凝块,彻底止血,冲洗创面,见心包充血肿胀,切开心包涌出淡血水约200ml,冲洗心包腔,未探见心脏破损,但见心包壁水肿增厚。切开心包减压后直视下可见心脏搏动逐渐恢复有力,心搏90余次/min。疏松缝合心包,心包腔内置放0.5cm直径软性胶管引流(图14-3)。

再次检查胸骨断端及创面无渗血后,穿好合拢胸骨钢丝3根,胸骨断端穿3根钢丝,于前纵隔放置多孔乳胶管,上端抵达胸腺处,两根引流管从剑突下与左肋弓间切一小口引出(图14-4)。胸骨固定可靠。分层缝合切口。术后生命体征较平稳,予镇痛、吸氧、心电监测,心肌酶学提示有心肌损伤。术后3天,心包腔引流30ml/d,前纵隔引流20ml/d,术后4天拍胸片无特殊,拔除引流管。心电图检查较术前明显好转。术后2周心脏听诊及心电图、心肌酶学检查正常,住院3周出院。3个月随访正常。

【讨论】

胸骨骨折较少见,国内文献报道发生率在1%~2.5%之间,国外报道5%左右。胸骨骨折并发前纵隔积血及心包积液更为少见。胸骨骨折本身并无严重的危险性,但导致胸骨骨折的强大暴力,常可引起胸内脏器或其他部位的损伤,如心脏大血管损伤破裂,心肌或肺挫伤,气管或支气管破裂,

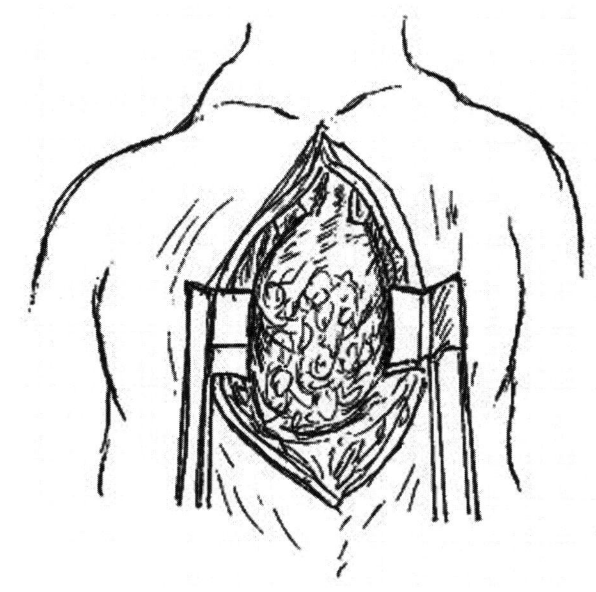

图 14－2　扩开胸骨显露前纵隔积血块

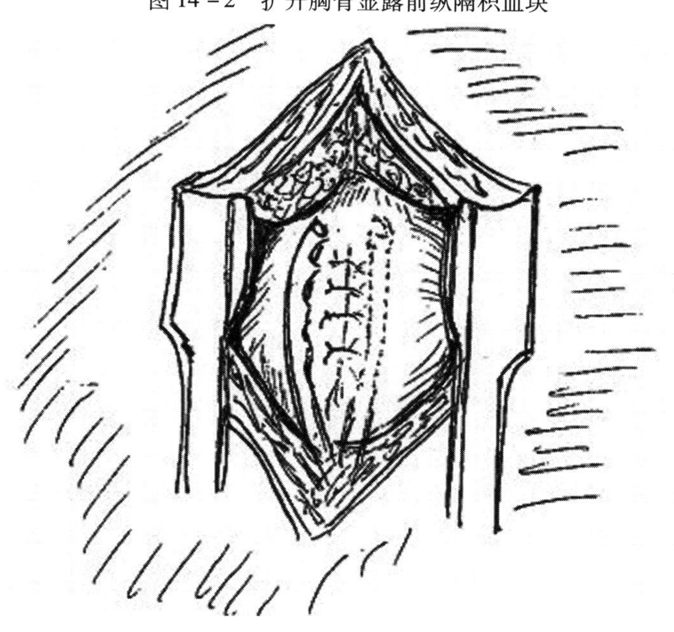

图 14－3　虚线示心包腔引流管及前纵隔引流管

浮动胸壁等，其死亡率可达 20% ~40% 。胸骨骨折的临床表现主要是胸前区疼痛、咳嗽，深呼吸时疼痛加重，骨折部位疼痛明显。如有明显移位者仅做胸骨牵引即可，如采用牵引仍不能使胸骨骨折限制活动者，应做胸骨内固定术。

该伤病员胸骨承受强大的暴力导致胸骨骨折移位，致使前纵隔积血，加上心脏轻－中度的心肌挫伤，致心包急性渗出积液，加重了心前区的压迫，在心肌受到挫伤的同时，又受到外来压迫。伤员受伤到入院都有贝克三联征（Beck's trid）表现。该病员入院获得了及时的诊治处理，即切开胸骨，清除积血，止血，切开心包，冲洗心包，置双管引流等，挽救了伤病员的生命。由于心肌受到了挫伤，住院时间达 3 周之多，出院后 3 个月随访，心肺功能正常。

该伤病员在救治中有以下三点可取：

（1）胸骨并没有按照常规全部切开，而是从剑突下切到胸骨体及胸骨柄的横断处，已取得了满意的显露来完成手术。

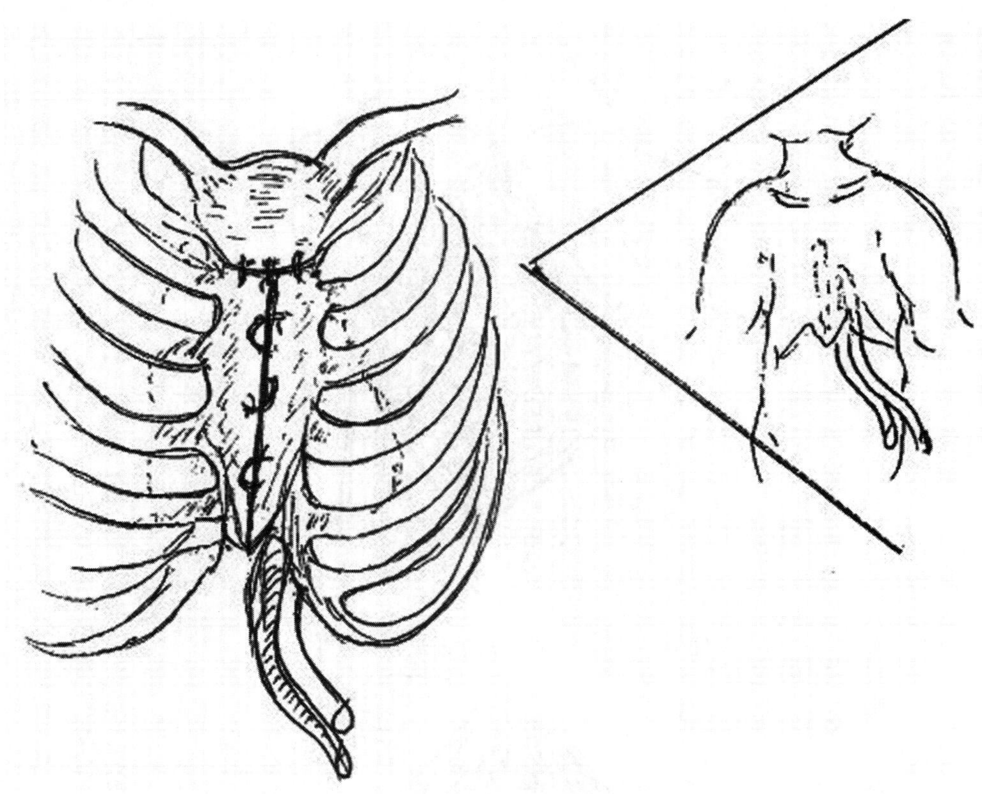

图14-4　前纵隔引流管及心包引流管均从剑突与左肋弓间另切口引出

(2)心包切开减压冲洗干净后,疏松缝合心包,同时置放了心包腔引流管以及前纵隔的引流管,保持了术后引流通畅。

(3)术前的处理及准备没有耗时。术后卧床休息约2周,其间的观察、监测、合理用药,避免了心肌挫伤后难以预测的严重并发症。

例15　顽固性纵隔感染引流术取出右室流出道补片物

【伤情简介】

女性,13岁,因先天性心脏病,行法乐氏四联征根治术,右心室流出道补片(图15-1),术后切口经久不愈。

【治疗经过】

术后1周手术切口拆线,有脓性分泌物,置引流物每天或间日更换敷料。心率92~98次/min,心律不齐,收缩期杂音2~3级。无发绀,心紧气促等症状不明显。右室补片术后6个月,再次在气管插管全麻下行纵隔清除,冲洗坏死组织引流术。继续更换敷料,时至1年,经会诊下再次行纵隔清洗,发现右室补片物随心脏搏动明显,试行剪除部分补片物(图15-2),当钳夹补片物稍移动时,有鲜血溢出,热盐纱压迫5分钟后渗血停止,冲洗创面,置放引流。此后3周更换敷料时,创口处有补片的缝线露出,轻提剪除部分。3天后更换敷料时,可见创口有少许补片物出现,轻提剪除少许,有少许鲜血溢出,油纱填塞。持续类似更换敷料的运作长达2月后的一次换伤口敷料时,补片物突出创口道较明显,在做好充分准备的前提下,轻提时补片物张力不显,经过约15分钟逐一慢慢地完整取出(图15-3),渗血约6ml多,油纱填塞后未见渗血。

右室流出道补片物约5cm×3.5cm(之前更换敷料时已剪除小部分)。经病理检查证实有心肌纤维细胞附于补片物上。1月后创口愈合。共住院约2年后出院。

【讨论】

本病例为先天性心脏病行法乐氏四联征根治术(右室流出道补片)。术后出现伤口感染,胸骨

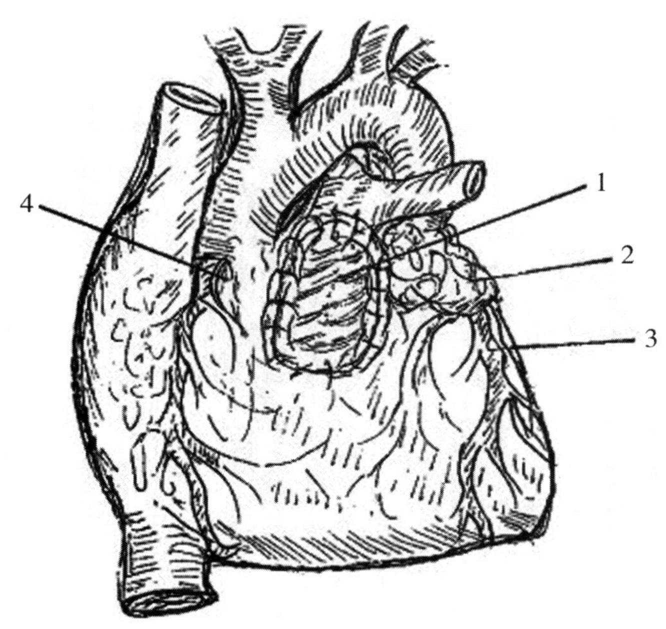

图15－1　右心室流出道补片
1. 人造血管补片缝合　2. 左心房　3. 左冠状动脉前室间支　4. 右冠状动脉

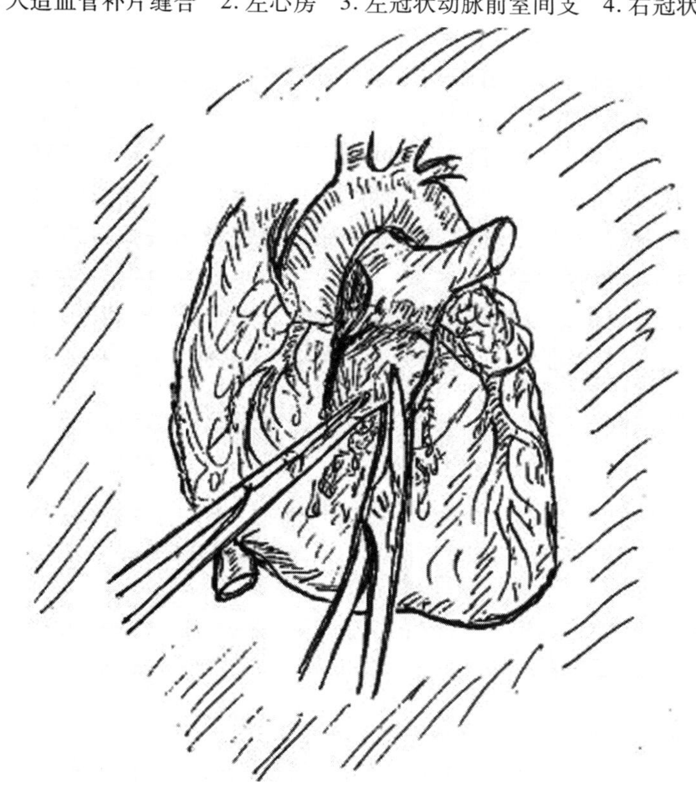

图15－2　试行剪除补片物

切口裂开，流脓液和坏死组织，术后20余天在全麻下行清创术，拆开心包缝线安置引流管。用抗生素冲洗伤口，术后1月出院后又反复化脓感染，再次入院在全麻下清创，术中见右室流出道补片直接暴露于切口下，且与胸骨紧密粘连，补片周有较多纤维组织及脓液。于床旁冲洗更换敷料，逐日逐次取出右室流出道补片物。补片物深面已有较厚的纤维组织覆盖。出院后2个月复查超声心电图右室流出道未见异常，患者学习及日常活动均恢复正常。法乐氏四联征补片术后胸骨及纵隔感

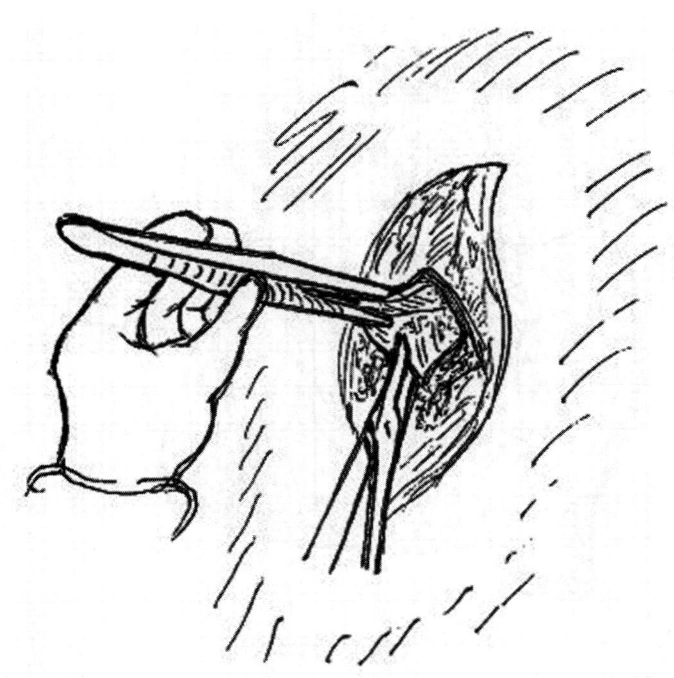

图15－3 取出补片物

染处理很难，属少见的感染，因右室流出道人工血管补片属于不吸收的异物，其存在就可导致伤口感染的难以愈合。然而，由于补片已成为右室流出道管壁的组成部分，可能补片后3个月始，心内膜逐渐经补片物深面移行，亦填补右室流出道的缺损，也许补片物起到心室流出道心肌细胞修复的桥梁作用。当自身细胞成熟起支撑作用后，就排除异已，排斥反应开始，补片物让位了。

该病人法乐氏四联征根治术后出现顽固性纵隔感染至痊愈出院长达约2年时间，实为罕见，国内外文献之前未见报道。值得吸取经验的是，一旦有类似病人，为尽量减轻患者的痛苦，应有高度的责任心、耐心、细心，持之以恒地处理伤口，研讨补片异物的取除，直到创口的愈合。

注：本病例个案报道在《中华胸心血管外科杂志》，1994年第10卷第3期198页。

参考文献

［1］ 罗伟彬. 电视胸腔镜手术在纵隔肿瘤治疗中的临床价值［J］. 贵阳医学院学报，2013，4(38)：178－179.

［2］ 鞠向群，杨更朴，邓玫. 口咽部感染并发化脓性纵隔炎—附6例临床病例［J］. 现代口腔医学杂志，2005，(19)：571－573.

［3］ 雷清限，陈建红. 1例自发性纵隔气肿患者的护理［J］. 临床护理杂志，2006，12(5)：48.

［4］ 白鲜玲，单慧明，段志强，等. 腹腔镜下膈食管裂孔疝修补发生纵隔气肿和皮下气肿及气胸1例［J］. 内蒙古医学杂志，2012，(44)：1534.

［5］ 汪涛，杨丽娜，凌庆圆，等. 减少心脏瓣膜置换术后心包及纵隔引流液的研究［J］. 河北医学，2012，7(18)：924－926.

［6］ 丁婧婧，王慧娟，聂时南，等. 氯气中毒并发纵隔气肿2例成功救治的护理体会. 实用临床医药杂志，2011(15)：50－51.

［7］ 何鹏，陆俊地. 张力性纵隔气肿致膈下游离气体1例报告［J］. 西南国防医药，2005，(15)：564.

第 6 章　肺锐器伤手术

例 16　左下肺楔形切除术

【伤情简介】

男性，34 岁，被他人用“尖刀”戳伤左胸伴伤口内出血 3 小时入院。查体：面色苍白，呼吸急促，26 次/min，脉搏 160 次/min，细弱，血压 40/0mmHg，气管右移，左肺呼吸音消失，右肺呼吸音粗糙，心率 160 次/min，心搏弱，律齐，未闻及病理性杂音。腹部四肢正常。外科情况：左胸腋中线第 6 肋处有约 3cm 较规则裂口，有鲜血涌出（图 16－1）。包扎创口。血检验：Hb40g/L，WBC9.63 × 10^9/L，N76.3%，RBC2.50 × 10^{12}/L，HCT 26%。诊断：开放性血气胸，重度失血性休克。建立两条静脉通道，护送入手术室。

【治疗经过】

在气管插管全麻下，常规消毒铺巾，取左胸后外侧切口（图 16－2），沿胸壁创口进入胸腔。

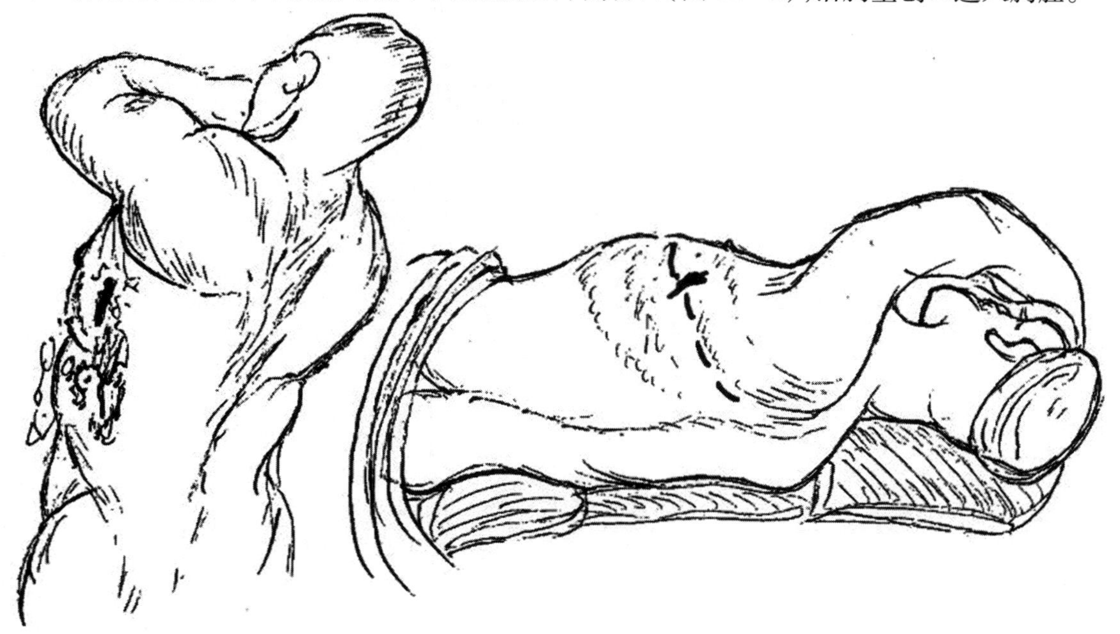

图 16－1　锐器创口位于左腋中线第 6 肋处（粗黑线　创口）

图 16－2　虚线示左胸后外侧切口

胸腔内积满鲜血，盛出 3 000 多 ml 血于备回输的盆内并加入抗凝剂。探及肺损伤部位在斜裂后外下肺底段，不规则裂口长 3cm，深达 3cm，有鲜血溢出。用大弯血管钳楔形钳夹（图 16－3），楔形切除创伤失活的肺组织后，切面分别用双重细丝线连续缝合，第 1 层绕过血管钳缝合，取出止血钳后收紧缝线（图 16－4），再返回缝合到起始缝合处，将两个线头互相结扎（图 16－5）。热盐水冲洗胸腔，术野无渗血，请麻醉师鼓肺膨胀法，在腋中线和腋后线之间第 7 肋间置放胸腔闭式引流管缝合固定（图 16－6），逐层缝合切口，术毕。

术中输自体回输血 1 500ml + 生理盐水 500ml，血压回升到 90/60mmHg，护送回病房，病人清

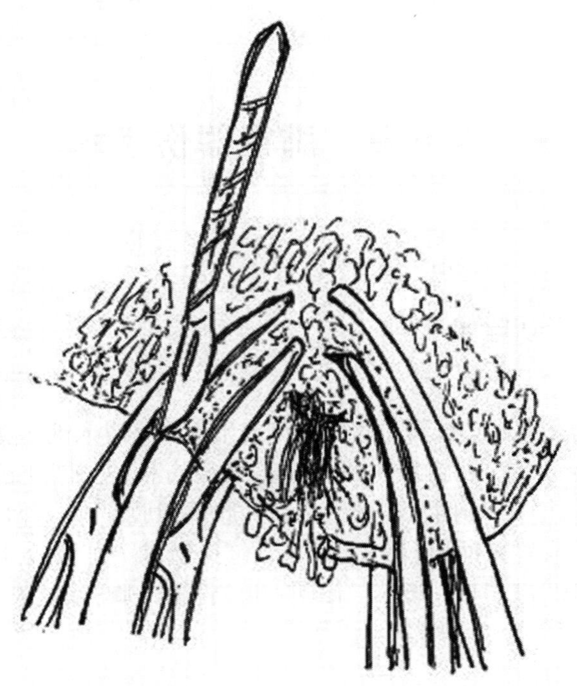

图16－3　楔形钳夹创伤肺

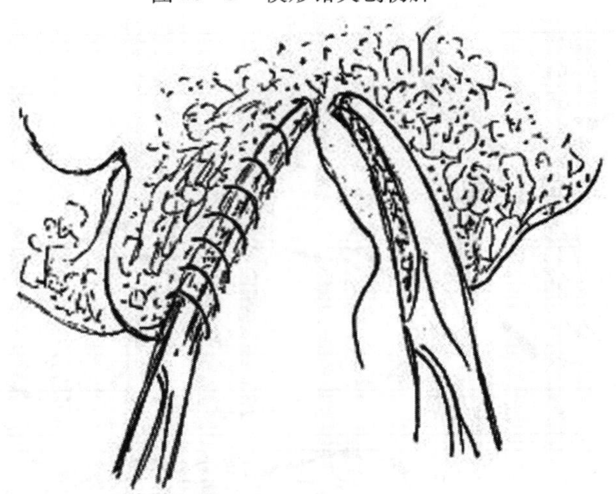

图16－4　切除创伤失活肺组织,绕止血钳做第一层缝合

醒,拔除气管插管。术后24小时补充血容量,输全血400ml,维持水、电解质平衡,血压稳定在110/74mmHg,抗感染,全身支持。术后3天,生命体征平稳,胸腔引流30ml/d,胸片提示肺膨胀良好,胸腔无积液,拔除引流管。术后7天Hb 100g/L,住院2周痊愈出院。

【讨论】

本例伤病员由锐器致伤左肺下叶,导致开放性血气胸,重度失血性休克,已出现呼吸循环功能障碍。入院就诊时病情危重,及时用无菌纱垫在呼气末时盖上包扎,即将开放性气胸暂时转为闭合性气胸。手术进入胸腔,盛出积血以备回输。尽快探及肺损伤出血的部位,控制创口出血,根据肺损伤的情况,施行肺楔形切除创伤失活的肺组织,可靠缝合止血。由于医院条件所限,血源困难,虽属开放性血气胸,但抢救生命为首要,将滤过锁定回输的约1 500ml血中加500ml生理盐水,轻摇混匀后,边手术抢救边输血抗休克。待手术完成时,血压回升并稳定在90/60mmHg左右,赢得了进一步治疗挽救病人生命的时间。通过抢救该病员总结以下几点:

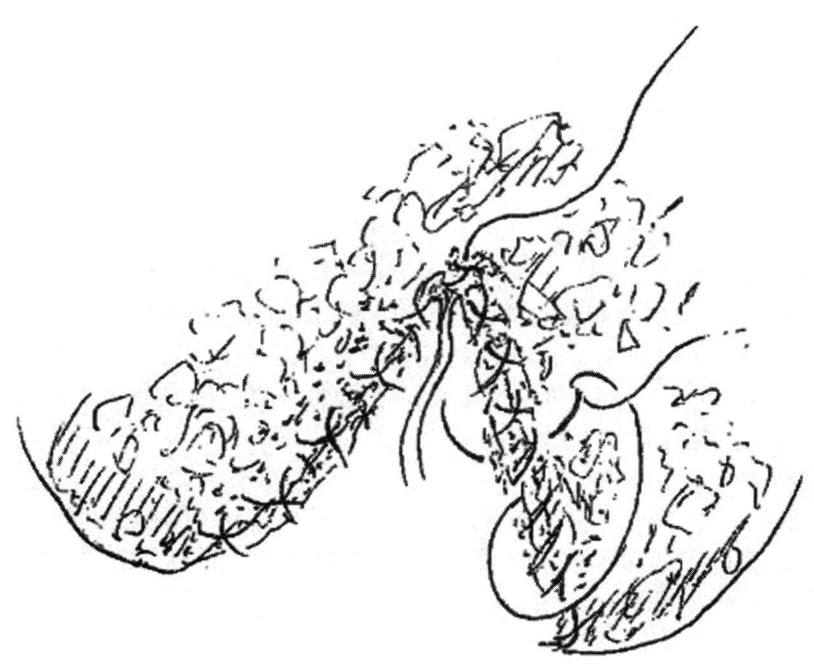

图 16－5　取出止血钳后，收紧第 1 层的缝线，返回做第 2 层连续缝合

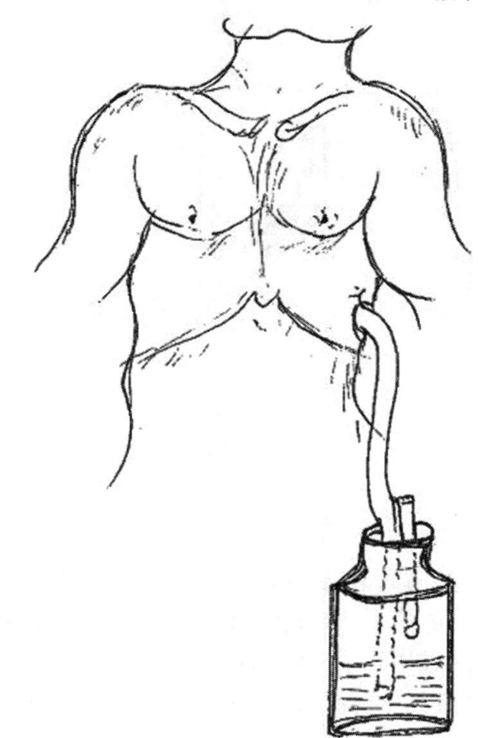

图 16－6　胸腔闭式引流

（1）入院时的诊治处理及时，迅速地把开放性血气胸暂时转变为闭合性的血气胸。

（2）尽快地建立了两条静脉通道，未做耗时的有关检查，并迅速护送伤员到手术室。

（3）麻醉和手术的方法选择无误。

（4）果断地回输胸腔积血。血液中加入适量的生理盐水以减少血液的黏稠，有利血液循环及红细胞携氧与组织细胞交换的功能。

（5）术后加强抗感染，以预防感染性休克的发生实属必要。注意补充血容量，维持水、电解质平衡及重要脏器的功能。

(笔者已在有关临床杂志上报道开放性血气胸积血的回输)

例17 损伤性右上肺切除术

【伤情简介】

男性,53岁,右胸部被“长刀”戳伤1小时伴伤口出血急诊入院。

查体:急性痛苦面容,面色发白,呼吸急促,24次/min,脉搏125次/min,细弱,血压92/64mmHg。颈静脉轻度怒张,气管明显左移,左肺呼吸音粗糙,右肺呼吸音明显减弱,有少量湿鸣。心率125次/min,心音稍弱,心律齐。未闻及病理性杂音。腹部四肢正常。血常规:WBC 8.53 × 10^9/L,N 70.3%,Hb 80.0g/L。诊断:开放性血气胸,失血性休克。包扎伤口为暂时闭合血气胸,建立两条静脉通道,迅速护送伤病员入手术室。

【治疗经过】

在准备麻醉的同时,经原创口置放引流管溢出约600ml血。在气管插管麻醉下常规消毒铺巾,取右胸后外侧切口(图17-1),进入胸腔吸净血凝块,取出术前置放的引流管。探及胸腔肺脏,肺损伤裂口位于右肺斜裂与水平裂交汇处上分,有约4cm不规则创口,有大量气体及鲜血溢出(图17-2),左手握住右肺上叶控制出血。

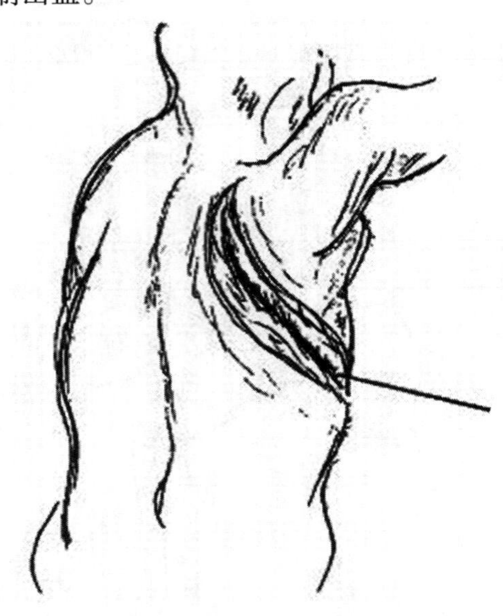

图17-1 右胸后外侧切口

根据肺部创伤出现大量漏气及出血情况,立即行右肺上叶切除。在奇静脉下方切开纵隔胸膜,扩大至肺门上方,解剖显露出肺动脉的尖、前分支(图17-3),予以游离、结扎及切断(图17-4)。

在上、中和下叶肺裂汇合处附近切开中叶间胸膜,显露出右上叶后段动脉支,分别给予结扎、缝扎切断(图17-5)。将上叶牵向后方。在肺门前膈神经后侧显露右肺上静脉,分离上叶静脉(保留中叶静脉),将其尖、前、后分支结扎切断(图17-6)。此时肺创口出血已控制。

托起上叶,解剖钳夹上叶支气管(图17-7),请麻醉师鼓肺证实无误。切断结扎缝合支气管残端,用奇静脉结缔组织覆盖缝合残端(图17-8)。

清理术野,冲洗胸腔后检查无渗血漏气。于右腋中线与腋前线之间的第7肋间隙切口,置放胸腔闭式引流管,逐层缝合关胸,术毕。失血量共1 800ml,回输血900ml,术后生命体征平稳。术后4天胸腔引流管10~20ml/d,胸片提示双肺膨胀良好,双侧肋膈角变钝,拔除引流管。术后7天复查血红蛋白恢复到120g/L,住院11天痊愈出院。

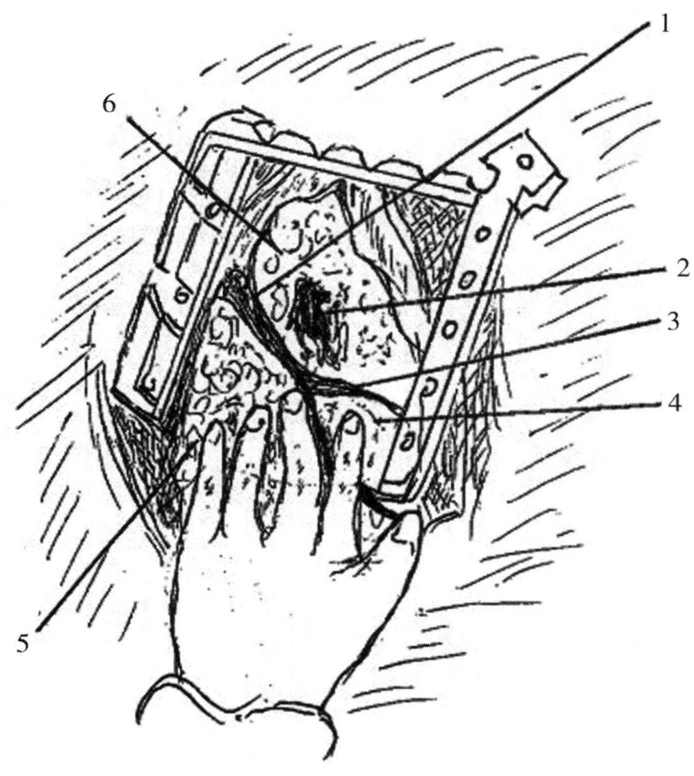

图17－2　肺损伤裂口

1.斜裂　2.锐器损伤处　3.水平裂　4.右肺中叶　5.右肺下叶　6.右肺上叶

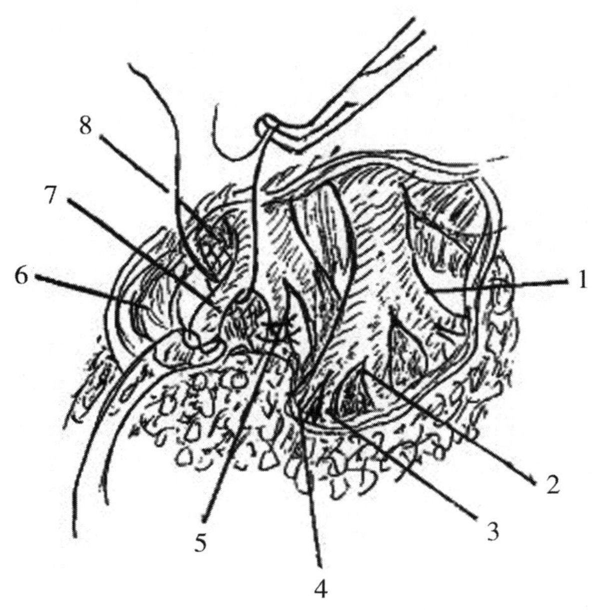

图17－3　肺动脉的尖、前分支

1.中叶静脉　2.后段静脉　3.前段静脉　4.尖段静脉

5.已结扎前段动脉　6.奇静脉　7.尖段动脉　8.右总支气管

【讨论】

本例为锐器致严重的右肺上叶损伤，导致开放性血气胸，失血性休克。伤员入院时已有呼吸循环障碍。经治医师迅速包扎伤口，将开放性血气胸转变为闭合性血气胸。尽快建立了两条静脉通

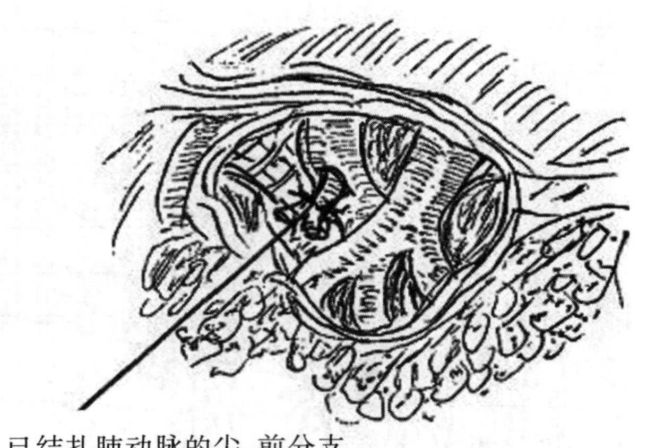

图 17－4 结扎、切断右上叶肺动脉的尖、前分支

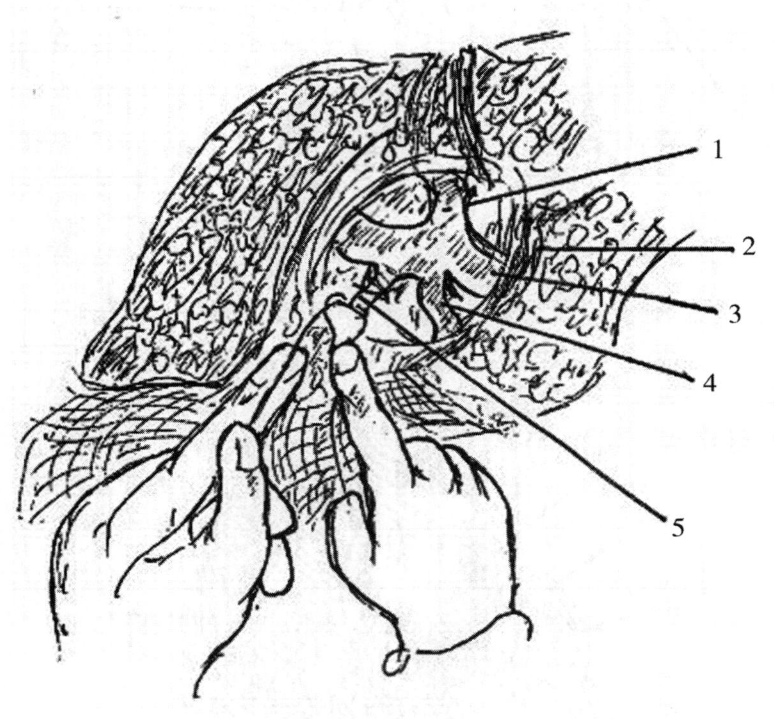

图 17－5 结扎、缝扎切断右上叶后段动脉支

1. 中叶动脉 2. 斜裂 3. 基底段动脉 4. 下叶背段动脉 5. 结扎上叶后段动脉

道，护送入手术室。无论是开放性或闭合性血气胸，在气管插管前应先做胸腔闭式引流，以避免麻醉师鼓肺时加重心肺功能障碍。该伤员在术中探查时发现右肺上叶的后外侧有约 4cm 不规则裂口，位置较深，且有大量气体及鲜血溢出，判断多为后段支气管及血供支破损，果断施行右上肺切除。在情况紧急下边抗休克边手术，术者应熟悉解剖的要点，操作娴熟，默契配合，在分离血管时，注意勿损伤邻近的管道。分离上叶静脉时，应认清并保留肺的中叶静脉支，切忌误扎离断。钳夹支气管时应配合麻醉师鼓肺，证实为损伤切除的肺叶后，方可离断。肺裂伤多数伤者都行修补术，但应根据伤情、范围的大小以及是否伤及部位较深且有无较多的气体及出血等，决定行肺叶切除或肺段切除。当条件受限，血源困难时，为挽救伤病员的生命，赢得进一步的抢救时间，自体回输开放性血气胸的胸腔积血是可取的。

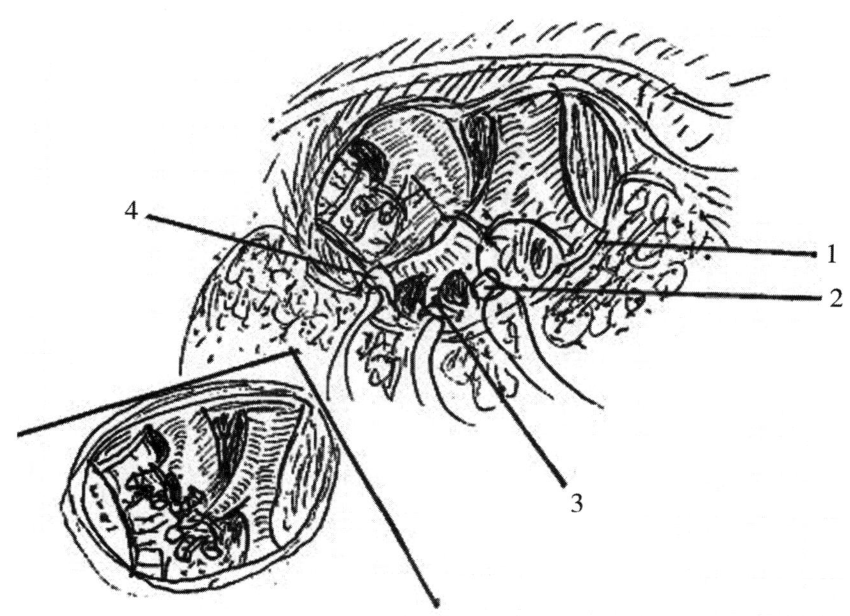

图 17－6　1. 右肺中叶静脉　2. 右上肺后段静脉支　3. 右上肺前段静脉支　4. 右上肺尖段静脉支

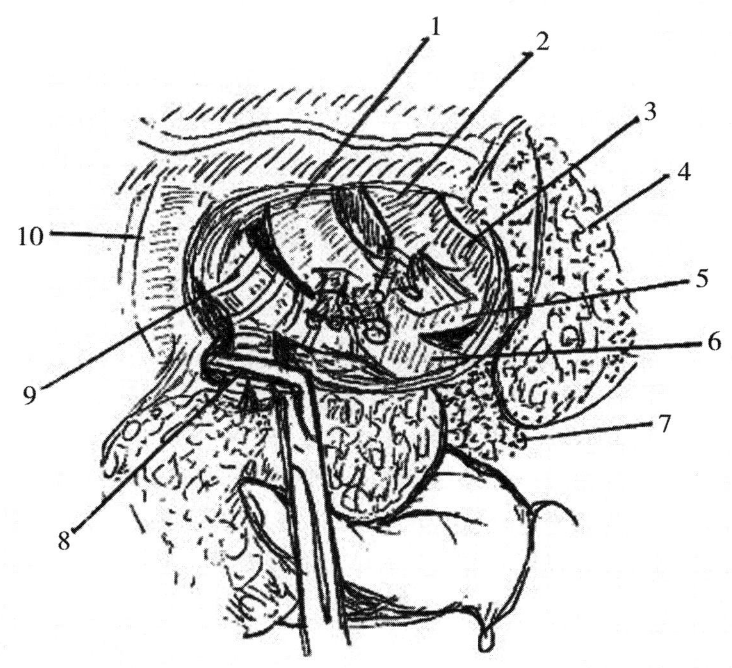

图 17－7　1. 右肺动脉　2. 右上肺静脉　3. 右肺中静脉　4. 右肺中叶　5. 中叶动脉支
6. 右肺下基底动脉　7. 右肺下叶　8. 右上叶支气管　9. 右总支气管　10. 奇静脉

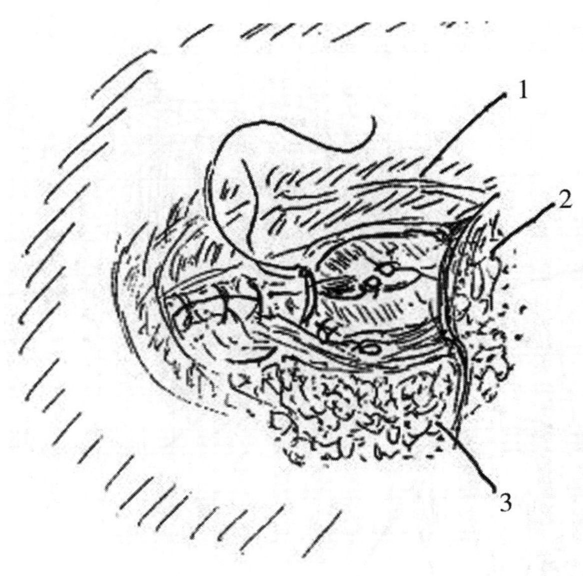

图17－8　1.心包　2.右肺中叶　3.右下肺

例18　右下肺切除术

【伤情简介】

男性,39岁。被他人用“铁锹”戳伤右胸背部并出血2小时入院。检查:神志清楚,面容痛苦,面色青灰,呼吸急促,25次/min,脉搏110次/min,血压102/76mmHg。气管无明显移位,右肺呼吸音明显减弱,有少量湿鸣,左肺呼吸音粗糙,心率110次/min,偶有心律不齐,心音低钝,未闻及病理性杂音,腹部四肢正常。外科情况:右肩胛下外侧有4cm×3cm创口,边缘不齐,有血气溢出。胸部X线摄片提示右第6肋骨折,胸腔积血气胸,右下肺挫伤,左胸肺正常。血液检查,WBC10.60×10^9/L,N 81.00%,Hb 90g/L。诊断:开放性血气胸,早期失血性休克。包扎胸部创口,建立静脉两条通道,护送入手术室。

【治疗经过】

经创口置入引流管,引出胸腔积血约500ml。在气管插管麻醉下,常规消毒铺巾,取右后外侧切口(图18－1),切除第6肋骨进入胸腔,取出引流管,吸净积血凝块,探查发现右下肺后外段有约4cm×3cm不规则的裂口,深达4cm,有较多气及血液溢出(图18－2)。

根据伤情,选择右下肺叶切除。剪开斜裂叶间的胸膜,解剖显露出肺动脉干,解剖出背段动脉位于背段支气管的上方,将其和基底段动脉分别游离,结扎切断(图18－3)。将下叶向上牵引,钳夹切断,结扎下肺韧带,从肺门的前后下缘,解剖显露下肺静脉,结扎其主干,再行远端分支结扎后切断下肺静脉(图18－4)。

解剖下叶支气管至中叶支气管开口的水平,钳夹下叶支气管(图18－5),请麻醉师鼓肺确认,切断结扎缝闭近端。清理胸腔术野,无渗血漏气后,缝合纵隔胸膜覆盖残端(图18－6)。于右腋中线与前线之间第8肋间置胸腔闭式引流管,缝合固定,逐层关胸,术毕。术中失血约1 300ml,输血600ml,术后生命体征平稳,第3天胸腔引流明显减少,约30ml/d,胸片双肺膨胀良好,胸腔无积液气,拔除引流,住院2周痊愈出院。

【讨论】

本例伤病员的致伤物为不锐利的“铁锹”所致,通过胸壁进入胸腔的力度较强,故有肋骨骨折,肺组织不规则的裂伤面积较宽,创口较深,有较多的气体及血液溢出,创口周围的肺组织有严重的挫伤渗血。伤道内已有破损的肺段支气管及血管损伤出血。根据局部的伤情,行右下肺切除是恰当的选择。

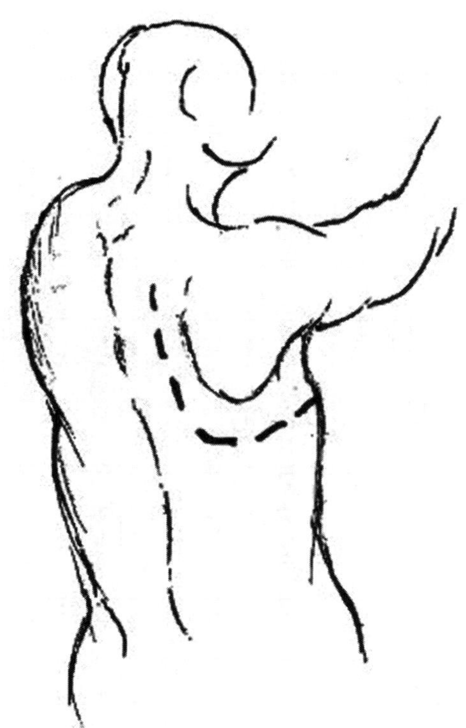

图 18－1　虚线表示切口路径

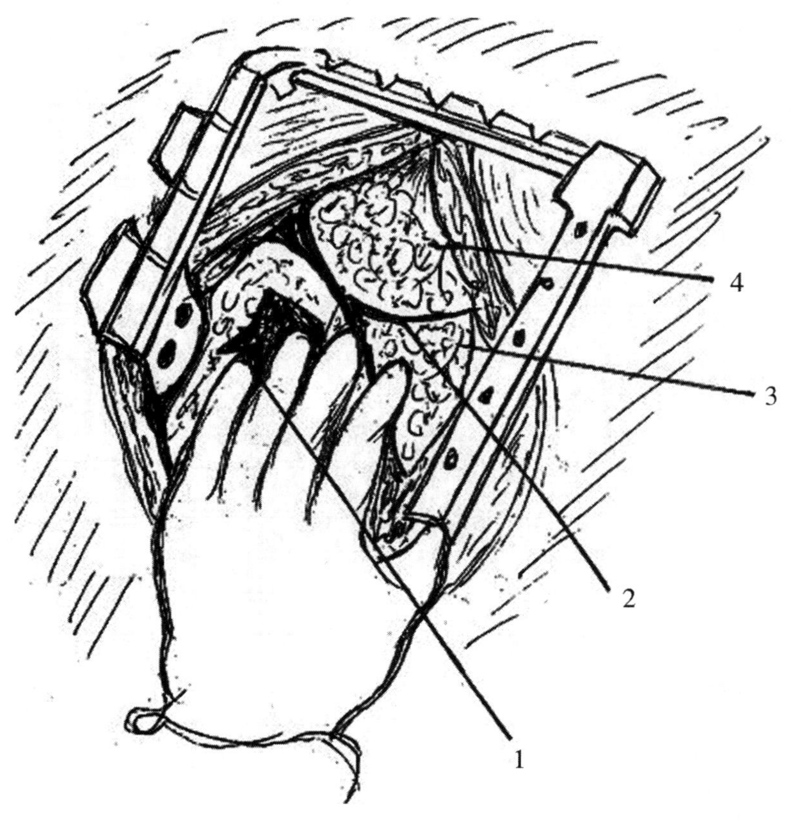

图 18－2　右下肺后外段有一裂口
1. 右下肺破损处　2. 水平裂　3. 右中叶　4. 右上叶

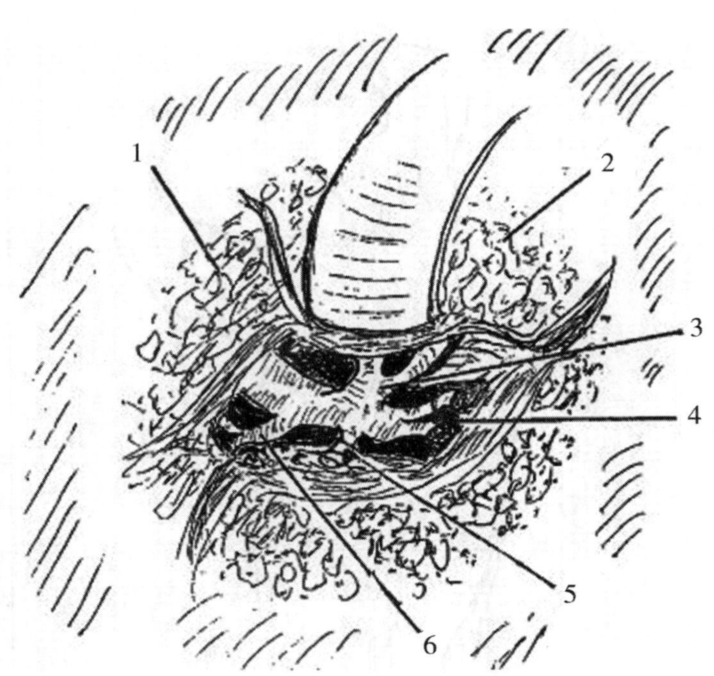

图18－3　切开中、下叶间胸膜,分别结扎切断下叶背段和基底段动脉

1. 右上叶　2. 中叶　3. 中叶动脉　4. 已结扎切断的基底段动脉　5. 下叶背段动脉　6. 上叶后段分支动脉

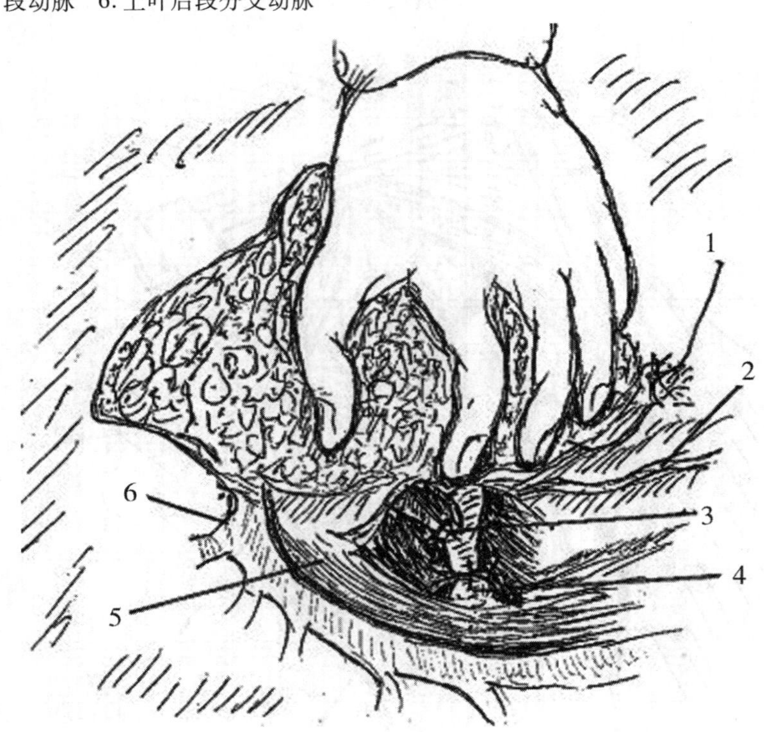

图18－4　结扎切断右肺下静脉韧带

1. 切断的下肺韧带　2. 膈神经　3. 结扎下肺静脉远端　4. 结扎下肺动脉主干　5. 食管　6. 奇静脉

右下肺切除术时,应注意到解剖结构,背段动脉通常位于背段支气管的前上方,在同一水平面的对侧,应避免损伤或结扎中叶动脉。下叶背段的支气管也和中叶支气管在同一平面,有时反而比中叶支气管还要高一点,所以也必须在缝扎支气管动脉后和基底段支气管分别切断、缝合,以避免

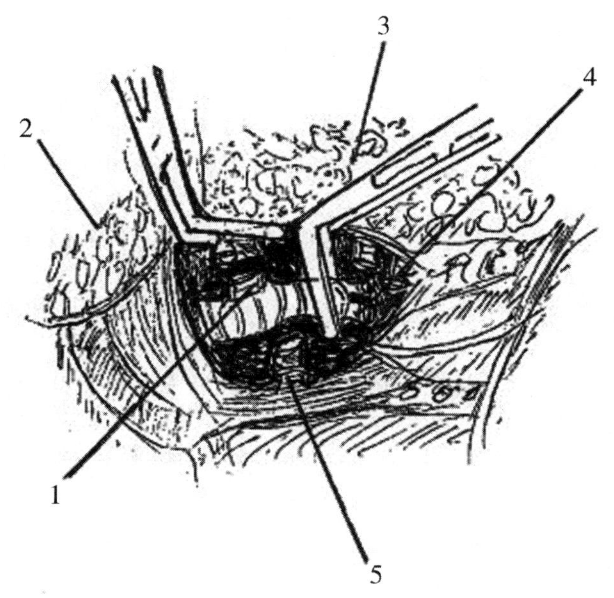

图18－5　1. 背段支气管　2. 右上肺叶　3. 右下肺叶
4. 钳夹切断基底段支气管　5. 已结扎切断下肺静脉

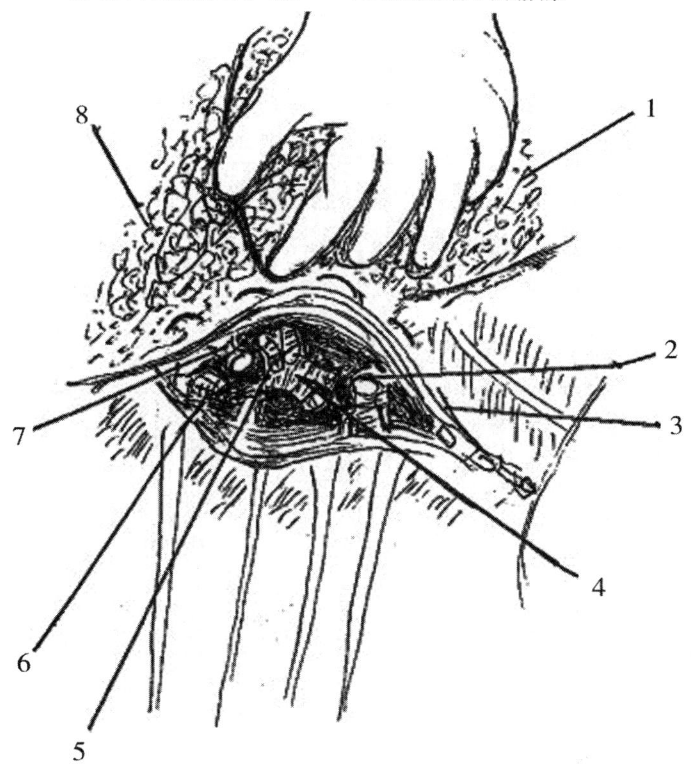

图18－6　缝合纵隔胸膜覆盖残端
1. 右肺下叶　2. 下肺静脉残端　3. 纵隔胸膜　4. 基底段支气管
5. 基底段动脉　6. 背段支气管　7. 背段动脉　8. 右肺上叶

误伤中叶支气管。另外，当术者在钳夹支气管时，要与麻醉师配合协作，证实无误后方可切断缝扎。

该伤病员入院时，已出现了心肺功能障碍迹象，由于得到了及时的诊治处理，为挽救伤病员的生命赢得了时间。

参考文献

[1] 刘明林,徐元平,燕书能.电视胸腔镜下肺楔形切除术2例报告(摘要).厂矿医药卫生,1995,(11):21.

[2] 陈文庆,刘刚,王作斌.高频电刀在肺段切除术及肺楔形切除术中的应用体会[J].吉林医学,2008,12(29):2225-2226.

[3] 付裕,英秀梅,王志辉,等.免内镜缝合切割器电视胸腔镜肺楔形切除术初探[J].中国实用医药,2008,12(3):30-31.

[4] 黄霭莲.同期行食管癌及肛管癌并左上肺楔形切除术的护理1例[J].齐齐哈尔医学院学报,2007,(28):882.

[5] 林乐胜.右上肺叶及部分隆突切除术(附2例报告)[J].山东医药,1990,(30):26-27.

[6] 何静,崔剑,王淑琼.右上肺叶切除术中左肺肺大泡破裂1例[J].实用医学杂志,2005,(21):1252.

[7] 汪平,陈亮,郑崇乐,等.非损伤肌肉小切口开胸肺切除术治疗肺疾病的体会[J].西部医学,2008,7(20):712-713.

第7章　火器肺损伤

例19　右上肺楔形切除术

【伤情简介】

男性,43岁,捕猎时被“老式步枪”击伤右胸部,在当地卫生院包扎处理后5小时入院。查体:神志清楚,面色略苍白,呼吸急促,咯血痰少许。呼吸28次/min,脉搏114次/min,血压86/64mmHg,颈静脉轻度怒张,气管略左移,右肺呼吸音明显减弱,左肺呼吸音粗糙,未闻及干湿鸣,心率115次/min,心律偶有不齐,心音低钝,未闻及病理性杂音,腹部四肢正常。外科情况:右胸前上外侧第3肋间有一“弹道”约1cm边缘,右后背肩胛上有约2cm不规则破口,有血气泡溢出,胸部X线摄片提示第4肋部分骨折,右肩胛骨外缘局限性骨折,右胸腔血气胸,未发现金属异物。查血:WBC12.53×10^9/L,N82%,Hb80g/L。诊断:火器伤致右侧开放血气胸,失血性休克。迅速建立静脉通道后护送入手术室。

【治疗经过】

在右腋前线与腋中线间第7~8肋之间置胸腔闭式引流管,引出积血约600ml。在气管插管全麻下,常规消毒铺巾,取右后外侧切口(图19-1),沿第5肋平面,切开组织经第5~6肋间隙进入胸腔,吸净胸腔积血,探查胸腔,发现右上肺尖后外侧叶前后肺贯通损伤(图19-2),有气泡及血溢出。胸腔内前后壁层均有相对应的伤道,有鲜血溢出。根据伤情,行右上肺尖后段交汇处楔形切除。用两把大弯止血钳楔形钳夹后切除(图19-3),切面做连续细丝线缝合(图19-4)。撤除止血钳后收紧缝线,再用原缝线返回缝合到头,将两个线头相互结扎(图19-5),冲洗胸腔,麻醉师鼓肺无漏气,缝闭胸腔前后壁的弹道创口,清理胸腔,调整胸腔闭式引流管于适当位置后,逐层关胸。清创缝合胸壁的弹道进入口(前壁为入口,后壁为出口),置放橡皮引流条,术毕。共失血约

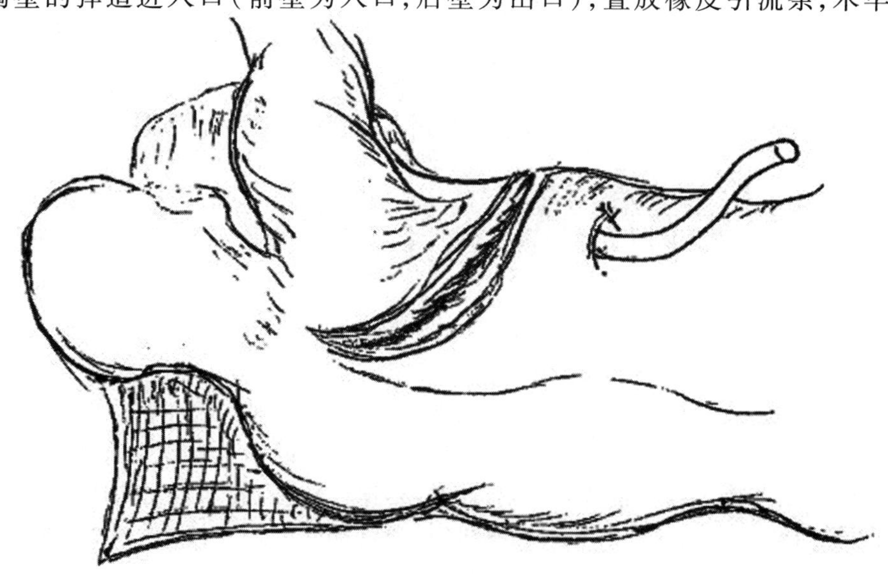

图19-1　取右后外侧切口

1 200ml,输血400ml,术后4天胸腔引流明显减少,约15ml/d,胸片提示肺膨胀良好,胸腔内无积液气,拔除胸腔引流管,住院2周出院。

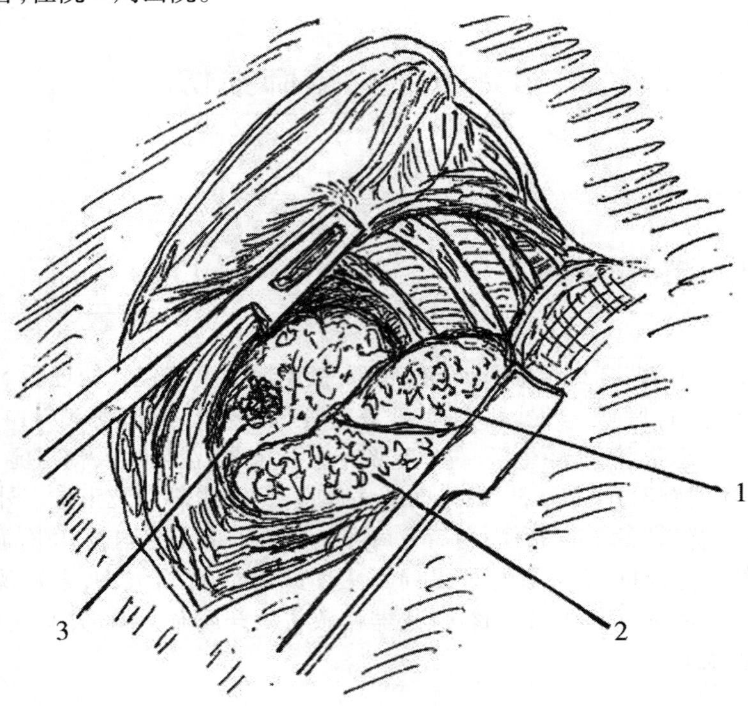

图19－2　经右外侧切口进胸腔

1. 右肺中叶　2. 右肺下叶　3. 右肺上叶尖后段火器伤受损处

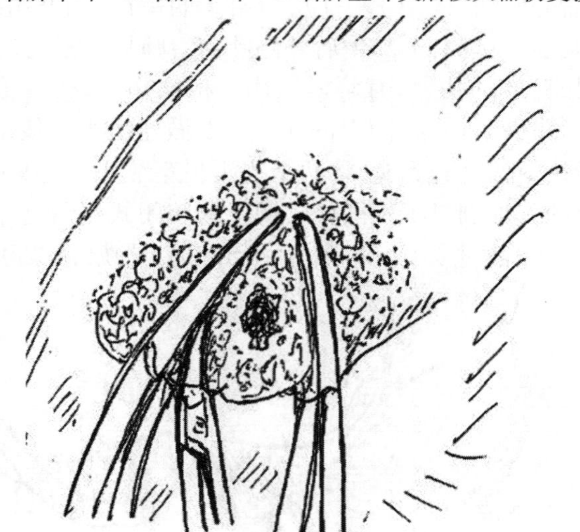

图19－3　两把大弯止血钳楔形钳夹后剪除受损肺组织

【讨论】

本例属火器弹道伤,火器伤一般有三个区域,即原发伤道区、挫伤区和震荡区,原发伤道组织残留永久性伤道;挫伤区及震荡区为高速投射物穿过组织时因瞬时空腔和压力产生的损伤。由于各种组织的特点不同,所产生的损伤也各异。本例的主要损伤在肺脏,肺脏与实质脏器不同,肺组织的密度低,弹性强,并含有大量气体。投射物穿过组织时,动能的传导慢,并且动力容易衰减,故肺脏的损伤程度相对较轻。肺脏损伤的类型包括肺实质大片出血、肺实变、肺不张等。肺支气管受压力波沿着扩散,当其传导到末梢分支时,可引起肺泡间隔大量破坏,以致整个肺小叶破裂形成大小

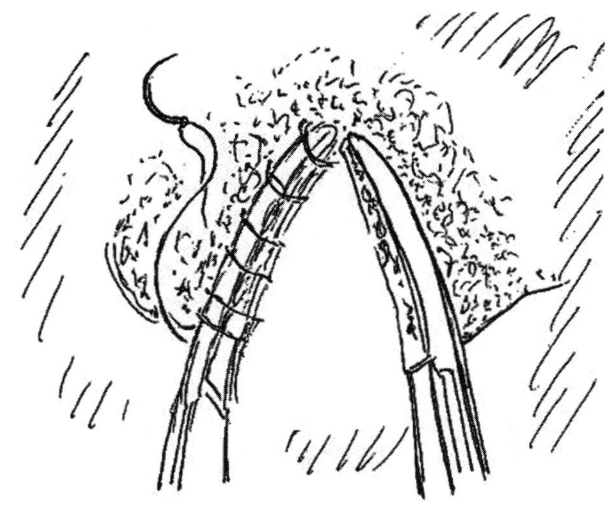

图 19－4　切除受损肺,绕止血钳作连续缝合

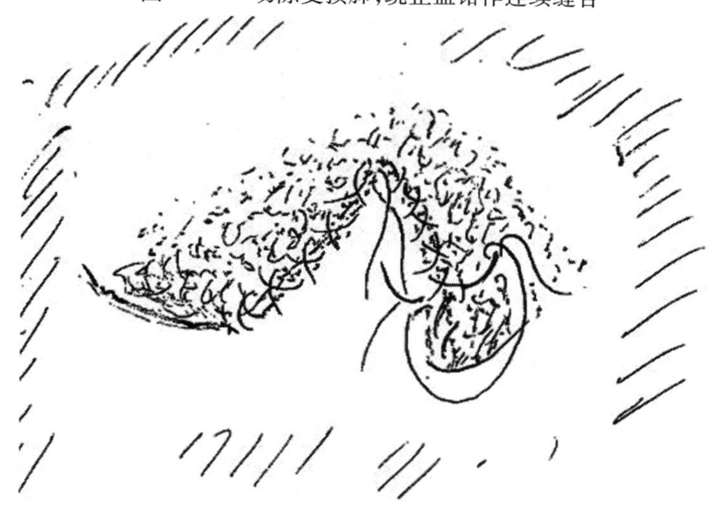

图 19－5　撤除止血钳,收紧第一层缝线,返回做第 2 次连续缝合

不等的空泡。该病员的局部挫伤重,水肿渗血,由于受损部位靠近肺的外侧缘,有利楔形切除。切除时应尽量保留较正常的肺组织。

火器伤的清创时间越早越好,有关文献记载应在 6～8 小时以内最好,但最重要的是应在感染形成之前行彻底清创手术。手术应清除坏死组织、血块、异物等,保留骨与软组织筋膜连接的碎骨片。较小的游离骨片应取出,较大的游离骨片应清洗后放回原处,可起到骨折再生的支架作用。清创必须彻底止血,尽量减少使用丝线,特别是较粗的丝线,以免过多的线头存留于伤道内,影响伤口愈合。

例 20　右肺中叶切除术

【伤情简介】

男性,45 岁,被他人用“火药枪”击伤右胸部约 4 小时入院。查体:痛苦面容,面色略苍白,呼吸急促,25 次/min,有少量血性痰,脉搏 110 次/min,血压 88/68mmHg,颈静脉怒张不显,气管稍偏左移。右肺呼吸音明显减弱,有少量湿鸣,左肺呼吸音正常。心率 110 次/min,偶有心律不齐,心音低钝,未闻及病理性杂音。腹部四肢正常。外科情况:右胸乳头内 1cm 处有约 1.5cm 不规则创口,有血气溢出,按压创口有明显压痛。X 线摄片提示:右胸腔内有约 0.9cm 金属异物,右侧血气胸,右第5肋近肋弓处不全性粉碎骨折，血象检查：RBC 11.4×10^9/L，N 80%，Hb 90g/L。诊断：右胸部火器伤并开放性血气胸，失血性休克。迅速建立两条静脉通道后，护送入手术室。

【治疗经过】

在右侧腋中线与腋后线之间的第7～8肋间隙置放胸腔闭式引流，引出积血约500ml。在气管插管全麻下行右胸后外侧切口（图20－1），从第6肋间进入胸腔，吸净积血，探查发现右肺中叶外下有约2cm破口，深达4cm多（图20－2），探及有金属物存留于肺内。创口内有鲜血及气泡溢出，周围肺组织充血水肿并有明显渗液。

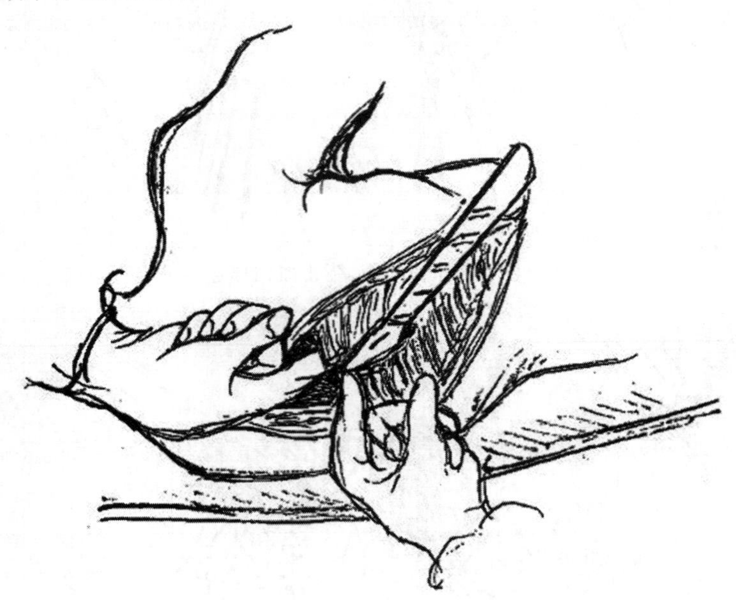

图20－1　右胸后外侧切口从听诊部三角区向前切断背阔肌

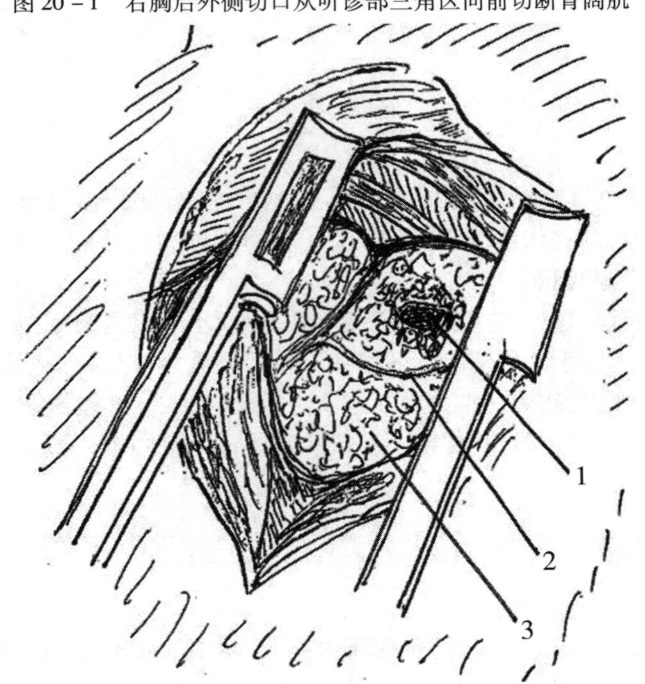

图20－2　1. 右肺中叶弹道伤处　2. 右肺斜裂　3. 右肺下叶

根据肺受损情况，行右肺中叶切除。在斜裂与水平裂交界处，将上叶向上牵引，中、下叶向下牵引，切开中叶胸膜游离出肺动脉主干（图20－3），其向内发出的两个分支即为中叶动脉的内外段动脉支,结扎切断中叶动脉(图20-4)。

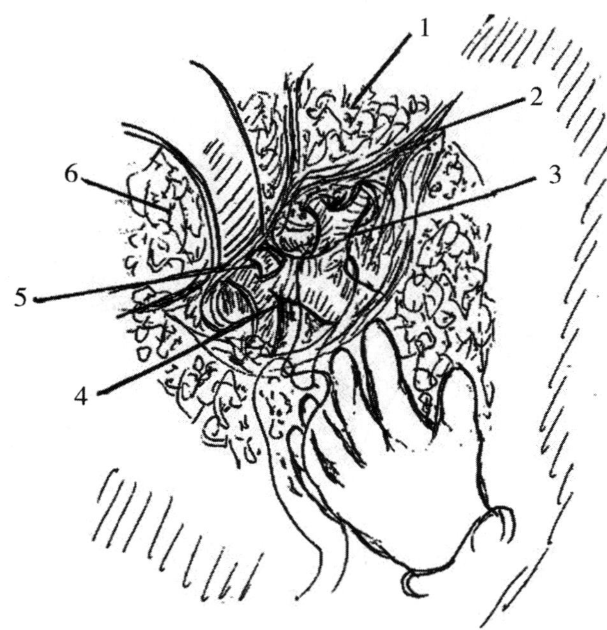

图20-3 1.右肺中叶 2.斜裂 3.右中叶动脉干支
4.右下背段动脉支 5.右上后段动脉支

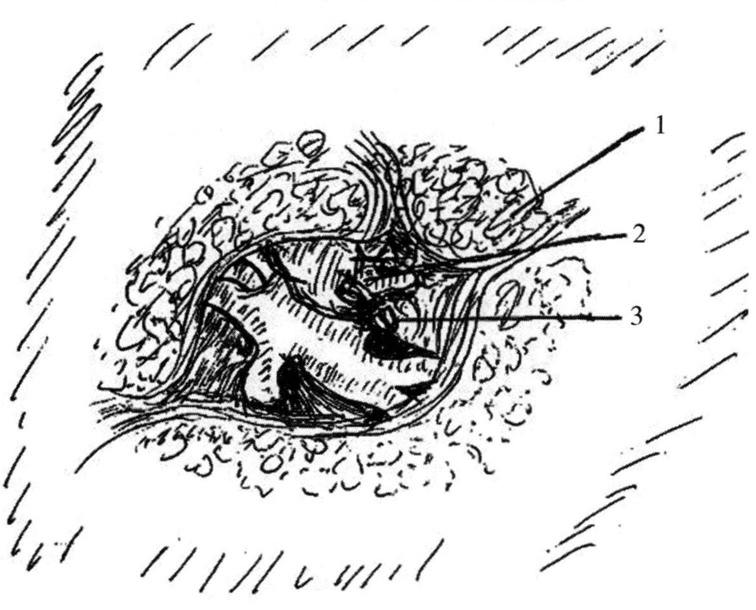

图20-4 结扎、切断中叶动脉
1.右中叶 2.结扎切断中叶动脉总支 3.结扎切断后的中叶动脉的残端

继续剪开纵隔胸膜寻得肺静脉主干,解剖出中叶静脉,给予结扎、切断(图20-5)。最后游离出中叶支气管,钳夹后请麻醉师鼓肺证实,给予切断缝合(图20-6)。支气管残端用上、下叶间胸膜缝合伤病。缝闭胸腔前壁弹道口,肋骨骨折对齐缝合固定,清理胸腔无渗血漏气,调整胸腔引流管于适当位置,逐层关胸。胸前壁弹道口清创后置放橡皮引流条,术毕。

解剖切除的右中叶肺组织,肺内金属物约0.8cm×0.8cm×0.8cm,为圆形钢珠,肺内支气管及血管均受损出血,其周围肺组织有挫伤、水肿、渗液。术中失血量约1 300ml,输血500ml。术后生命体征较平稳,3天后胸腔闭式引流出20ml/d淡血水,胸片提示肺膨胀良好,无胸腔积液,拔除引

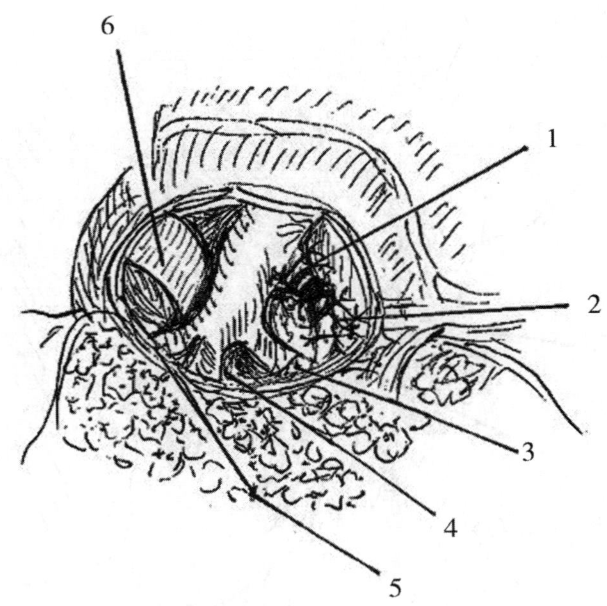

图 20-5　1、2. 结扎切断中叶肺静脉　3、4、5. 下叶基底段肺静脉支　6. 右肺动脉主干

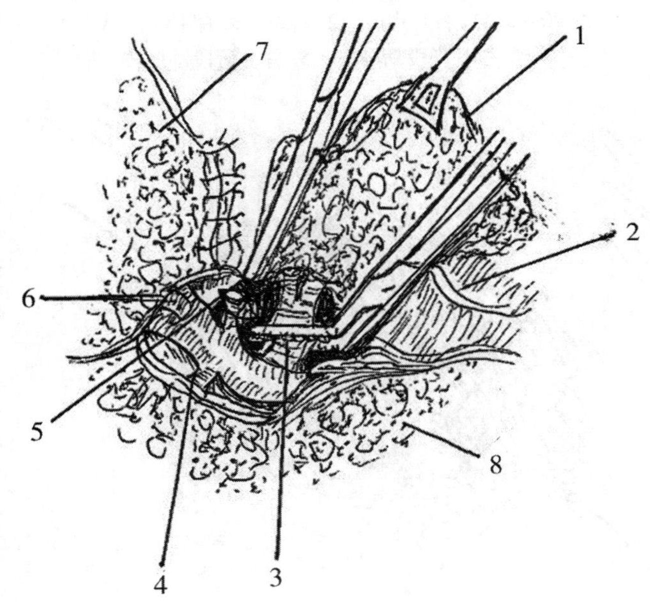

图 20-6　1. 右中叶　2. 心包　3. 钳夹切断右中叶支气管　4. 下叶背段动脉支　5. 结扎离断的中叶动脉残端　6. 上叶后动脉支　7. 右上叶　8. 右下叶

流管。心电图检查正常，Hb 100g/L，住院2周出院。

【讨论】

本例为传统自制的"火药枪"，内装一粒钢珠，击伤病员前胸部贯穿胸腔入肺。由于该火器的弹速低，弹头停留于肺组织导致右肺叶未穿通。肺组织支气管、血管的损伤引起开放性血气胸，失血性休克。剖胸探查时，根据肺受损及全身情况，选择右肺中叶切除术；术者在解剖寻找中叶动脉时，在上叶动脉以下的前侧发现中叶动脉分出1～2支进入中叶，中叶动脉和下叶背段动脉在同一平面，少数则在下叶背段动脉以下才分出，因此在寻找中叶动脉时应熟悉其解剖，以避免误伤邻近的血管。在剪开纵隔前胸膜主干、游离中叶肺静脉时，应注意勿损伤上叶的肺静脉分支。中叶支气管位于动脉的后侧，从右侧中间支气管向前分出，较易显露，有利处理中叶支气管。

该伤病员入院后，得到了合理、及时的处理，手术选择右中叶切除术式得当，术后的管理到位，使病人获得了救治（有关火器弹道伤及肺脏的简述见例19）。

例21　左下肺叶切除术

【伤情简介】

男性，39岁，被他人用“火药枪”击伤左胸后外侧，伴胸痛、气促、少量血痰5小时入院。查体：呼吸28次/min，脉搏115次/min，血压90/68mmHg。痛苦面容，神清合作，呼吸急促，颈静脉轻度怒张，气管右移，颈部皮下无积气。左肺呼吸音明显减弱，可闻及少量湿鸣。右肺呼吸音粗糙。心率115次/min，偶有心律不齐，心音低钝。腹部四肢正常。外科情况：左胸后下外第6~7肋区有多个黄豆大小创口，整个范围约4cm×3cm×3cm，皮下积气肿胀，压痛，有气血泡溢出。X线提示左胸腔金属异物，黄豆大小6粒，左侧胸壁6~7肋有不全骨折并有2粒金属物嵌于骨折段，肺压缩75%左右，胸积中等量积血。查血：WBC 13.2×10^9/L，N 81%，Hb 90g/L。诊断：左胸部火器伤，血气胸，失血性休克。迅速建立静脉通道，护送入手术室。

【治疗经过】

在左腋前线与腋中线之间置放胸腔闭式引流管，引出积血约400ml。在气管插管全麻下，常规消毒铺巾，取左后外侧切口（图21-1），吸净胸腔积血，探查取出胸腔壁弹道入口处两枚黄豆大小金属异物，缝扎止血。探查左下肺有6个散在破口约1cm，有血气泡溢出（图21-2）。

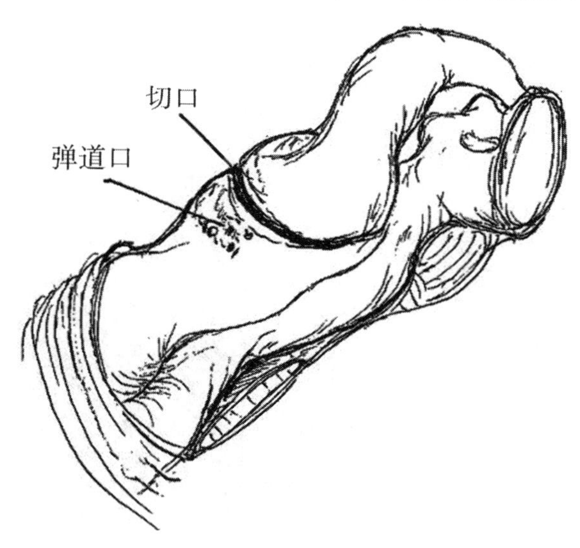

图21-1　左胸后外侧切口

左下肺组织明显充血、水肿、挫伤严重，行左下肺切除，在左下叶背段与上叶之间切开斜裂胸膜，游离下叶背段动脉，结扎切断（图21-3），沿斜裂向前方解剖，直到上叶后段动脉下方，游离出左下叶基底段2支，分别结扎切断（图20-4）。

游离切断下肺韧带，将下叶牵向前上方，切开纵隔胸膜，解剖出右肺下静脉，游离肺静脉主干，结扎切断（图21-5）。在上叶支气管分叉处约0.5cm钳夹，请麻醉师鼓肺证实后，切断下叶支气管（图21-6），缝闭支气管残端，检查无漏气后，用纵隔胸膜覆盖缝合。解剖切除的左下肺，取出6枚黄豆大小钢珠异物。

清理胸腔，调整引流管于适当位置后，逐层关闭胸腔，清创胸壁弹道创口，术毕。失血量约为1 200ml，输血500ml，术后生命体征较平稳。术后4天胸腔引流液20ml/d，胸片提示肺膨胀良好，胸腔无积液，心电图检查正常，Hb 110g/L，住院2周出院。

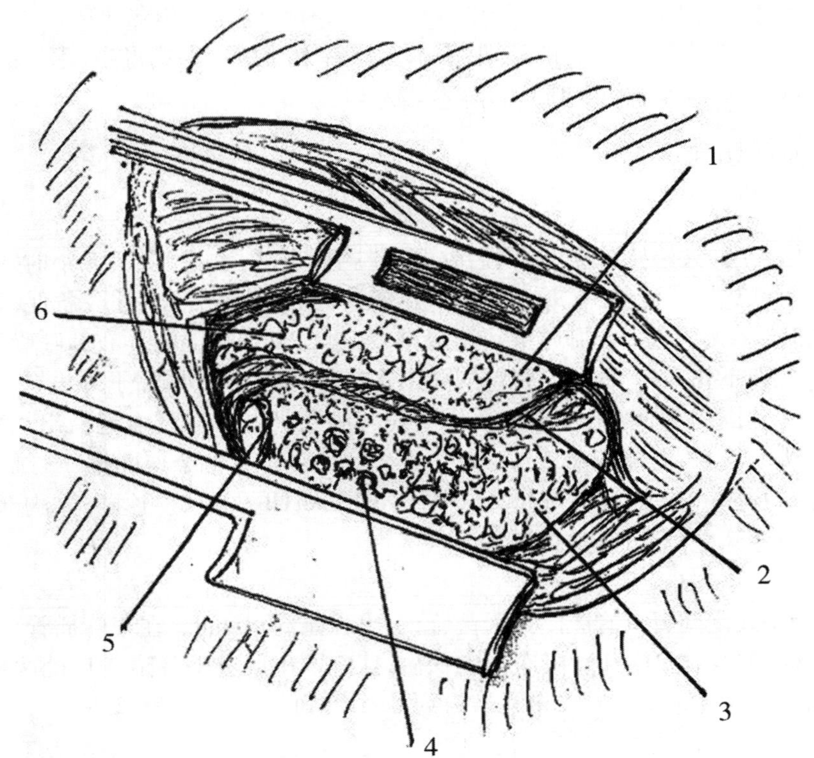

图21－2　1. 左上叶　2. 斜裂　3. 左下叶　4. 肺受损处　5. 膈面　6. 舌叶

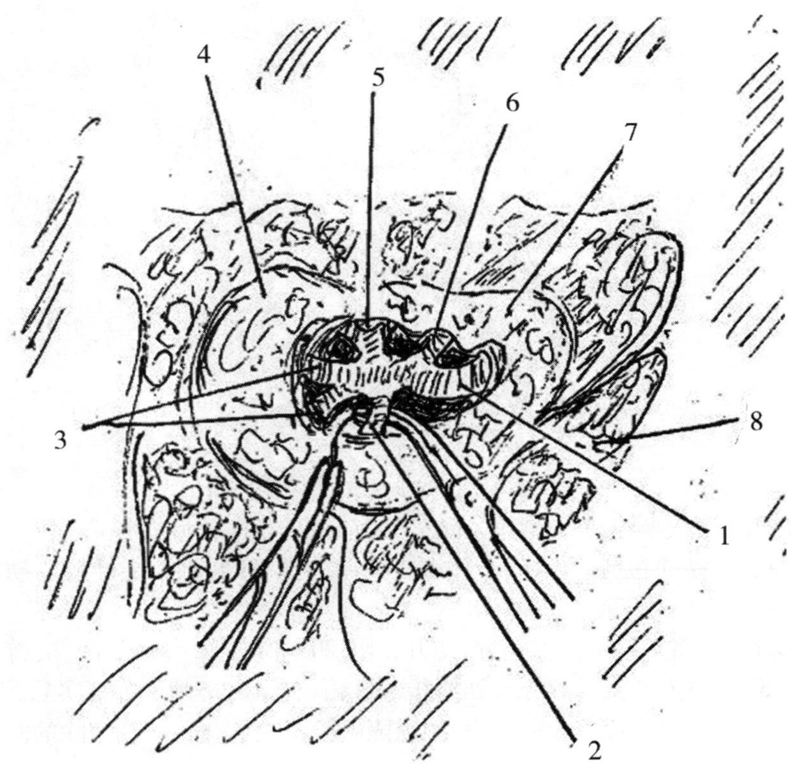

图21－3　1. 肺动脉　2. 下叶背段动脉　3. 下叶基底段动脉　4. 已切开的左肺裂
5. 上叶舌段动脉　6. 上叶前段动脉　7. 上叶　8. 下叶

【讨论】

本例火器伤为自制“火药枪”，内装一定量的爆破药及8粒钢珠，近距离发射击伤胸部左下后

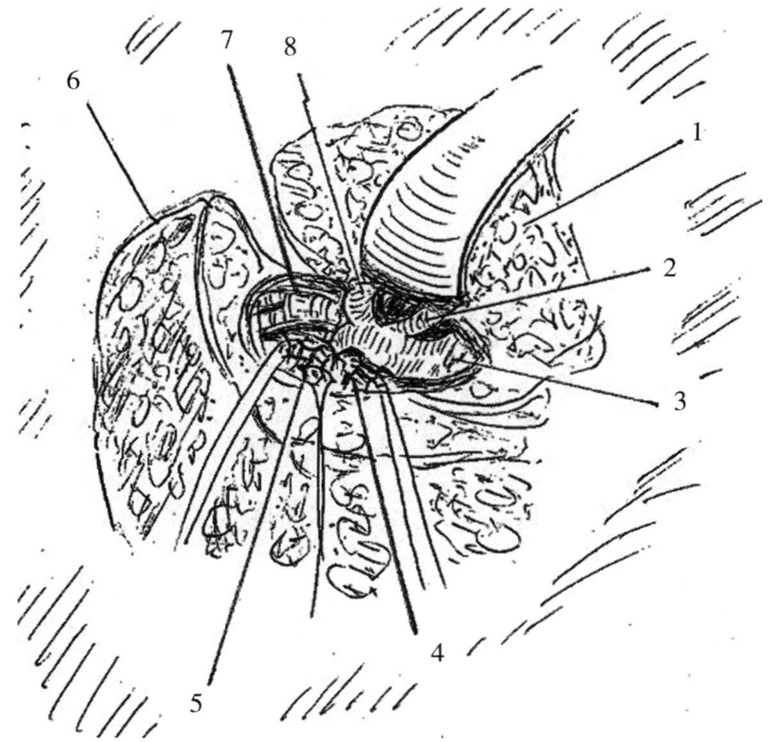

图21-4　1. 左上叶　2. 前段动脉　3. 肺动脉干　4. 结扎后的背段动脉
5. 基底段动脉支　6. 左下叶　7. 基底段支气管总支　8. 舌段动脉

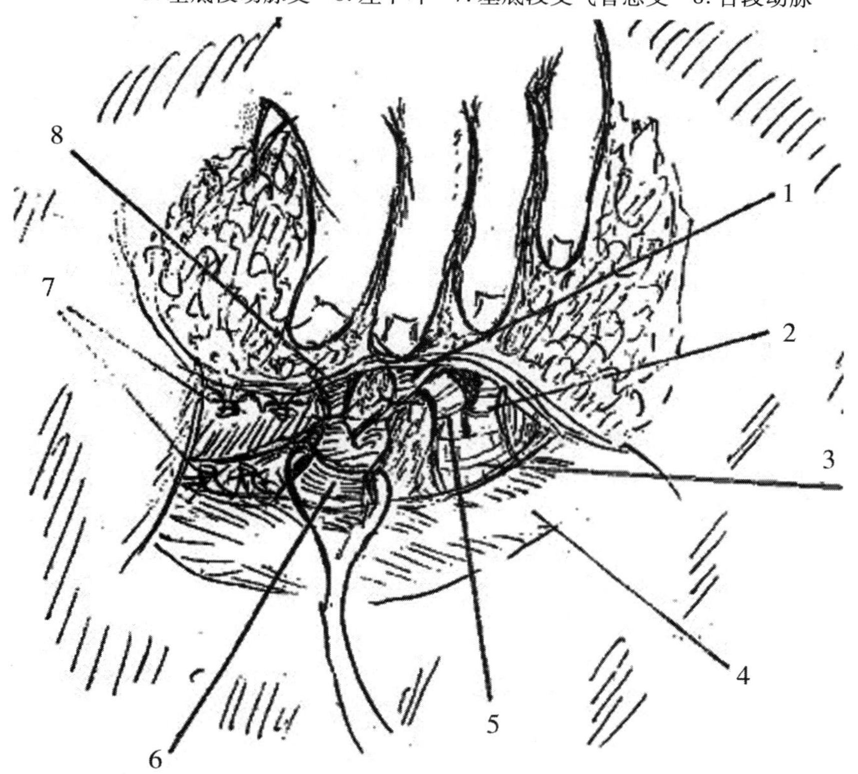

图21-5　1. 背段静脉　2. 背段支气管　3. 左中间支气管　4. 迷走神经
5. 基底段支气管总支　6. 下肺静脉　7. 已结扎的肺下韧带　8. 基底段静脉总支

外侧，该火枪的弹速较低，伤情更主要取决于爆破药的多少。本例属多弹低速，经过胸壁的阻力后，再进入胸腔内肺组织，伤及肺内的支气管血管，致使肺挫伤，血气胸，失血性休克。术中探查根据右

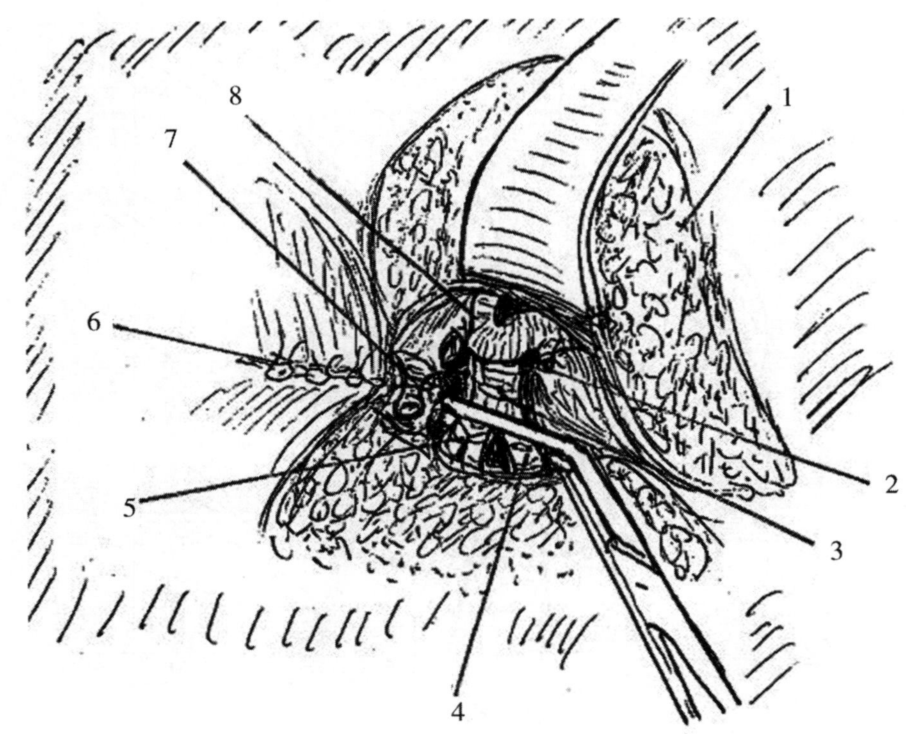

图21－6 1.左上叶 2.已结扎的背段动脉 3.左下叶支气管总支 4.背段支气管 5.基底段支气管总支 6.已结扎的肺下韧带 7.已结扎切断的下肺静脉 8.舌段动脉

下肺受损的情况，以及肺内存留多枚金属异物，选择左下肺叶切除术，术中分离开叶间胸膜后，在舌段动脉平面上、下可见下叶背段动脉，有时两支，其下为基底动脉，在分离结扎时，应注意保护舌段动脉勿受损伤。在处理下肺静脉时，先用粗丝线结扎主干，再依次结扎切断其分支更为可靠。在处理支气管时，应先清除下叶支气管周围的组织，先在下叶背段以上缝扎支气管动脉后，再上血管钳夹，在麻醉师鼓肺得以证实后，方可切断缝闭残端。用纵隔胸膜或游离胸膜瓣覆盖缝合管道残端。

本例为多弹低速伤，术前的准备、术式的选择以及术后的管理及时、果断、正确，从而挽救了伤病员的生命（火器弹道伤及肺脏的简述见例19）。

参考文献

［1］ 王怀经，张绍祥．局部解剖学．全国高等学校教材（供8年制及7年制临床医学等专用）［M］．北京：人民卫生出版社，2010.

［2］ 陈孝平．外科学（上册）．全国高等学校教材（供8年制及7年制临床医学等专用）［M］．北京：人民卫生出版社，2010.

［3］ 黄孝迈．胸部创伤．//顾恺时．胸心外科手术学［M］．北京：人民卫生出版社，1985：407－413.

［4］ 蒋耀光．胸部创伤［M］．重庆：重庆科技文献出版社重庆分社，1984.

第 8 章　医源性肺损伤

例 22　右上肺修补术

【伤情简介】

男性,56 岁,因右肩背部疼痛不适诊断为“肩周炎”,取肩胛后穴位行“小针刀”治疗扎针后约 3 小时出现气紧、呼吸困难入院。查体:脉搏 115 次/min,呼吸 30 次/min,血压 110/90mmHg,急性痛苦面容,神清合作,面色青灰,唇发绀,颈静脉轻度怒张,气管明显左移,颈部皮下积气不显。右肺叩诊鼓音,听诊右肺呼吸音未闻及,左肺叩听正常。心率 105 次/min,心律偶有不齐,心音低钝,腹部四肢正常。外科情况:右后肩胛下内皮肤稍肿胀,有一明显针刀扎针痕迹,皮下有少量捻发感。X 线摄胸片提示:纵隔稍左移,右肺压缩 90%,右肋膈角变钝,右侧张力性气胸。诊断:右侧张力性血气胸。

【治疗经过】

立即在局麻下于左胸前锁骨中线第 3 肋间插入 0.6cm 胶管行闭式引流,引出大量气体,病人呼吸困难立即得到改善,心电监护氧饱和度恢复到 90%,心率 96 次/min,呼吸 23 次/min,听诊肺呼吸音可闻及,生命体征逐渐平稳。3 天后闭式引流气体无明显减少,胸片提示右肺有 40% 压缩,有液气胸。在局麻下取腋后线第 7 肋间置入胸腔闭式引流管(图 22－1),引出约 400ml 以血性为主的胸腔积液。

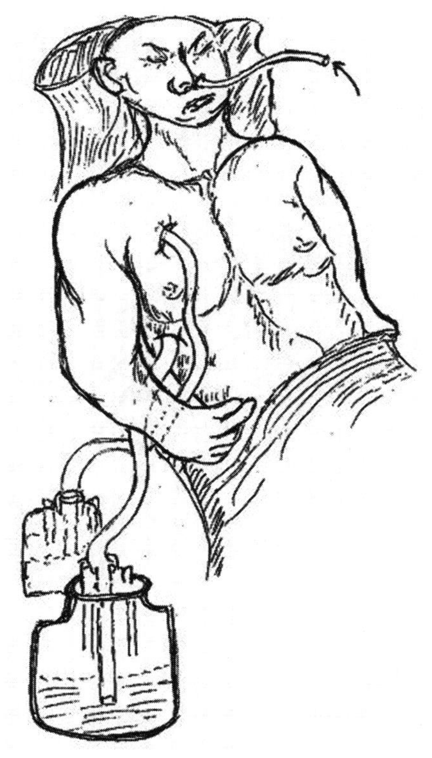

图 22－1　胸腔闭式引流

每日引流血性液约150ml，直至闭式引流9天，气液引流无明显减少，会诊意见“剖胸探查”。在气管插管全麻下，取右胸后外侧切口进入胸腔（图22－2），取出胸腔引流管，吸净胸腔所积血性液>500ml，探查发现右肺上叶的后外侧有约2cm区域不规则裂口（图22－3），有较多气体溢出，肺组织裂口周挫伤明显。嘱麻醉师鼓肺仅于此处，用小圆针1号线，贯穿创底褥式缝合（图22－4），清理胸腔无渗血漏气，置放胸腔闭式引流管，逐层关胸，术毕。

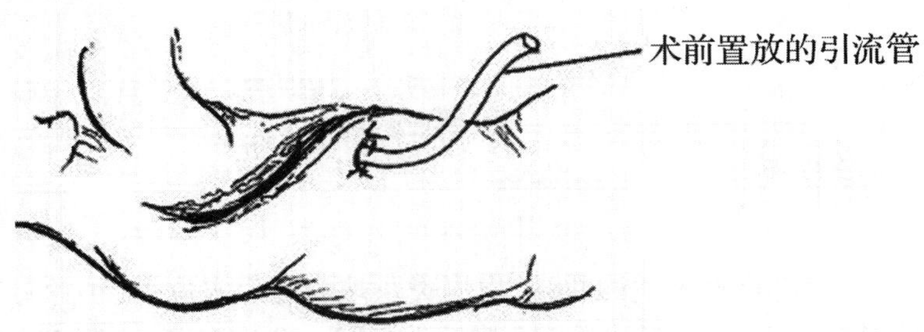

图22－2　右后外侧切口

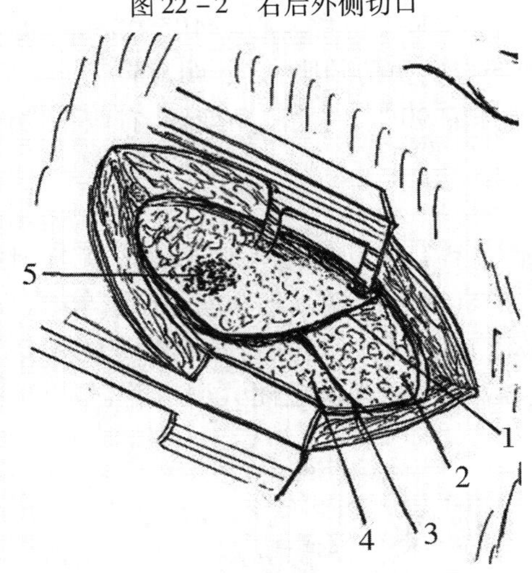

图22－3　1. 水平裂　2. 右中叶　3. 斜裂　4. 右下叶　5. 右肺上叶损伤处

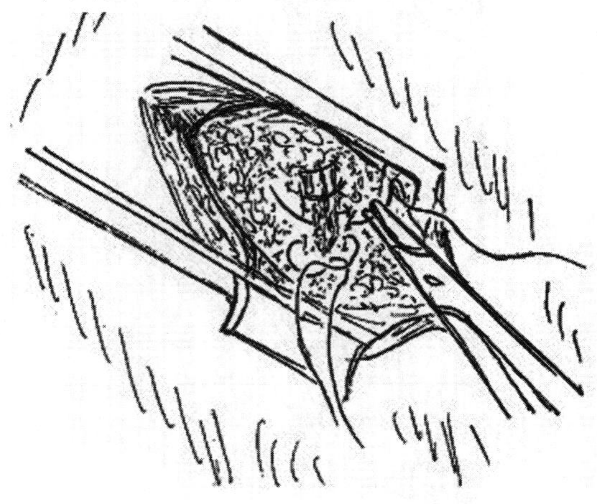

图22－4　肺修补

术后生命体征平稳，4天胸腔闭式引流量20ml/d，气体溢出消失。术后5天X线摄片提示肺膨胀良好，胸腔无积液，拔除胸腔闭式引流管，术后7天常规辅助检查未发现明显异常，住院2周出院。

【讨论】

张力性气胸通常因闭合性或穿透性的胸部损伤而引起。由于肺组织受损伤，支气管或食管破裂，损伤的组织可形成一个单向活力，吸气时空气推开活力创口进入胸腔，呼吸时活力关闭，往返循环而造成空气源源不断地进入胸腔，使胸腔内压力不断增高，肺组织被压缩，并将纵隔推向健侧，使健侧的肺又被压缩，使通气的肺组织面积减少，此时的血流仍在灌注不张的肺组织所产生的分流，可产生低氧血症。加之可能的纵隔移位，心脏大血管的扭曲，回心血流遇到障碍，心排出量减少，可引起循环衰竭。

张力性气胸的临床表现为躁动不安，严重的呼吸困难，唇发绀，所有的颈胸呼吸肌都参与剧烈动作，脉搏快，血压下降，脉压变窄，可有皮下及纵隔气肿，气管移向健侧，伤侧的胸部饱满，活动度明显减低，叩诊呈鼓音，呼吸音消失。张力性气胸的病情发展迅速，如救治不及时，可迅速因呼吸循环衰竭而死亡。

该伤病员因肩背部疼痛，就医时考虑为肩周炎行“小针刀”治疗，扎针后约1小时病人出现呼吸困难急诊入院，经及时抢救，胸腔闭式引流，剖胸探查肺修补术，得以救治。

该伤病员为医源性的张力性血气胸，通过本例救治，应吸取以下3点教训：

(1)小针刀是祖国传统医学的财富，属针灸系列。通常应用的小针刀约0.2cm，以切割松解粘连的有关组织达到治疗目的，因此，要掌握好有关部位的指征和适应证。

(2)特别是胸腹部相关的穴位，应熟悉有关解剖结构，要掌握好进针刀的深度以及操作强度，以避免脏器的损伤。

(3)该伤病员入院时查体，结合病史，就已有典型的张力性气胸的有关症状，应先行粗针头穿刺排气并行闭式引流后，方可做X线摄胸片及必要的耗时检查。

例23　左上肺楔形切除术

【伤情简介】

男性，23岁，重体力劳动后感觉心累气紧，咳嗽有少量血痰3小时入院。查体：体温37.1℃，脉搏90次/min，血压116/84mmHg，呼吸26次/min，痛苦面容，轻度发绀，颈静脉怒张不显，气管右移。左胸前部叩诊呈鼓音，听诊呼吸音减弱。右肺正常。心率96次/min，心律齐，心音稍低钝，无病理性杂音。腹部四肢正常。胸部X线摄片提示：左肺压缩65%左右，纵隔轻度右偏，肋膈角变钝。诊断：肺大泡破裂，张力性气胸。

【治疗经过】

在局麻下，术者取左锁骨中线第2肋间隙切一小口，大弯止血钳夹乳胶管，置入时阻力大，继续用力时突然有一明显的进入胸腔的落空感，溢出大量气体，固定闭式引流管(图23－1)，3小时后胸腔溢出鲜血约200ml，脉搏110次/min，血压98/74mmHg，补充液体，对症处理，观察引流量。置引流管5小时后共引流出胸腔出血约600ml，脉搏118次/min，血压90/64mmHg，紧急会诊意见，多系置管时损伤肺组织出血。需尽快剖胸手术，迅速建立两条静脉通道，护送病人到手术室。在气管插管全麻下，取左前外侧切口(图23－2)，经第5肋间进入胸腔，在乳内动脉的外侧切断肋软骨，缝扎肋间血管，置入肋骨牵开器，吸净胸腔积血约500ml。

探查发现左上肺叶前内段有约2cm不规则破口，有较多的鲜血及气体溢出，破裂口的近肺内缘侧肺大泡破裂(图23－3)。根据伤情及部位，选择肺楔形切除术，用两把大弯止血钳离病灶及破损的边缘2cm处，从周边向肺中心斜行两把钳头相遇，呈“八”字形钳夹住要切除的肺组织(图23－4)，切除后用细圆针1号丝线沿血管的近侧褥式相互重叠缝扎(图23－5)，以避免漏气或渗血。清理胸腔，检查无渗血漏气后，在腋前线与腋中线间第7肋置胸腔引流管，保留原引流管，关胸。

失血量约1 200ml，输血600ml，术后3天无气血溢出，胸片提示肺膨胀良好，无胸腔积液，拔除胸腔闭式引流管，住院2周出院。

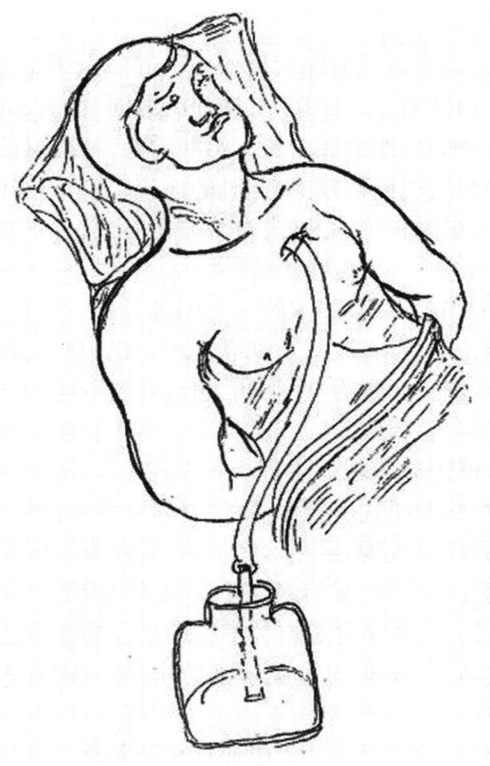

图23－1　闭式引流

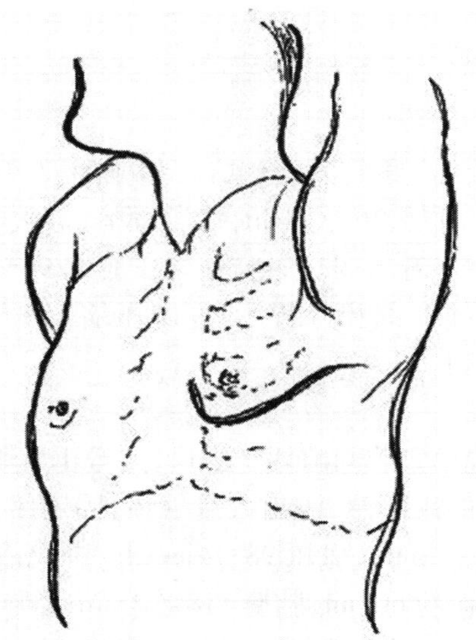

图23－2　左胸前外侧切口

【讨论】

肺大泡破裂造成张力性气胸，多为年轻患者，部位以右上肺多见。本例入院时基本确诊为左肺大泡破裂，张力性气胸。在行胸腔闭式引流时治疗技术欠缺，钳夹导管前端的钳尖过于超前，操作时动作粗暴，且肋间切口内的肌肉及胸膜尚未分离，钳夹持的导管置入过深，造成病灶肺组织损伤致出血性休克。置管后约3小时溢出鲜血约200ml，此时已有脉搏增快、血压下降等休克早期表现。该病员气胸的闭式引流管是在胸前第2肋间，半卧床位，引流管出现持续的溢血时，说明胸腔内已有相当量的积血，经治医生仍抱侥幸心理，2小时后情况无好转才请示上级医师，经即刻剖胸手术，病人得以生存。

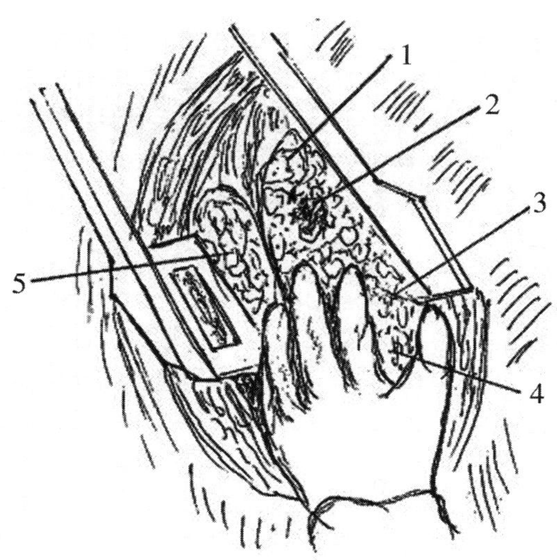

图23－3　1.左肺上叶肺大泡　2.肺损伤处　3.上叶肋面　4.舌叶　5.下叶

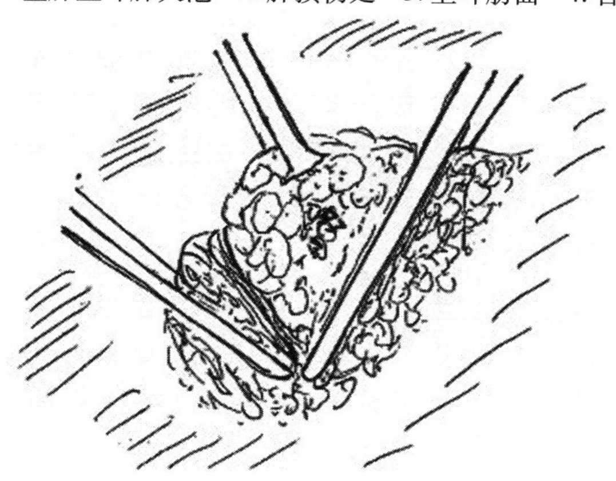

图23－4　楔形切除病损肺组织

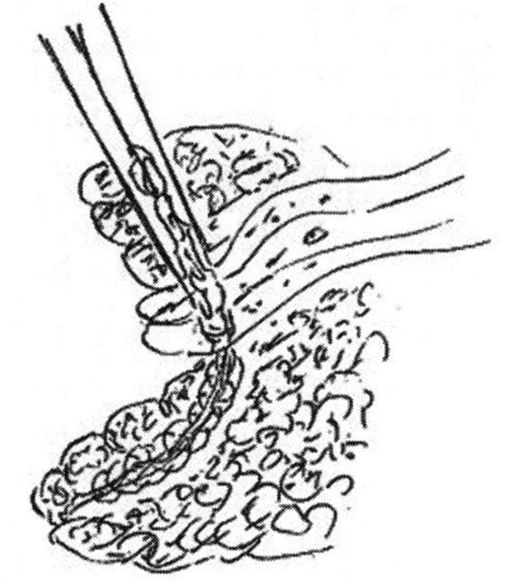

图23－5　相互重叠褥式缝合结扎

关于行肋间胸腔闭式引流术，术者应在预定的肋间部位纵行切开皮肤及皮下2～3cm长，切断肌腱膜，止血钳分离胸壁和肋间肌后，用钳尖刺破胸膜并分开胸膜，另一止血钳夹持带侧孔的胶管或粗导尿管，要注意插入胸腔的深度以侧孔进入胸膜腔1cm左右为宜，注意夹持的钳尖不要过长（图23－6a、b、c），插入时不要过猛，缝合固定引流管要可靠。本例病人在行胸腔闭式引流管的动作及动态观察引流的过程中都有失误和不当，应吸取教训。

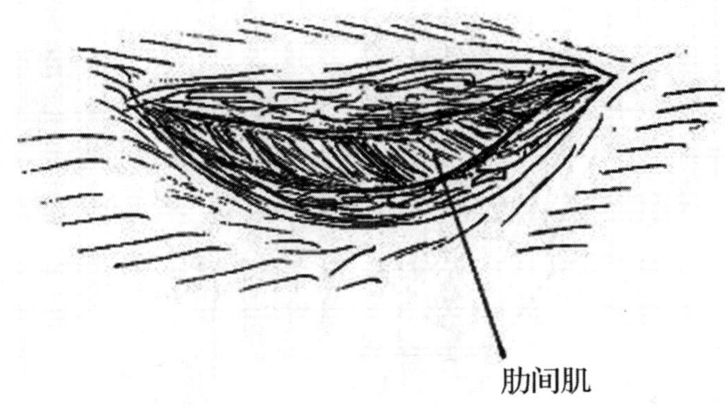

图23－6a　肋间肌

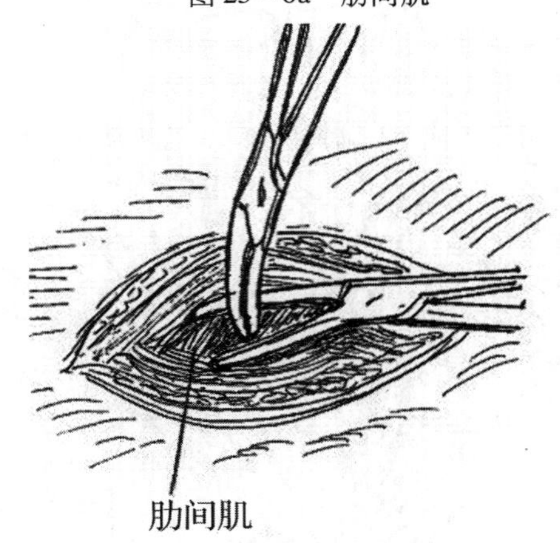

图23－6b　肋间肌

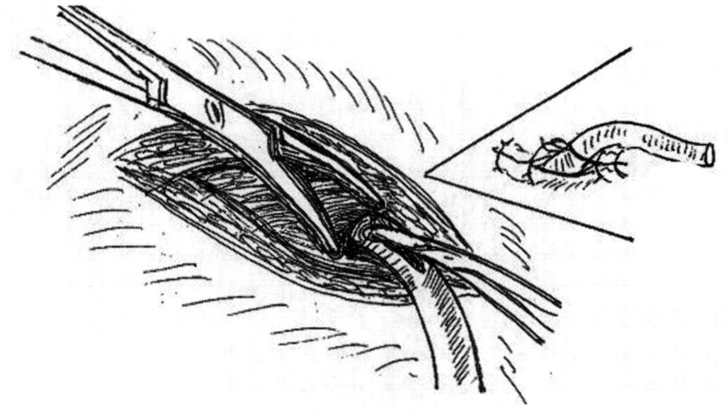

图23－6c　钳夹持引流管置入胸腔

例24　肋间血管缝扎及右下肺修补术

【伤情简介】

女性，46岁，行走时不慎跌倒，左胸部撞击在硬物上，出现胸痛及痰中带血4小时入院。查体：神清合作，呼吸时左胸疼痛。呼吸23次/min，脉搏93次/min，血压110/70mmHg，颈静脉不怒张，气管无移位，左下肺叩诊有浊音。听诊左下肺呼吸音减弱，有少量湿鸣，右肺叩听正常。心率93次/min，律齐，无病理性杂音。腹部四肢正常。外科情况：左胸外下皮肤稍肿胀，压痛，皮下有瘀血。X线摄片提示：左第6、7肋中段线性骨折，左下肺有轻度肺挫伤，胸腔有少量积液，腹部X线摄片未发现异常。诊断：左下肺轻度肺挫伤并胸腔少量积液，左第6、7肋骨骨折。

【治疗经过】

局麻下在左腋中线与腋前线间第 7 肋间切一小口，置入 1.5cm 乳胶管，引出血性液。1 小时后溢出血性液约 100ml，8 小时后引流出约 1 000ml 血性液，脉搏 106 次/min，血压 92/68mmHg。经会诊意见，不能排除置胸腔引流管时损伤肋间血管及肺组织引起胸腔出血的可能。迅速术前准备后，在气管插管全麻下，取左胸后外侧切口（图 24－1）。

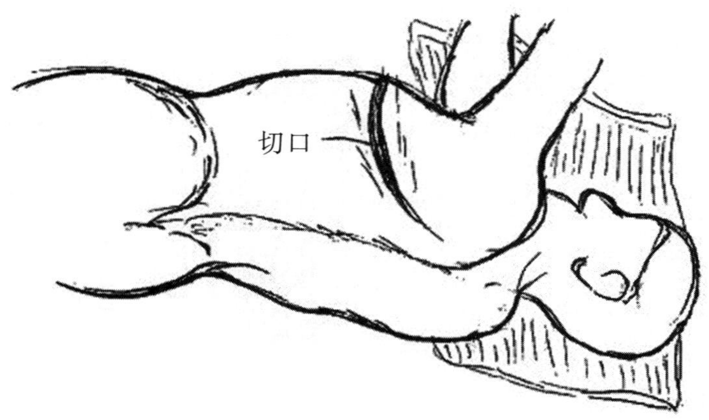

图 24－1　左胸后外侧切口

经第 6 肋间进入胸腔，吸净积血 400ml，探查胸腔闭式引流管的胸壁入口处出血明显，退出引流管，肋间动、静脉血管断裂喷血，缝扎止血。左下肺下外侧有约 2cm 不规则破口，有少量气体及血性液溢出，周肺组织有明显的充血水肿（图 24－2）。修补肺破损组织，细圆针 1 号丝线间断缝合 3 针（图 24－3）。清理胸腔，请麻醉师鼓肺无漏气及渗血后，经原引流孔道置闭式引流管固定，关胸。术后生命体征平稳，3 天后引流管内无液、气体溢出，术后 4 天胸片提示，肺膨胀良好，胸腔无积液。与入院胸片比较，肺挫伤无加重，拔除胸腔引流管，住院 2 周出院。

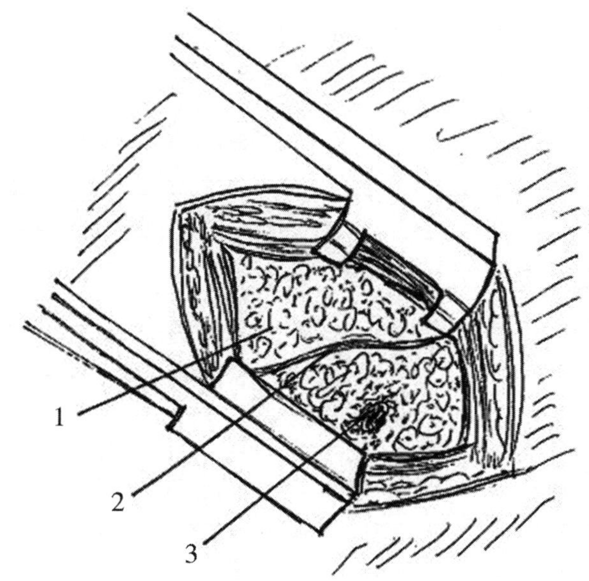

图 24－2　1. 左上肺　2. 斜裂　3. 左下肺组织裂伤处

【讨论】

本例伤病员因胸部受暴力碰撞，致右下肺挫伤并少量渗出胸腔积液，可暂不考虑胸腔引流，如病情得到控制，少量的胸腔积液可自行吸收。即便行胸腔引流观察，施术者应在预定的肋间部位切一 2～3cm 长的切口，用止血钳分离胸壁的肌肉和肋间肌后，再用钳尖刺破胸膜，沿肋间分开胸膜

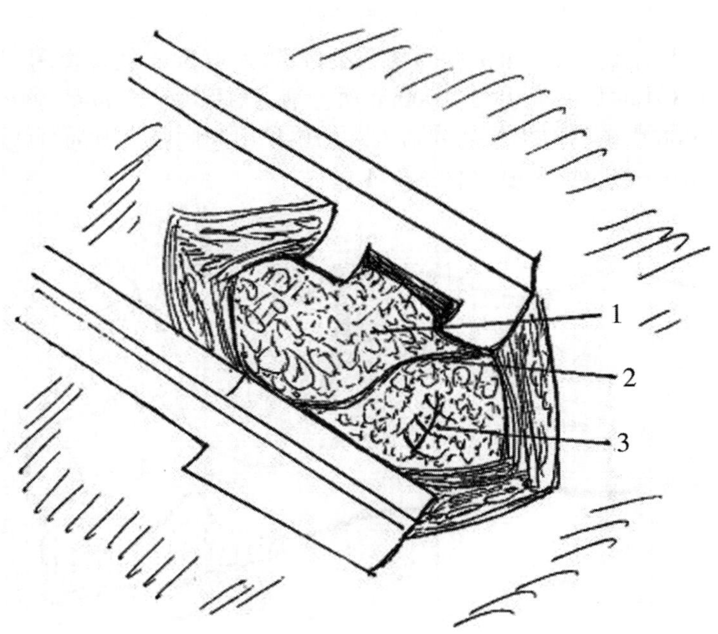

图24－3　1.右上肺　2.斜裂　3.肺裂伤修补处

裂口，用中弯止血钳持带侧孔的1cm左右的乳胶管，经切口按预定的深度插入胸腔，距侧孔的深度不超过1cm，这样既安全又有利引流。取肋间胸腔闭式引流，应熟悉肋间血管的解剖走行。肋间后动脉共有9对，趋向胸主动脉，行于3～11肋间隙的胸内筋膜与肋间内膜之间，在肋角处发出一较小的下支，沿着下位肋上缘前行（图24－4），肋间后动脉的上、下支行至肋间隙前部与胸廓内动脉的前支吻合。肋间后动脉、静脉和肋间神经从脊柱至肋角一段行走不恒定，为避免损伤肋间血管和神经，不宜在肋角内侧穿刺。因此，胸膜腔穿刺或引流，如确实需要在近肋角处，应于下位肋的上缘进针引流（图24－5），在肋角外侧，应于肋间隙中部进针引流（图24－6）。

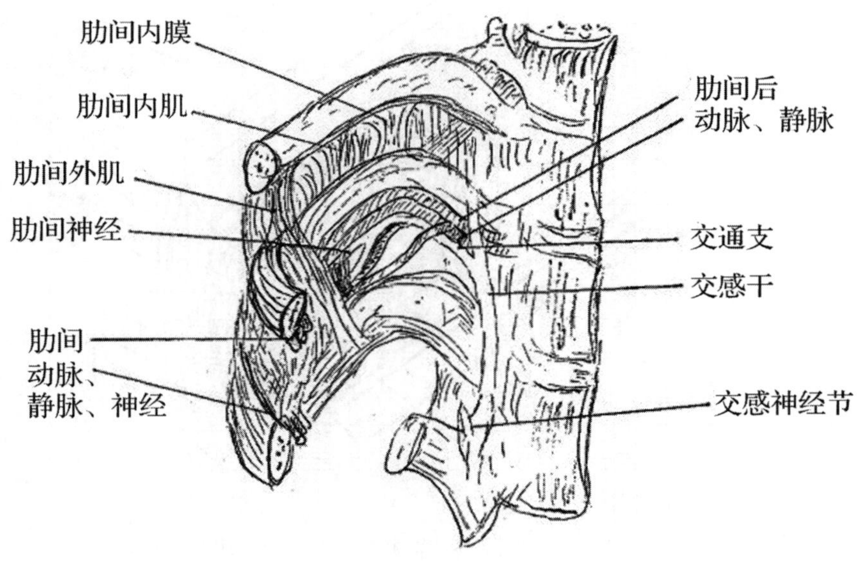

图24－4　肋间后动、静脉和肋间神经

通过对本例伤病员的治疗，应总结以下3点教训：

（1）行胸腔闭式引流的手术指征掌握不当，可能过余放宽。

（2）切开肋间切口可能过深以及钳持的乳胶管过粗（应在1cm左右为宜），动作粗暴。

（3）剖胸探查的手术指征可能把握过余严格。

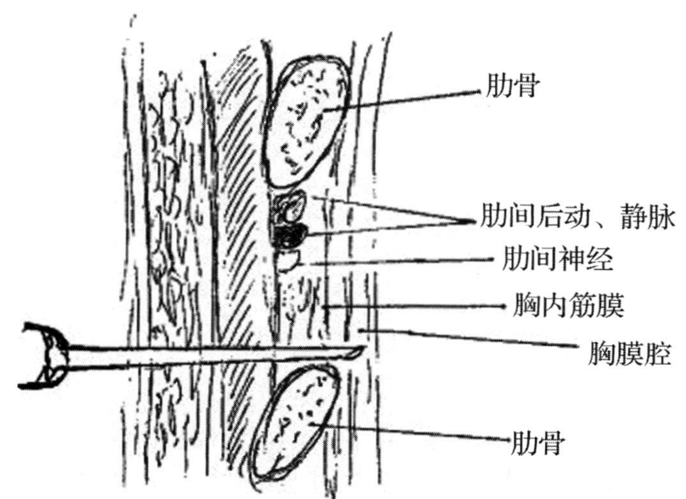

图24－5　胸壁后部

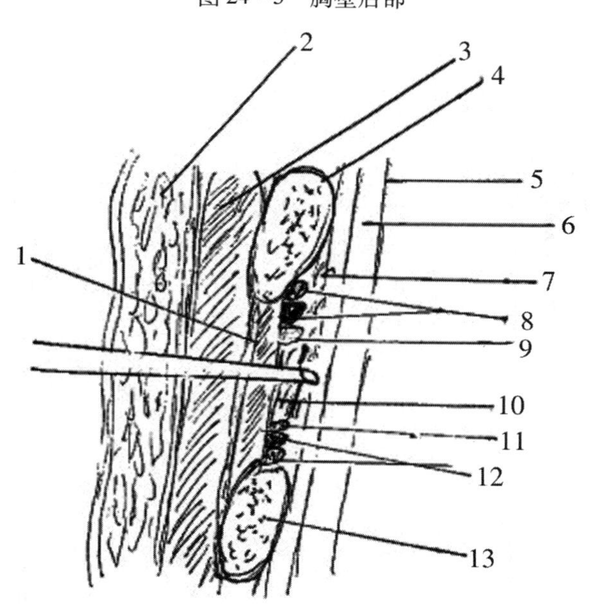

图24－6　胸壁侧部

1. 肋间外肌　2. 皮下　3. 胸壁肌　4、13. 肋骨　5. 脏层胸膜　6. 胸膜腔　7. 胸内筋膜　8、12. 肋间动、静脉上、下支　9、11. 肋间神经上、下支　10. 肋间内肌

参考文献

［1］　王怀经，张绍祥. 局部解剖学. 全国高等学校教材（供8年制及7年制临床医学等专用）［M］. 北京：人民卫生出版社，2010.

［2］　陈孝平. 外科学（上册）. 全国高等学校教材（供8年制及7年制临床医学等专用）［M］. 北京：人民卫生出版社，2010.

［3］　黄孝迈. 胸部创伤［M］. //顾恺时. 胸心外科手术学. 北京：人民卫生出版社，1985：407－413.

［4］　蒋耀光. 胸部创伤［M］. 重庆：科技文献出版社重庆分社，1984.

［5］　黄孝迈. 手术学全集・胸外科卷［M］. 北京：人民军医出版社，1995.

第9章　食管良性肿瘤

例25　食管中段息肉并多发憩室的手术

【病情简介】

男性,53岁。吞咽不适并胸部烧灼感5年多。吞咽困难伴呕吐、咳嗽3个月入院。查体:全身营养状况欠佳,呼吸20次/min,脉搏90次/min,血压116/74mmHg,咽部充血,气管居中,锁骨上窝淋巴结不肿大,心肺叩听正常,腹部四肢未查见异常。胸片提示双下肺纹稍多,心电图及腹部B超检查未见异常。胃镜检查可见食管中段有一约6cm×3cm,基底部约0.6cm呈椭圆形的赘生物,表面有充血糜烂。其肿物上约3cm处有约1cm大小憩室1枚,膈上食管约8cm处已邻近食管肿物处分别有2枚2cm大小憩室。贲门、胃未见占位病变。诊断:①食管中段息肉;②食管多发性憩室。

【治疗经过】

术前准备后,在气管插管全麻下,右侧卧位,取左胸后外侧切口(图25-1),经第7肋间进胸,切断下肺韧带,仔细游离食管下段及憩室,用一橡皮管提起食管并向右侧旋转,充分显露手术野,用Aeeis钳夹住憩室底部,分开周围组织,此时,憩室从食管的纵行纤维层向外突出(图25-2)。用中弯止血钳夹住憩室黏膜颈部,作为切除憩室的标记,用边切除边缝合法(图25-3),紧贴黏膜缝合食管肌层,即包埋憩室颈部的黏膜切口(图25-4)。同法切除膈上食管的另一枚憩室,将食管旋转到右侧。

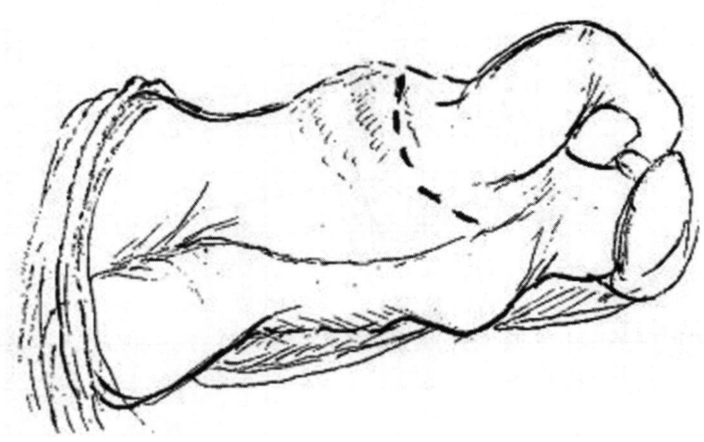

图25-1　虚线示切口部位

在食管中段膨胀处游离食管,用橡皮管牵引,纵向切开食管,可见息肉样肿块,表面充血,散在糜烂渗血(图25-5)。肿物基底部0.6cm宽,钳夹切断摘除肿物,1号丝线缝扎,对黏膜缝合食管。对距肿物上3cm处的憩室,用1号丝线间断内翻缝合,使之浆膜化(图25-6)。

清理术野,无渗血漏液,于腋前线与腋中线间第8肋隙置放胸腔闭式引流,逐层关胸。术后3天胸腔引流管无渗出,胸片提示肺良好,胸腔无积液,拔除引流管,住院2周全身情况良好出院。病理切片检查报告:食管炎性息肉,食管炎性憩室。3月后随访术前症状消失,胃镜检查,食管、贲门、胃未发现异常。

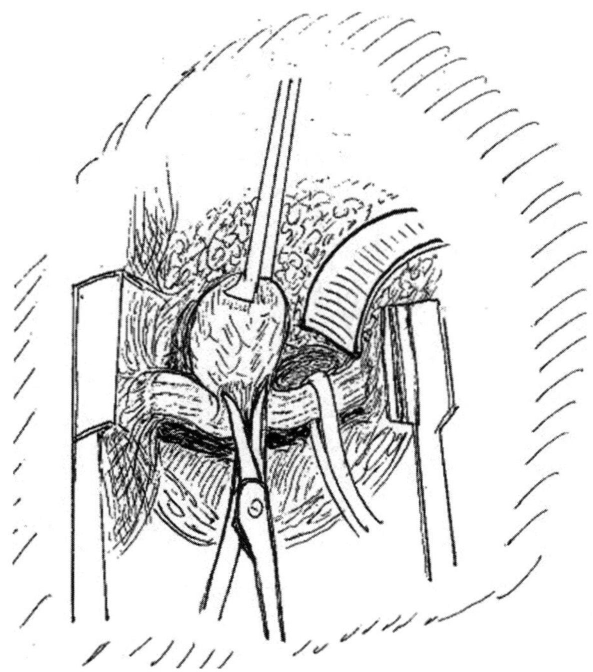

图 25－2　游离食管，分离憩室直达颈部

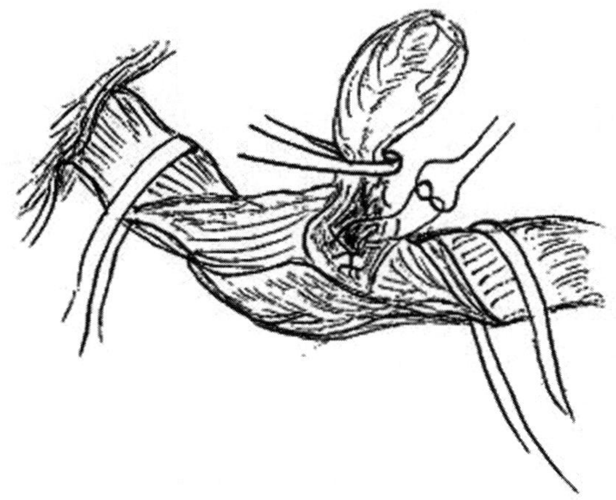

图 25－3　钳夹憩室颈部为切除标记

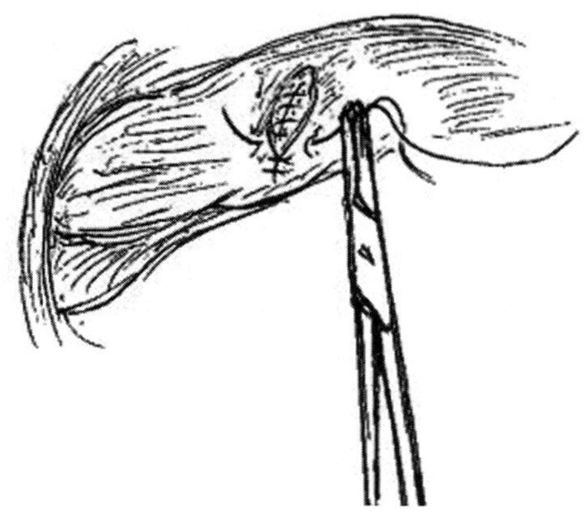

图 25－4　缝合处理憩室颈部的黏膜切口

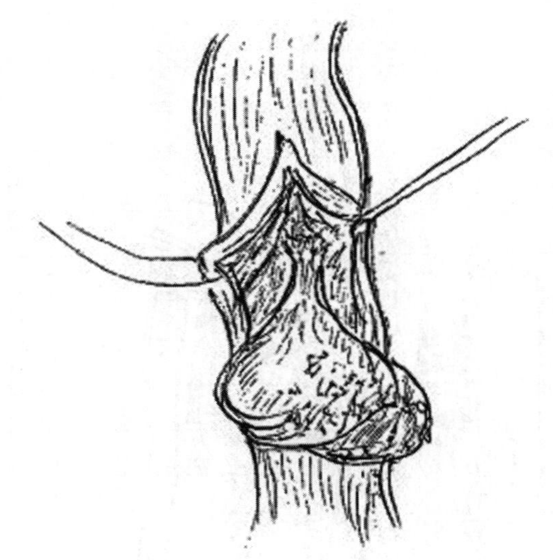

图25－5　切开食管摘除息肉

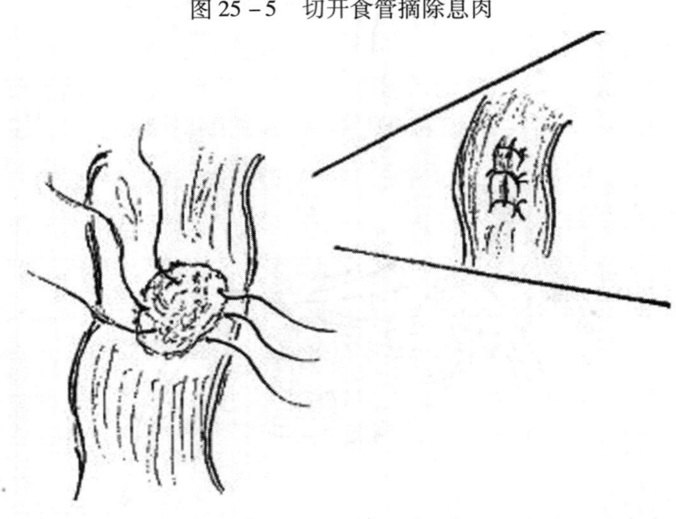

图25－6　间断缝扎憩室使之浆膜化

【讨论】

食管息肉较为罕见，据Storey统计，占食管良性肿瘤的1/3。该病人同时并有食管憩室的中段食管憩肉，更为罕见。息肉通常位于上段食管，多见于老年的男性病人。食管息肉属于腔内型病变，起初为很小的黏膜瘤，以后生长中受食管蠕动的塑形或挤压作用，多呈长圆状而形成较小的蒂，因此可在食管腔内上下滑动。息肉的来源含有不同的组织成分，若其被膜为黏膜成分可继发溃疡。

食管憩室的分类：1940年，Rok－itansty将食管憩室分为牵引型和膨出型憩室两种类型。之后，Barret又将其分为牵引型、膨出型和牵引型—膨出型3种类型的憩室。牵引憩室好发于食管中段，直径在2cm以内，往往与隆突下或气管支气管淋巴结炎症形成的瘢痕组织牵拉有关。膨出型多位于食管的上段及下段，直径大者可达10cm。该类型发病率较高，约占食管疾病的4%。当合并有以上两种憩室时称牵引型—膨出型憩室。

该病例同时并息肉、憩室，实属罕见，临床表现均有胸痛、烧灼感、吞咽困难等食管炎及呼吸道感染症状。诊断主要依靠食管吞钡X线摄片检查或食管纤维胃镜。一旦确诊，应手术切除。憩室的颈部一般细小，多在1～1.5cm，如果发现颈部较宽，提示可能解剖不完善，此时应将食管肌层向上、下及前后两侧再稍做游离，以更充分显露出颈部，或辨别有否其他变异存在。较大的憩室切除要彻底，丝线间断内翻或对好黏膜缝合，切忌过度牵拉，以避免术后食管狭窄。笔者曾治疗 1 例近 60 岁的男性多发性食管憩室，大者 2 ~ 3cm，小者 0.5 ~ 1cm，经右胸入路，大者切除缝合，小者缝扎。术后 6 个月复查胃镜，1 年后再次复查胃镜均未发现明显异常病灶。食管息肉一经诊断，即应手术切除，因息肉可发生溃疡出血，填塞食管腔或发生恶变。如息肉位于食管上段，个别病人因肿瘤较大可突然堵塞咽喉部发生喉梗阻和窒息。近年来较多医师认为，如肿瘤直径小于 2cm，可经内镜用圈套摘除；如直径大于 6cm 或呈卵圆形则应手术切除，疗效满意，预后良好，复发极罕见。

例 26　食管巨大囊肿摘除术

【病情简介】

男性，21 岁，胸骨后烧灼样疼痛伴吞咽不适 10 年多。近半年来上述症状加重。有厌食，上腹部不适，呕吐，活动量大出现气促、咳嗽。曾有黑大便史。入院查体：全身情况欠佳，轻度贫血。呼吸 20 次/min，脉搏 93 次/min，血压 114/76mmHg，唇不发绀，锁骨上窝淋巴结不肿大。听诊左肺呼吸音稍弱，心律齐，未闻及病理性杂音。肝脾未扪及肿大，脊柱四肢正常。X 线摄胸片发现左胸腔有一暗区，食管 X 线造影中下段显示圆形的充盈缺损。胃镜可见囊肿突出于食管腔内，黏膜充血糜烂。心电图正常，Hb 90g/L，大便隐血(+ +)。临床诊断：食管中下段巨大囊肿。

【治疗经过】

经充分术前准备后，全麻下气管插管，右侧卧位，取左胸后外侧切口(图 26 – 1)，经第 6 肋床进胸，探查肿块约 15cm × 8cm，表面光滑，与心包及胸膜有粘连。分离后将肺推向前方，纵行切开纵隔胸膜，游离出囊肿所在部位的食管，用乳胶管牵引食管(图 26 – 2、3)

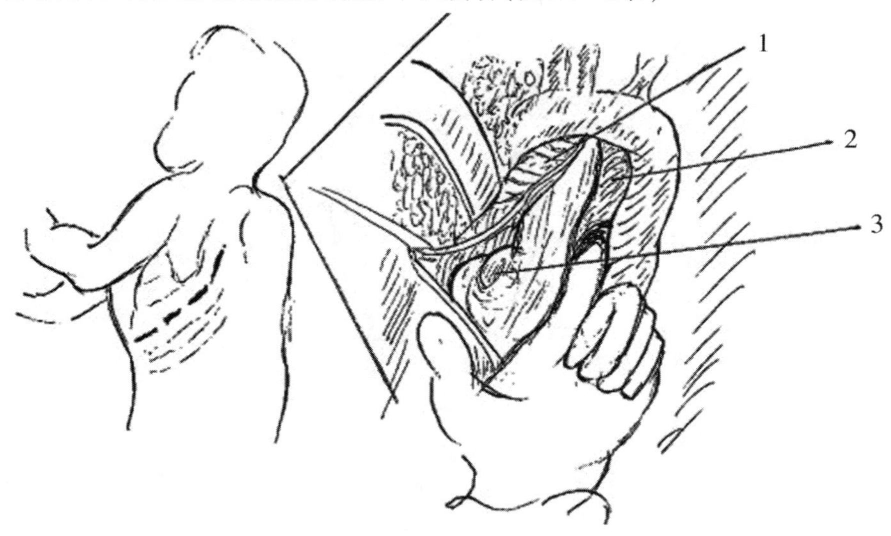

图 26 – 1　虚线示切口

1. 气管　2. 纵隔胸膜　3. 食管囊肿

囊肿包膜较完整，在黏膜外钝锐结合分离(图 26 – 4)，并用手指轻柔向外挤压，此时发现囊肿与食管之间只有一层共同的管壁，切开囊肿剥除黏膜及大部分囊壁(图 26 – 5)，用细丝线缝合残留的囊壁，以包埋食管黏膜的裸露区(图 26 – 6)。清理胸腔，检查无渗血及漏气后，在腋后线与腋前线间第 8 肋间切口置放胸腔闭式引流管，逐层关胸。术中输血 400ml，术后 3 天无引流液溢出。胸片提示双肺膨胀良好，无胸腔积液，拔除胸腔闭式引流管。囊肿病检报告，炎性改变、神经肠源性囊肿可能性大。术后恢复良好，住院 2 周出院。6 月后随访，治疗前的症状消失，全身情况良好。胃镜检查，食管、胃未发现异常变化。

【讨论】

食管囊肿为胚胎性遗留物，不属于食管新生物，是一种少见的疾病，仅占食管肿瘤物的0.5% ~

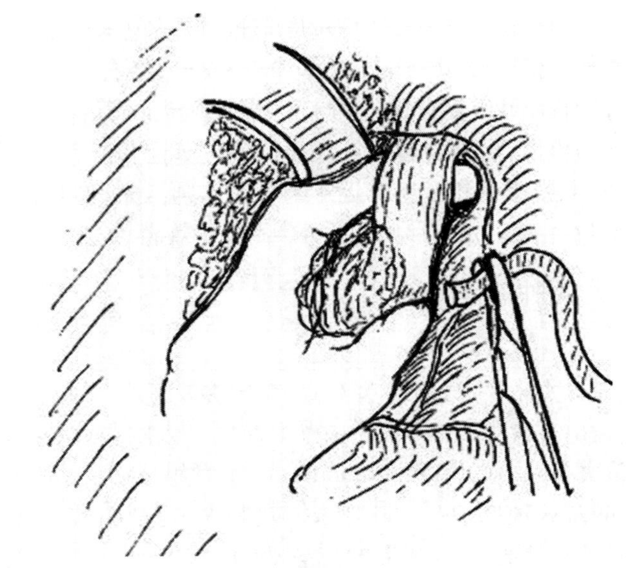

图26－2 用乳胶管牵引

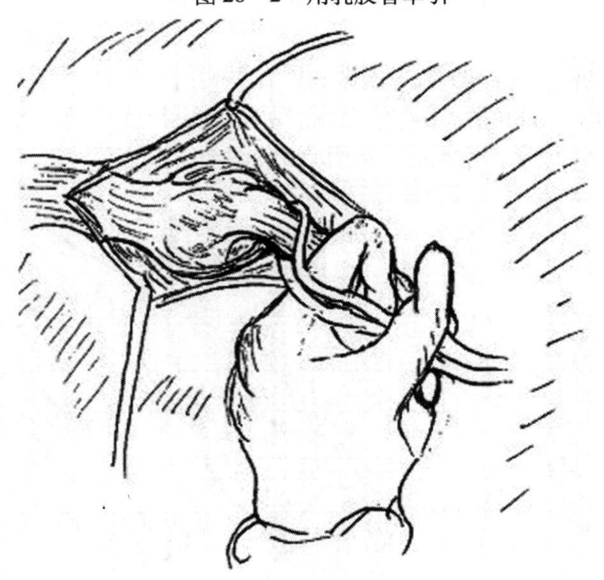

图26－3 剪开食管肌层显露囊肿

2.5%，又仅次于平滑肌，是居于第二位的食管良性肿物。成人的食管囊肿呈椭圆形，可完全位于食管壁内，也可通过一瘘管道与食管连接，囊肿的表面有一较薄层肌肉，囊肿与食管肌层或黏膜一般无粘连，体积大者多见于婴幼儿，大小多在5～10cm之间，可占一侧胸腔，多位于气管分叉处。婴幼儿和儿童以呼吸道症状为主，临床上可出现呼吸困难。成人则表现为上腹不适、胸骨后疼痛、厌食反流、咳嗽等。

诊断主要依靠病史及临床表现。该病员有10多年的病史及上述临床表现，通过胸部X线摄片、钡餐造影检查及食管胃镜检查得以诊断，全身情况稍差。经充分术前准备后，在气管插管全麻下剖胸探查，发现囊肿位于中段食管稍下，呈椭圆形，约15cm×8cm，表面较光滑，与心包及纵隔胸膜粘连，较顺利地分离出肿物，显露出囊肿后，在锐性和钝性结合的分离中，发现囊肿与食管之间仅为一层共有的管壁，即切开囊肿剥离出黏膜大部分囊壁，用细丝线缝合残留的以肌层为主的囊壁，以完整的包埋食管黏膜的裸露区。剖视囊肿，其内储有100ml咖啡色黏稠液体，黏膜渗血糜烂。病理切片检查报告“多为神经肠源性囊肿”，临床上又称为潴留性囊肿或炎性囊肿。

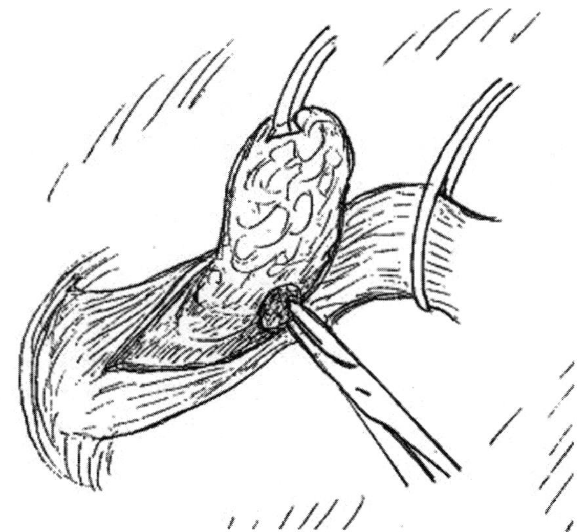

图26－4　钝锐结合分离黏膜外的囊壁

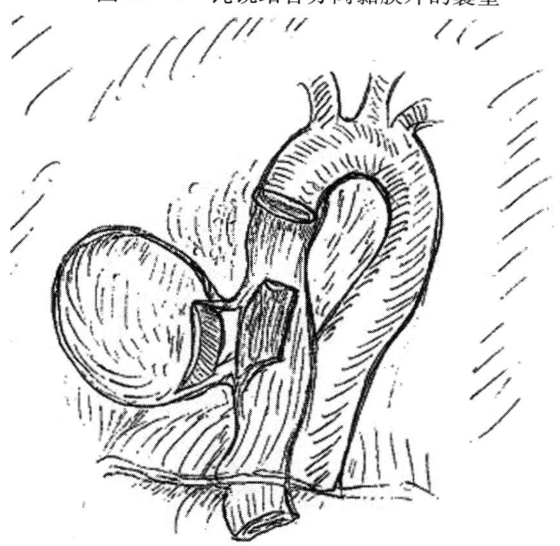

图26－5　切开囊肿剥离黏膜及大部分囊壁

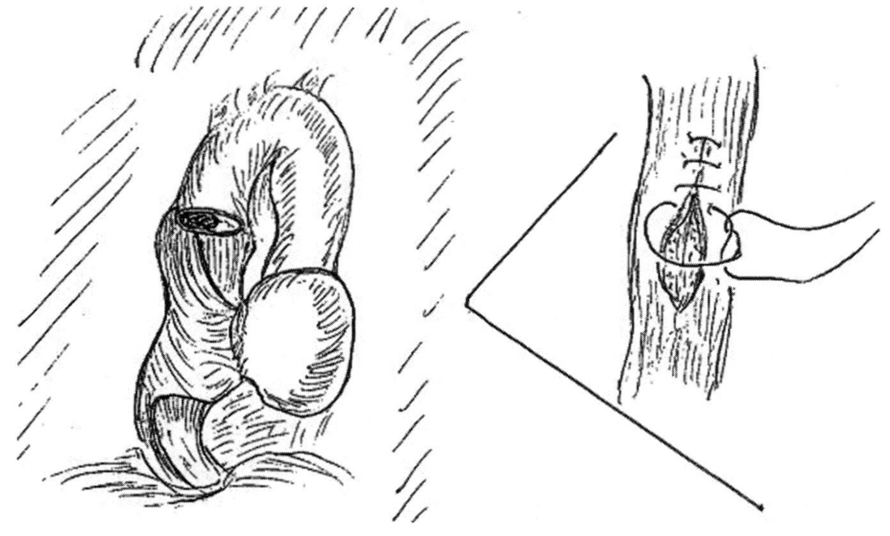

图26－6　用细丝线缝合残留的囊壁,即包埋食管黏膜的裸露区

多数学者认为,食管囊肿的外科治疗方式与囊肿的部位、大小、形态、食管受累的范围以及与食管周围器官结构的关系等因素有关。在成人,小而无症状的囊肿可以观察,不急于手术摘除,有症状的大囊肿需手术治疗,但要注意的是避免分离时损伤周围结构致大出血。对婴幼儿,必要时在囊肿表面做一小切口,单纯切除内层黏膜。如病变不能从食管壁上剥离,且损伤又严重时,应行食管切除、消化道重建术。

例27 食管巨大平滑肌瘤摘除术

【病情简介】

男性,35岁,吞咽不畅,尤其是进食后较明显,时有胸骨后闷胀不适及似有压迫感3年多,近5月上述症状加重伴呕吐入院。查体:呼吸21次/min,脉搏96次/min,血压106/72mmHg,全身情况较差,贫血、气管居中,胸骨上窝淋巴结不肿大,胸廓无畸形,双肺呼吸音正常。心率96次/min,律齐,可闻及轻度收缩期杂音,各瓣膜区未闻及病理性杂音。肝脾不大,脊柱四肢正常。胸片提示纵隔肿瘤不能排除。胃镜示食管中下段有约16cm长肿瘤,管腔狭窄,食管黏膜光滑充血。食管X线钡剂造影显示中下段管腔变细,心电图检查窦性心律偶有不齐,Hb 80g/L。临床诊断:食管中下段平滑肌瘤?

【治疗经过】

经充分术前准备后,在气管插管全麻下,经左胸第6肋进胸,沿食管床纵行剪开纵隔胸膜,显露出肿瘤,探查肿瘤呈椭圆形,约16cm×8cm,质中等度,光滑,上至食管中段,下至膈肌处(图27-1)。在肿瘤两侧的食管肌层各缝一针4号牵引线,钝性游离肿瘤段食管,用乳胶管将该段食管牵起(图27-2)。

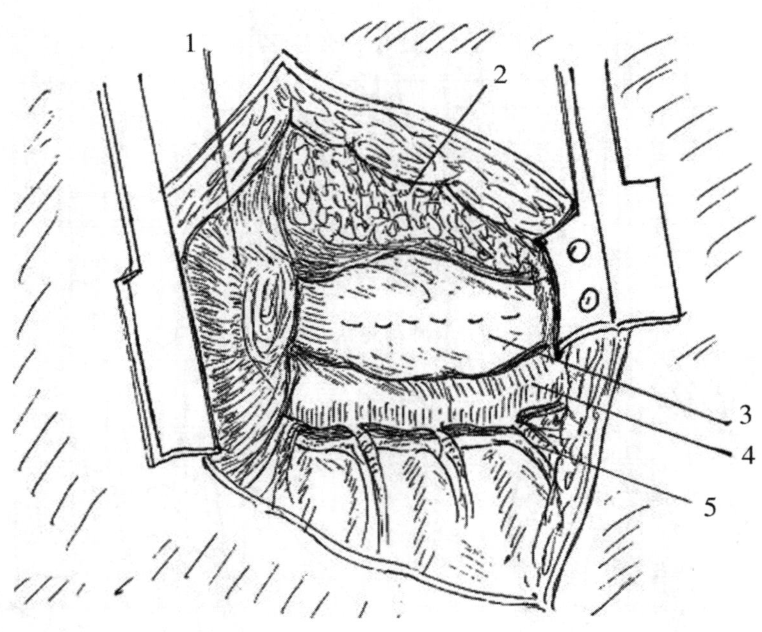

图27-1 1.膈肌 2.肺 3.食管肿瘤 4.主动脉 5.肋间血管

纵向切开食管肌层瘤体(图27-3),用钝锐结合法紧靠瘤体分离。将肿瘤外膜全部分开,完整摘除肿瘤(图27-4)。移除肿瘤后彻底止血,将胃管拔至瘤床水平上,用肠钳适当阻断瘤床水平的远近端,经胃管注入约60ml亚甲蓝溶液将瘤床段食管充盈,发现瘤床中段有3处明显漏水,即用1号丝线缝合修补,再次检查无漏液后,用4号丝线间断缝合食管肌层,再用纵隔胸膜缝合包埋食管(图27-5、6),清理术野无渗血漏液后,在腋后线与腋前线间第8肋间隙置放胸腔闭式引流管,逐层关胸。

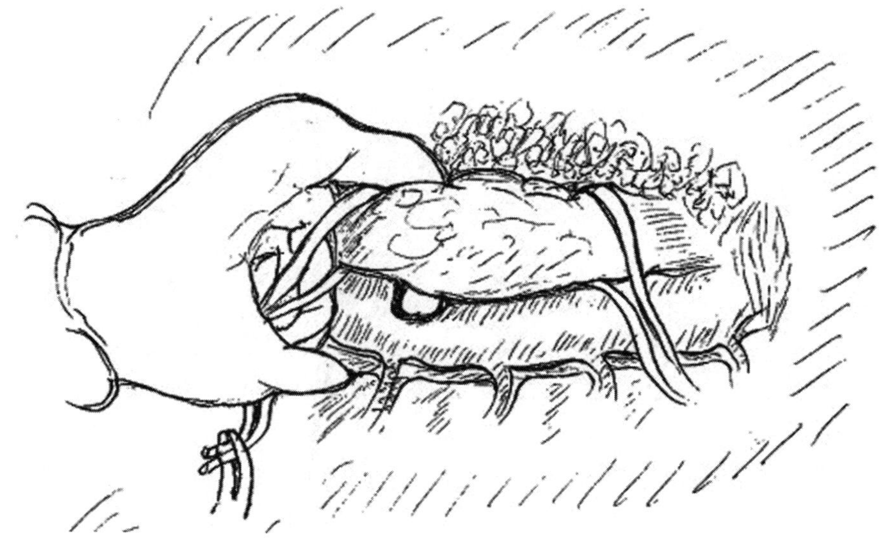

图 27－2　游离肿瘤段食管,用乳胶管牵引

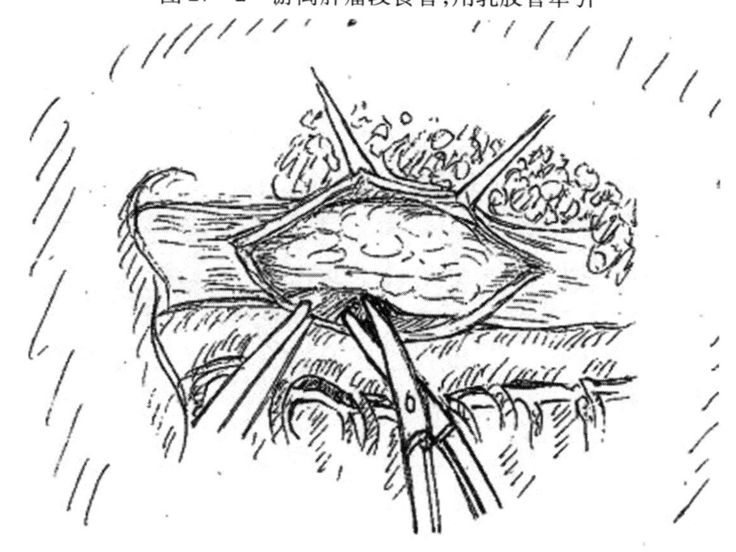

图 27－3　钝锐结合分离肿瘤的上下及左右侧的组织粘连,使之充分地显露

输血 500ml,术后生命体征平稳,3 天后胸腔引流管无液体溢出,术后 4 天胸片检查双肺膨胀良好,胸腔无积液,拔除引流管。病理检查报告为“食管平滑肌瘤”。住院 2 周全身情况良好出院。术后 6 个月随访,吞咽进食正常。胃镜检查食管黏膜良好,胃贲门及胃腔内均正常。

【讨论】

食管平滑肌瘤在食管疾病中是最常见的食管良性肿瘤,占食管良性肿瘤的 75% 左右。与食管癌之比为 1∶127～233,男女之比约 3∶1,以 20～60 岁多见。80% 病变位于主动脉水平以下的胸段食管。文献统计 99% 的肿瘤位于食管壁内,多为圆形或椭圆形的实质病变,表面光滑,略有分叶状,最大直径为 2～10cm 常见。小的且呈椭圆形的肿瘤一般无明显的临床症状。若肿瘤生长突向食管腔内或肿瘤的体积过大时,可呈现间歇性的吞咽困难,胸骨后隐痛。如肿瘤生长缓慢,上述症状可长达数年。如肿瘤生长过大,位于中上段者,可压迫气管,病人常表现为呼吸道症状。临床诊断主要依据 X 线钡餐检查及内镜检查,内镜检查时发现食管黏膜光滑外观正常者,不宜做活检,如做活检者应在限活检术 10 天后再手术,以免术中摘除肿瘤分离时易分离食管黏膜。

该病人入院后经 X 线食管钡餐造影及内镜检查,已初步诊断为食管平滑肌瘤,经充分术前准备,全身情况基本改善后,在气管插管全麻下经左胸后外侧切口进胸,探查肿瘤较大,压迫食管管

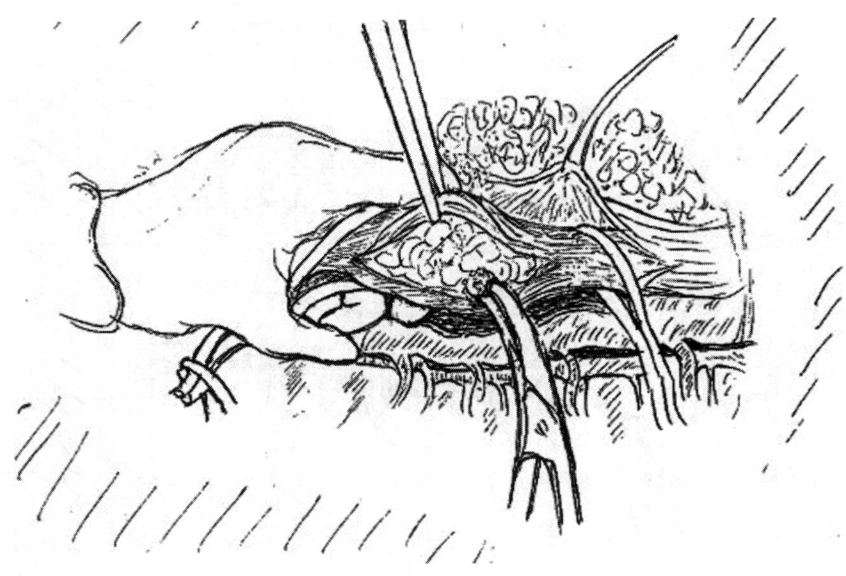

图27-4　将肿瘤的外膜完全分开,以完整摘除肿瘤

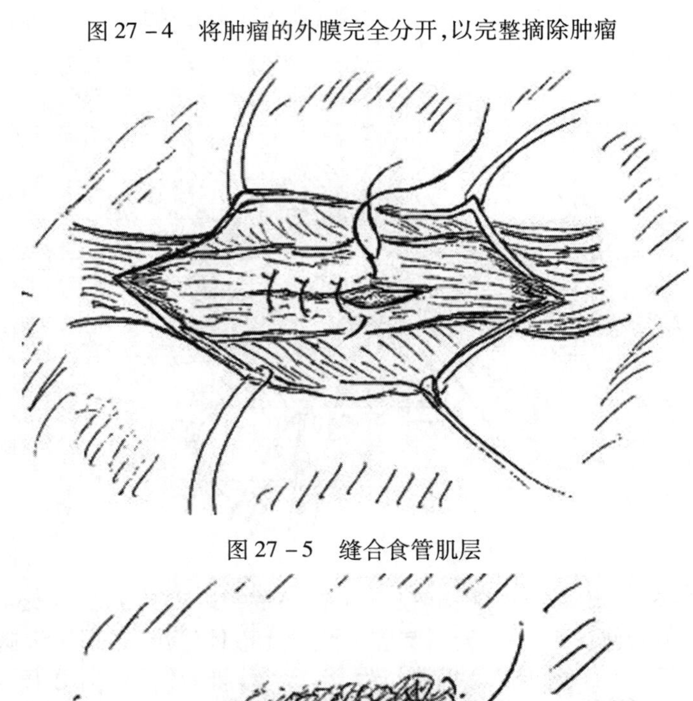

图27-5　缝合食管肌层

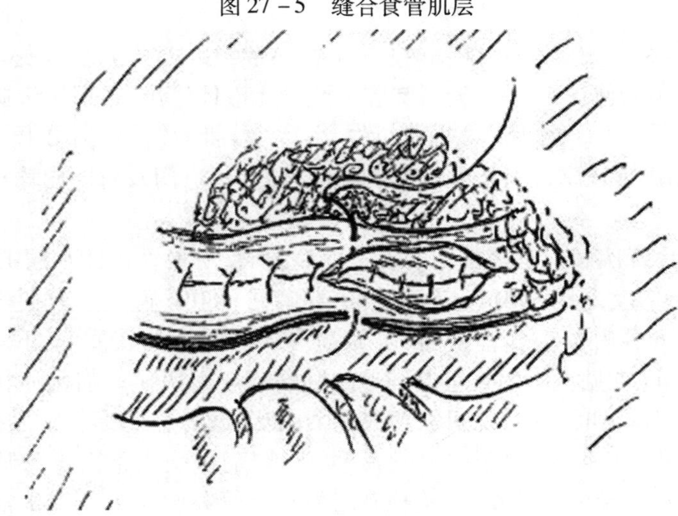

图27-6　用邻近纵隔胸膜缝合包埋食管浆膜化

腔,肿瘤表面较光滑,钝锐结合紧靠瘤体进行剥离,即将肿瘤表面肌纤维、黏膜下层分开,在剥离的过程中,有一定的难度,多因内镜检查时拟做活检,但活检时夹取组织未获成功,因此,在手术分离

肿瘤时分破食管黏膜，注入亚甲蓝溶液证实损伤的部位后，修补满意，可靠缝合食管肌层，并再用邻近纵隔胸膜缝合包埋食管。术后恢复顺利，病理检查报告为食管平滑肌瘤。术后 6 个月随访及做有关检查均正常。

经过该病员的治疗，值得总结的是：①由于肿瘤较大，压迫食管段较长致相对狭窄，内镜检查，黏膜光滑，无需行取组织活检或取活检术的经验不足；②由于肿瘤较大，又有术前活检的创伤，因此，术中应意识到须更加精细的操作，以避免不必要的手术创伤；③值得庆幸的是摘除肿瘤后，常规的检查时发现了食管黏膜的破损，得以及时可靠的修补，幸免了术后容易发生的食管瘘和脓肿等严重的并发症。

参考文献

[1] 李运，王俊，刘军，等. 电视胸腔镜手术治疗食管憩室[J]. 中国胸心血管外科临床杂志，2005，2(12)：54－55.

[2] 王文胜，马德茂，李哲，等. 食管憩室的临床特点及治疗(附 65 例临床分析)[J]. 陕西医学杂志，2009，2(38)：211－212.

[3] 何红见，赵桂芳，董顺宝，等. 食管中段憩室并穿孔大出血 1 例[J]. 临床消化病杂志，2010，(22)：250－251.

[4] 周贤，陈海泉，罗晓阳. 外科治疗高位食管憩室 2 例[J]. 中国医师进修杂志，2007，9(30)：78.

[5] 张元中，张立溪，吴旭. 食管血管样错构瘤并单纯性囊肿 1 例[J]. 实用医学杂志，2011，(27)：1742.

[6] 张琳，李欣，刘俊刚，等. 婴儿巨大食管重复囊肿 1 例[J]. 中国医学影像技术，2011，(27)：598.

[7] 翁国星，朱瑞，陈智群，等. 电视胸腔镜下食管平滑肌瘤摘除术[J]. 中华胸心血管外科杂志，2006，2(22)：67.

[8] 马辉兰，耿智隆，刘东，等. 电视胸腔镜下食管平滑肌瘤摘除术的麻醉处理[J]. 西部国防医学杂志，2008，10(5)：388－389.

[9] 刘伟，叶春涛，卢峰，等. 食管巨大平滑肌瘤 1 例[J]. 上海医学影像，2009，12(18)：350.

第10章 膈疝手术

例28 创伤性膈疝修补术

【伤情简介】

男性,47岁,高处施工时不慎从3米多高处坠落,臀部着地后又翻滚在1米多高的坡坎下,当时昏迷约10分钟,醒后胸腹痛,恶心呕吐,伤后约2小时胸闷胀、气促加重入院。查体:呼吸26次/min,脉搏125次/min,细弱,血压86/64mmHg,面色苍白,口唇轻度发绀,神清,双瞳等大0.3cm,光反射正常。气管略偏右侧,左胸部下叩浊,呼吸音明显减弱。心率125次/min,心音低钝,律齐,未闻及病理性杂音。全腹有压痛,轻度反跳痛,移动叩浊,肠鸣弱,四肢多处软组织挫伤,神经系统病理征(—)。X线摄片检查,头颈四肢无骨折,胸片提示左胸少量积血,类似肠道液气影。Hb 80g/L,WBC 9.83×10^9/L,N 82%。腹腔穿刺抽出不凝血。临床诊断:肝脾破裂失血休克,创伤性膈疝?快速建立两条静脉通道,必备的术前准备后护送入手术室。

【治疗经过】

在气管插管全麻下,右斜仰卧位,左胸腹联合切口经第9肋间进入胸腹腔(图28-1),吸净腹腔积血约1 000ml,胸腔积血400ml。探查发现,肝左外叶不规则裂伤5cm长,明显渗血,脾脏上极不规则破裂口6cm。胸腔内经膈肌破损处进入的空肠袢约25cm(图28-2),肠袢明显膨胀,色泽欠佳,肠系膜血管搏动可扪及。手术切口显露清楚,先修复肝脏破损,用7号线间断贯穿创底缝合3针,结扎止血可靠(图28-3)。切除脾脏,常规游离脾脏后处理脾蒂(图28-4、5)。回纳膈疝,剪开扩大膈肌破口(图28-6),顺利回纳肠袢,用0.5%普鲁卡因10ml封闭肠系膜,热盐纱垫热敷观察5分钟,肠袢色泽红润,蠕动良好。

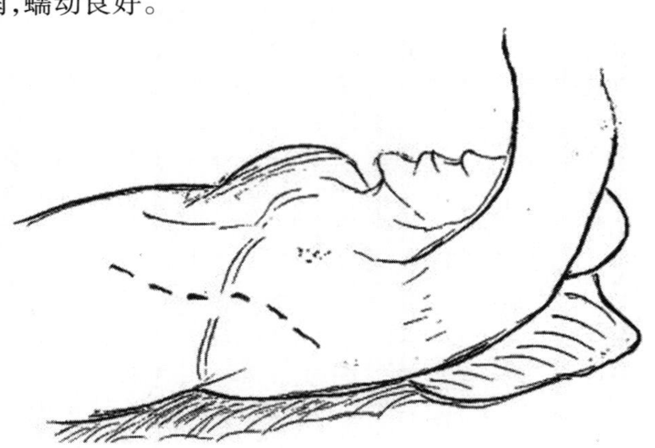

图28-1 虚线示胸腹联合切口

用7号红线间断褥式缝合修补膈肌破裂口(图28-7、8),再次检查胸腹腔无渗血漏液以及无其他脏器破损后,置放胸腔闭式引流管于左第8肋间的腋后、腋前线之间。左膈下及脾窝处各置引流管一根另切口引出,逐层关胸腹。术中输血800ml,术后生命体征平稳。

术后1~3天胸腔引流液每天50~60ml,腹腔引流淡血水约30ml/d。术后4天明显减少,胸片提示双肺膨胀良好,胸腔无积液,腹部B超检查腹腔及膈下无积液,拔除引流管,心电图及肝肾功

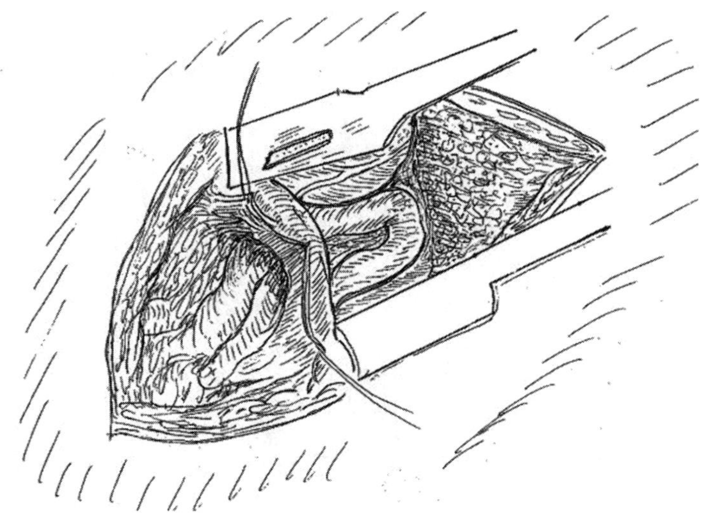

图28－2　胸腹腔显示空肠袢向膈肌裂孔疝入胸腔

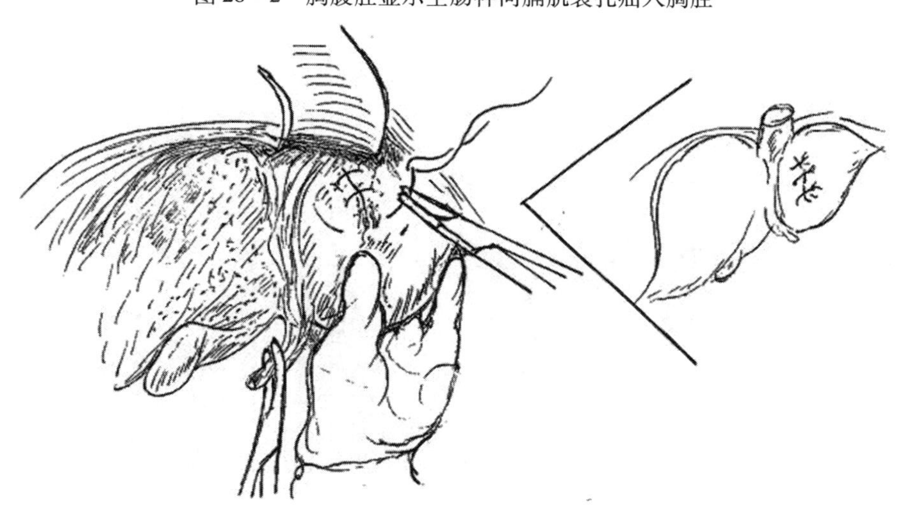

图28－3　切断肝圆韧带修补肝脏左外叶

能正常，Hb 110g/L。住院15天全身情况良好出院。

【讨论】

创伤性膈肌破裂所致膈病多为胸腹部钝性伤引起，膈肌的穿透伤多因破口小不易发生或肝脏疝入胸腔后，X线给人以膈肌升高或有下肺叶挫伤及实变的错误印象等，并且容易导致误诊或漏诊。钝性损伤膈肌的破口较大，通常为10～15cm，常发生在左膈后，疝入的脏器为胃、脾、结肠、小肠和肝脏等。

临床表现取决于创伤的性质，合并伤的程度，疝形成的快慢和疝内容物的情况。文献上通常按病情分为急性型和陈旧型两种。急性型主要表现为上腹疼痛，呕吐血性胃内容物，并有胸闷气紧、咳嗽等，如重症损伤，病人可出现呼吸窘迫、发绀休克和猝死。多合并脏器损伤出血、脏器坏死穿孔等。陈旧型的病人可在伤后数日或数十年发病。诊断主要依据病史及临床表现，结合胸片检查等。

该病员从高处坠落，钝性膈肌损伤破裂，起病急，为急性重症表现。入院得到及时的诊断处理。果断采用左胸腹联合切口，由于切口满意的显露术野，迅速行肝修补术、脾切除术，出血得到控制后，扩大膈肌裂口，较顺利地回纳疝内容物回腹腔，经肠系膜根部注射普鲁卡因封闭，热盐纱布热敷后，肠壁色泽恢复较正常，肠蠕动尚好。另外需提示的是，该病员入院时已有休克的表现，首诊医生应先行腹穿检查，一旦确诊腹腔出血，无须耗时去行全身X线检查，应引以为戒。

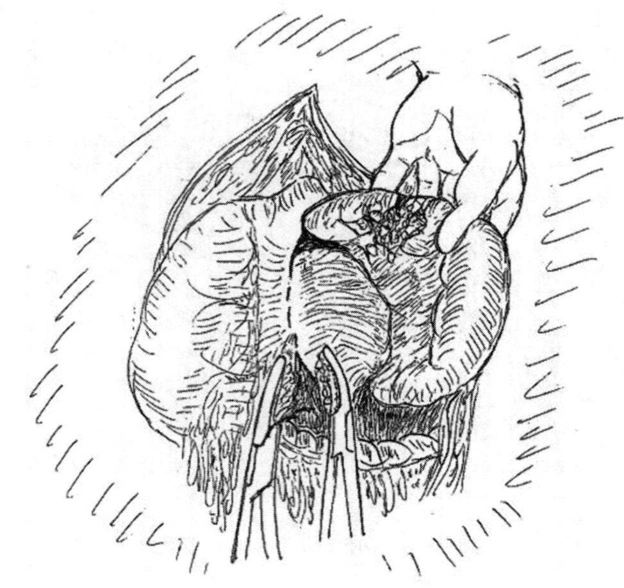

图 28 －4　游离脾脏切断脾胃韧带

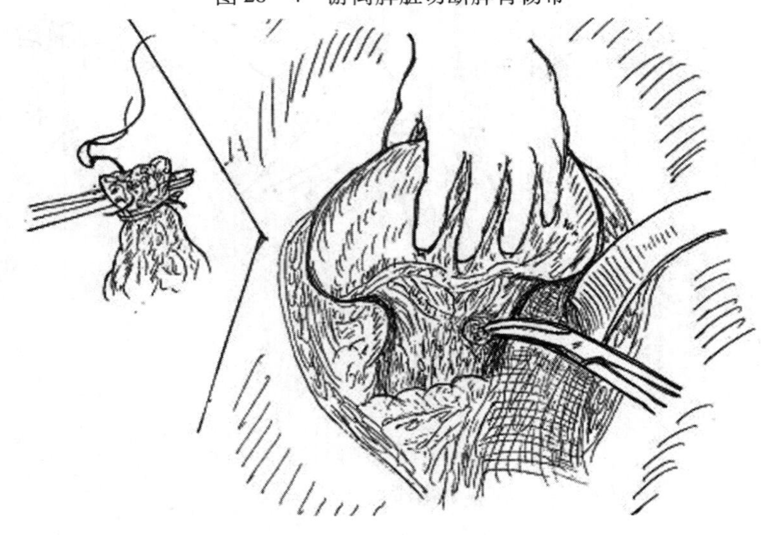

图 28 －5　游离脾脏,推开胰尾

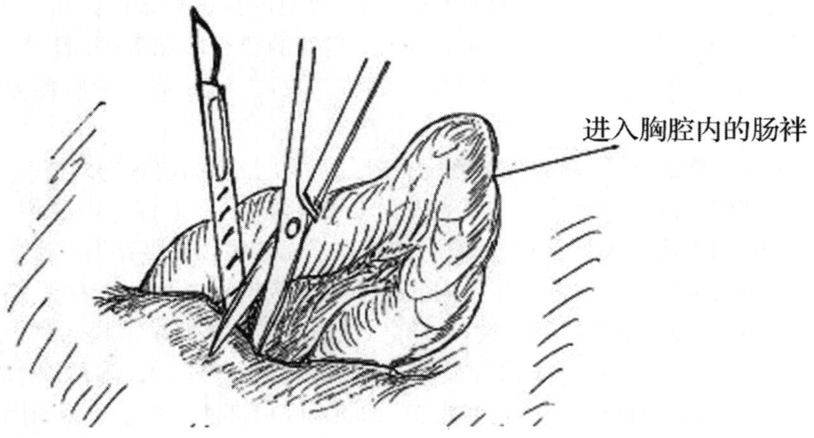

图 28 －6　在刀柄的引导下,剪开扩大膈肌破口以利回纳肠袢

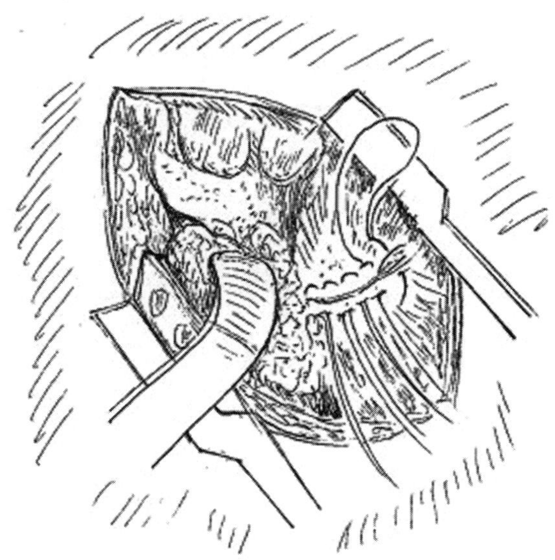

图28－7　修补创伤膈肌裂口，还纳回腹腔的脏器以7号丝线褥式间断缝合修补裂孔

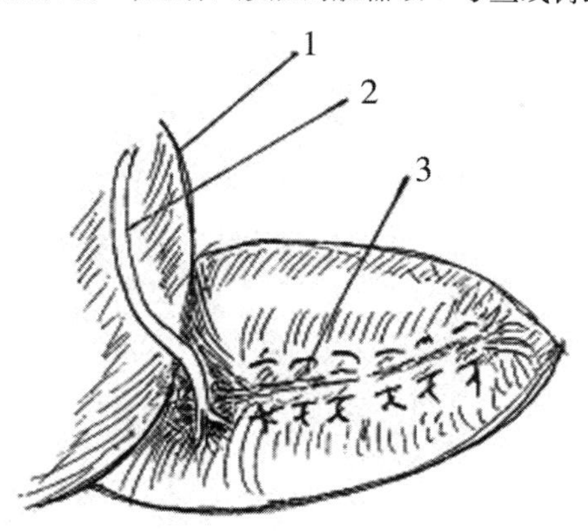

图28－8　创伤膈肌裂口修补完毕
1. 心包　2. 膈神经　3. 膈肌破口修补完毕

例29　胸骨旁疝修补术

【病情简介】

男性，56岁。上腹隐痛不适10小时，餐后2小时出现阵发性腹部绞痛，同时伴恶心、呕吐胃内容物，门诊以肠梗阻收入住院。查体：痛苦面容，轻度肥胖体型，神清合作。呼吸18次/min，脉搏92次/min，血压140/90mmHg，甲状腺不肿大，气管居中，锁骨上窝淋巴结未扪及肿大，双肺呼吸音正常。心率92次/min，心律齐，未闻及病理性杂音。腹部稍膨隆，肝脾未扪及，全腹有压痛，轻度反跳痛。肠鸣可闻及高调及气过水声。脊柱四肢正常。胸部X线摄片显示右胸腔内似有腹腔脏器影像，腹部平片显示空肠上段明显胀气及液平。临床诊断：急性完全性肠梗阻，原因：胸骨旁膈疝？

【治疗经过】

经补充水、盐电解质平衡后，在气管插管全麻下，取右肋缘下斜切口（图29－1），逐层进腹腔，探查腹腔可见约500ml炎性积液。发现空肠下段肠袢经右膈肌裂孔进入胸腔（图29－2）。

近端空肠明显扩张。轻柔地将肠袢还纳回腹腔，裂孔挤压处可见较明显充血水肿，用0.5%普鲁卡因封闭肠系膜根部，再以热盐水纱布垫热敷嵌顿的肠段，观察5分钟后色泽基本正常，肠蠕动恢复，肠系膜血管搏动良好。修补膈肌裂孔。膈肌裂孔长约7cm，壁较厚，用环钳夹干纱布从裂孔中搌尽右胸腔下份的炎性渗液后，用7号丝线间断褥式缝合（图29－3），最后打结时，请麻醉师鼓

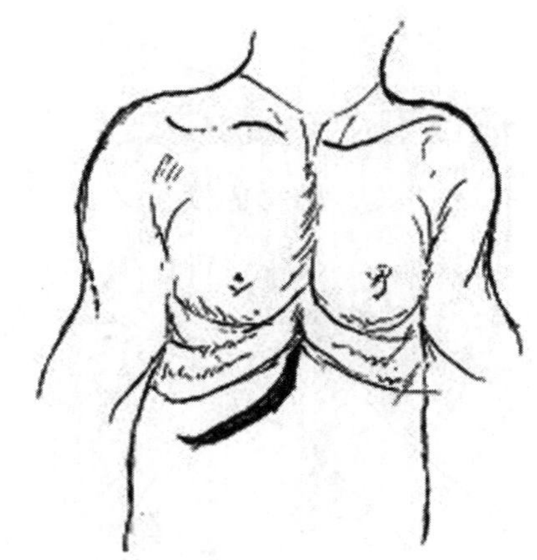

图29－1　右肋缘下斜切口

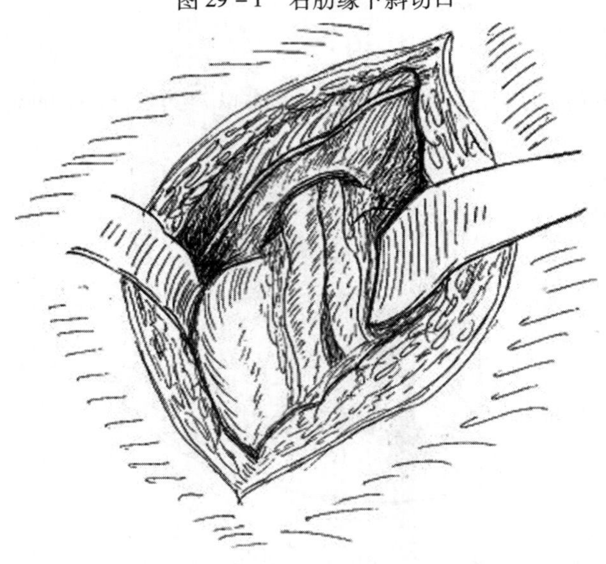

图29－2　显露疝孔

肺以排出胸腔气体。

缝合闭锁膈肌裂孔满意。清理腹腔，再次探查肝、胆、胰、脾及盲肠、盆腔未发现异常。逐层关腹。术后4天胸片提示胸腔无积液，双肺膨胀良好，住院10天痊愈出院。

【讨论】

胸骨旁膈疝又称为先天性胸骨旁疝。胸骨旁有一潜在的孔隙，1769年Morgagni首先进行了描述，腹腔脏器可经此孔隙疝入胸腔，故称为Morgagni疝或Larrey疝。这类型的膈疝不常见，文献报道，仅占外科手术治疗膈疝的3%，90%发生在右侧，且大部分有疝囊存在。本病在儿童时期很少出现症状，一般都在40岁以上出现上腹隐痛或有恶心呕吐，多因创伤或肥胖使腹内压增高，致使腹腔脏器通过膈肌缺损处疝入胸腔，即形成内疝。疝内容物常见的是横结肠及大网膜，也有个别病人因小肠疝入后发生不同程度的嵌钝和绞窄。该病人出现上腹隐痛不适，进餐后加重并出现呕吐，以肠梗阻收住入院。经X线摄胸片提示右胸腔有腹腔脏器影像，结合临床症状表现，诊断为胸骨旁膈疝，手术探查得以证实。该病人疝入的内容物为空肠中下段，已有轻度绞窄性的改变，由于手术及时，术中的处理正确，而避免了肠坏死、肠切除的后果。

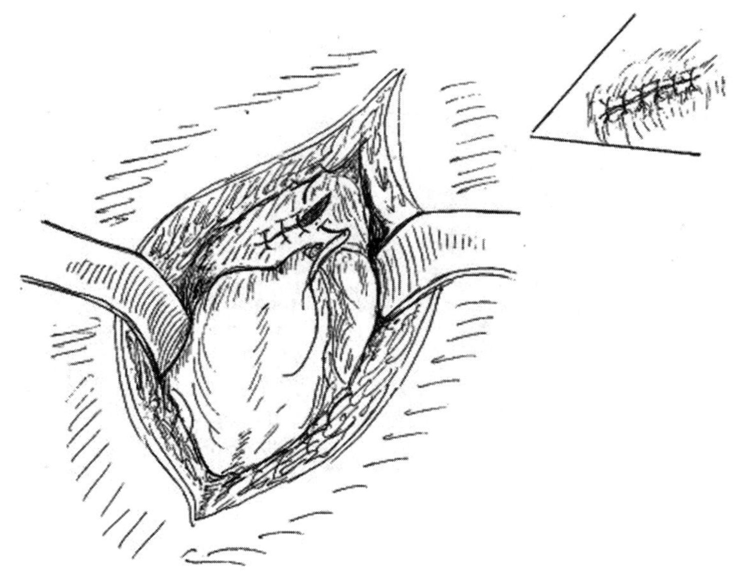

图 29－3　间断缝闭膈肌裂孔（如疝孔过大缝闭困难，可用人工材料补片）

例 30　食管旁疝修补术

【病情简介】

女性，61 岁，自觉胸部反胃不适，反复出现烧灼感 10 年多。近半年来除上述症状加重外，并有吞咽困难、呕吐、疼痛，经内科药物治疗无效就诊入院。查体：呼吸 20 次/min，脉搏 93 次/min，血压 94/72mmHg。中等偏胖体形，轻度贫血貌。气管居中，锁骨上窝淋巴结不肿大，右肺呼吸音正常，左肺下份呼吸音减弱。心率 93 次/min，窦性心律不齐，无病理性杂音，肝脾未扪及肿大，肠鸣正常。脊柱四肢正常。妇科检查正常。胸片提示，左胸腔下份似有气泡阴影，X 线食管胃钡剂造影发现膈肌上方左心缘处有一较大的液气平面，侧位投影时液气平面位于心脏的后缘，提示食管旁疝可能性大。腹部 B 超检查，肝胆胰脾不大，心电图提示窦性心律不齐，右束支传导阻滞。临床诊断：食管裂孔疝（食管旁疝）。

【治疗经过】

经充分的术前准备并在全身情况改善后，在气管插管全麻下，稍左侧卧位，经第 8 肋床进胸（图 30－1），剪断肺下韧带，将肺原向前面，在食管下端后方剪开纵隔胸膜，将食管游离至贲门处并上牵引带，在食管膈肌腱部做一放射状切口（图 30－2）。

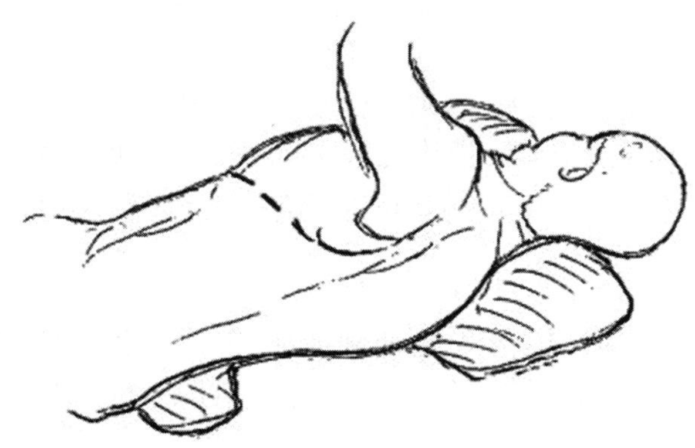

图 30－1　体位和切口

用手指经此切口，从腹腔探查食管裂孔的范围大小，了解到膈食管韧带及疝囊的情况，即疝囊

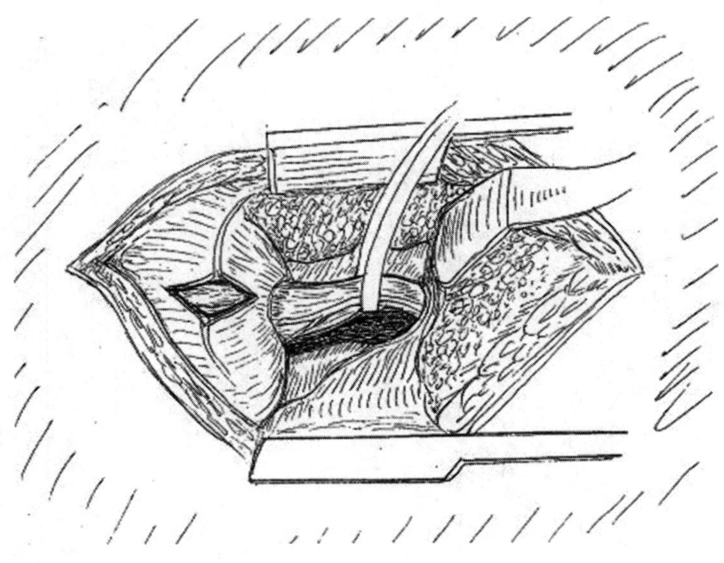

图30－2　游离食管下端切开膈肌腱部

食管旁左膈上，符合术前诊断，在疝囊前方距食管附着处1.5cm左右环形切开（图30－3）。

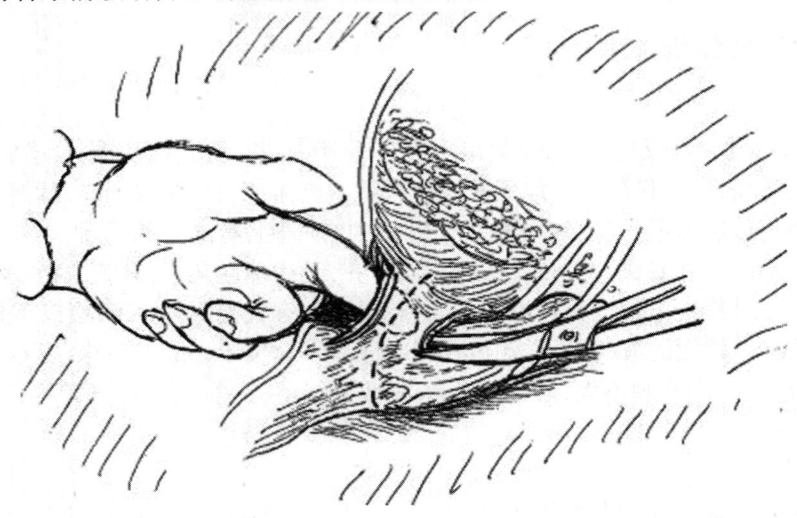

图30－3　经膈肌切口，探查食管裂孔疝囊，环形切开，切除多余的腹膜和筋膜

切除远侧过多的腹膜及筋膜。经膈切口向下拉紧食管，使食管贲门回复到正常位置，把遗留于食管的膈食管韧带沿裂孔缝合于膈肌的底面（图30－4），并在食管的后方缝合左膈肌角，以缩小食管裂孔，直到食管旁可容纳一小指为宜（图30－5）。

缝合膈肌切口，清理胸腔无渗液后，在腋前线与腋中线间切口，置放胸腔闭式引流。逐层关胸。术后生命体征平稳。4天胸腔引流管无液体溢出，胸片提示双肺膨胀良好，胸腔无积液，拔除胸腔闭式引流管。术后住院12天全身情况良好出院。术后6个月随访，术前症状消失，营养状况中等，行食管胃钡剂造影正常。

【讨论】

食管裂孔疝临床上结合病理主要分为两种类型，Ⅰ型为滑动型食管裂孔疝，发病率高，占90%～95%。该型的膈食管韧带松，拉长并薄弱，支持食管的机械力下降，食管上移致使胃贲门形成小囊向上滑动突向胸腔（图30－6），Ⅱ型食管旁疝一般较少见，约占4%，是因一侧的膈食管韧带发育缺隔或后天损伤，多发生在食管裂孔的左侧，腹膜形成疝囊，胃底经裂孔并多沿食管左前方疝入胸腔（图30－7）。

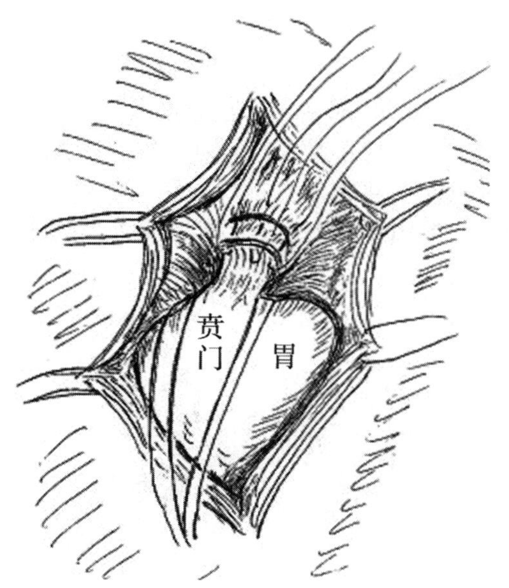

图30－4　贲门复位后，经膈肌切口，将膈食管韧带沿裂孔缝于膈肌底面以保持贲门位置

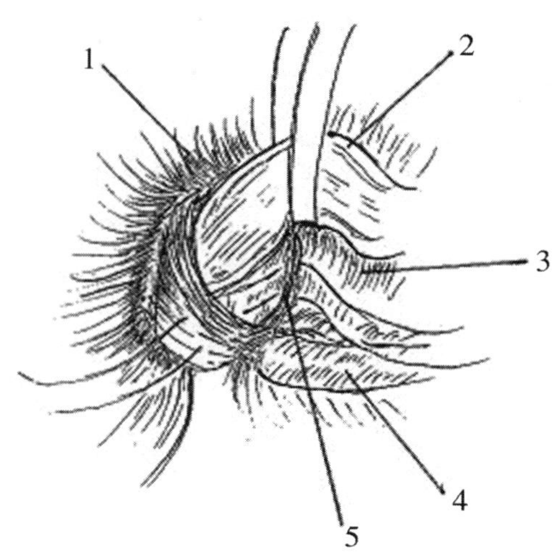

图30－5　缝合左膈肌脚以缩小裂孔
1. 膈肌　2. 食管　3. 心脏　4. 胸主动脉　5. 膈肌角

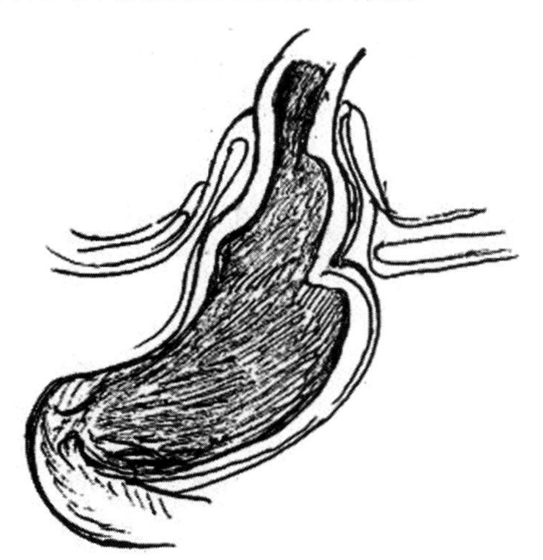

图30－6　Ⅰ型滑动型食管裂孔疝

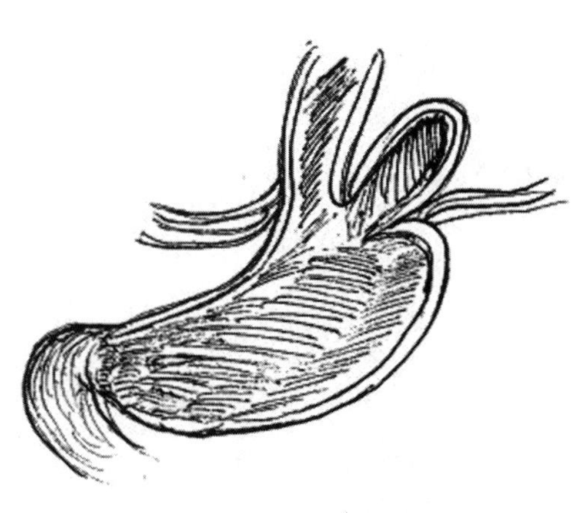

图30－7　Ⅱ型食管旁疝

有资料统计食管裂孔疝在20～30岁发病率10%～20%，在50岁以上为60%，70岁以上则高达70%～90%。但能接受手术治疗者在4%以下。说明绝大多数不需手术治疗，以内科药物治疗一般是有效的。但食管裂孔疝的临床表现症状重，若经药物治疗无效，经食管、胃钡剂造影发现膈肌上方心缘处有较大的液平面，侧位的投影时液气平面位于心脏的后缘，说明“胃泡”在膈肌上方胸腔内，为食管旁疝或裂孔疝较大，应考虑手术治疗。

术前应做充分准备，纠正病人的贫血和低蛋白血症等营养障碍。尤其是长时间不能进食者，术前应注重经静脉补给病人适量的蛋白、能量、维生素等，注意维持水、电解质和酸碱平衡。应防治呼吸道的感染，并用食管冲洗等方法对食管炎进行治疗，以减轻黏膜下水肿，使溃疡出血停止，管壁的僵硬减轻，术前的综合治疗有助于手术疗效更佳。

手术的入路选择：食管裂孔过度松弛而失去机械性的支撑，即疝入胸腔的疝囊大者应选择左胸路径，有利充分显露和操作，但要注意保护贴附于食管的迷走神经，有时需要结扎主动脉发至食管的动脉支和食管表面交叉的迷走神经分支。如食管裂孔不大，疝入胸腔的疝囊不大者，可选用经腹食管裂孔疝修补术。病人仰卧位，自剑突向下做腹直肌切口（图30－8），先探查腹腔后，切断肝左三角韧带(图30－9),将左肝外叶与膈肌游离并向右侧牵开,直至左肝静脉处,注意避免损伤膈下血管。切开肝胃韧带游离胃小弯,在裂孔处分离出食管下端,牵引食管,切开肝尾叶腹膜返折,显露右膈肌脚,继续解剖至膈腱部,以尽量显露出右膈角的右侧部分(图30－10),注意避免损伤下腔静脉。将食管及胃向左上方提牵,进行膈修补,膈脚缝线应宽并更深些,但靠近主动脉和下腔静脉处,勿损伤血管(图30－11),以间断丝线缝合至裂孔处能通过食管并容纳一小指为宜(图30－12)。再将胃底缝于食管旁及膈肌底面(图30－13)。另外,为了预防胃小弯滑入纵隔的可能,可将胃小弯缝于腹前壁。

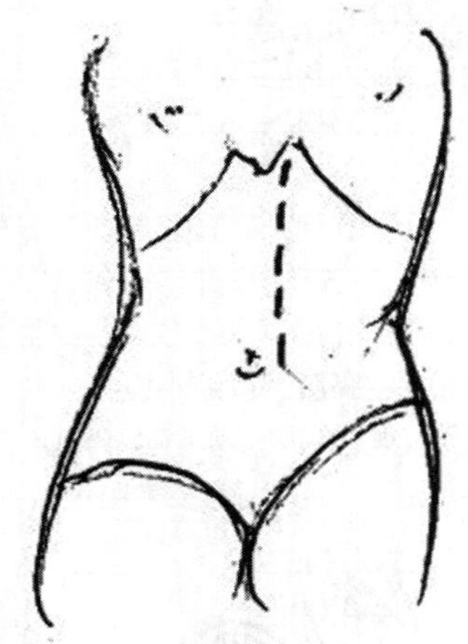

图30－8　左腹直肌切口

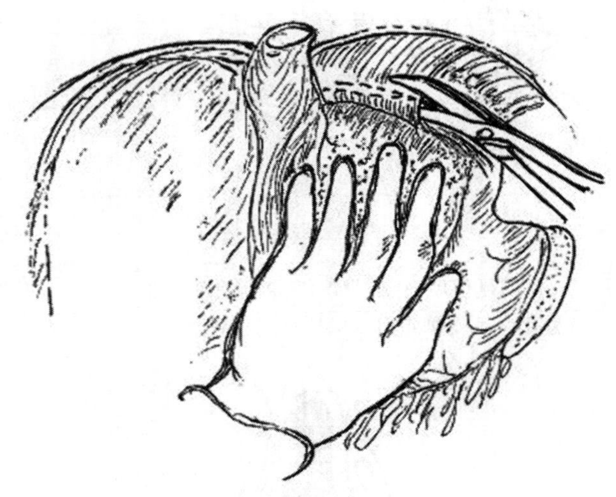

图30－9　切断肝左三角韧带,游离左外叶与膈肌直至左肝静脉处

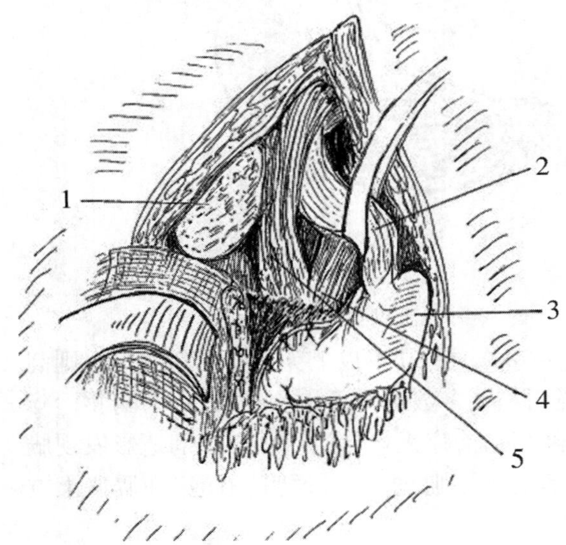

图30－10　提起食管及贲门,显露膈肌脚

1.肝脏　2.食管　3.胃　4、5.膈肌脚

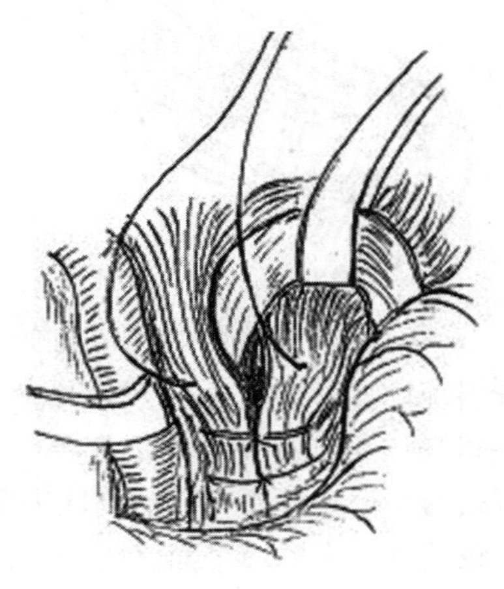

图30－11　缝合膈肌脚

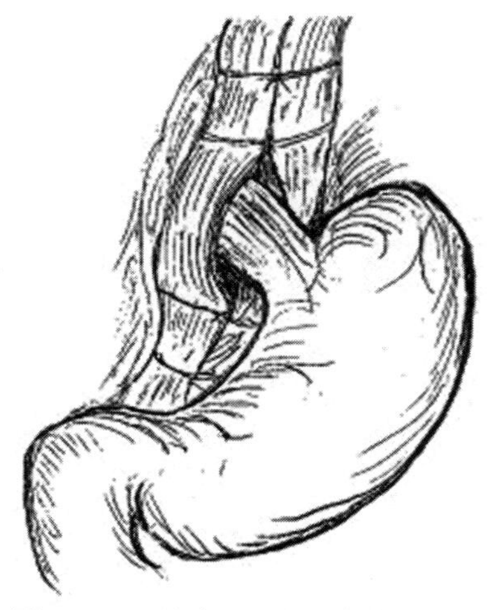

图 30－12　缝合膈肌脚完毕后裂孔能容纳一小指

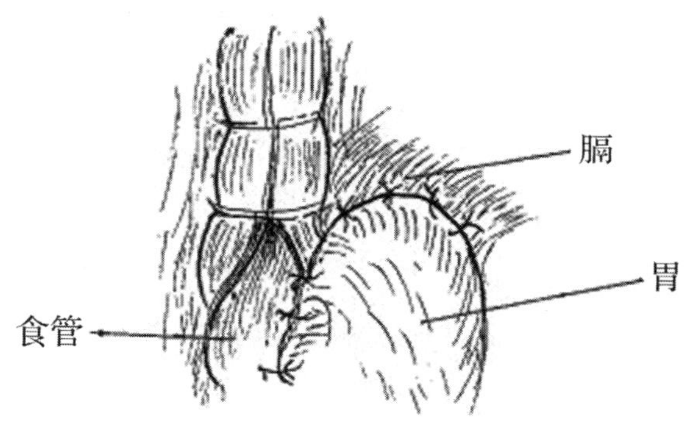

图 30－13　固定缝合胃底于食管旁和膈肌底面

参考文献

[1]　覃洪斌. 胸腔镜辅助迟发性膈疝手术 21 例报告[J]. 微创医学,2006,12(1):409－410.

[2]　杜永松,周家德. 创伤性膈疝手术途径的选择(附 20 例报告)[J]. 创伤外科杂志,2001,(3):54.

[3]　张光休,吴继红,方刚,等. 创伤性膈疝 21 例[J]. 中华胸心血管外科杂志,1991,7(3):177－188.

[4]　崔若恒. 创伤性膈疝的诊断与治疗[J]. 中华胸心血管外科杂志,1993,9(1):63－64.

[5]　崔光连,洪英玉. 初步探讨胸骨旁裂孔疝的 CT 诊断价值[J]. 临床探讨,2009,9(47).

[6]　付仔成,邓海波. 绞窄性胸骨旁疝 1 例[J]. 中华全科医师杂志,2005,3(4):179.

[7]　苏海龙,曲金龙,姜志娥. 微型腹腔镜下疝囊高位结扎术治疗先天性胸骨后疝 1 例[J]. 中华胃肠外科杂志,2008,3(11):149.

[8]　杨宁,王福顺. 先天性胸骨旁疝 1 例[J]. 临床误诊误治,2009,2(22):22.

[9]　邓立新,孟菲,邢宇飞. 胸骨旁疝 1 例[J]. 临床放射学杂志,2010,(29):933.

[10]　王贤书,杨志国,岳芳. 左侧嵌顿性胸骨旁疝致窒息 1 例[J]. 中华小儿外科杂志,2007,5(28):231.

第11章　开放性肝脏损伤的手术

例31　肝右叶锐器贯通伤

【伤情简介】

女性,18岁,被他人用长约15cm,宽约4cm的锐器戳穿右肋部1小时入院。查体,呼吸23次/min,脉搏125次/min,细弱,血压80/60mmHg。神志清楚,面色苍白,气管居中无移位。双肺呼吸音正常,心律125次/min,心音低钝,律齐,未闻及病理性杂音。腹部稍膨隆,全腹有压痛,轻度反跳痛,有移浊,肠鸣弱,脊柱四肢正常。外伤情况,右腋中线第9肋处有4cm创口,边缘齐,有鲜血溢出。腹腔穿刺顺利抽出不凝鲜血。诊断:肝脏锐器伤并失血性休克。门诊急诊室快速建立两条静脉通道,备血,送手术室。

【治疗经过】

在气管插管全麻下,仰卧位右肋部稍垫高,取右肋下斜切口,上至剑突,下至腋前线(图31-1),进腹腔后吸净积血及凝血块。探查肝脏,创口位于右后叶中段,即Ⅵ段与Ⅶ段交汇处(锐器的进口)及Ⅴ段的脏面胆囊体的右侧(锐器的出口),约4cm不规则创口(图31-2),有鲜血溢出。迅速在肝十二指肠韧带左侧小网膜的无血管区戳口,在网膜囊中置入拇指、食指夹持肝门三大件(图31-3),创口出血明显减少,用中号尿管套扎肝门束带(图31-4)。

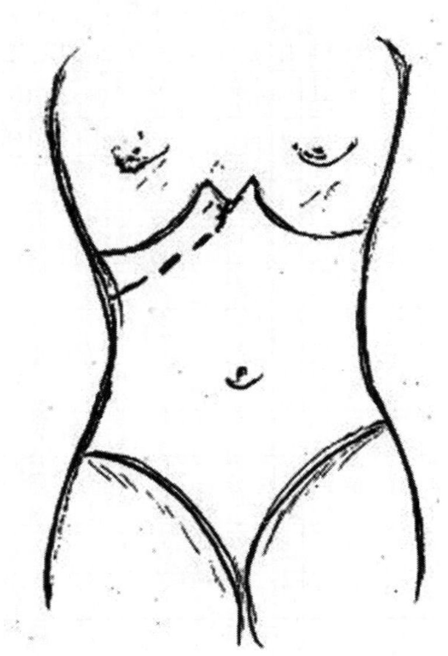

图31-1　右肋缘下切口

离断右肝三角韧带,充分显露术野,探查创口伤道,清除凝血块及失活的肝组织,可见断裂的血管出血,予以钳夹,1号线结扎。先以10号线肝脏缝针将创缘连同肝被膜一并间断缝合,距创口2.0cm,针距1cm,尽可能穿过创口道的深部,缝合4针后收紧缝线对拢肝创缘可靠结扎,同法处理创口的出道,共缝合8针,创口出血停止(图31-5)。

清创缝合肝脏的阻断时间约10分钟,撤除阻断带,探查腹腔其他脏器无特殊。再次检查肝脏

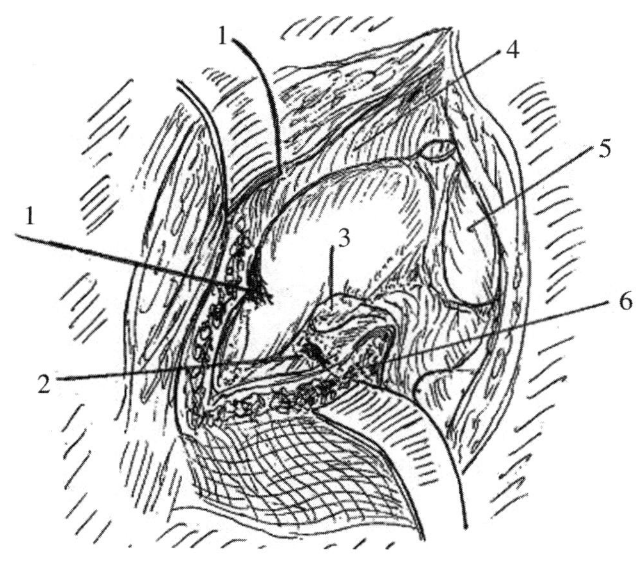

图 31－2　创口位于右后叶中段

1. 肝损伤入道　2. 肝脏面出道　3. 胆囊　4. 膈　5. 左肝外叶　6. 肝下凝血块

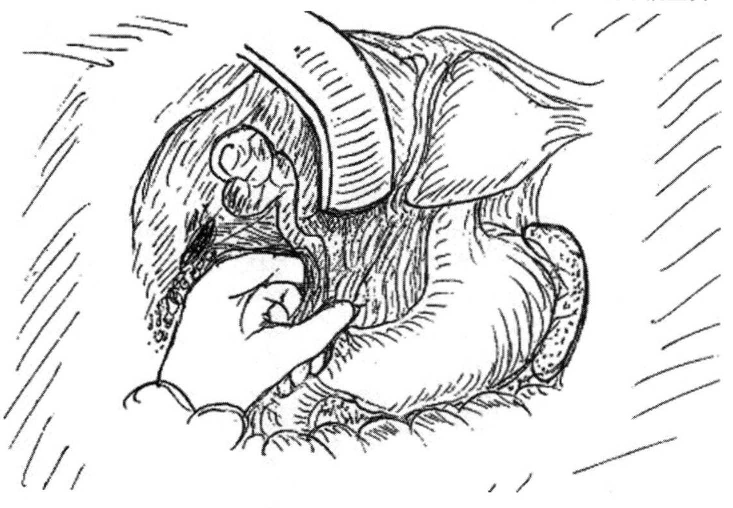

图 31－3　Pringle's 法

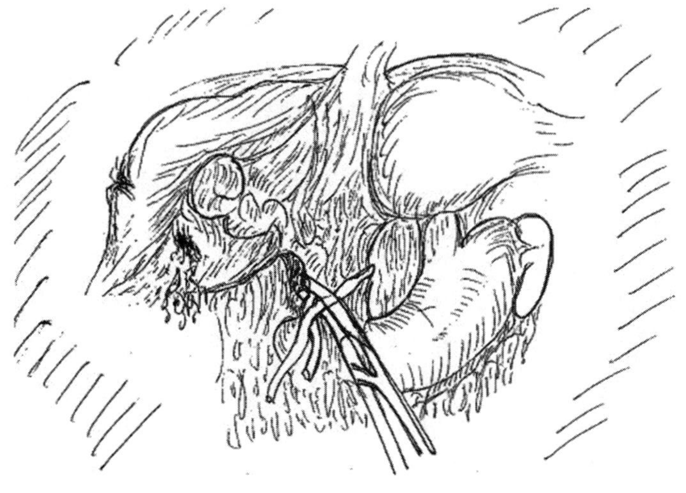

图 31－4　用中号尿管套扎阻断第 1 肝门

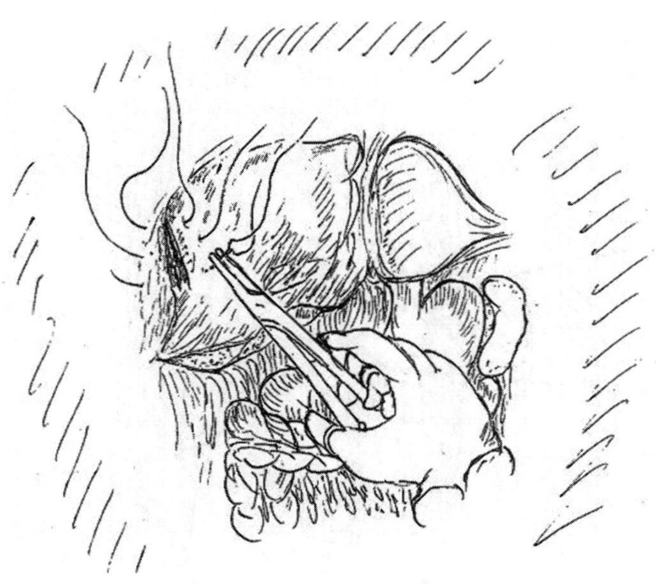

图31－5　单纯间断缝合创口

缝合处无出血漏胆汁，肝脏色泽正常，清理腹腔后，于肝右膈下三角韧带处及脏面的缝合处下缘，各置放多孔橡皮引流管一根，另切口引出固定（图31－6），逐层关腹，术毕。

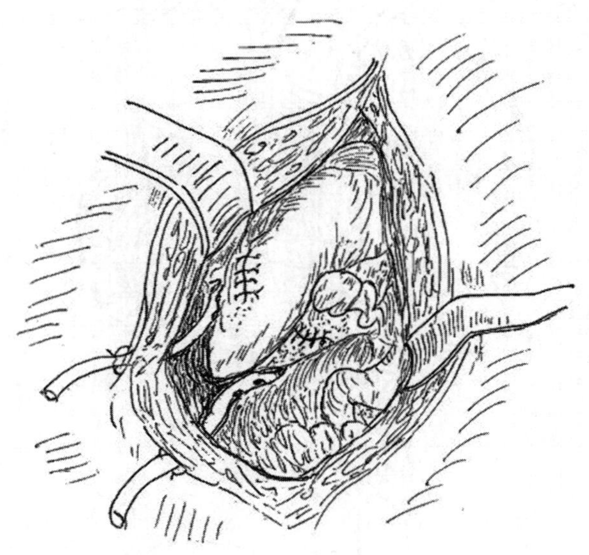

图31－6　右膈下间隙及右肝下各放置多孔橡皮引流管一根，另切口引出固定

共失血约1 600ml，输血1 000ml。术后生命体征平稳。腹腔引流管术后3天共引出300ml淡血水，术后5天拔除引流管。复查血常规正常，Hb 120g/L，肝肾功能正常，手术切口甲级愈合，住院12天出院。术后3个月随访正常。

【讨论】

肝外伤一般分为开放性损伤和闭合性损伤两类。前者多为刀伤、枪弹伤和弹片伤所致，其中散弹猎枪造成的损伤较一般的枪伤重。后者由钝性外伤如打击、挤压、爆震伤和坠落等原因使肝脏直接或间接受到冲击力的影响导致受损破裂，并无腹壁的创口与肝脏沟通。单纯的肝外伤和开放伤的死亡率较低，而复杂的肝外伤和闭合性肝外伤的死亡率较高。据有关文献统计，后两种占肝外伤总数的12%～42%，而死亡率却占50%以上。

肝外伤的手术处理原则与一般创伤外科要求一致，包括对肝脏创伤的清创、止血、消灭死腔、缝合创口和充分的引流等。通常情况下采用单纯缝合、填塞＋缝合、引流术和肝部分切除术，当合并下腔静脉损伤时则应根据伤情程度确定手术方案。

该伤员为锐器刺伤肝脏并导致脏面及膈面的贯通，创口较大，出血较多，多数施术者均采用填塞缝合术。本例施术者当即应用Pringle法阻断第1肝门后，可见创口的出血明显减少。说明创口的出血为肝动脉及门静脉分支的破损所致。肝脏破口内清除失活组织及结扎破损的血管后，伤道出血停止，缝合创口在距创缘2cm进针，尽量贯穿到创道的深部，收紧缝线时肝脏对拢但不能太紧，不能留死腔。虽然关于肝裂伤创口较大的缝合未获得多数学者的认可，但绝不能因此就放弃这种用于肝创伤处理的有力武器。特别对在处理肝创伤经验不足，又需迅速解决战斗的情况下，深部裂伤的缝合仍为有效的手段，因为有部分并发症的生者总比死者强。在进行肝的深部缝合时，需要缝合到完整的肝被膜以把持住缝合线，结扎缝合线时要小心，松紧要适当，进针距创缘不能少于1.5cm，针距也不小于1cm，更要选择好适于肝创伤形态的缝合方式，如垂直间断、褥式、“8”字缝合等，无论何种方法，为保留良好的肝组织，应垂直肝表面进针，避免斜行进针（避免残留无效腔）导致早期出血或积液感染等。

术后注意抗休克，补充足够的血容量和电解质，纠正出血倾向，保持腹腔引流的通畅。肝损伤后，机体对细菌及其毒素的抵抗力显著降低，故不论细菌的污染及创伤的程度、性质如何，都应给予适当的抗生素，以广谱抗生素为宜。

例32　肝右前叶段并胆囊十二指肠损伤

【伤情简介】

男性，41岁。被他人用长约15cm的水果刀刺伤右胸前下份2小时入院。查体：呼吸25次/min，脉搏126次/min，血压86/58mmHg。急性痛苦面容，面色略苍白，口唇轻度发绀，气管居中，双肺呼吸音正常。心率116次/min，窦性心律不齐，心音低钝，未闻及病理性杂音。腹部稍膨隆，腹肌紧张，全腹压痛反跳痛，移动性叩浊明显，未闻及肠鸣音，脊柱四肢正常。创口情况：剑突偏右有约3cm边界较整齐的裂口，与腹腔相通，有以血性为主的混合液从裂口溢出，急查血，WBC12.68×10^9/L，N 86%，Hb 80g/L。诊断：腹腔脏器破裂并失血性低容量休克，全腹膜炎。迅速建立两条静脉通道补充血容量，做好必备的术前准备，护送伤病员入手术室。

【治疗经过】

在气管插管全麻下，取右肋缘下切口（图32－1），进腹后吸出以血性为主、混有食物残渣的胃肠液和胆汁液共约2 300ml。探查发现肝脏第Ⅴ段下份有约不规则的4cm破口，与胆囊体部相通，十二指肠部有2cm横形破口（图32－2）。

各破裂口均有不同程度的出血及漏液，用鼠齿钳夹闭胆囊及十二指肠的破口，切开肝破口与胆囊破口之间桥梁组织，以便直视下清除失活的肝组织，钳夹创口内破裂出血的血管分支，1号丝线结扎，创口内出血停止。用热盐纱垫填压创口。距与胆囊管汇合0.5cm离断，4号丝线结扎，游离胆囊动脉，切断用4号丝线结扎（图32－3a、b）。

紧靠胆囊壁顺性电切离断胆囊系膜至胆囊底、体交界处，经胆囊破口切开胆囊壁厚0.3cm，清除囊内较多的固醇样沉积物，刮除胆囊黏膜，将带蒂的胆囊壁填于肝脏创口内，用10号丝线间断贯穿创底缝合5针（图32－4），收紧缝线，靠拢肝创缘结扎，处理肝创口满意。1号丝线间断缝合十二指肠破口4针（图32－5）。胃造口处置入胃管送至十二指肠水平部（图32－6）。清理腹腔，温氏孔处及盆腔各置放腹腔引流管一根，逐层关腹。

术后生命体征平稳。术中输血700ml，腹腔引流50～20ml炎性渗出液。术后5天拔除引流管。2周拔除胃造口引流管，住院15天，全身情况良好，Hb 110g/L，痊愈出院。

【讨论】

肝外伤的手术，要根据损伤的部位，选择好切口，快速进腹腔后，尽快寻找到损伤的位置，先应止血，后处理其他的损伤。该伤病员为锐器戳进肝脏，经胆囊出，再戳破十二指肠，与锐器的深度及

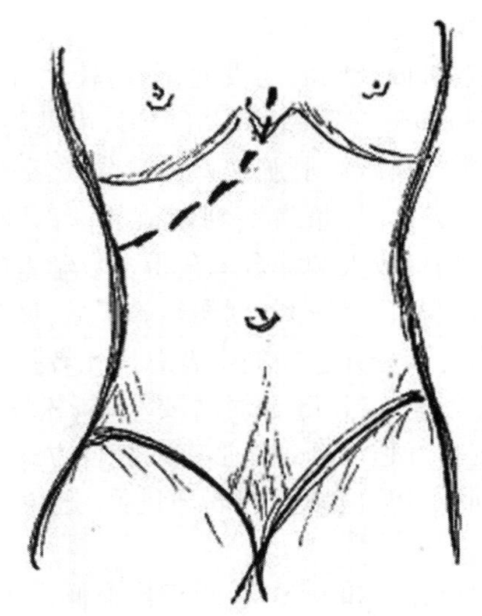

图32－1　右肋缘下手术切口

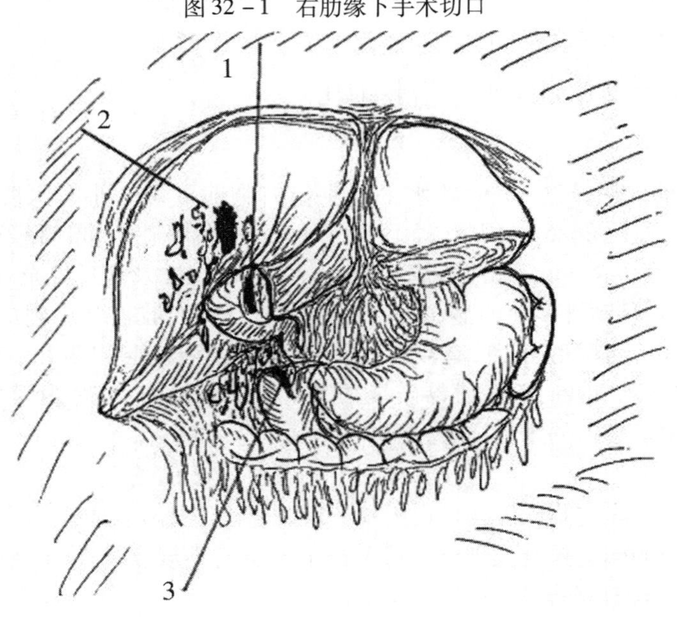

图32－2

1. 胆囊破损处　2. 肝脏静脉段破损处　3. 十二指肠球部破口

解剖脏器毗邻有关。本例为多脏器损伤导致腹腔出血，漏胆及胃肠液溢流到腹腔，致失血性为主的低血容量休克，全腹膜炎。故边抗休克边进行抢救性手术。根据受伤脏器情况，先夹闭十二指肠的破口处暂阻断胃肠液、胆液的溢出，立即果断地切开肝破裂与胆囊破口通道处之间的“桥梁”组织，充分显露创口，以利清创失活的肝组织，可靠地处理出血及漏胆汁的管道。

单纯较小的胆囊破口可行修补，本例的胆囊裂口是因锐器经肝脏进入胆囊出胆囊，即属胆囊贯通伤，破口大，又有慢性胆囊炎的改变，即便修补满意，也可能属于胆囊修补术后并发症的候选人之最。故术者将胆囊动脉及胆囊管常规离断结扎后，游离胆囊直至底部，扩大胆囊破口腔隙，净化胆囊黏膜，将带蒂的胆壁组织填塞于肝创面内，贯穿缝扎，实为可取。

关于肝创口填塞缝合术，常用的填塞物是大网膜、明胶海绵或氧化纤维素，一般是填塞入肝组织后再行缝合，其目的是起到止血和防止胆漏的作用。一般采用带蒂大网膜填塞较理想，它能较快地与肝脏裂口愈合。但在一般情况下，笔者不采用，即使使用时也应尽量选择离创口近的大网膜束带，尽量缩小其后的间隙，以防内疝的发生。无论使用何种填塞物，在填塞止血之前，都要彻底清除

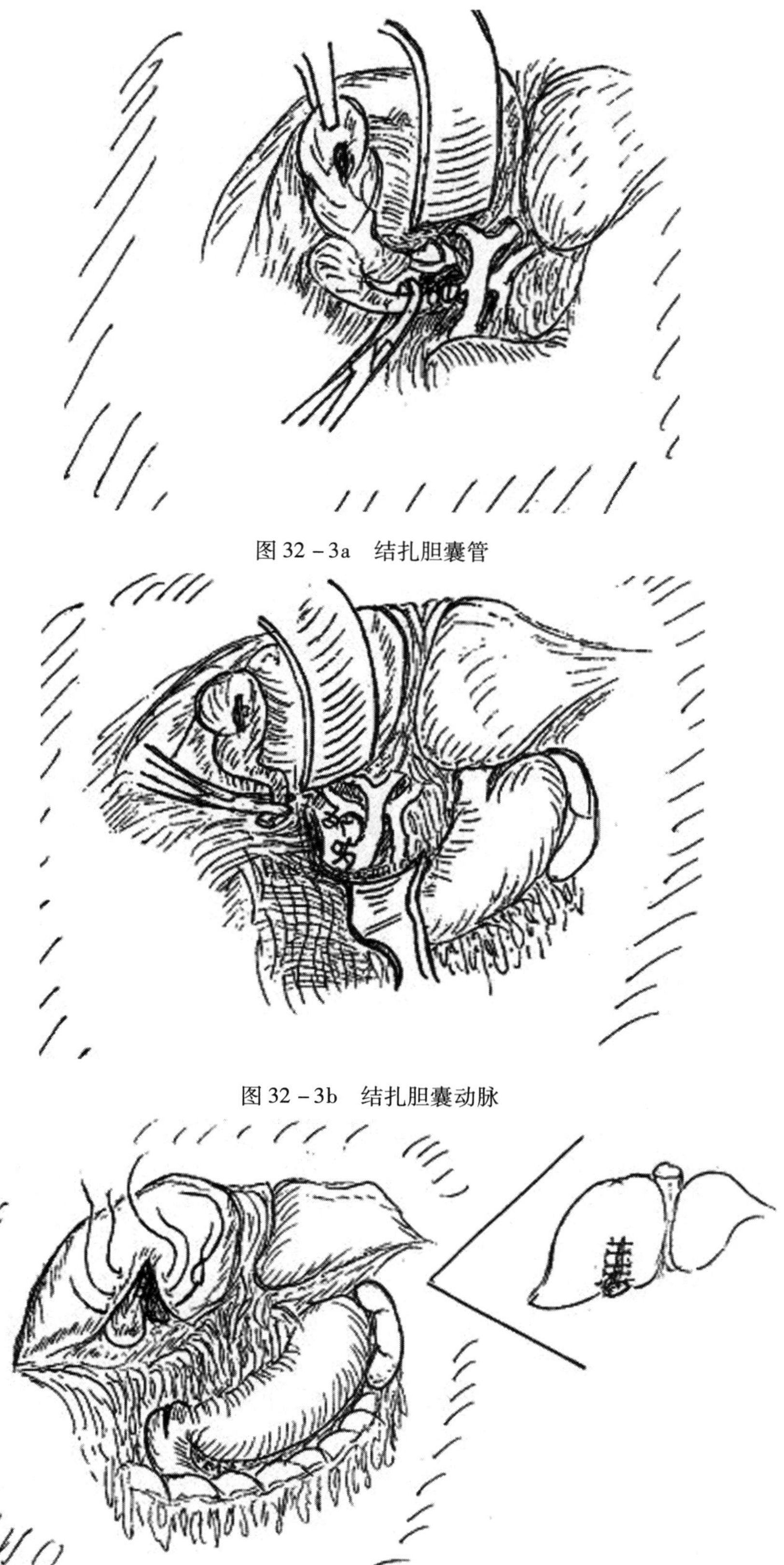

图 32－3a　结扎胆囊管

图 32－3b　结扎胆囊动脉

图 32－4　带蒂的胆囊填塞于肝创口内，缝扎止血

失活的肝组织，以尽量减少术后感染的因素。

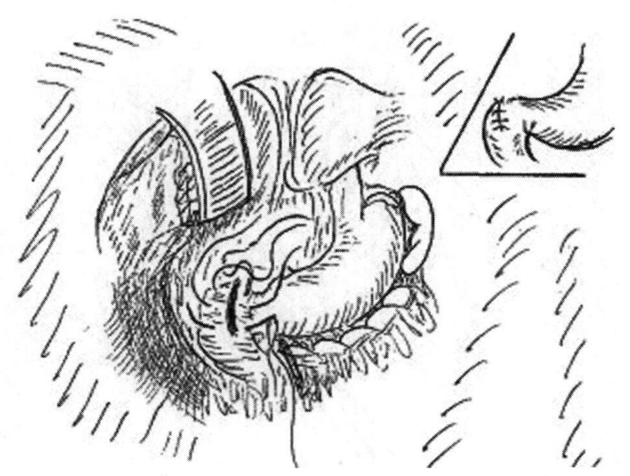

图 32－5　1 号丝线缝合修补十二指肠破损处

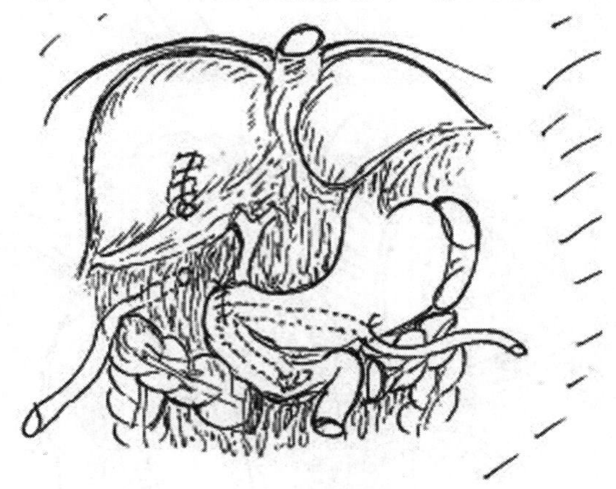

图 32－6　胃造口处置入胃管放至十二指肠水平部

例 33　肝脏并左下肺火器伤

【伤情简介】

男性,16 岁,比赛训练中被“运动步枪”误击伤右上肋部 1 小时多入院。查体:呼吸 26 次/min,脉搏 113 次/min,血压 90/66mmHg。神志清楚,痛苦面容,面色青灰,口唇轻度发绀,气管略偏向右侧,颈部无气肿,右肺呼吸音正常,左下肺呼吸音消失,心率 113 次/min,心律不齐,未闻及病理性杂音,全腹有压痛及反跳痛,移动叩浊,肠鸣弱。脊柱四肢正常。外科情况:右腋前线与腋中线间第 8 肋软骨处有一约 1.5cm 圆形皮肤破损,探及进入腹腔有鲜血溢出(弹道入口)。左腋中线有约 2cm 不规则的破口,局部肿胀,有肋骨碎片(弹道出口),随呼吸有鲜血气泡溢出。X 线胸片提示,左第 8 肋骨粉碎骨折,左侧血气胸,腹腔少量积血。心电图为窦性心律不齐。血象 WBC 9.50×10^9/L,N 80%,Hb 90g/L。诊断:胸腹部火器弹道伤,肝脏及左下肺受损。左侧开放性血气胸,轻度失血性休克。急诊室建立两条静脉通道及进行必备的术前准备后,护送伤病员入手术室。

【治疗经过】

先行左胸闭式引流后,在气管插管全麻下,取上腹人字形左胸联合切口(图 33－1),进腹腔后积血及凝血块 500ml,探查发现肝右后叶中段与右前叶交界处有约 2cm 破口,有血性胆汁溢出,肝左叶镰状韧带左外侧 4cm 有 2.5cm 不规则破口,有血性胆汁溢出(图 33－2),左膈下约 2cm 破口与胸膜腔相通。根据探查情况,先用热盐纱垫压迫肝脏的破口,按原计划切口进左胸腔,吸净胸腔积血约 500ml,发现左下肺外基底段下有 2cm 的弹道进出破口,均有血气泡溢出。胸膜腔壁 2cm 破口与胸壁外相通并有血渗出。4 号丝线修补破损肺各 2 针(图 33－3),胸膜腔壁破口处缝扎 2 针。

缝合膈破损处，清理胸腔，置放胸腔闭式引流管，逐层关胸。

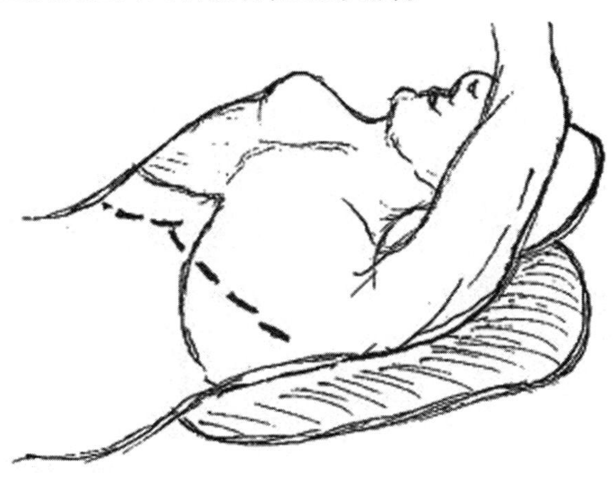

图 33－1　左胸联合手术切口

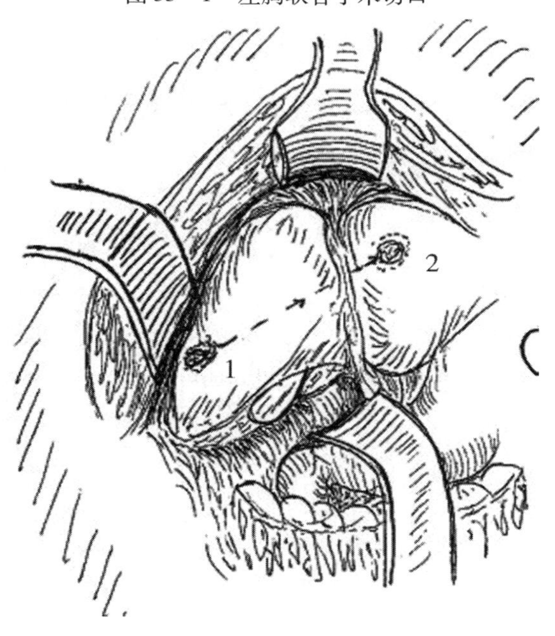

图 33－2　显露肝脏受损处

1. 弹道进口处　2. 弹道出口处

肝脏弹道损伤的处理：先用大号尿管从右肝破口处顺利置入 13cm，有阻力后抽出，选一适当大小的食管静脉曲张破裂出血时应用的三腔二囊管（Blakemore）置入，左侧应用大号尿管套入避孕套，调整适度后丝线结扎，置入 6～7cm 有阻力后，在左右两侧的肝内球囊填塞物内分别注入适量的生理盐水，血性胆汁漏出液即刻停止（图 33－4），分别左右腹壁引出固定。探查胆总管直径约 1cm，切开胆总管，溢出血性胆汁，胆总管下段通畅，置放 18 号“T”形管（图 33－5），观察肝脏色泽正常，无明显肿胀，肝内球囊填塞的松紧度适当，清理腹腔，左右膈下各置腹腔引流管一根，逐层关腹。

失血量约 1 000ml，输血 600ml，术后生命体征平稳。肝内球囊填塞术后 72 小时内，每 8 小时放出球囊内液体一次，4～6 小时后再次注入适量的生理盐水，腹腔引流管引流液 40～50ml/d，术后 3 天引流管无溢出液，顺利拔除肝内球囊填塞物，观察 1 天后即术后 4 天拔除腹腔引流管。胸片提示胸腔无积液，肺膨张良好。术后 5 天拔除胸腔闭式引流管。术后 10 天 Hb 120g/L，术后 2 周“T”管造影提示：右前叶胆管显影不佳，胆总管下端通畅。住院半月拔除“T”管后出院。术后 6 个月及 12

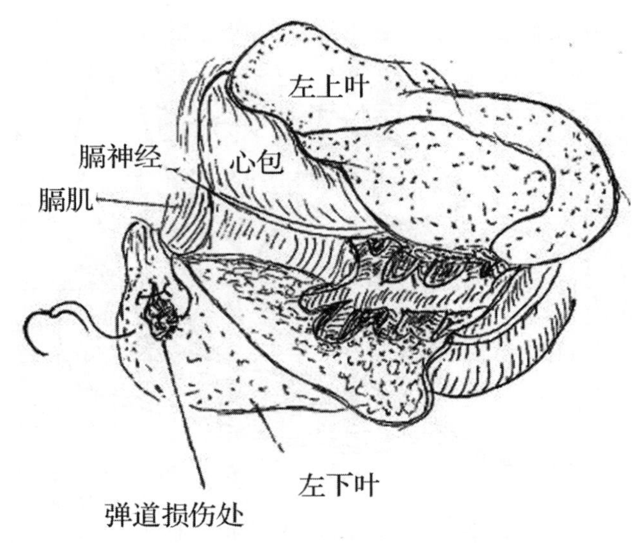

图33-3　左下肺损伤处

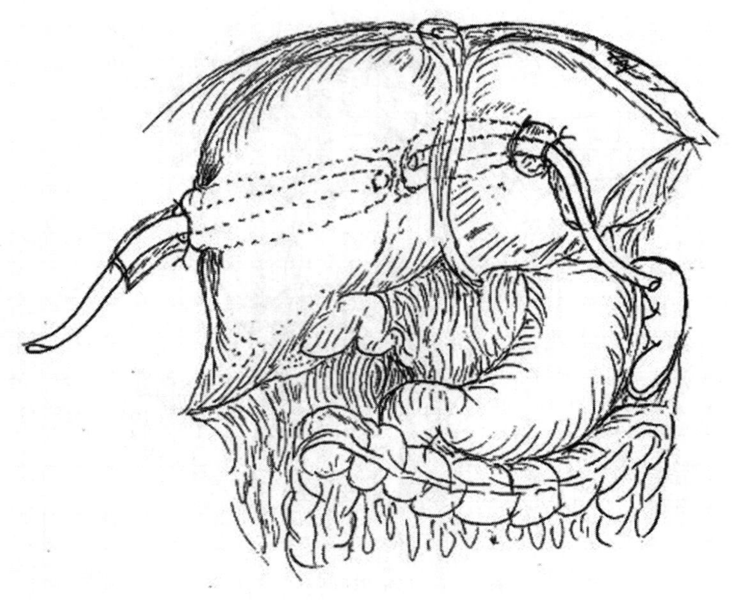

图33-4　左右侧肝内球囊填塞术

个月后随访,复查肝功能正常,全身情况良好。

【讨论】

本病例为火器贯通胸腹部,即弹道经右肝、左肝、膈肌、胸腔,经左下肺左胸壁,导致肝脏损伤、血气胸、失血性休克、腹膜炎。有幸的是弹道仅伤及肝内右前叶胆管及分支,未伤及肝内较大的血管,抢救及时,手术处理得当,故术后恢复顺利,出院后1年内随访有关检查,全身情况良好。

国外有关文献记载,当遇到肝的贯通伤伤及两叶时,应想到应用球囊充填术。这种方法较简单,又能有效地处理这种重症的肝创伤。如要替代这样的方法,那就是直接切开伤道,直视下进行直接清创、止血和修复。但必须指出的是,这样的替代只适于短而浅的贯通伤,如本例用切开伤道,直接清创、止血和修复的方法,将会造成灾难性的后果,为不明智之举。肝内球囊填塞时,伤道一般都应用大号硅胶尿管轻柔地置入,以探伤道有无明显阻力等状况。本伤病员右侧较深伤道,选用食管静脉曲张破裂时止血用的三腔二囊管,较顺利地置入,选择适当长度,创口外膨胀防止脱落,膨胀伤道内球囊止血及填塞漏胆。左肝伤道进入6~7cm有阻力,选用大号尿管套入避孕套,调整长度

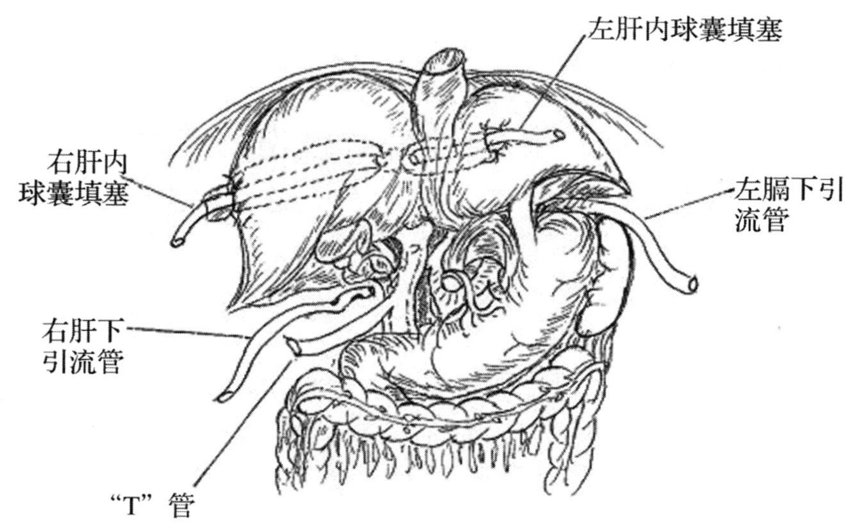

图 33－5　肝内球囊填塞"T"管引流术

适当后丝线结扎，均收到满意的结果。

胆总管探查"T"管引流起到了重要的肝内球囊填塞辅助作用：①减轻肝内胆管的张力，有利破损胆管支的愈合；②防止凝血块阻塞引起胆管的梗阻，而加重漏胆及伤道内出血；③必要时可冲洗胆管或提供经胆管给药的途径；④对防止胆道感染有一定作用；⑤有利术后胆道造影了解肝内外胆道解剖情况。

参考文献

[1]　李荣祥，李金龙，潘万能，等. 肝切除 69 例临床分析[J]. 肝胆外科杂志，2001，9(5)：337－339.

[2]　李荣祥，李金龙，潘万能. 常温下半肝血流阻断与 Pringle's 法的临床比较[J]. 中华肝胆外科杂志，2004，10(4)：245－257.

第12章　闭合性肝脏损伤的手术

例34　右肝挫裂伤

【伤情简介】

男性,43岁。车祸中撞击右上腹部2小时入院。查体:呼吸23次/min,脉搏120次/min,血压84/58mmHg,痛苦面容,神清合作,颈部无肿胀,双肺呼吸音正常。心率120次/min,律齐,无病理性杂音。右上腹压痛明显,肠鸣弱,脊柱四肢正常。X线摄片提示:胸部无异常发现,腹部平片右膈肌抬高,无游离气体,腹腔中等量积血。床旁B超提示:右肝上下积血,肝破裂可能性大。腹腔穿刺抽出不凝血。床旁心电图提示:心肌有缺血,窦性心律不齐。血象WBC 9.83×10^9/L,N 75%,Hb 80g/L。诊断:腹部闭合性损伤,肝破裂失血性休克。急诊室在建立两条静脉通道、补充血容量的同时,进行术前准备,护送伤病员入手术室。

【治疗经过】

在气管插管全麻下,右侧仰卧位,取右肋缘下切口进腹(图34－1),吸净腹腔积血约1 200ml,取出右肝上下积聚的凝血块,发现右前叶外侧及右后叶中段为主的不规则破损约8cm×11cm,有血性胆汁溢出,迅速阻断第1肝门并上阻断带(图34－2),此时,出血明显减少。

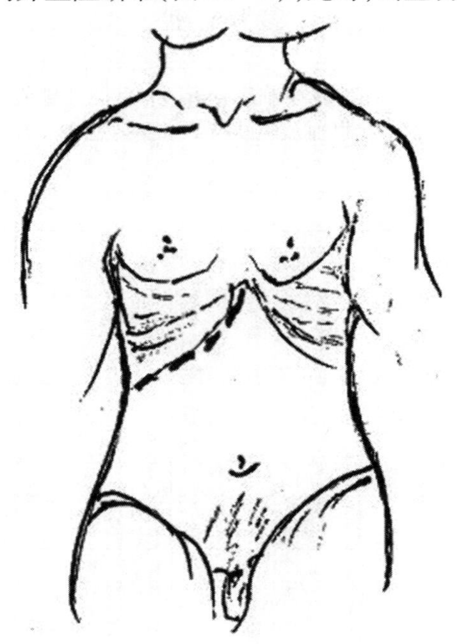

图34－1　右肋缘下切口

离断结扎右肝三角韧带及肝圆韧带,先用热盐水纱垫暂时填压右肝膈面及肝下。切开肝十二指肠韧带被膜,从肝动脉向上找到肝右动脉,用4号丝线结扎(图34－3)。取除纱垫,清理肝破口内的失活组织,结扎明显出血的破裂血管及细胆管支,取带蒂大网膜填塞该处,再用明胶海绵充填于其周的小破口内,用肝缝针10号丝线间断贯穿缝合较大的破口,共缝合6针(图34－4)。

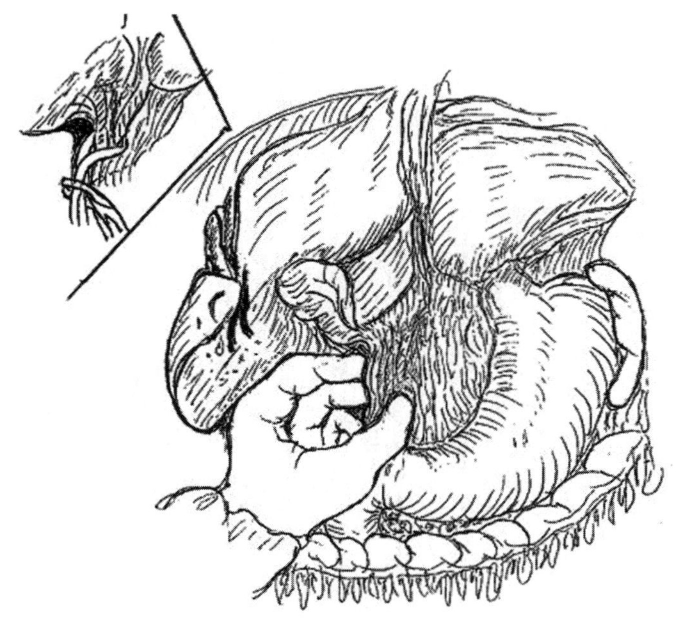

图 34－2　阻断第 1 肝门

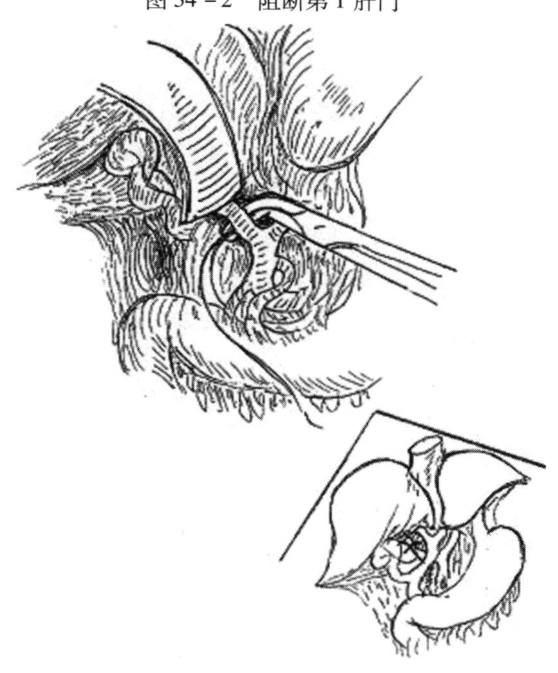

图 34－3　结扎肝右动脉

阻断肝门时间共约 12 分钟，肝破口处理满意，无出血。胆总管直径约 1cm，切开胆总管，溢出血性胆汁，探查胆总管下段通畅，无结石，温盐水冲洗肝内外胆管后，置放 18 号“T”形管（图 34－5），缝合胆管。清理腹腔，再次观察肝脏色泽正常，破口处理处无出血漏胆汁后，右肝下温氏孔处各放置腹腔引流管另切口引出（图 34－6）。T 管另切口引出固定，逐层关腹。术后生命体征平稳，共输血 700ml，腹腔引流术后 5 天内引流液 20～100ml/d，T 管胆汁引流 300～400ml/d，无明显渗血，B 超检查腹腔膈下无积液，拔除引流管，术后 10 天 T 管造影肝内外胆管无异常，肝功能转氨酶偏高，Hb 120g/L，住院半月拔除 T 管出院。术后 3 个月随访正常。

【讨论】

本伤病员为车祸致腹部闭合性损伤，右肝破裂失血性休克，术前建立静脉通道，补充血容量及

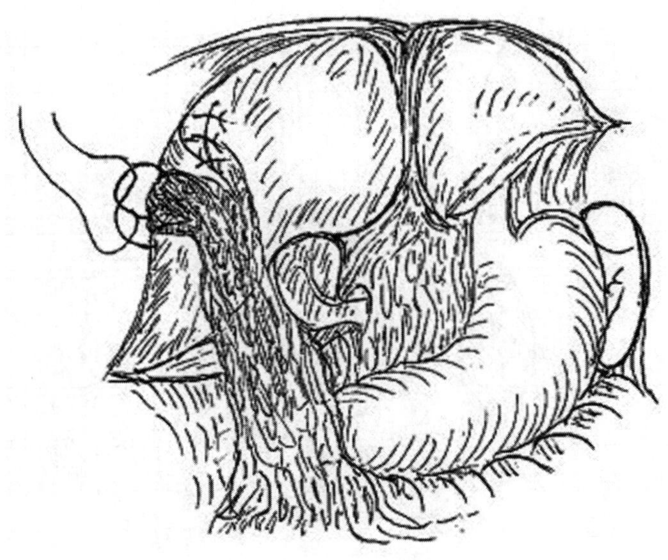

图 34－4　带蒂大网膜填塞,修补肝脏破口

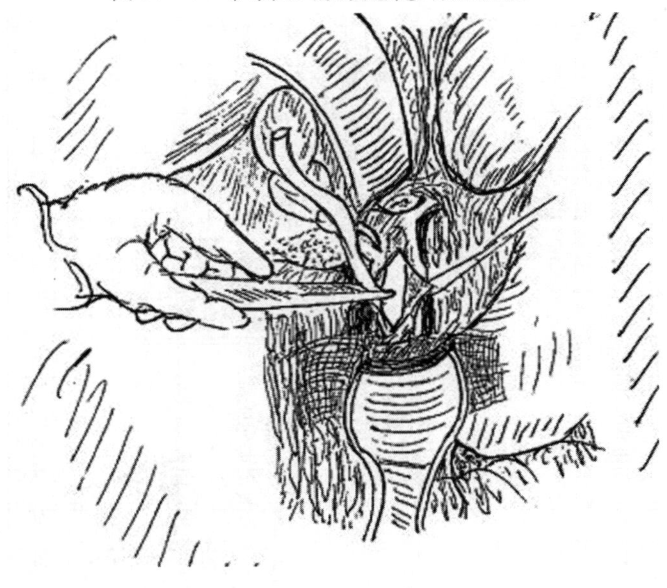

图 34－5　胆总管探查 T 管引流

必备的术前准备后护送手术室,在气管插管全麻下剖腹手术探查。对于严重的肝外伤的处理成功与否,关键是能否迅速地控制出血,即手术时应先控制出血,锁定创伤的范围,瞄准主要创口内管道的损伤,同时纠正具有致死危险的低血容量和酸中毒。控制入肝血流常用而有效的方法是:①直接压迫损伤的部位,或双手挤压;②暂时的 Pringle's 法或上阻断带,如有肝硬化者一次性阻断控制在 20 分钟内,无肝硬化者常温下可耐受 60 分钟;③肝周纱布压迫填塞;④经验较丰富的术者,可根据伤情及伤病员整体情况选择性的肝血管结扎,即肝总动脉结扎,肝固有动脉结扎,肝左或肝右动脉支结扎。但有严重肝功能损害者要慎用,尤其是肝固有动脉的结扎。处理肝外伤的合理手术方式是在入肝血流控制的情况下,清创失活的肝组织,逐一结扎断裂的血管和胆管,给予单纯的缝合或填塞加缝合,根据损伤的情况,必要时行胆总管探查,T 形管引流,有利肝脏损伤的愈合。

在完成肝损伤破口的清创失活组织、结扎创口内破裂的血管及胆管后,应用大网膜填塞肝创面遗留的死腔是个好办法,但应避免束带网膜后过大的间隙,以防内疝发生。

对于闭合性严重肝外伤的处理,笔者根据肝脏受损的情况,在选择性肝动脉结扎为主的肝血流

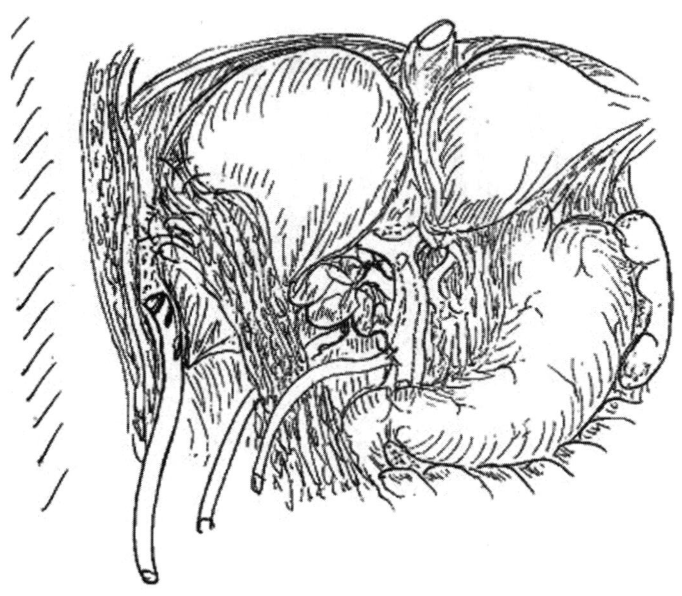

图 34－6　T 管，腹腔肝右膈下，温氏孔引流管各 1 根

控制方式下，创口的处理后附加带蒂网膜填塞缝合修补，肝周纱布卷带填塞引出腹壁外 5～7 天内分次拔除，胆总管"T"管引流等综合处理，获得了较满意疗效，曾在肝胆外科杂志上报道了有关治疗的体会。

例 35　右肝上段挫裂伤

【伤情简介】

男性，35 岁。因车祸撞击右上腹约 2 小时入院。查体：呼吸 24 次/min，脉搏 125 次/min，脉搏细弱，血压 82/54mmHg，双侧瞳孔等大，光反射正常。神清，面色发白，口唇略发绀，右下肺呼吸音减弱，左肺呼吸音正常，心率 123 次/min，律齐，心音低钝，无病理性杂音，右上腹肋弓处皮肤青紫肿胀，全腹有压痛右肋下明显，反跳痛，移动叩浊，肠鸣减弱，脊柱四肢无异常。床旁 B 超提示肝破裂并腹腔积血，床旁心电图提示偶有心律不齐及心肌缺血表现，腹穿顺利抽出不凝血，WBC 9.63 × 10^9/L，N 80%，Hb 70g/L。临床诊断：腹部闭合性损伤，肝破裂失血性休克，右下肺挫伤。急诊室迅速建立两条静脉通道，补充血容量，护送病员入手术室。

【治疗经过】

在气管插管全麻下，仰卧位右侧略抬高，取右肋缘下切口进腹腔，吸净腹腔积血约 1 500ml，取出膈下肝凝血块，发现肝脏Ⅶ、Ⅷ段为主不规则破裂（图 35－1），出血明显，肝脏质中等，边缘锐无硬化表现。用热盐纱垫暂时压迫，立即阻断肝十二指肠韧带并上阻断带（图 35－2）。此时出血减少，离断肝右三角韧带及肝圆韧带。

取除压迫肝破口的纱垫，离断清理失活肝组织，可见创口深下部有出血，果断向下切开肝组织充分显露，钳夹缝扎破裂出血的管道小分支（图 35－3），以及钳夹结扎小管道的出血及漏胆。游离横结肠右侧的带蒂大网膜填塞创口，附加大块的明胶海绵，用肝缝针 10 号丝线尽可能贯穿创底间断缝合先后 7 针，合拢肝破裂口创缘后结扎（图 35－4）。

撤除肝门阻断带，共阻断时间 16 分钟。切开肝十二指肠韧带，7 号丝线结扎肝固有动脉（图 35－5）。探查胆总管直径约 1.0cm，切开胆总管溢出血性胆汁，探查胆总管下段通畅，置入尿管冲洗肝内外胆管，18 号"T"形管置入胆总管内（图 35－6），缝合胆管，探查其他脏器无损伤，右膈胸腔穿刺抽出少量淡血水，未置胸腔引流。清理腹腔，膈下及肝下温氏孔处各置腹腔引流管一根，关腹。

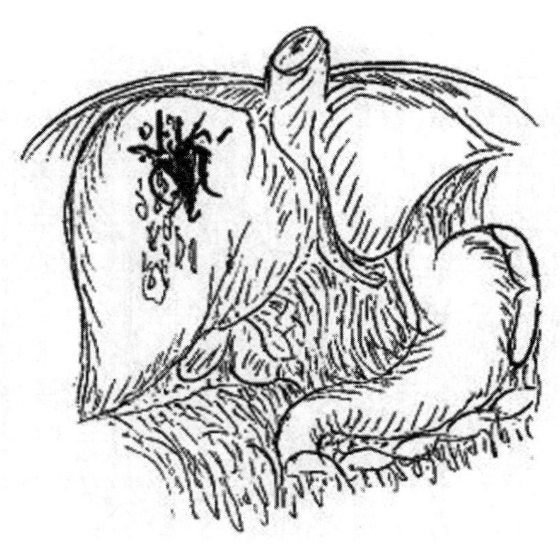

图35－1　肝Ⅶ、Ⅷ段不规则破口出血

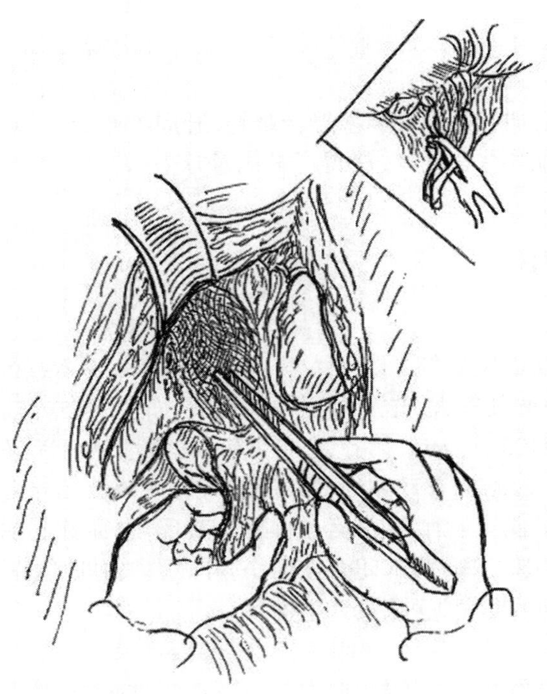

图35－2　阻断入肝血流，创口部位暂时纱布垫压迫

共输血1 100ml，术后5天内20～80ml/d淡血水溢出，术后3天T管引流胆汁正常，术后1周拔除腹腔引流管。胸片提示右下肺轻度挫伤，肋膈角变钝，T管造影右前上支未显影，住院16天拔除T管出院。术后6个月随访复查肝功能等均正常。

【讨论】

本病例腹部闭合性肝损伤，其部位为右肝Ⅶ、Ⅷ段为主的膈面，为不规则的肝破损出血及肝内胆管分支的损伤。在清理失活的肝组织时，发现其深下分有明显出血，处理困难，故在控制入肝血流的情况下，果断肝切开以充分显露肝创口内的术野，再用窄条拉钩适当展开创口，显露出血管或胆管结构，行缝扎或结扎，或用金属钛夹，逐步深入到明显的出血源进行可靠止血。对于有经验的外科医生来说，肝切开适当延长肝的创面的术野是控制肝深部出血的有用方法。如肝裂口深部有

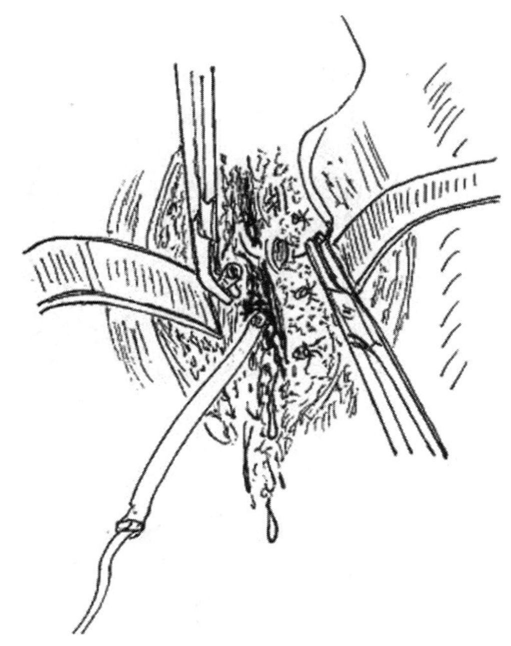

图 35－3　结扎或缝扎创口深部的破裂出血及漏胆的管道

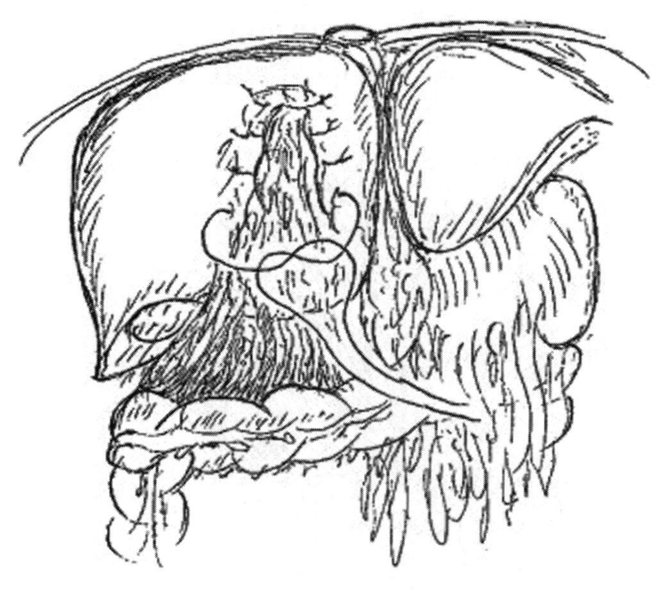

图 35－4　游离右半横结肠带蒂大网膜填塞加缝扎

明显的出血漏胆的小管道，均采用缝扎为主的方法处理，这样可防止结扎线的滑脱。如遇到肝创口内的较大静脉出血，应用 5－0 或 6－0 的血管缝线进行修复。因此，当清创肝创口失活组织看到来自深部的血管喷血时，应沉着冷静，与其试图封闭裂口，不如扩大创口寻找隐藏的动脉或静脉出血源。

完成肝创口清创失活肝组织及血管结扎处理后，在肝创面遗留的无效腔大，用大网膜等填塞后行深部裂伤的缝合更有助于止血。如时间或情况许可，沿无血管区将大网膜从横结肠游离下来，通常利用右侧较好的部分，将其纵向切断至胃大弯处，即可翻转网膜片向上充填入受损的肝内，并适当缝合，不但有利于止血，还有利于肝创面的愈合及肝细胞的修复。该伤病员选择了肝固有动脉结扎及胆管 T 管引流术，保证了重症肝损伤的创口处理，获得了满意的治疗结果。

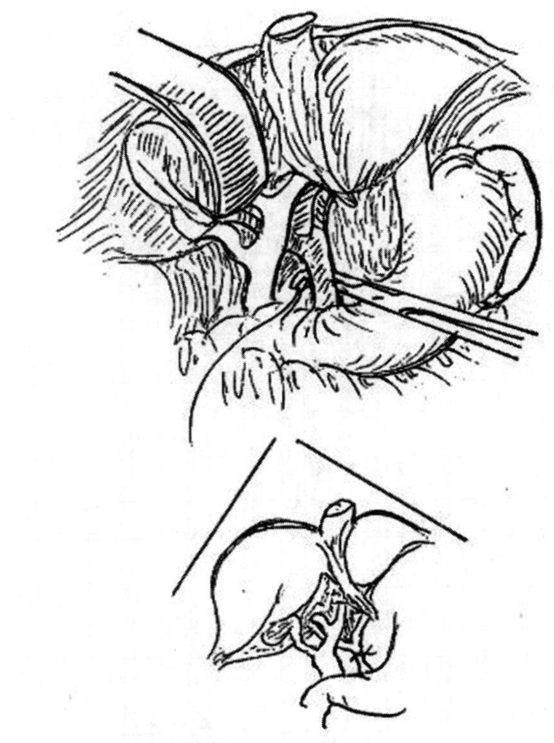

图35－5　结扎肝固有动脉

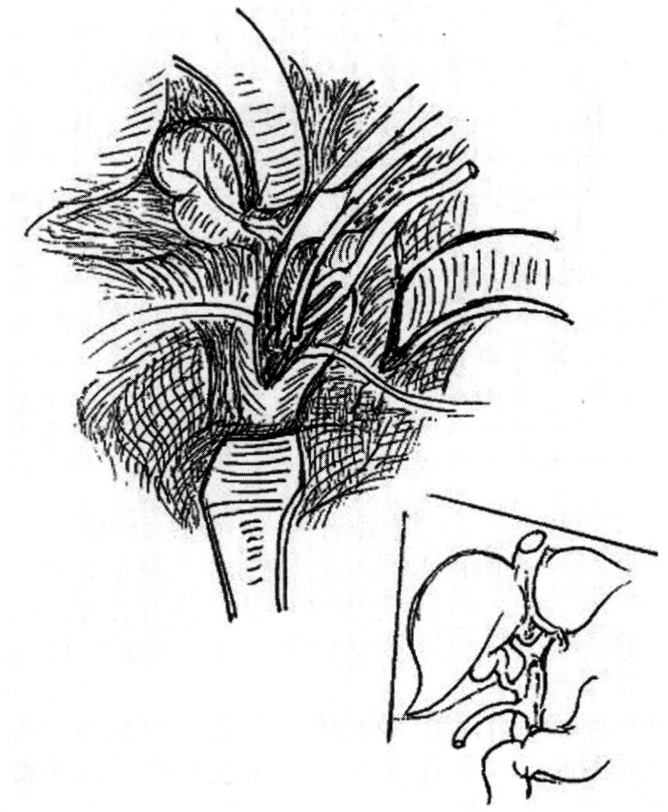

图35－6　胆总管探查“T”管引流

例 36　中央型肝破裂

【伤情简介】

男性，38 岁，因车祸伤及右上腹季肋部 1 小时入院。查体：呼吸 25 次/min，脉搏 124 次/min，血压 76/50mmHg，神志清楚，面色苍白，口唇稍发绀，颈部无肿胀，气管居中，右下肺呼吸音稍弱，左肺正常。心率 124 次/min，律齐，心音低钝，无病理性杂音。右肋弓周皮肤擦挫伤，全腹稍膨隆，有压痛及反跳痛，移动叩浊，脊柱四肢正常。床旁检查，心电图提示窦性心律过速，右束支不全阻滞。腹部 B 超提示右肝破损，腹腔积血，腹穿抽出不凝血。WBC 9.5×10^{9}/L，N 82%，Hb 60g/L，诊断腹部闭合性损伤，肝破裂失血性休克。迅速建立两条静脉通道，备血，补充血容量，血压回升到 86/70mmHg，护送至手术室。

【治疗经过】

在气管插管全麻下，行锁骨下静脉穿刺置管以保证静脉通道。伤病员仰卧位，右上腹垫高 15°，取右肋缘下切口进腹，吸净腹腔积血约 2 500ml，取出肝上下凝血块，可见肝右叶第Ⅳ、Ⅴ、Ⅶ、Ⅷ段不规则破损并明显出血（图 36－1），即刻在用左手将右肝向左上推压控制出血的同时，尽快离断右肝三角韧带及肝镰状韧带至第 2 肝门处，立即用 Pringle's 法控制第 1 肝门并上阻断带（图 36－2）。暂时热盐大纱垫填塞压迫肝周及创面。

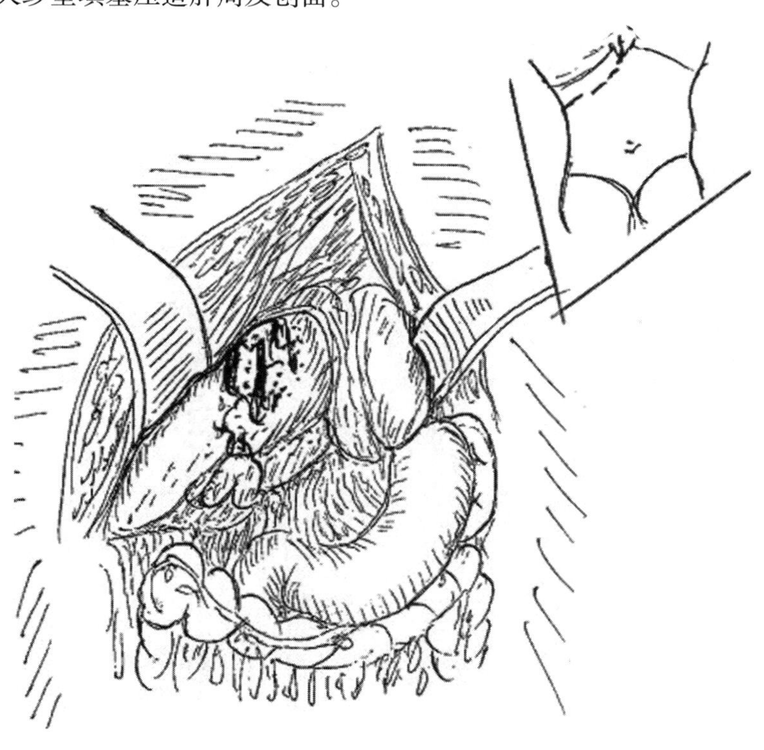

图 36－1　经右肋缘下切口及肝脏破损处

此时，肝破损处出血量明显减少，初步判断出血主要来自肝脏破损内，揭开肝创面纱垫仍有少量出血及胆汁样溢出。清理失活肝组织，对可见的明显管道破损出血给予钳夹结扎后，将带蒂的大网膜分 2 块铺垫于 2 处较大而深的创口内，再取用大块状的明胶海绵充填于网膜上，用肝缝针 10 号丝线在可缝处贯穿创底缝合，适当地靠拢肝创口结扎（图 36－3）。将阻断带上移至肝门并上提，游离出肝总动脉，在靠近胃十二指肠动脉的起始处用 7 号丝线结扎（图 36－4）。

取除阻断第 1 肝门约 18 分钟的阻断带，切开直径约 1cm 的胆总管，溢出血性胆汁，胆总管下段通畅，用热盐水冲洗胆管，仍有少许鲜血溢出。置入 18 号"T"形管（图 36－5），间断缝合胆总管切口。探查其他脏器完好，取除暂时填塞在肝周的纱布垫，创口处仅有渗血。根据伤情及肝破损的局

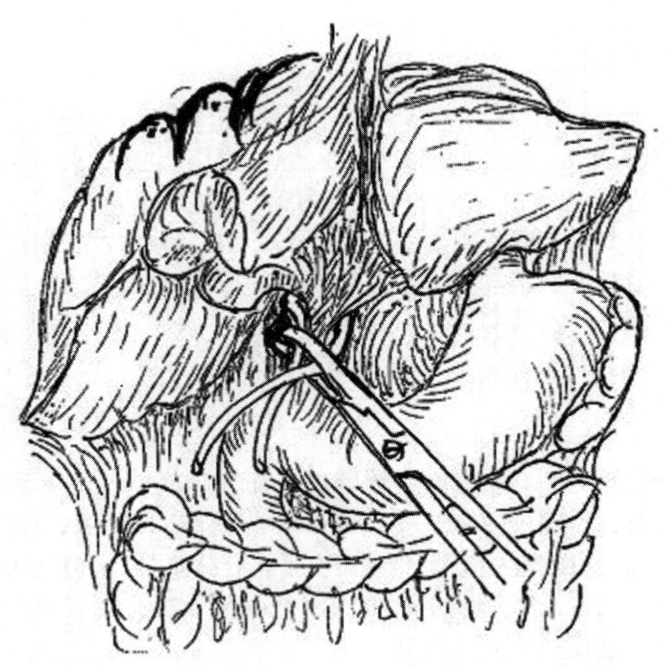

图36－2　第1肝门阻断入肝血流

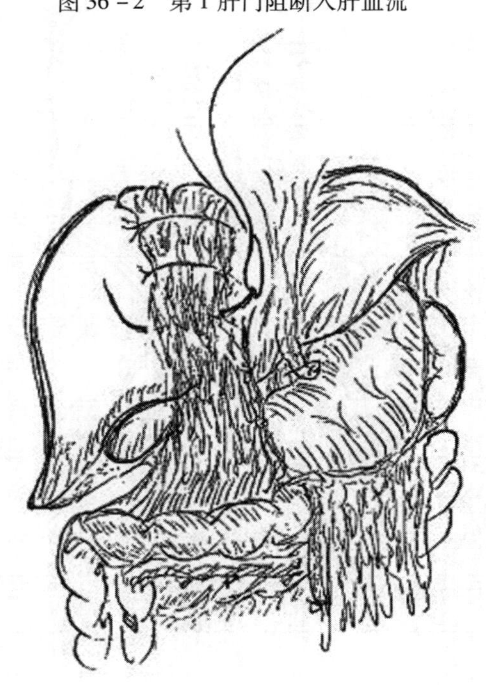

图36－3　大网膜填塞肝创口间断缝合肝破口

部及综合性处理后，明显的出血得到控制，再次评估第2肝门及肝后大血管无灾难性的破损。由于术中血压波动在90/60～70/40mmHg之间，决定用纱布卷带（专制的）充填于先用一层油纱置放在肝的表面，以预防拔除纱布带时损伤肝脏出血。填塞在膈面及脏面的松紧适度，分别在侧腹前壁切口引出（图36－6）。温氏孔及盆腔各放引流管一根。清理腹腔，关腹。

血压94/68mmHg，术中输血1 200ml/d。术后5天内引出血性液50～230ml/d，更换纱垫1～2次/d。术后5天起每天拔除填塞的纱布带1/3，术后第7天拔完，引流口处无血溢出，油纱与卷带纱布缝合固处完整。腹腔引流管通畅，无血性液溢出，次日拔除。T管仍有少量的血性胆汁300～

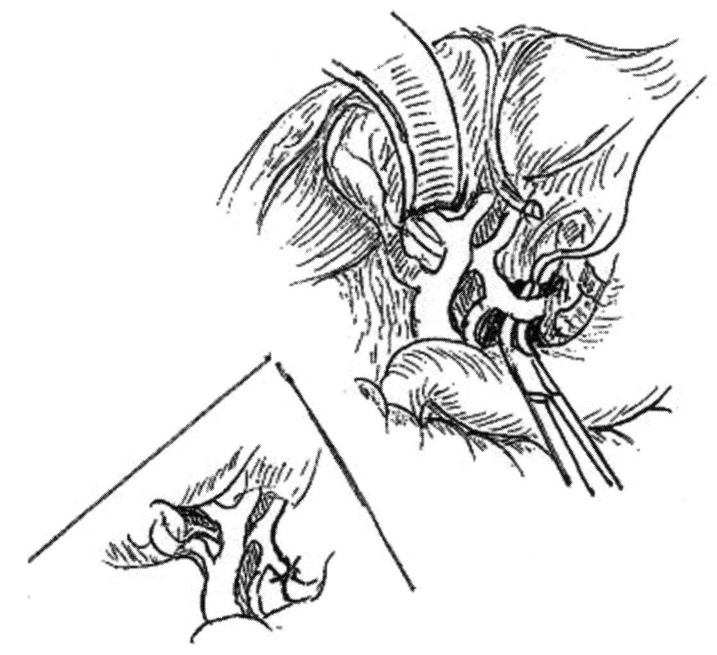

图 36－4　直角钳游离肝总动脉，用 7 号丝线结扎

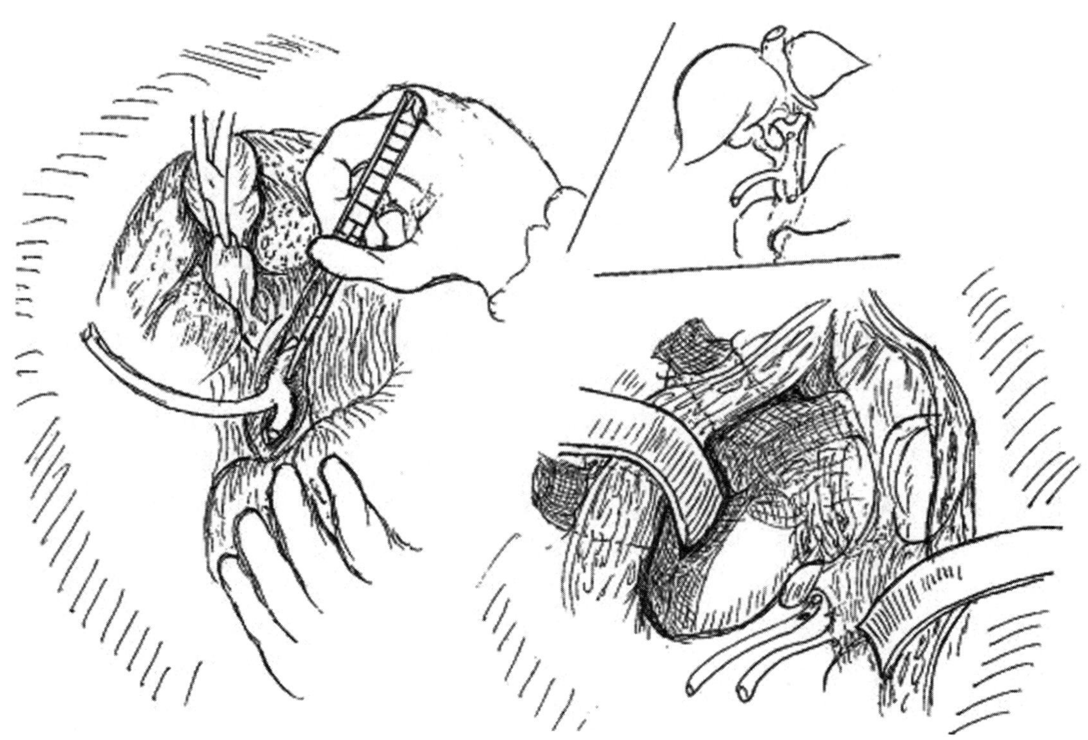

图 36－5　切开胆总管 T 管引流　　图 36－6　肝周纱布卷带填塞尾端另切口引出

350ml/d，先后输血共 2 000ml，Hb 80g/L。术后 2 周胆汁正常无血性，T 管造影右肝前后段支显影不佳，胸片提示右下肺轻度炎性改变，右肋膈角变钝，肝功能 Chied B 级。全身支持保肝治疗，术后 1 个月复查肝功能基本正常，Hb 100g/L。拔除 T 管，住院 5 周出院。出院后 3 个月随访全身情况良好，肝功能正常。

【讨论】

中央型肝破裂为极为严重的肝外伤。严重肝外伤的病死率较高,为 40% ~60%。根据解剖的定位,肝外伤累及到Ⅰ、Ⅳ、Ⅴ、Ⅷ段,均与第 1、2 肝门关系密切,包含大血管和胆管,都属于中央型肝破裂。肝外伤的死亡率与合并伤的数量未呈正相关,但与合并伤的严重程度有直接关系,更与能否得到及时救治和处理是否得当有关。

严重肝外伤的处理应紧急控制出血,救治能否成功的最关键因素是能否迅速控制出血,简单有效的方法包括:①直接压迫肝损伤的部位;②暂时阻断入肝血流,如 Pringle 手法或上阻断带阻断入肝血流,控制肝实质内出血,一般在 20 分钟内。已有研究显示,无肝硬化的肝脏可以耐受常温下一次性入肝血流阻断 60 分钟;③肝周纱布压迫;④合理的手术方式。一般难以制止的猛烈出血大多来自动脉,创伤位置深而复杂的肝裂伤经缝扎创面血管仍不能控制出血的,可考虑肝动脉结扎。特别是中央型肝裂伤根据不同部位,选用相应的肝左、肝右、肝固有动脉及肝总动脉结扎。选择性肝动脉结扎法是美国肯塔基州路易安大学的 Mays 推崇的,该术式可挽救肝外伤患者的生命,适于肝动脉阻断后可止血或肝实质裂伤以及创口深部无法显露者。这项操作要严格掌握指征。需要做肝总动脉或肝固有动脉结扎时,一定要注意到门静脉的供血存在,二者必留其一,不然容易发生术后肝功能衰竭。当有明显的肝硬化时,结扎肝固有动脉不应选用。通常情况下结扎肝总动脉最安全,但止血效果有时不满意。

对于严重的肝外伤的主要处理完成后,当时间、情况许可时,笔者认为有必要做胆总管“T”管引流术,以减轻肝内外胆道的压力,防治胆道感染等有关并发症,还有利于术后必要时经“T”管冲洗注药以及 T 管造影,了解肝内外胆道情况。

近年来,随着“控制损伤”(damage control)这一创伤理念的产生,肝周纱布填塞作为控制肝损伤出血的一种有效手段,又被重新列为治疗严重肝外伤的重要措施之一。目前肝外伤肝周纱布填塞主要用于分期手术的处理,特别是有凝血机制障碍而发生难以控制大出血的严重肝外伤,当技术条件有限或需转院治疗时,可采用纱布填塞暂时止血。有学者主张伤者的生理状态恢复稳定后,应 72 小时内行Ⅱ期手术取出纱布,以减少并发症的发生,若发生再出血需行可靠的手术止血。当选择纱布填塞时,笔者应用的是特制的纱布卷带,其前端缝扎连接于油纱布上,铺覆在肝创面,再于其上填压纱布卷带,其尾端另戳孔引出体外,以避免拔出纱布卷带时损伤肝脏再引起大出血(已有文献记载),同时也避免再次开腹取纱布垫的风险。如此使用纱布卷带填塞技术在肝外伤的治疗上更加简便安全。

对于不切肝的严重肝外伤的处理,笔者通常在应用 Pringle 法控制入肝血流的前提下,清创失活的肝组织。对创口内缝扎血管的处理,选用带蒂大网膜及明胶海绵填塞加缝扎创口,选择性肝动脉结扎,肝周纱布填塞以及胆总管 T 管引流术等方法,根据伤情综合应用而获得满意的疗效,曾在肝胆外科杂志上报道了有关重度肝外伤的治疗体会。

参考文献

[1] 程万荣,李强,李发海. 闭合性肝挫裂伤 12 例救治体会[J]. 中国社区医师,2007,(9):48.

[2] 杨甲梅,吴孟超,张晓华,等,缝合法治疗严重肝挫裂伤的体会[J]. 实用外科杂志,1991,(11):360 -362.

[3] 王奇,王刚,苏斌. 肝损伤累及肝静脉主干或下腔静脉的救治体会[J]. 创伤外科杂志,2012,(14):508.

[4] 姜振国,郝玉芝,马秉刚. 小儿严重肝挫裂伤抢救成功 1 例[J]. 华北国防医药,2010,8(22):390.

[5] 蒋正财,郑敏,叶兵. 膈包式缝合治疗右肝挫裂伤 54 例[J]. 实用医学杂志,2007,(23):3275.

[6] 蒋正财, 洪万东, 刘海斌. 纱布块填塞与膈包式缝合法治疗重度右肝挫裂伤疗效比较[J]. 中国急救医学,2010,9(30):862 -864.

[7] 吴观生,罗先达,冯昌宗,等. 带蒂心包片修复肝上段下腔静脉创伤 1 例[J]. chin J Traumatol, June 1997, 13(3):198.

[8]　张拴柱. 肝中央型破裂 2 例教训[J]. 实用外科杂志,1937,(7):327.

[9]　李荣祥,李金龙,潘万能,等. 肝切除 69 例临床分析[J]. 肝胆外科杂志,2001,9(5):337－339.

[10]　李荣祥,李金龙,何平,等. 肝动脉结扎在重度肝外伤中的临床应用[J]. 肝胆外科杂志,2006,4(4):271－273.

[11]　李荣祥,李金龙,潘万能. 常温下半肝血流阻断与 Pringle's 法的临床比较[J]. 中华肝胆外科杂志,2004,10(4):245－257.

第13章 闭合性肝损伤的切除性清创术

例37 右半肝切除术

【伤情简介】

男性，41岁，高处坠落右侧腹部着地约2小时入院。查体：呼吸23次/min，脉搏115次/min，血压84/58mmHg，痛苦面容，神志清楚，双瞳孔0.3cm，等大，光反射正常，面色苍白，口唇轻度发绀，颈部无肿胀，气管居中。右下肺呼吸音稍弱，左肺呼吸音正常。心率115次/min，律齐，心音低钝，未闻及病理性杂音。右侧腹壁皮肤肿胀，肋软骨有骨折压痛感，全腹有压痛及反跳痛，移动性叩浊，肠鸣减弱，脊柱四肢正常。床旁B超提示肝破裂腹腔出血。心电图提示窦性心动过速，心肌有缺血改变，WBC 9.63×10^9/L，N 80%，Hb 80克/L，腹腔穿刺抽出不凝血。诊断：腹部闭合性损伤，肝破裂失血性休克。

立即建立两条静脉通道，补充血容量，备血及术前必要的准备后护送手术室。

【治疗经过】

在气管插管全麻下，仰卧位右上腹背部垫高20°。取右肋缘下切口进腹腔，吸净积血及取出肝上下间隙凝血块约1 600ml，可见肝右后叶及右前叶中段不规则粉碎性大块破损，创口出血不止（图37－1）。立即采用Pringle's法阻断第1肝门并上阻断带（图37－2）。

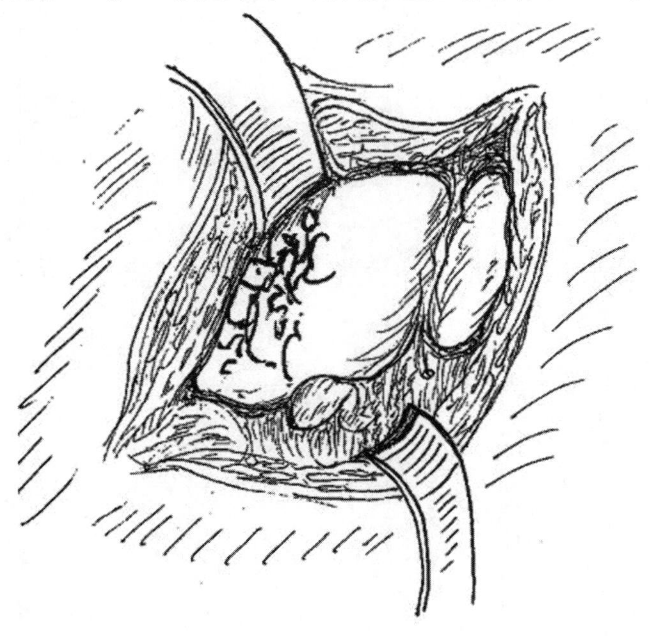

图37－1 肝右后叶，右前叶外侧不规则粉碎破裂

出血减少，离断肝右三角韧带及镰状韧带，暂时肝周纱垫填塞。左半肝色泽良好，但有轻度肝硬化表现。经创口清理失活肝组织及止血难以奏效，决定在右半肝血流阻断，在Pringle法辅佐下行右半肝切除清创术，在左右肝管汇合部上方肝被膜处插入直角钳在肝实质中，格氏鞘（Gllsson）

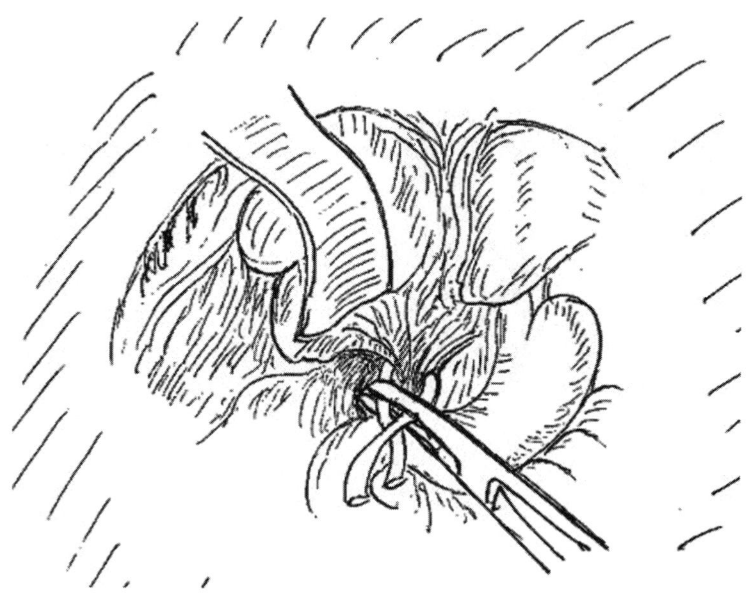

图 37－2　Pringle's 法上阻断带阻断第 1 肝门的入肝血流

外轻钝性分离，在肝十二指肠韧带后穿出，用 8 号尿管缩紧阻断右半肝的血供（图 37－3）。

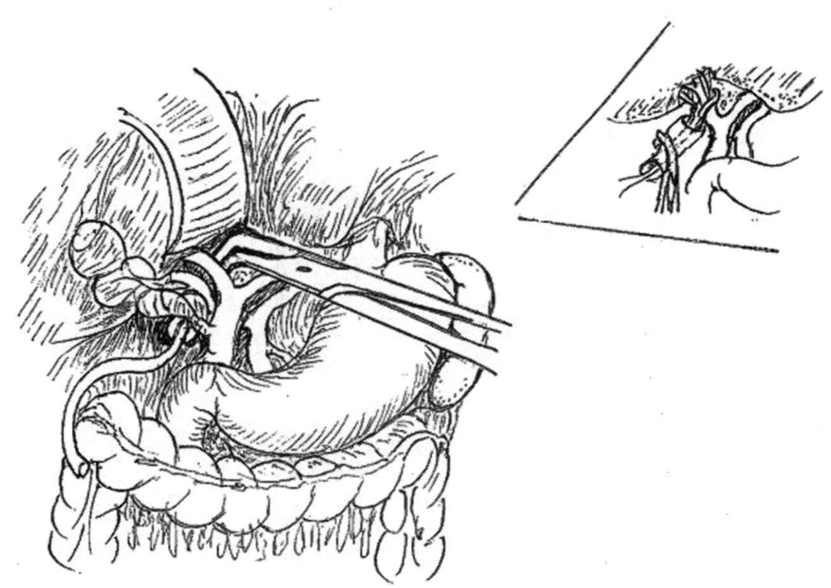

图 37－3　直角钳插入左右肝管分叉处上方钝性分离，用 8 号尿管阻断右半肝血供

解除 Pringle's 法的阻断带，游离右半肝，在肝膈面下腔静脉壁到胆囊切迹处，切开肝被膜，并在肝右静脉注入下腔静脉的肝实质内，盲目 10 号丝线缝扎肝右静脉（图 37－4）。

用刀柄或手指交替应用钝性分离肝实质，结扎肝中静脉的右属支及肝内管道，用刀柄将肝组织向右推开，再用大弯血管钳夹肝门右属支管道及所属的肝组织，切断结扎（图 37－5）。将肝脏向下翻转，分离出肝右静脉，钳夹，切断结扎（图 37－6）。术者左手食指保护好下腔静脉，用弯血管钳将连同肝组织在内的肝短静脉一并钳夹，切断结扎（图 37－7），最后将右后上缘肝静脉连同肝组织一并夹住切断结扎，移出切除破损的右半肝组织。肝断面热盐纱布垫压迫彻底止血，肝断面带蒂大网膜覆盖，丝线缝合固定，右膈下置双套管引流，另切口引出固定（图 37－8）。

清理腹腔，关腹。术后生命体征平稳，共输血 1 100ml，加强保肝及全身支持。腹腔引流每天 100ml 淡血水。术后 5 天引流停止，腹部 B 超检查无特殊，拔除引流管，胸片提示右 8 肋线形骨折，

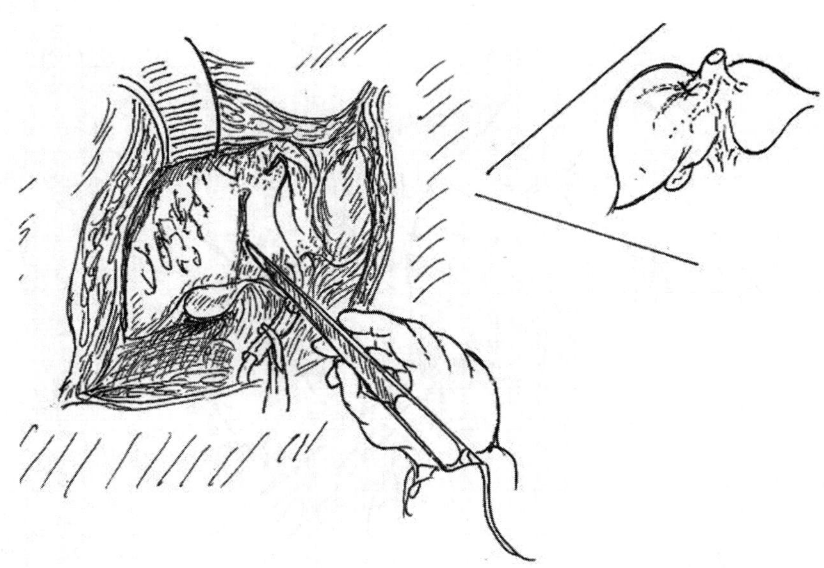

图 37－4 在肝膈面下腔静脉壁到胆囊切迹处切开肝被膜，用10号丝线在肝实质内盲目缝扎肝右静脉

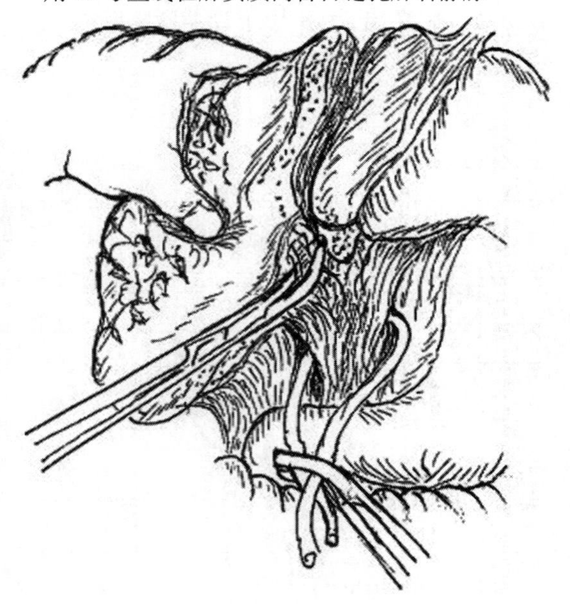

图 37－5 钳夹肝门右属支管道，切断结扎

右肋膈角变钝，双肺正常，肝功能检查转氨酶偏高，术后10天Hb 110g/L，住院半月出院。术后3个月随访，全身情况良好，复查肝肾功能正常。

【讨论】

无论是闭合性还是开放性的肝创伤，都可造成肝组织失活，在处理时必须去除失活的肝组织，结扎创口内出血的血管以及修复胆管或结扎细小的破损的胆管，否则将会引起脓肿和继发性出血。切除失活的肝组织肝外科称为“切除性清创术”，这种清创术属于不规则的肝切除。当超过肝段的大块肝组织失活，尤其是伴有肝静脉及较大的血管支损伤时，则有规则性肝切除的指征。由于肝叶之间的静脉侧支引流仅存在于边缘区，因此无论做左半肝或右半肝切除都必须注意保留肝中静脉。

严重的肝外伤，如果经填塞缝合加引流以及选择性动脉结扎效果不满意，并发症和死亡率很高，而选择和施行肝切除术，可能使相当一部分伤者获救。但同时外伤性肝叶切除尤其是肝右叶切除，是一个死亡率高的重大手术，病人多死于低温血液凝固障碍。如果肝叶大部分受损且出血多，

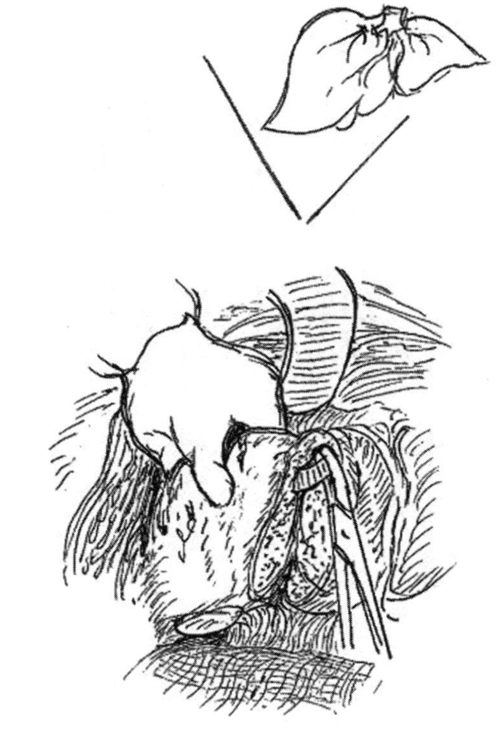

图 37 – 6　钳夹、切断、结扎肝右静脉

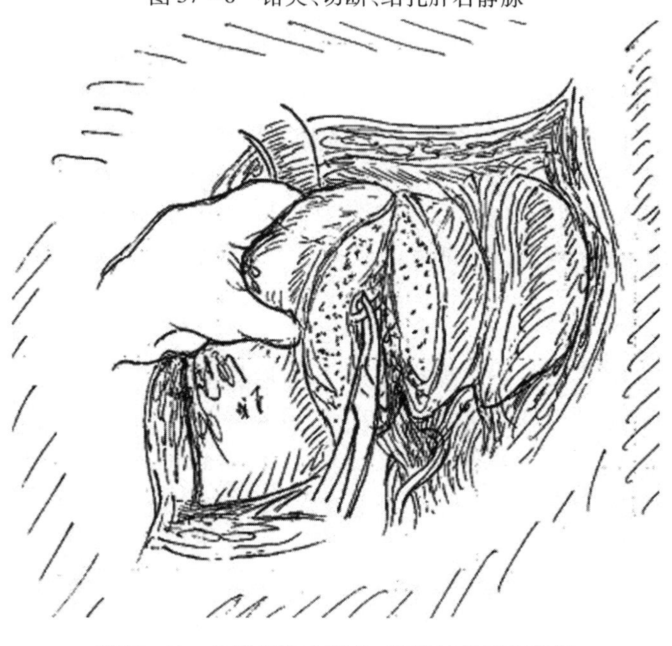

图 37 – 7　在肝组织内钳夹、切断结扎肝短静脉

最好的办法是进行肝叶切除术。肝叶切除主要适用于:①严重的肝组织破损;②伤及肝内的主要血管及胆管且无法控制出血;③创伤造成大片失活组织。

本例施行的外伤性肝损伤的右半肝切除,因为伤者有轻度肝硬化表现,故选择半肝血流阻断法辅以 Pringle's 法,该法既保证了左半肝的血供,又持续地控制了被切除右半肝血供,预置 Pringle's 法的套带以备必要时使用。切肝时将电刀开到最大,在损伤部位稍外侧的正常肝组织划定切除线,必须注意要在损伤组织的外侧切除,因为此处血管完整且未回缩,便于处理,绝对不要在损伤部分进行切除,这是进行肝切除性清创术的关键所在。

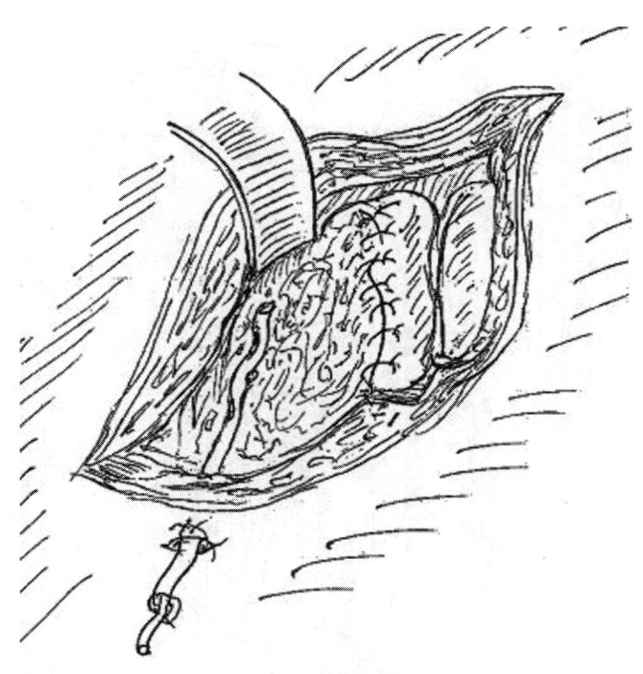

图37－8　肝断面覆盖大网膜，丝线缝合固定

例38　左内叶切除，左外叶修补术

【伤情简介】

男性，51岁，右上腹被撞击后2小时入院。查体：呼吸23次/min，脉搏118次/min，血压94/64mmHg，痛苦面容，神志清楚，面色苍白，口唇轻度发绀，颈部无肿胀，气管居中。双下肺呼吸音粗糙，心率118次/min，心律齐，心音低钝，心尖区可闻及Ⅱ级收缩期杂音。上腹有明显压痛及反跳痛，移动性叩浊，肠鸣减弱，脊柱四肢正常，胸部X线摄片提示双下肺可疑轻度肺挫伤。床旁B超提示肝破裂腹腔出血？床旁心电图提示右束支不全性传导阻滞，ST段有心肌缺血改变。腹穿抽出不凝血。诊断：肝破裂失血休克。建立两条静脉通道补充血容量，备血及术前准备后护送伤员入手术室。

【治疗经过】

在气管插管全麻下，仰卧位右侧上腹稍垫高，取右肋缘下切口进腹，吸净腹腔积血约1 500ml，取出肝周凝血块，探查肝脏发现肝左内叶粉碎破裂，左外叶下段2处各有3～4cm破口出血（图38－1），立即用Pringle's法上入肝血流阻断带（图38－2），出血明显减少，根据伤情决定行左肝内叶切除，左外叶修补。

延长切口将剑突切除，离断右肝三角韧带及圆韧带、镰状韧带，术野得以充分显露。在胆总管左侧解剖分离出肝左动脉，用4号线结扎（图38－3），并在肝左动脉行经上靠近左纵沟找到左内叶动脉支，给予结扎切断，再沿左纵沟切开肝包膜，在左肝管及门静脉左干的上缘推开肝组织，于门静脉左干矢状部内侧分离出左内叶的门静脉支及胆管支，给予结扎切断（图38－4）。

沿肝正中裂的内侧正常肝组织处切开肝包膜，钝性分离肝组织，将肝内的肝中静脉左属支及细小血管、胆管给予结扎切断（图38－5）。保留无损的胆囊，即连同靠近胆囊的肝组织一并切除，创面止血冲洗后，用一束带蒂大网膜填覆于创面，10号丝线肝缝针间断缝闭，左肝外叶的破口各缝3针（图38－6）。清理腹腔，检查其他脏器无损。于左肝前下及右肝下间隙各置腹腔引流管一根另切口引出，关腹。术后生命体征平稳，共输血1 000ml，术后3天共引流出淡血水约200ml，腹部B超检查腹腔无积血，术后5天拔除腹腔引流管，胸部X线摄片提示双肺正常，肝功能转氨酶偏高，Hb 120g/L。住院2周出院。三个月后随访，全身情况良好，肝功能及有关检查正常。

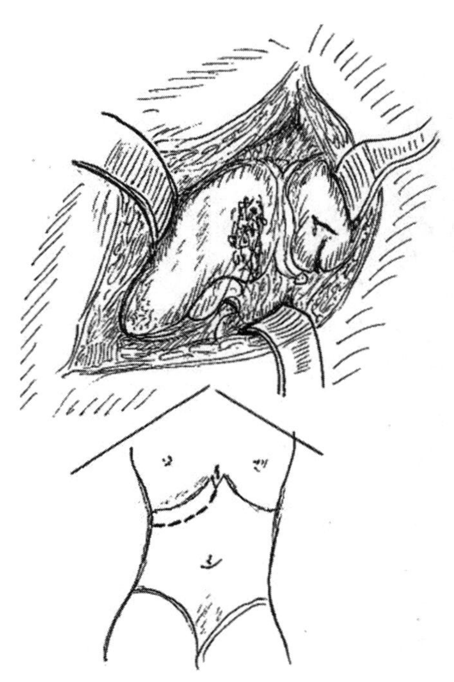
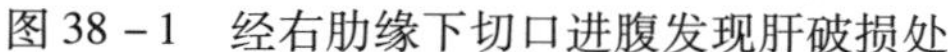

图 38－1　经右肋缘下切口进腹发现肝破损处

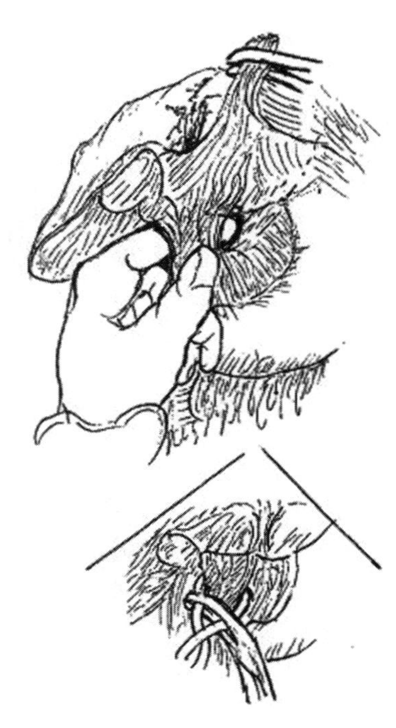

图 38－2　Pringle's 法阻断入肝血流

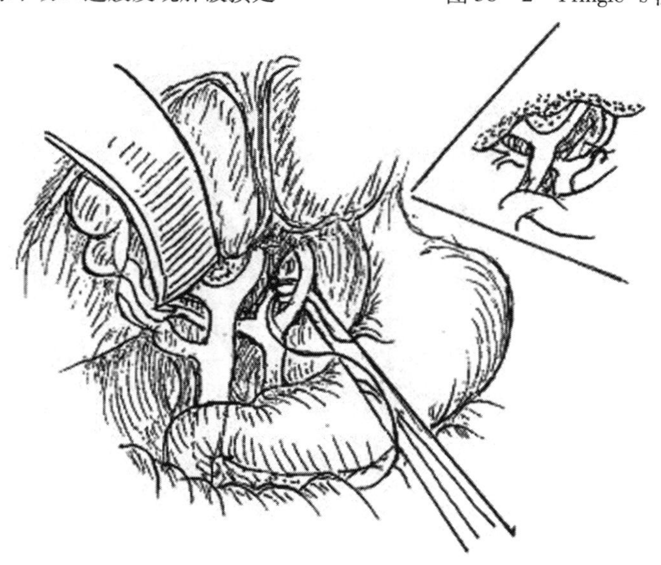

图 38－3　选择性肝左动脉 4 号丝线结扎

【讨论】

本例属左半肝损伤，主要为左内叶 B 段即左内叶下段的粉碎性破裂及左外叶下段（Ⅱ段）的裂伤，由于左内叶肝实质内无重要的血管及胆管，故选择清创性的肝左内叶切除及肝左外叶修补术，术后恢复顺利。

该伤病员在 Pringle's 法控制入肝血流的情况下，仍选择了左肝动脉的结扎，并在它的行径上靠近左纵沟处，结扎切断所支配的属支即左内叶动脉。沿肝门横沟到左纵沟切开肝包膜时，注意勿损伤左肝管及门静脉的左干，用左手指保护并向下轻压，右手持刀柄或长平镊向上推开肝组织，在门静脉左干矢状部和囊侧分离出左内叶门静脉支和胆管，给予结扎切断，这一操作是左内叶切除的重要步骤之一，也是左内叶切除的关键一步，其目的是处理好肝正中裂内侧肝实质内肝中静脉的所属支，在保护好肝中静脉的前提下可靠结扎切断。肝内的小血管和胆管逐一结扎切断。在分离肝

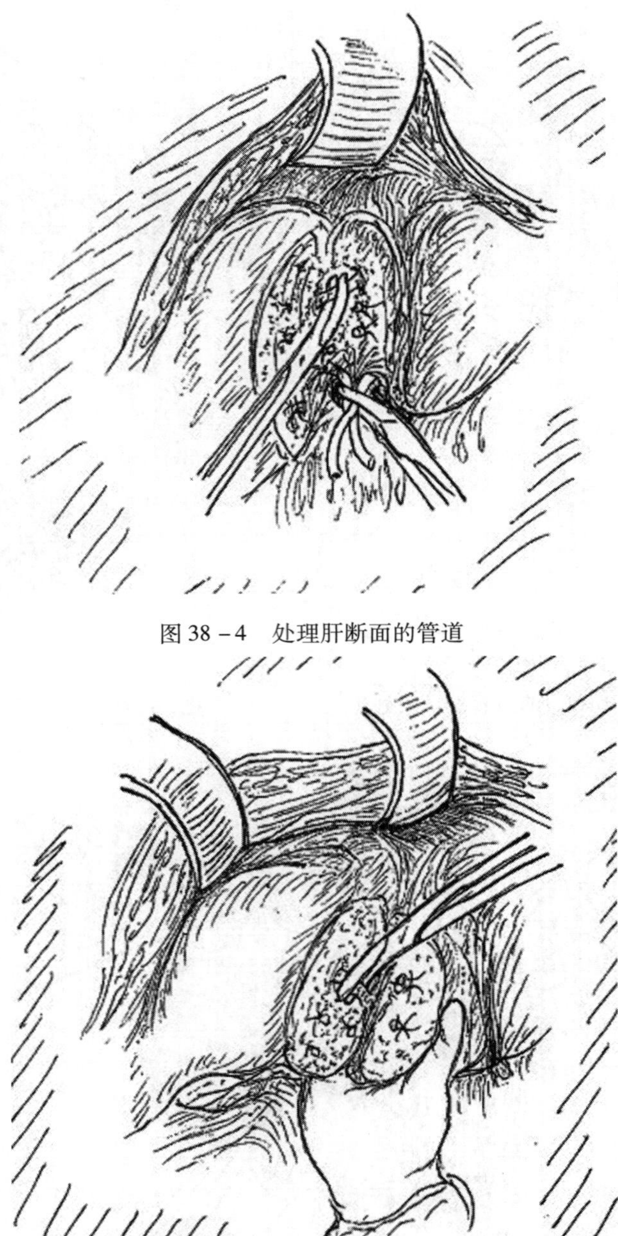

图38－4　处理肝断面的管道

图38－5　处理右侧肝断面，结扎肝中静脉的属支及细小血管、胆管

实质上段和后面时，应避免损伤肝中静脉或肝左静脉的主干，以及下腔静脉前壁的肝短静脉要可靠结扎离断。

对于肝外伤的左内叶切除术，只要注意前面所述，是不会有很大的困难。笔者20世纪80年代初曾救治一例9岁腹部闭合性损伤剖腹探查的男孩，令术者惊讶的是，肝裂伤从肝圆韧带与镰状韧带交界处起，紧靠镰状韧带纵行向上靠近第2肝门前后整齐地撕裂开，其创面无明显的渗血及漏胆（腹腔内积血共约300ml），肝脏其他部分完整无损，这可能与小儿的肝的柔韧等因素有关。手术采用大网膜填塞，间断缝合肝脏的膈面及脏面，术后恢复顺利。1年内随访2次情况良好。该例伤病儿假如有左外叶或右三叶的切肝指征，那就减少了切开肝实质这一操作步骤，可谓罕见而又有趣的腹部闭合性肝损伤。

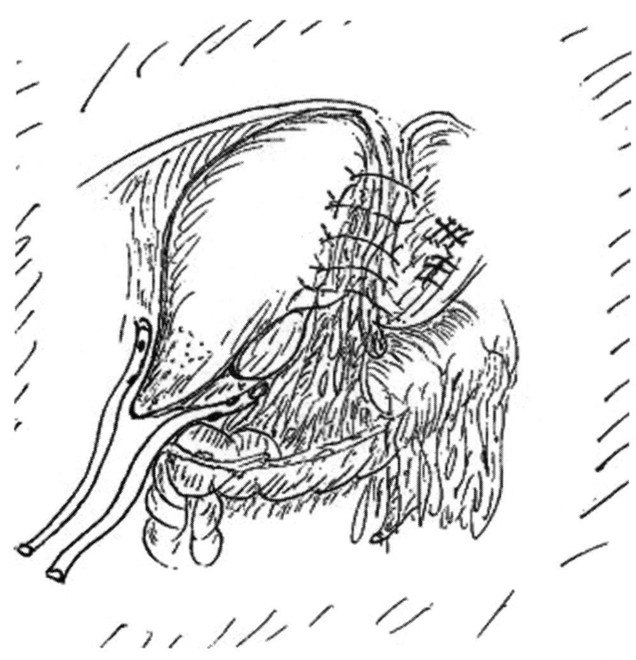

图 38 - 6　肝切面用带蒂大网膜覆盖，用 10 号丝线间断缝闭

例 39　左半肝切除术

【伤情简介】

男性，38 岁，因车祸伤 2 小时入院。查体，呼吸 24 次/min，脉搏 120 次/min，血压 86/60mmHg，痛苦面容，面色苍白，神志清楚，双瞳 0.3cm，等大，光反射正常。口唇轻度发绀，颈部不肿胀，气管居中，双下肺呼吸音减弱，心率 120 次/min，律齐，心音低钝，未闻及病理性杂音。腹部稍膨隆，全腹压痛，轻度反跳痛，有移动性叩浊，肠鸣减弱，脊柱四肢正常。床旁 B 超提示多系肝裂伤，腹腔出血。床旁心电图提示窦性心动过速，ST 段心肌缺血改变。腹腔穿刺抽出不凝血，WBC 10.2×10^9/L，N 86%，Hb 70g/L。诊断：腹部闭合性损伤，肝破裂失血性休克。立即建立两条静脉通道补充血容量，备血及必要的术前准备后，护送伤病员入手术室。

【治疗经过】

在气管插管全麻下，仰卧位，取右肋缘下切口进腹腔，吸净积血 1 300ml，取出肝上下凝血块，可见左肝内外叶均有不同程度的不规则破损并明显出血（图 39 - 1），立即采用 Pringle's 法阻断第 1 肝门并上阻断带（图 39 - 2），肝脏破损处出血减少。

根据伤情决定行左半肝切除清创性手术。迅速向左肋缘下延长切口并切除剑突，充分显露术野，用直角钳在左右肝管汇合处上方肝被膜处插入，在肝实质中格氏鞘（Gllsson）外钝性适度分离，在肝十二指肠韧带后穿出。用阻断带缩紧阻断左半肝的血供，同时松开肝十二指肠的阻断带（图 39 - 3）。尽快游离左三角韧带、镰状韧带、冠状韧带、部分右冠状韧带及肝胃韧带，此时，左半肝已充分游离。将肝脏推向下方，显露第 2 肝门，在下腔静脉左侧即左冠状韧带起始部，离肝上缘 3cm 处的肝组织上，用 10 号丝线大圆针缝扎左肝静脉，进针的深度一般较薄的肝脏在 2cm 即可。电刀沿肝破裂右侧的正常肝组织处，在肝正中裂左侧约 1cm 处切开肝包膜，钝性分离肝实质，所属的管道血管结扎切断（39 - 4）。

将肝脏翻向上，切开胆囊左侧的肝包膜，斜向横沟左侧分离肝脏面的肝实质，直到左纵沟与横沟交界处，分别结扎切断左肝管、门静脉及左肝动脉（图 39 - 5）。取除左半肝的阻断带，并将已缝扎的左肝静脉连同肝上缘部分肝组织钳夹切断结扎（图 39 - 6），可靠处理肝左静脉。

此时的左半肝已完全离断，移出切除的破损的肝组织，热盐水冲洗手术创面及肝断面，仔细止

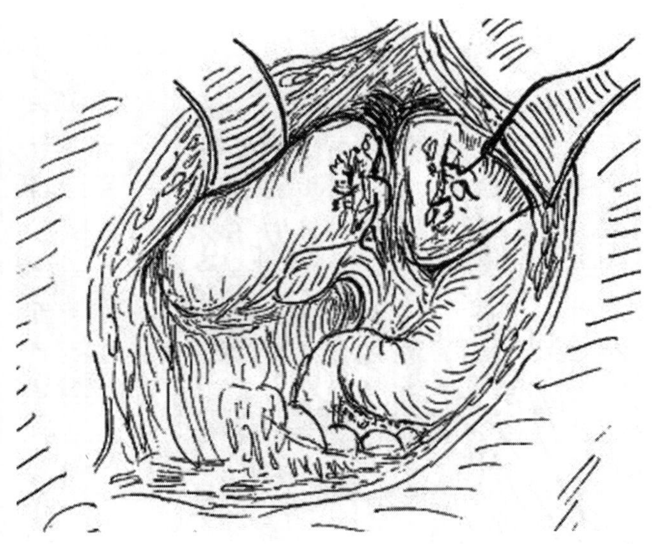

图 39－1　肝左内叶和左外叶不规则破损出血

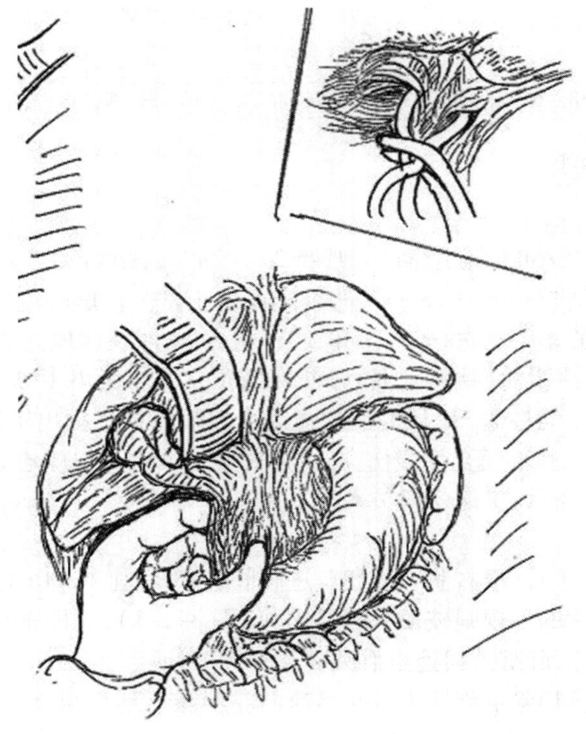

图 39－2　Pringle 法控制入肝血流并上阻断带

血并再次确定肝创面无出血及漏胆汁后，取一片带蒂大网膜覆盖肝创面，并用丝线缝合固定（图 39－7）。左膈下及肝下小网膜孔处各置放一根引流管，另戳口引出固定（图 39－8），关腹。

术中输血 900ml，术后生命体征较平稳，加强全身支持和保肝治疗。腹腔引流管溢出液体 5 天内 20～100ml/d，腹部 B 超未发现腹腔积液，膈下无异常，拔除腹腔引流管。胸片提示双肺正常，左膈角变钝。肝功能转氨酶偏高，Hb 100g/L，住院 3 周出院。术后 6 个月内随访 2 次，全身情况良好，肝肾功能均正常。

【讨论】

本例伤病员因车祸致腹部闭合性损伤肝左叶导致失血性休克。术前的诊治处理正常及时。根据术中伤情的判断选择左半肝切除性清创术。术后恢复顺利，愈后良好。

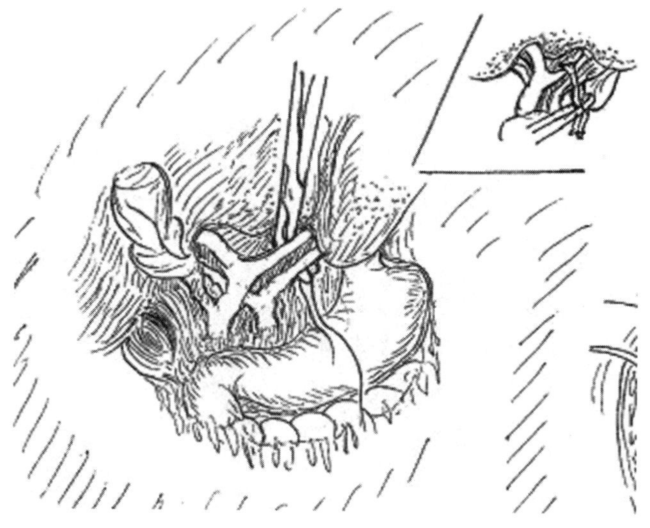

图 39－3　左半肝血流阻断

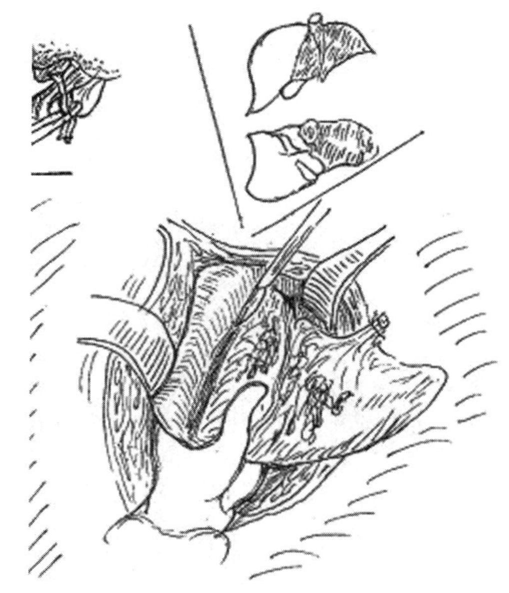

图 39－4　在肝正中裂左侧约 1cm 的正常肝组织切开钝性分离

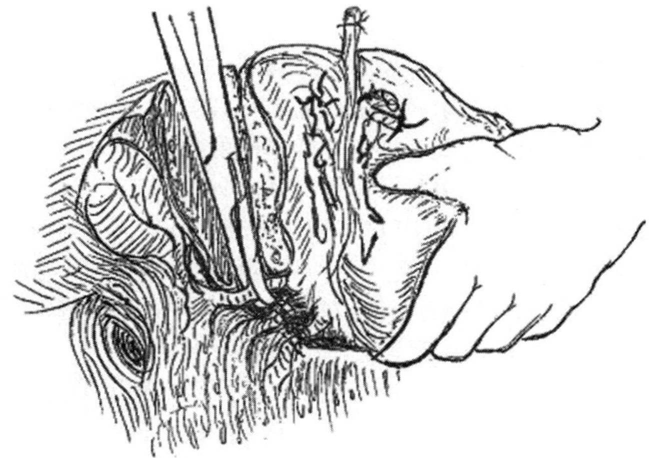

图 39－5　第 1 肝门处分别结扎左肝管、左门静脉及左肝动脉

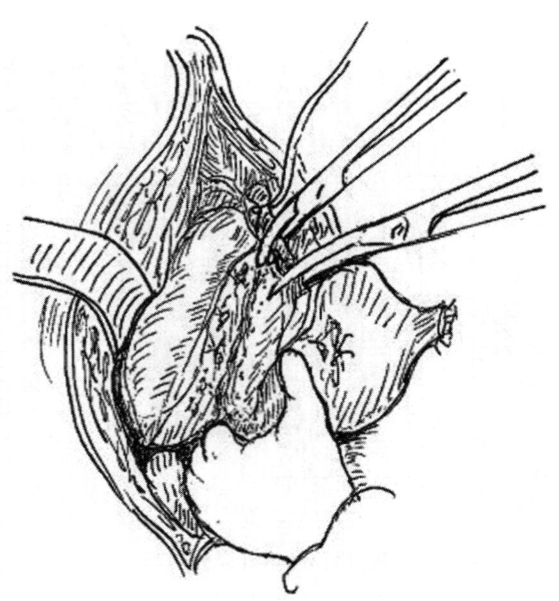

图39－6　将已缝扎的左肝静脉进行钳夹切断结扎

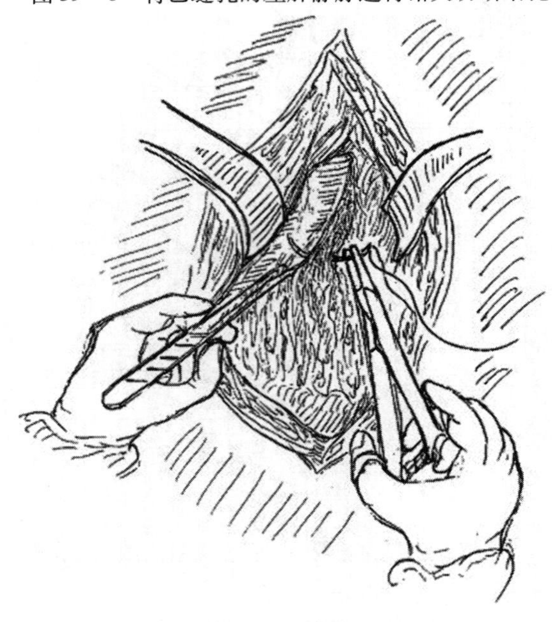

图39－7　带蒂大网膜覆盖肝创面缝合固定

左半肝包括左外叶和左内叶（又为肝的第Ⅱ、Ⅲ和Ⅳ段），以正中为界，左半肝的切除就是将这两个肝叶一并切除。但外伤性肝切除与择期肝切除不同的是，择期切除的肝组织是病灶肝，术者通常在术前已基本做出了术式的计划和安排。术中可从容地进行手术；而外伤性肝切除又称为清创性肝切除或肝切除清创术，前者是清除失活的肝组织处理好肝残面的血管和胆管，虽然都在阻断入肝血流的情况下进行操作，但后者肝断面处理有一定的困难，因血管可能回缩不易找到，术后出血及感染等因素致病死率较高，故多数学者目前也主张根据术中伤情选择肝切除清创术，即在损伤部位稍外侧的正常肝组织切除。此处的血管完整且未回缩，便于可靠的结扎切断。严重的肝脏损伤，术中综合处理和正确的选择以及肝切除术，可能使相当一部分伤者从死亡线上获救。

左半肝切除在分离左肝管和左门静脉横部时，应尽量靠近左纵沟，离门静脉的分叉部尽量远一点更好，以避免损伤起源于左门静脉主干支的尾状叶左支，或右前叶门静脉支（解剖学上已记载右前叶门静脉起源于门静脉主干或门静脉的左干横部约占26%）。由于肝中静脉行经正中裂内，在

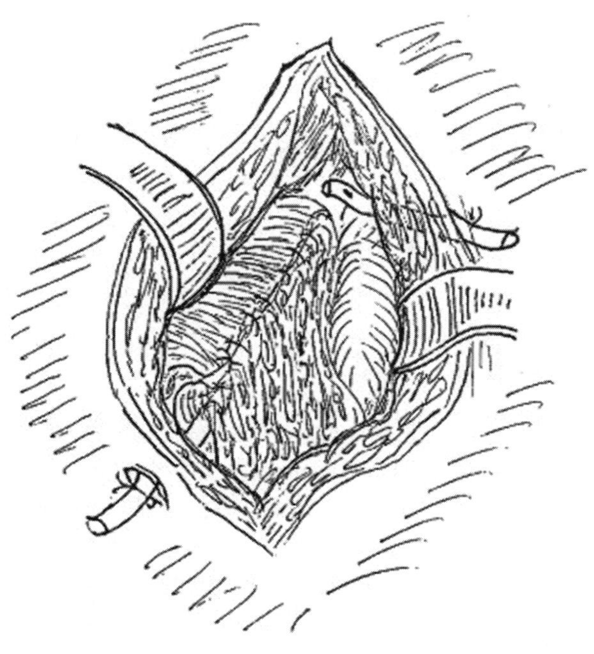

图 39－8　左膈下及网膜孔各放置腹腔引流管一根，另切口引出固定

分离肝实质时，应保留肝中静脉，处理好其所属支。在处理第 1 和第 2 肝门时，必须认清解剖关系，确定进入或来向左半肝的血管和胆管后，方才予以结扎、切断。笔者无论行择期手术还是外伤性的半肝切除术，在先行 Pringle's 法的前提下，行半肝血流阻断时，放松肝十二指肠韧带的入肝血流阻断带，以保持半肝的血供，必要时再次阻断肝十二指肠韧带内的入肝血流，手术操作时出血少，效果好。此法要求施术者熟悉肝内外的解剖结构和管道的分布并有熟练的操作技巧。

参考文献

[1]　季东宏. 闭合性肝损伤 66 例治疗体会[J]. 吉林医学，2010，31(18)：2878.

[2]　王振杰，郑士友. 闭合性肝损伤的诊治[J]. 中华急诊医学杂志，2004，7(13)：485.

[3]　黄志强. 肝脏外科手术学[M]. 北京：人民军医出版社，1996：86.

[4]　秦仁义. 肝外伤 169 例治疗体会[J]. 中国实用外科杂志，1997，17(2)：102－103.

[5]　陈方祥. 回收式自体血回输技术及其在手术中的应用[J]. 中国实用外科杂志，2007，27(2)：111.

[6]　李荣祥，李金龙，潘万能，等. 肝切除 69 例临床分析[J]. 肝胆外科杂志，2001，9(5)337－339.

[7]　李荣祥，李劲，12 例晚期肝癌外科治疗体会[J]. 中国普外基础与临床杂志，1999，6(1)：17.

[8]　李荣祥，李金龙，何平，等. 肝动脉结扎在重度肝外伤中的临床应用[J]. 肝胆外科杂志，2006，4(4)：271－273.

[9]　李荣祥，李金龙，潘万能. 常温下半肝血流阻断与 Pringle's 法的临床比较[J]. 中华肝胆外科杂志，2004，10(4)：245－257.

第14章 肝脏良性肿瘤的手术

例40 肝脂肪瘤右后叶切除术

【病情简介】

女性,46岁,因右上腹进行性持续胀痛6个多月入院。无肝炎、血吸虫、外伤史及未服用过任何避孕药物。查体:呼吸20次/min,脉搏90次/min,血压124/86mmHg。一般情况良好,皮肤巩膜无黄染,浅表淋巴结不肿大。双肺叩听正常,心率90次/min,律齐,未闻及病理性杂音。腹部平坦,未见肠型及蠕动波,右上腹轻压痛,无肌紧张及反跳痛。莫非氏(Mrophy)征(-),右肋缘下未扪及肝脏及肿块,肝区有轻度叩打痛。无移动性叩浊,肠鸣音正常。脊柱四肢无特殊发现。腹部B超提示:肝脏正常大小,右肝见3cm×3cm稍强回声,边界清楚,提示"肝血管瘤"。CT检查提示,肝右后叶中下段见一不规则低密度影像,约3.2cm×2.7cm,CT值-64Hu,密度均匀,边界清楚,造影(增强CT)后无强化表现,提示为肝右后叶"血管肌脂肪瘤"可能性大。心电图检查偶有心律不齐表现。化验检查:肝功能正常,HBsAg(-),AFP8.8μg/L,血常规WBC5.5×10^9/L,RBC4.2×10^{12}/L,Hb120g/L。诊断:肝右叶占位性病变,行术前准备。

【治疗经过】

在气管插管全麻下,病人取左侧卧位,右肩背部及腰部稍垫高,使病人身体左侧倾斜约45°。做右肋缘下切口进腹腔(图40-1),探查发现肝脏右叶中下段有一肿块约4cm大小,质地中等,边界较清楚(图40-2),肝脏无硬化及结节状物表现。

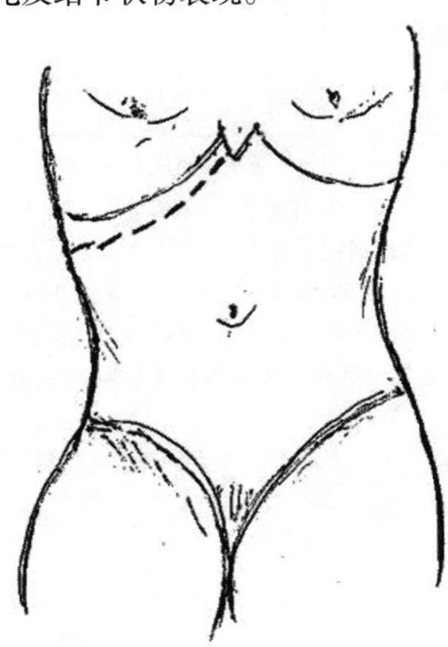

图40-1 手术切口取右肋缘下

切断右三角韧带、右冠状韧带、肝结肠韧带和肝肾韧带,钝性分开肝脏裸区直达下腔静脉的右侧壁,使右半肝完全游离(图40-3)。用一根8号尿管阻断肝十二指肠韧带控制肝血流后,立即沿肝右叶间裂部位切开肝包膜,分开肝实质,将通向右后叶的血管和胆管逐一结扎,切断,逐步深入斜

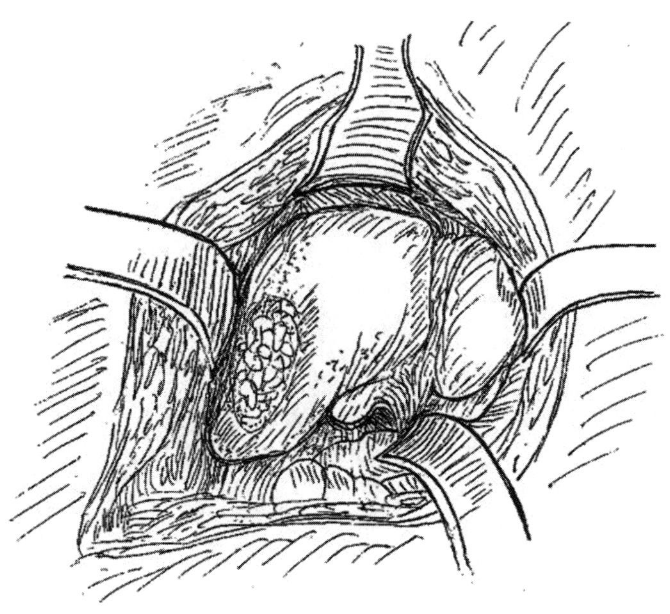

图 40－2　肿瘤位于右肝后叶中下段

向下腔静脉，近下腔静脉的右侧用中弯血管钳将肝组织连同肝短静脉一并夹住，切断结扎。最后将肝右静脉的右侧主要属支钳夹切断、结扎（图 40－4）。

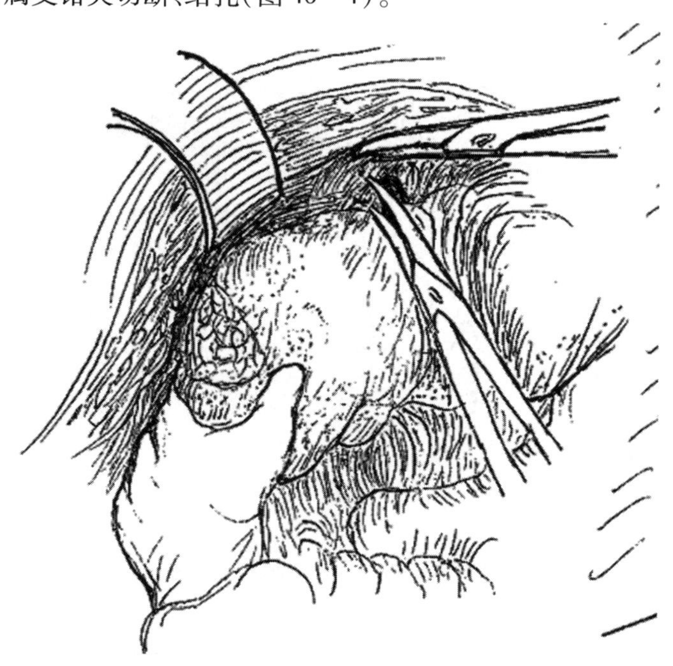

图 40－3　游离右半肝

右后叶完全离断，松开肝门阻断带（一次性阻断时间 18 分钟），使肝脏恢复血供，肝脏色泽正常。肝断面充分止血后，用温热盐水冲洗肝断面和右膈下区，吸净凝血块和冲洗液，再次检查肝断面无渗血及胆汁外漏，用带蒂大网膜覆盖肝断面，以丝线缝合固定，右膈下放置腹腔引流管一根，另切口引出固定（图 40－5），关腹。术中出血约 600ml，输血 300ml，术后生命体征平稳，B 超检查腹腔无积液，术后 4 天拔除腹腔引流管，病理检查报告为：右肝后叶脂肪瘤，住院 12 天后出院，术后 3～6个月随访及有关检查情况良好。

【讨论】

本例肝良性肿瘤属于罕见的肝脏脂肪瘤，由脂肪组织构成，其周围有完整的较薄的纤维组织构

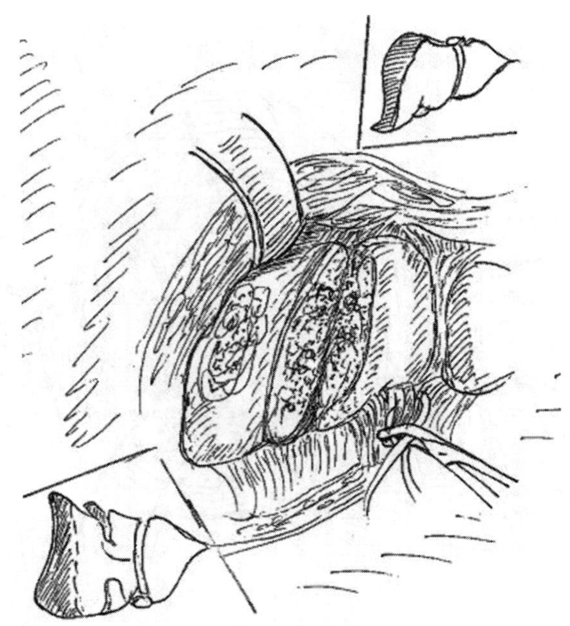

图40－4　Pringle法阻断肝门，切开肝实质，逐一结扎切断所属血管及胆管支

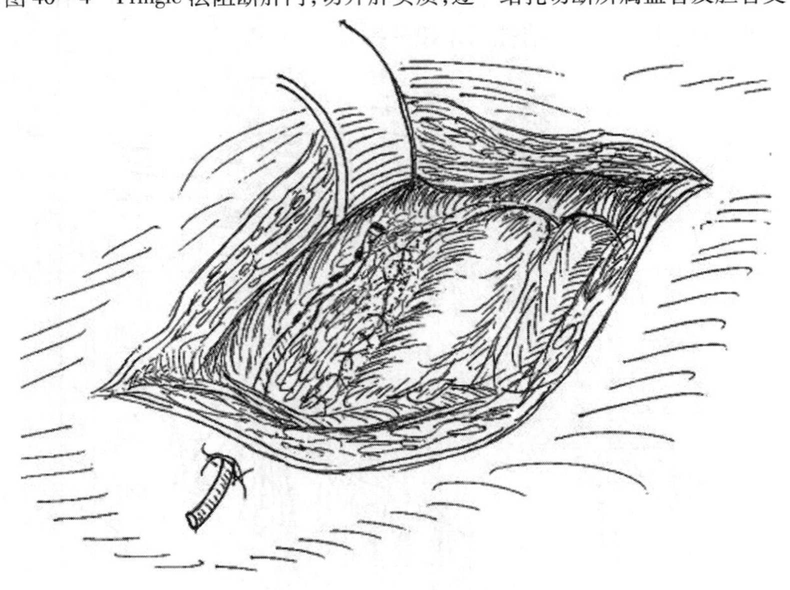

图40－5　肝断面带蒂大网膜覆盖丝线缝合固定，
右膈下置放腹腔引流管，另切口引出固定

成的包膜。瘤体有成群的正常脂肪细胞被纤维组织分成叶状，有的脂肪瘤可有较多的纤维组织。随着显像技术的进步和肝脏外科的迅速发展，肝脏脂肪瘤的发现可能会有所增加。肝脏脂肪瘤一般无症状，多在体检或术前检查时被腹部B超或CT检查发现；B超图像表现为极强的回声光团，光点细小、致密，内有血管通过，边缘锐利，略有分叶感，整个图像类似个“太阳球”。CT检查有其特征性表现，即脂肪瘤的吸收系数为负值，一般均在－20Hu以下，最低可达－90Hu。肝脏脂肪瘤的治疗以手术切除为首选，对较小的脂肪瘤可观察，无须用药，如有明显肿大，再行手术切除。肝脏脂肪瘤一般不会恶变，预后良好。

本病例选择肝右后叶切除，完整摘除肝脏脂肪瘤，预后良好。该术式中应注意以下几点：①右后叶膈面小脏面大，右叶间裂的平面与水平面交成30°～50°角，角的开口向右侧达下腔静脉；②右后叶是肝肿瘤的好发部位，尤其是第Ⅶ段靠近下腔静脉，肝切除抵达此部位时应谨慎小心，以免损伤下腔静脉或肝右静脉；③如右后叶与横膈有粘连，在分离粘连和肝裸区时，因此处的横膈较薄弱，易被撕破发生气胸，如不慎撕破横膈，应立即缝合，请麻醉师鼓肺后打结。如右后叶切除后肝的切面呈唇形，可将肝创面对拢间断缝合，毋需用大网膜覆盖。

（本病例在《中华肝胆外科杂志》2001 年第 1 期上曾做个案报道）

例 41　右肝血管瘤Ⅴ、Ⅵ段联合切除术

【病情简介】

男性，56 岁，因右上腹疼痛 3 个月入院。查体：体温 36.9℃，呼吸 20 次/min，脉搏 96 次/min，血压 124/86mmHg。慢性痛苦面容，营养中等，神清合作，皮肤巩膜无黄染，浅表淋巴结不肿大。双肺叩听诊正常。心率 96 次/min，律齐，未闻及病理性杂音。腹软，肝区有叩击痛，右肋下扪及鸡蛋大肿块，轻度触痛，随呼吸上下移动。脾脏不肿大，腹部无移动性叩浊，肠鸣音正常，脊柱四肢活动尚好。胸部 X 线摄片检查未发现异常。腹部 B 超提示右肝下 10cm × 8cm 软性包块，胆囊正常。CT 提示右肝下血管瘤可能性大。肝功能转氨酶测定（ALT 及 ALP）均正常，甲胎蛋白（AFP）10.43，血型 RH 阴性，WBC 8.5，N 80%，Hb 120g/L。心电图提示右束支不全传导阻滞。诊断：右肝下部占位病变，肝血管瘤？

【治疗经过】

经充分的术前准备后，在气管插管全麻下，左侧卧位，右肩腰背部稍抬高，取右肋缘下切口进腹腔，探查发现右肝静脉、Ⅵ段 10cm × 9cm 血管瘤肿块突入腹腔（图 41 －1），肿块即将破裂并有少许渗血积于肝下间隙（约 100ml 血性液）。其余肝脏色泽正常，无硬化表现。根据病灶部位决定在右半肝血流阻断下，行肝脏第Ⅴ、Ⅵ段联合切除。游离右部分冠状韧带及右肝三角韧带，离断结扎肝圆韧带后，用 4 号丝线大圆针在预定切线外 1.5cm 处，做贯穿肝组织的全层缝合结扎（图 41 －2）。继之在左右肝管汇合部上方肝被膜处插入直角钳在肝实质中，格氏鞘（Gllsson）外钝性轻柔分离，在肝十二指肠声带后穿出，带阻断带缩紧阻断右半肝血供（图 41 －3）。

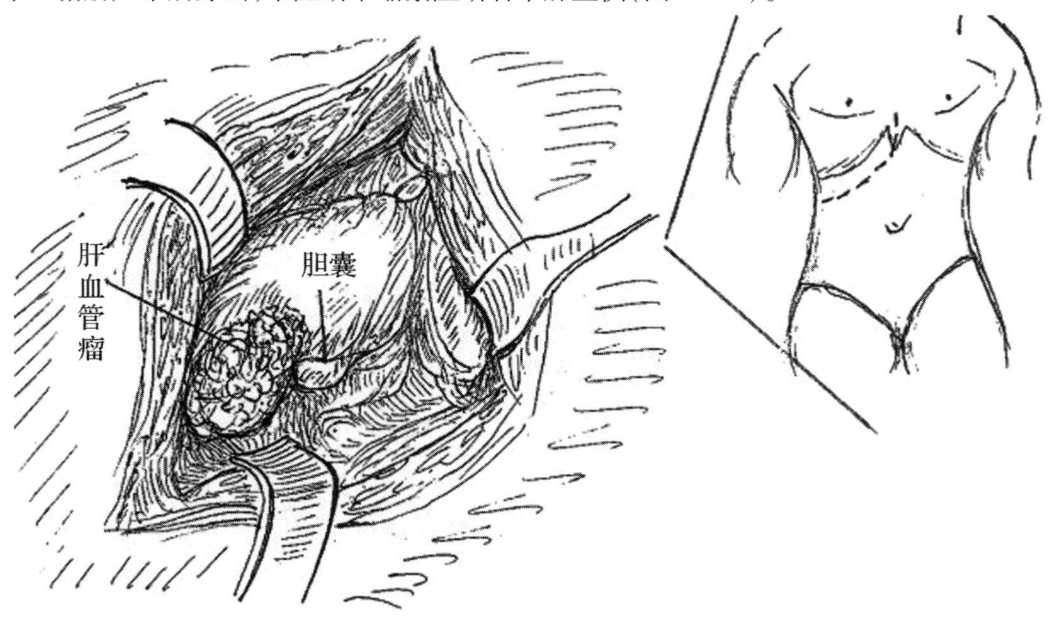

图 41 －1　取右肋缘下切口进腹探查发现肝血管瘤的部位

用电刀在预定的肝切线上切开肝组织，用手指和刀柄分离肝组织，逐一结扎或缝扎肝内血管和胆管（图 41 －4），在保护胆囊、避免胆囊受损的情况下，完整切除 10cm × 9cm × 8cm 血管瘤所占据的肝组织。松开半肝血流阻断带，阻断时间 16 分钟，创面仔细止血，热盐纱垫压迫创面，无渗血漏

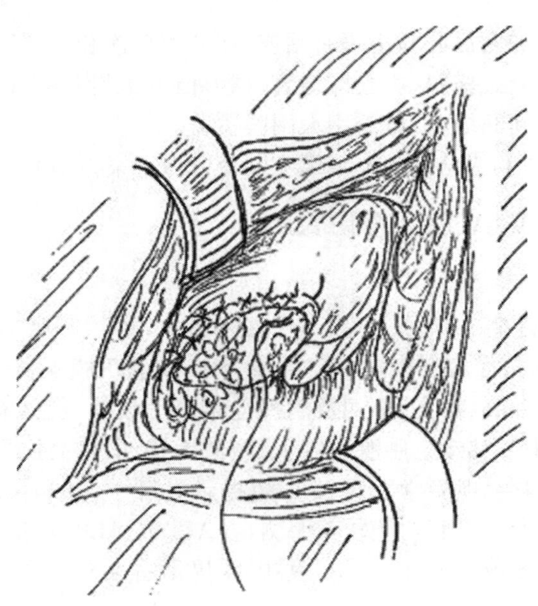

图41－2　在预切线外缝合结扎肝组织以充分止血

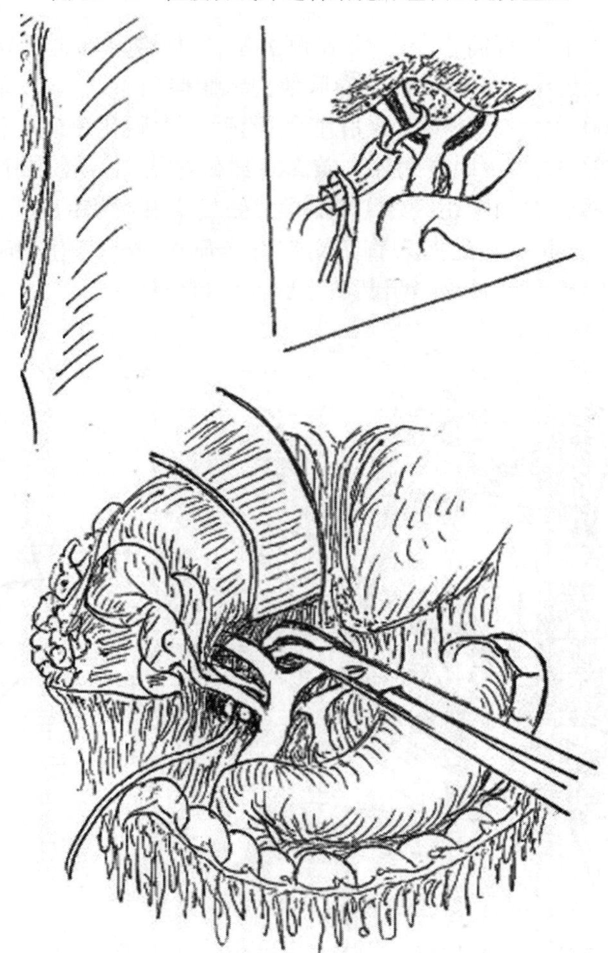

图41－3　右半肝血供阻断

胆汁后,取一片带蒂大网膜覆盖肝创面缝合固定,在肝下间隙放置腹腔引流管一根,另切口引出固定(图41－5),关腹。术中失血约460ml。术后生命体征平稳。腹腔引流4天内共120ml淡血水,B

超提示腹腔无积液，拔除腹腔引流管。病理检查报告为肝脏海绵状血管瘤。肝组织无硬化。住院 12 天全身情况良好出院。术后 3 个月随访并做相关检查均正常，术后至今 10 年仍健在。

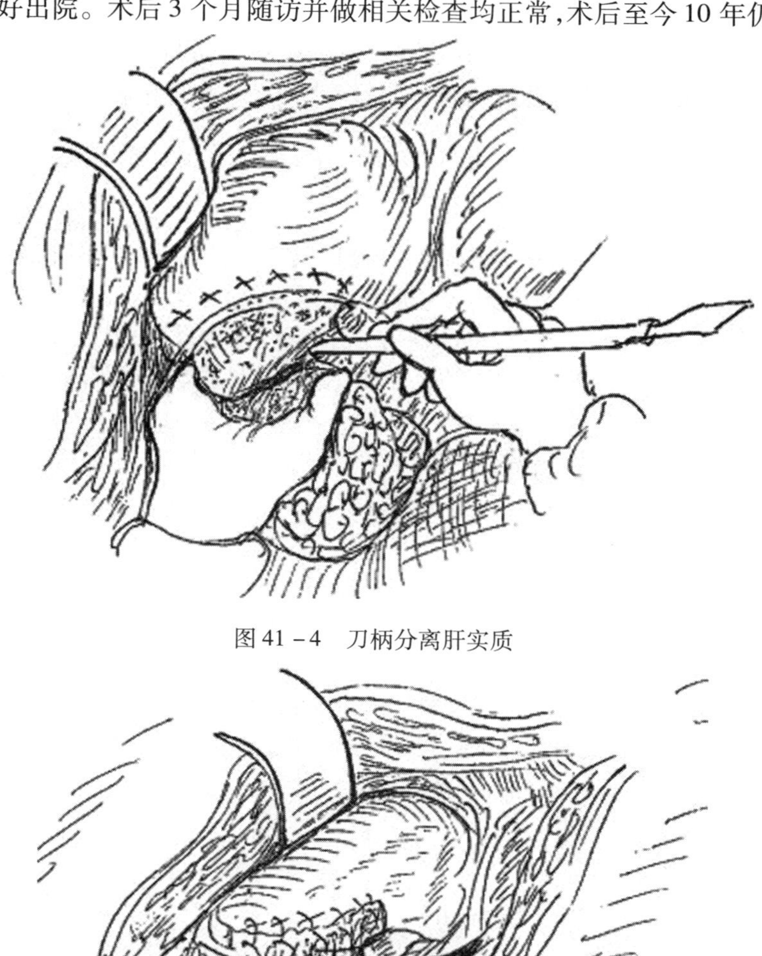

图 41－4　刀柄分离肝实质

图 41－5　大网膜覆盖创面缝合固定，腹腔引流管肝下引出

【讨论】

本病例较为特殊的是血型 RH 阴性。肝脏的肿块占位为肝血管瘤，所幸的是虽然肿瘤较大，但居于肝脏Ⅴ、Ⅵ段的下缘，给手术带来的难度不是很大，但 RH 阴性的血型备血极为困难（家属均为 ABO 血型）。根据病史的疼痛时间已长达 3 个月，有关辅助检查及查体触扪到肿块，可能很快破裂导致腹腔大出血，经科室会诊拟定了以下 3 个手术方案：①选择性肝动脉结扎＋缝扎术；②选择性肝动脉结扎＋无水乙醇注射；③在预定切肝线缝扎正常的肝组织后，阻断右半肝的血供下切除肝血管瘤。决定由有经验的施术者根据术中探查情况作出选择。请求血库继续与周边医院联系血源。术者根据术中的探查情况，选择了上述的第③个手术方案，在阻断右半肝血供的情况下，按预定的肝切除线，加大电切刀的功率，从容地切开肝被膜，电凝肝切面的渗血，手指及刀柄结合应用分离肝实质，所遇的血管及胆管逐一结扎，进入肿块的血管支较粗大，给予可靠缝扎后方才离断。虽然肿瘤与胆囊侧紧贴相邻，仍完整摘除了肿瘤而无损胆囊。肝脏的断面处理仔细可靠，未损及胆囊。阻

断血供切肝时间仅16分钟,手术顺利,失血不多,术后恢复良好。

对RH血型阴性,血源困难又无血备的情况下,能顺利完成大肝血管瘤Ⅴ、Ⅵ段联合切除术并非侥幸,而是:①术前做了充分的准备;②认真研讨了手术方案;③配备了有经验的手术医师组成了手术团队,配合协调默契;④术中较正确地选择了手术方案;⑤手术中的每一个步骤精确无误。

例42 巨大肝血管瘤扩大右半肝切除术

【病情简介】

男性,28岁,因劳动时不慎跌倒,上腹着地,半小时后觉上腹疼痛3小时后入院。查体:呼吸20次/min,脉搏96次/min,血压110/80mmHg,一般情况良好,神志清楚,皮肤巩膜无黄染,浅表淋巴结不肿大。双肺叩听正常。心率96次/min,偶有心律不齐,未闻及病理性杂音。腹部不膨隆,上腹有轻度压痛及反跳痛。移动叩浊不明显,肠鸣正常,脊柱四肢正常。血常规WBC8.5×10^9/L,Hb 110g/L。胸部X线摄片提示右膈稍抬高,未发现膈下游离气体。腹部B超检查提示右肝肿大,膈下有血液性暗区。心电图检查提示偶有窦性心律不齐及轻度右束支房室传导阻滞。腹腔穿刺未抽出积血。诊断:腹部闭合性损伤,肝内血肿?行剖腹探查的术前准备。

【治疗经过】

在气管插管全麻下,平仰卧位,右肩腰部稍垫高,体位左倾30°,取右肋缘下切口进腹,探查发现肝膈下积血约350ml,右肝肿胀凸出肿块约13cm×10cm范围,表面似海绵状血管瘤破裂出血,左肝代偿性轻度增大,无肝硬化迹象(图42-1),请求上级医师上台手术。经术中会诊确定为右肝巨大海绵状血管瘤破裂出血,根据肿瘤的位置及病人术中情况,决定行扩大右半肝切除术,即右半肝+左内叶下段切除(图42-2)。分离切断肝圆、肝镰状、右冠、右三角、肝结肠和肝肾韧带(图42-3)。

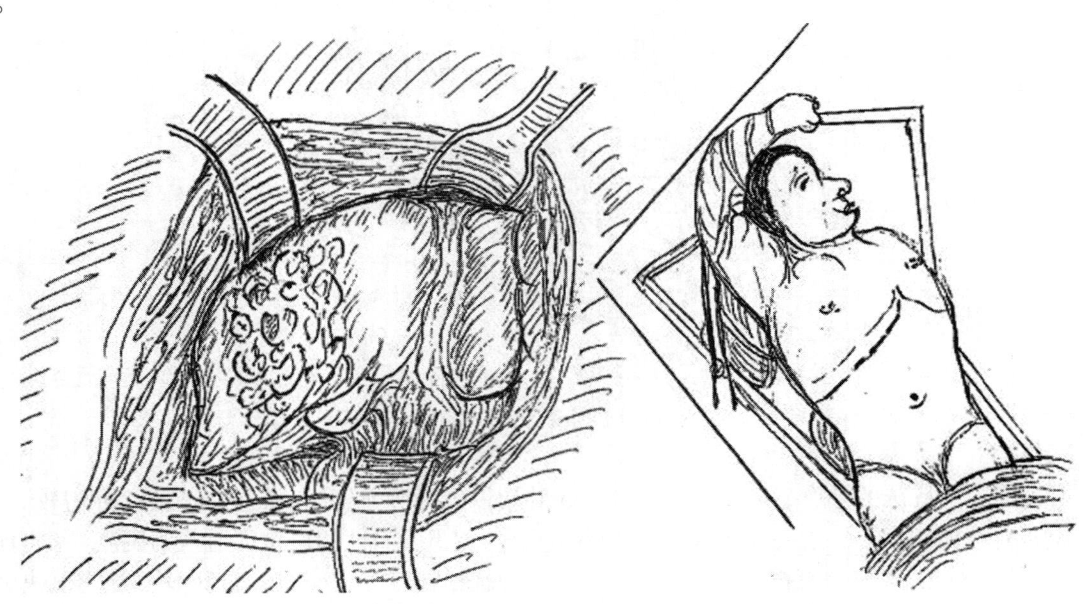

图42-1 取右肋下切口进腹探查见肝血管瘤位于右肝叶

在注意保护肾上腺及其血管的前提下,钝性分离肝裸区直达下腔静脉(图42-4)。完全游离完右半肝后,解剖胆囊三角区,结扎切断胆囊动脉及胆囊管,游离胆囊到体部,以显露出肝门右切迹和右纵沟。在左右肝管汇合部上方肝被膜处,插入直角钳在肝实质中,格氏鞘外(Glls-son)钝性轻柔分离,在肝十二指肠后穿出,带阻断带缩紧阻断右半肝血供,立即沿肝正中裂右侧1cm切开肝包膜,至胆囊底上部的肝脏后斜向左内叶下段,钝性分开肝实质,所遇管道及肝中静脉的右属支均逐一钳夹切断结扎(图42-5)。

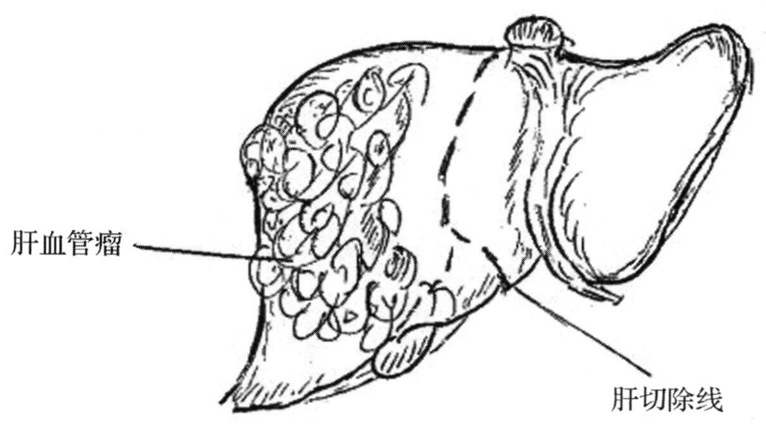

图 42－2　扩大右半肝切除的切线

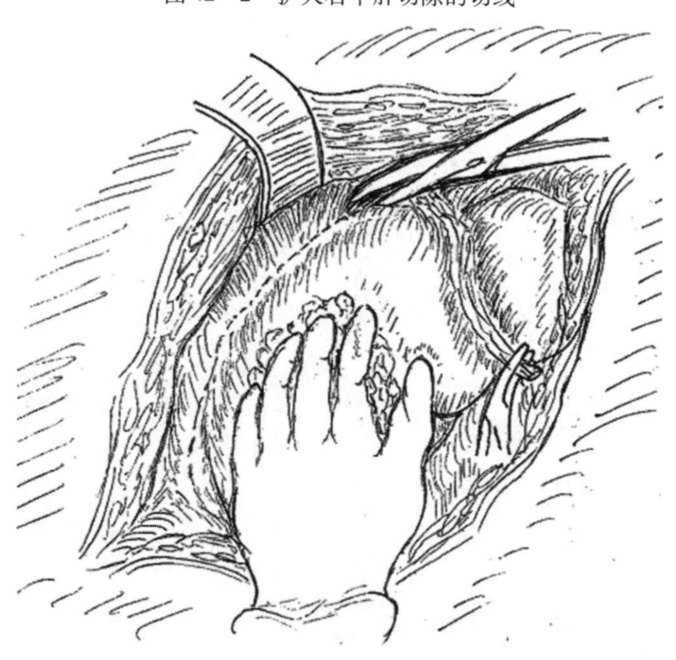

图 42－3　离断肝周韧带

将肝脏向上翻转，沿镰状韧带右侧 3cm 处切开肝脏，钝性分离肝实质直达肝门右切迹，显露出门静脉右干、右肝管和肝右动脉，用刀柄将肝组织向右侧推开约 2cm，将右半肝管道连同肝组织一并钳夹，切断结扎（图 42－6）。将肝脏向下翻转，向上分离出肝右静脉，用血管钳穿过肝右静脉底部，连同肝组织钳夹，切断结扎（图 42－7）。

继之，术者左手食指保护好下腔静脉，在其右侧壁，顺食指外侧自下而上用血管钳连同肝短静脉和肝组织一并钳夹，切断、结扎（图 42－8）。最后将右后上缘肝静脉连同肝周组织一并钳夹，切断结扎。至此，右半肝完全离断（图 42－9）。松开右半肝血供阻断带（阻断血供切肝时间共 23 分钟）。用热盐纱垫压敷肝断面，彻底止血后检查肝断面无渗血漏胆，用热盐水冲洗肝和膈下创面，清理术野，肝断面用带蒂大网膜覆盖，丝线缝合固定。右膈下置放腹腔引流管，另切口引出固定（图 42－10），关腹。手术顺利，术中输血 900ml，术后恢复顺利，术后 5 天腹部 B 超检查无腹腔积液，拔除腹腔引流管。病理检查报告提示右肝巨块形海绵状血管瘤（13cm × 10cm × 8cm）破裂出血。病人术后半月出院，术后 3 ~ 6 个月随访 2 次，做有关检查均正常。

【讨论】

本病例为巨块型右肝海绵状血管瘤，因腹部闭合性损伤入院，以肝破裂出血行剖腹探查术，术

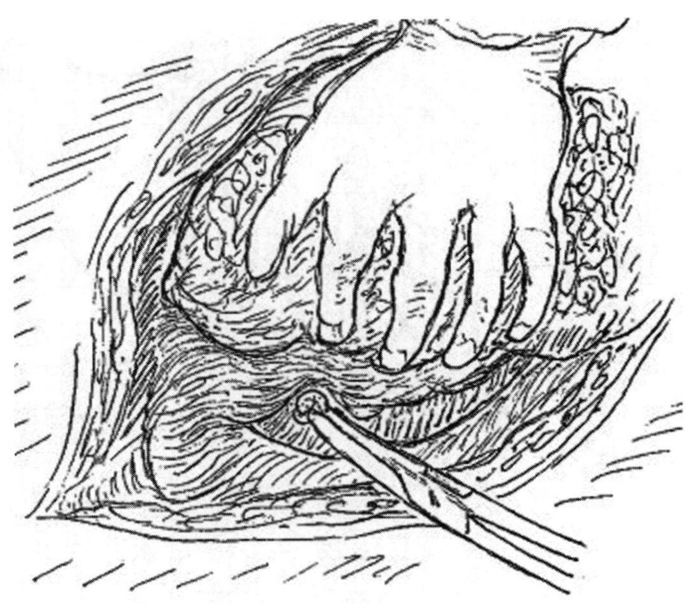

图42-4　钝性分离肝裸区到下腔静脉

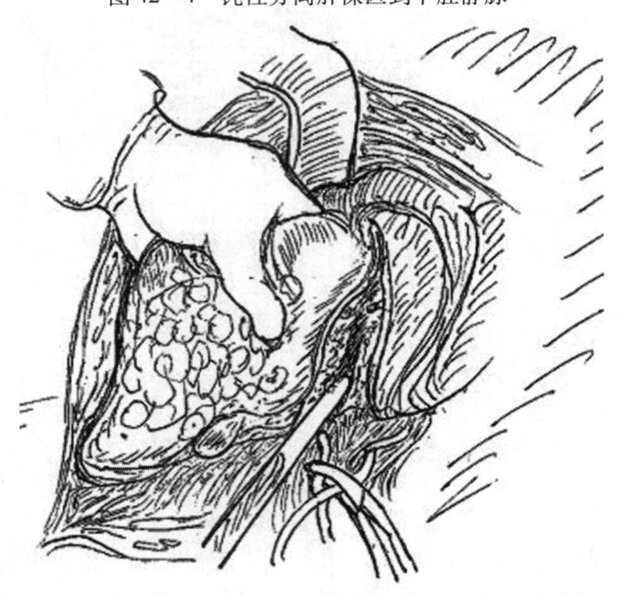

图42-5　阻断右半肝血供后切开肝实质

中发现为巨大肝血管瘤破裂出血(血管瘤破裂多与外伤有关),在右半肝阻断血供下行扩大右半肝切除,完整摘除巨块型海绵状血管瘤,病理检查得以证实。

肝海绵状血管瘤局限于肝的一侧可行肝部分或肝叶切除。若病变范围超过半肝,余肝代偿性增大,无肝硬化,肝功能正常,全身情况良好者可行半肝或肝三叶切除。肝海绵状血管瘤行肝切除时,术中有效控制出血是手术成功的关键。因此术中应注意:①选好手术切口,充分显露术野;②必须彻底分离、切断、结扎肿瘤周围韧带及粘连,使肿瘤充分游离。分离粘连时不要强行或粗暴,以避免撕破瘤体,探查时尽量减少触扪的次数;③切肝前,先结扎患侧肝动脉,使肿瘤缩小、变软,有利于手术操作。对该病人术者选择被切除的右半肝血流阻断实为理想,使术者能从容地进行操作;④切肝时肝断面血管的处理必须可靠。肝短静脉处理不当是发生大出血的常见原因,预防的关键是处理每一根肝短静脉必须在直视下进行,要看清血管的方向及周径后可靠钳夹,切断结扎。在第2肝门处理肝静脉时,最好先处理完第3肝门后进行,这样有利术者的左手控制可能损伤肝右静脉的出

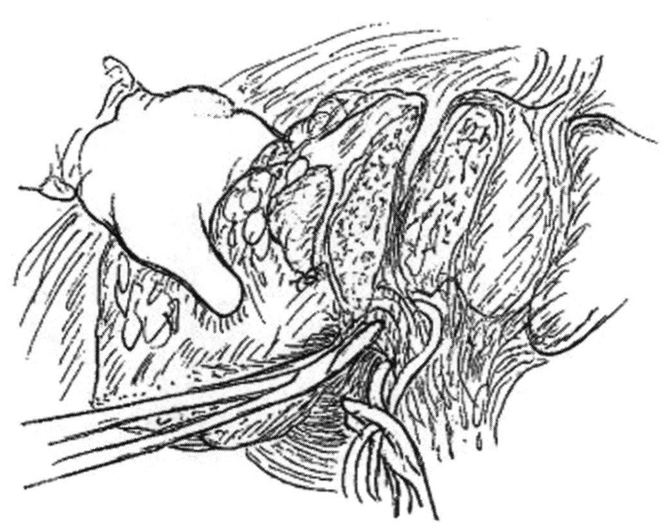

图 42－6　将右半肝管道钳夹切断结扎

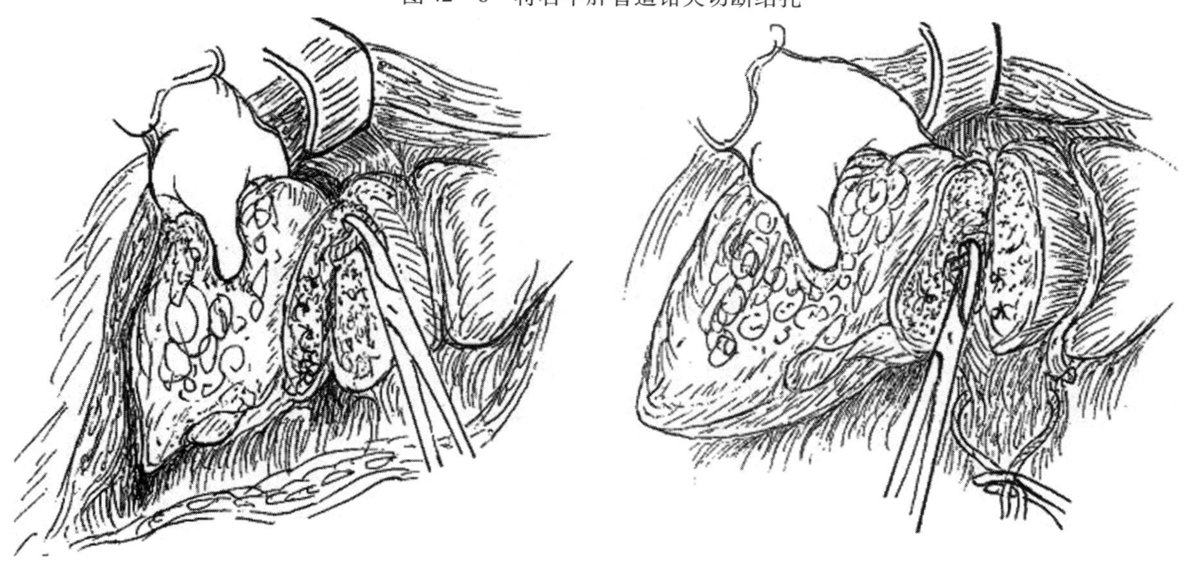

图 42－7　钳夹肝右静脉切断结扎

图 42－8　钳夹切断结扎肝短静脉

血；⑤肝断面彻底止血后，松开肝门血供阻断带，用带蒂大网膜覆盖创面缝合固定，既利于止血，又利于创面的修复；⑥膈下及肝下应置放负压引流管。有文献记载，巨块形肝海绵状血管瘤切除时，阻断肝门后可因回心血量骤然增加，加重心脏负荷导致心力衰竭而死亡。因此，术中阻断肝门应缓慢进行，而选择性半肝血供阻断更有利巨块型肝海绵状血管瘤的肝切除。

巨块型肝海绵状血管瘤行肝切除术，处理不慎可导致难以控制的大出血。因此，术前必须有充分的准备，包括血源、术中监测管理以及手术者的密切配合。

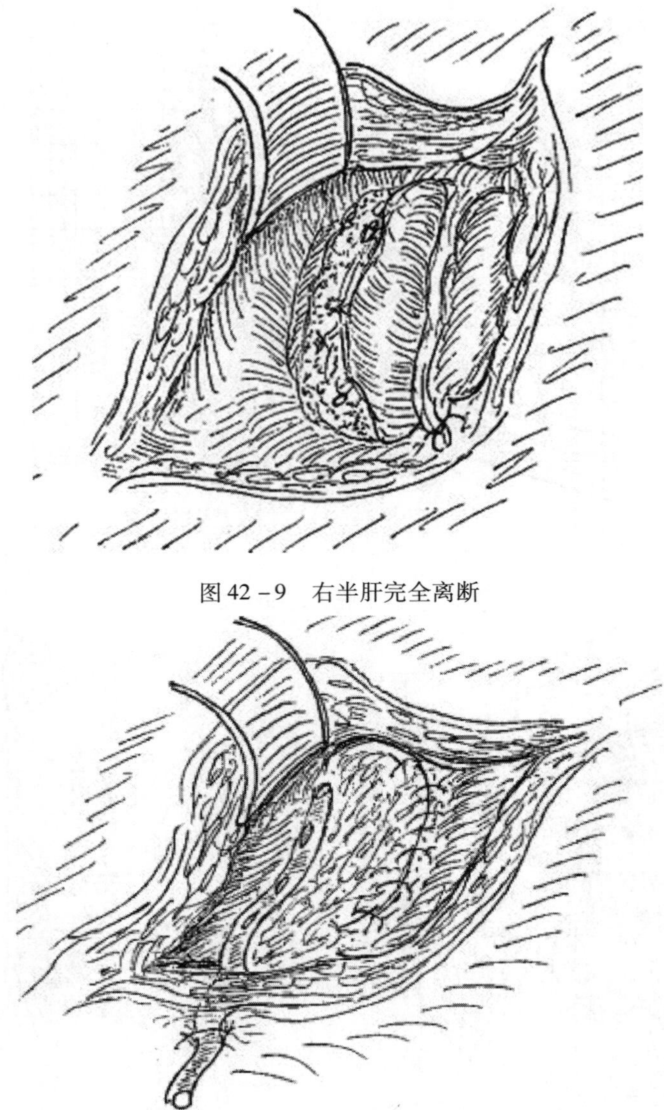

图42－9　右半肝完全离断

图42－10　大网膜覆盖肝断面，缝扎固定，膈下置放多孔橡皮引流管，另切口引出固定

参考文献

［1］　汪谦，陈伟峰，等．肝脏良性肿瘤的病理特点［J］．肝胆外科杂志，2005，14（2）：87－90．

［2］　蔡守旺，顾万清，周宁新，等．肝细胞腺瘤6例临床与影像资料分析［J］．解放军医学杂志，2001，26（7）：545－546．

［3］　张志伟．肝血管瘤手术切除技术［J］．肝胆外科杂志，2008，16（6）：468－469．

［4］　李国威，杨少毅．肝脏海绵状血管瘤剥离术及组织、解剖学基础［J］．中华普通外科学文献（电子版）2010，4：194－196．

［5］　许连生．肝脏良性肿瘤患者临床诊治分析［J］．中国医疗前沿，2010，5（10）：45．

［6］　靳小建，卢榜裕，蔡小勇，等．腹腔镜肝血管瘤手术43例疗效分析［J］．中国实用外科杂志，2011，31（4）：2205－2208．

［7］　李荣祥，李金龙，潘万能，等．肝切除69例临床分析［J］．肝胆外科杂志，2001，9（5）：337－339．

［8］　李荣祥，李金龙，潘万能．常温下半肝血流阻断与Pringle's法的临床比较［J］．中华肝胆外科杂志，2004，10（4）：245－257．

第 15 章　肝脏恶性肿瘤的手术

例 43　肝右三叶切除术

【病情简介】

男性，21 岁，因右上腹持续性胀痛三个月入院。查体，呼吸 19 次/min，脉搏 92 次/min，血压 114/70mmHg，一般情况良好，皮肤巩膜无黄染，浅表淋巴结未扪及肿大。气管居中，双肺叩听检查正常，心率 92 次/min，律齐，未闻及病理性杂音。右肋下可扪及一质地较硬的肿块，有触及痛，随呼吸上下移动。肝区有叩打痛，腹部无移动性叩浊，肠鸣正常，脊柱四肢正常。血液化验：WBC7.8 × 10^9/L，N72%，Hb110g/L，肝功能检查：乙肝表面抗原阳性，谷丙转氨酶 61.9μ/L，血清总蛋白 65g/L，ALB36g/L，A/G1.2，AFP15.10u/ml，CEA3.5ng/ml，胸部 X 线摄片提示右肋膈角变钝，双肺正常，腹部 B 超提示，右肝约 12cm × 10cm 实质性占位包块，肝下少量积液，心电图检查正常。诊断：右肝占位病变（巨大肝癌?）。拟行剖腹探查，占位病肝切除术，做充分的术前准备（包括血源等准备）。

【治疗经过】

在气管插管全麻下，仰卧位，右腰背部抬高 30°，取右肋缘下切口进腹，探查发现右肝前、后叶为主有一约 13cm × 12cm × 10cm 质地较硬、表面凹凸不平的巨大肿块，侵到左内叶，下至肝下缘。肿块与膈肌粘连（图 43 - 1），肝下腹腔有黄色渗出液约 300ml。左肝代偿性增大，质软，肝表面有散在米粒状结节，轻度肝硬化表现。肝门及腹腔内未发现有转移灶及淋巴结肿大。

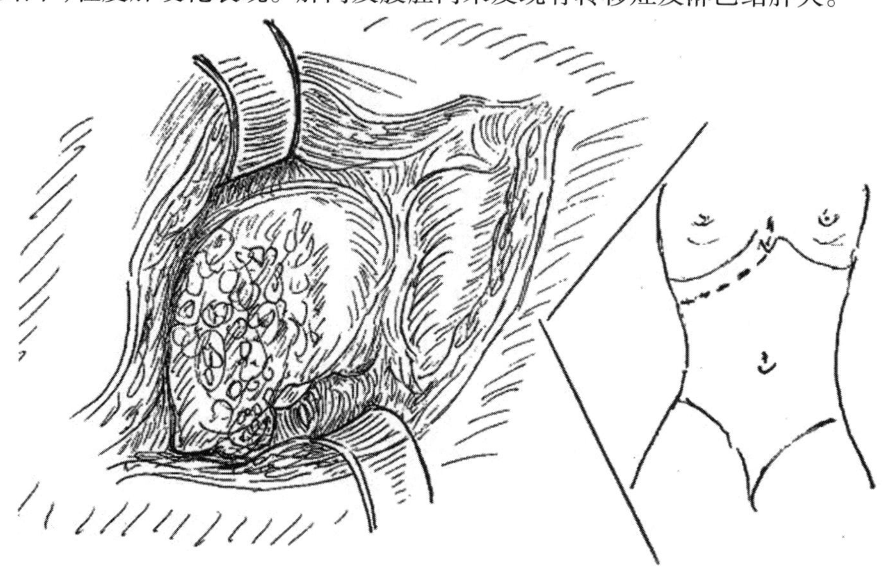

图 43 - 1　取右肋缘下切口进腹，探查发现巨大恶性肝肿瘤的位置

根据探查及术中病人的综合情况，决定行肝右三叶切除术。延长手术切口，切除剑突。分离肝周韧带，充分游离右肝，在第 1 肝门预置入肝血流阻断带的前提下，行右半肝血供阻断，即沿肝总管向肝门寻及左右肝管汇合部，置入直角钳，在其上方肝被膜处进入肝实质中，格氏鞘（Gllsson）外轻轻钝性分离，从肝十二指肠韧带后方穿出，带入 8 号导尿管，缩紧阻断右半肝的血供（图 43 - 2）。

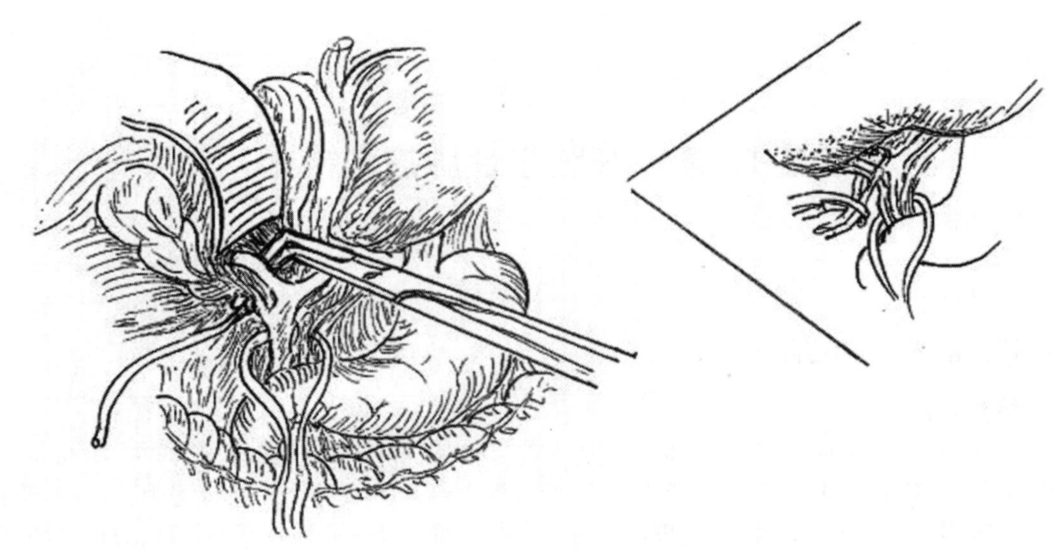

图43－2 在预置入肝血流阻断带的前提下，置放右半肝血供阻断带

从下腔静脉右壁至镰状韧带右侧1cm处切开肝包膜，钝性分离肝实质，肝内血管及胆管均逐一结扎切断(图43－3)，将右肝向上翻转，沿左纵沟右侧和肝门横沟上缘切开肝包膜分离肝实质，显露左门静脉干矢状部和囊部，向左内叶侧推开肝实质以显露出左内叶的门静脉支、胆管及动脉支，均予以结扎、切断(图43－4)。

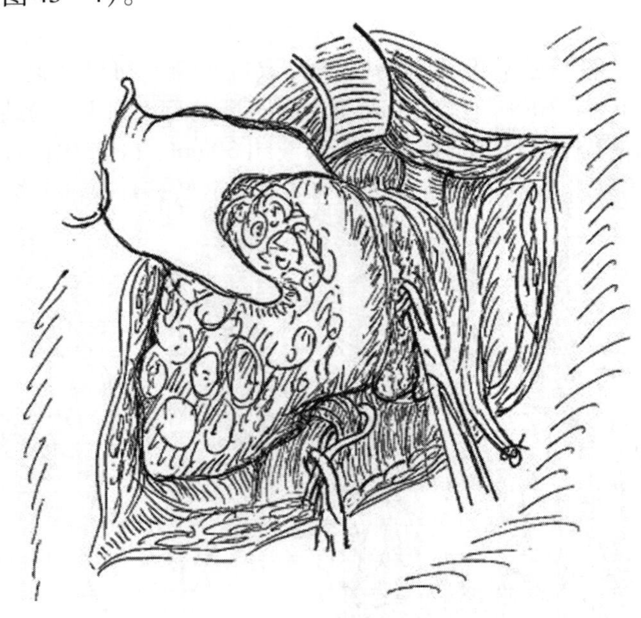

图43－3 距镰状韧带1cm处切开肝包膜，钝性分离肝实质

继续沿肝门横沟上缘分开肝实质，在肝门右切迹处将肝组织向右侧推开，并将右半肝阻断带向左移牵以充分显露右门静脉干、右肝管和肝右动脉，给以结扎、切断(图43－5)。去除右半肝血供阻断带，立即阻断第1肝门的入肝血流，向上分出肝右和肝中静脉，在肝实质内给予结扎、切断(图43－6)。

右上缘的肝静脉连同肝组织一并结扎、切断。肝的切面斜向下腔静脉的右侧壁，肝短静脉的处理，用中弯血管钳夹，切断结扎(图43－7)。至此，肝右三叶完全切除，松除第1肝门入肝血流阻断带。肝切面彻底止血，检查无渗血及胆汁漏出后，将镰状韧带覆盖肝创面并缝合固定，右膈下置放一根双套管腹腔引流另切口引出(图43－8)，逐层缝合关腹。

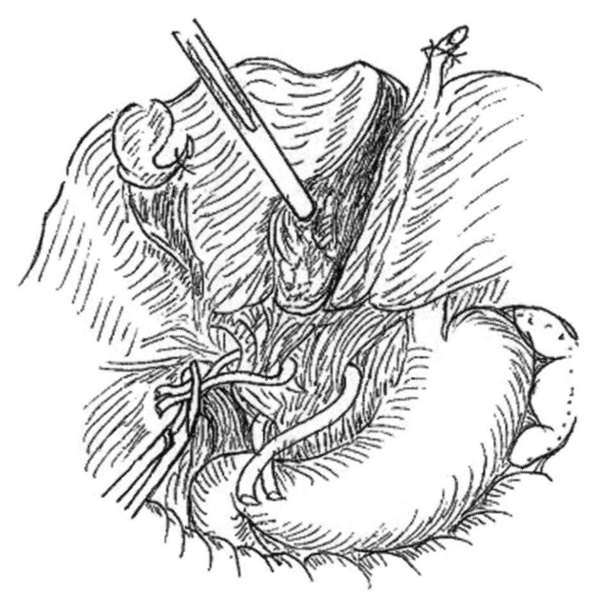

图 43 －4 沿左纵沟右侧和肝门横沟上缘切开肝包膜分离肝实质

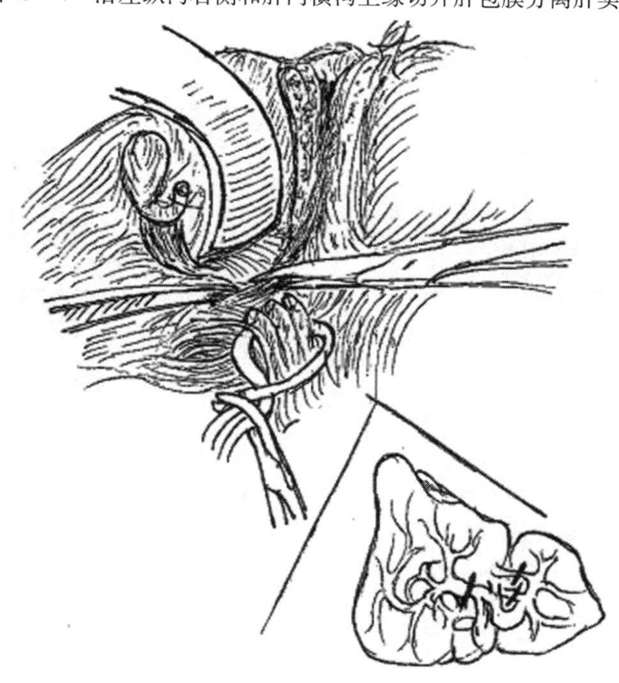

图 43 －5 在肝门右切迹处将肝组织向右侧推开，显露出右门静脉干、右肝管和肝右动脉，给予结扎、切断

手术顺利，术中输血 700ml。术后恢复顺利，术后 5 天腹腔引流管引流出淡血水 20ml ~ 100ml/d，腹部 B 超检查提示腹腔内及膈下无积液，拔除腹腔引流管。胸片提示右肋膈角变钝，双肺正常。术后 10 天复查肝、肾功能正常，AFP6. 15μ/ml，Hb120g/L。病理检查报告提示：原发性肝细胞低分化腺癌，肝切缘未发现癌细胞浸润。肝组织有轻中度硬化表现。术后住院半月，一般情况良好，出院。建议服中药继续治疗。术后 3 个月、6 个月及 10 个月随访，及 AFP、肝、肾功能复查均正常。术后生存 2 年零 3 个月。

【讨论】

肝右三叶切除术是将右半肝和肝左内叶全部切除，又称肝极限切除术或肝大部切除术，切除肝

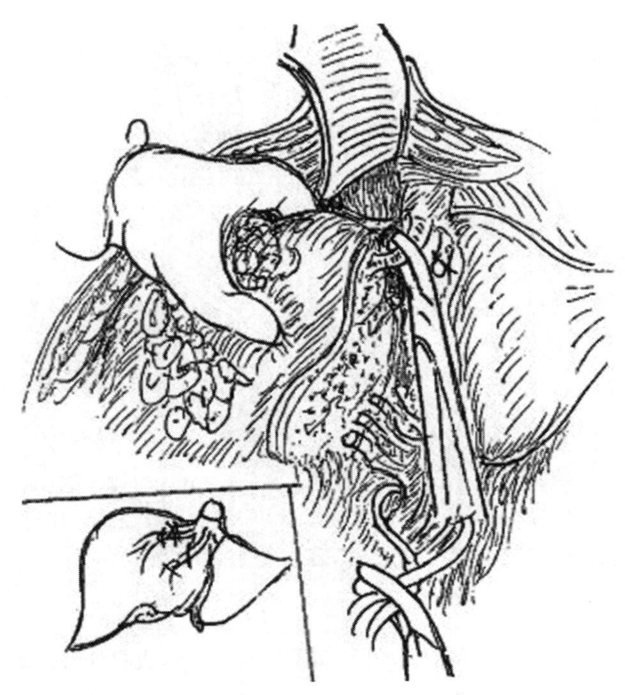

图 43－6　向上分离出肝右静脉和肝中静脉，给予钳夹、结扎、切断

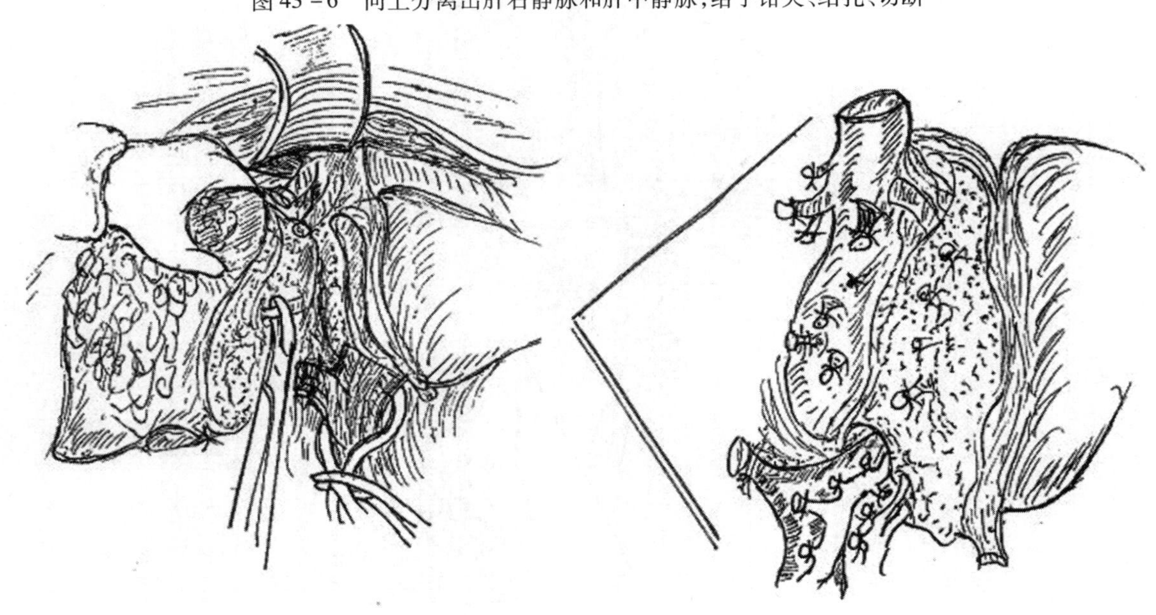

图 43－7　处理肝静脉及肝短静脉

右三叶必须是左外叶肝有代偿增大，足以维持正常的肝功能，否则术后容易发生肝功能衰竭等严重的并发症。

本例肝右三叶切除的血流控制是在预置第1肝门入肝血流阻断带的前提下，再选择右半肝血供的阻断。当处理结扎、切断右肝的门静脉、肝动脉支和胆管支后，亦可去除右半肝血流的阻断带，立即将预置阻断入肝血流的阻断带缩紧，继续行肝实质的切除，处理肝右、肝中和肝短静脉，直至肝右三叶切除后，松去肝门的阻断带，从容地进行肝断面止血。笔者行右三叶或左三叶切除时，惯例预置双重阻断肝门血与血供的阻断带，即先预置入肝血流阻断带，再置半肝血供阻断带，术者根据术中情况选择或交替使用，以保证余肝的血供更长时间，减轻术后肝衰的并发症。因肝门三大件管道支配各肝叶或肝段的解剖关系（图 43－9）或变异，仅选用半肝血流的阻断来完成手术的出血量要比双重交替阻断法多。

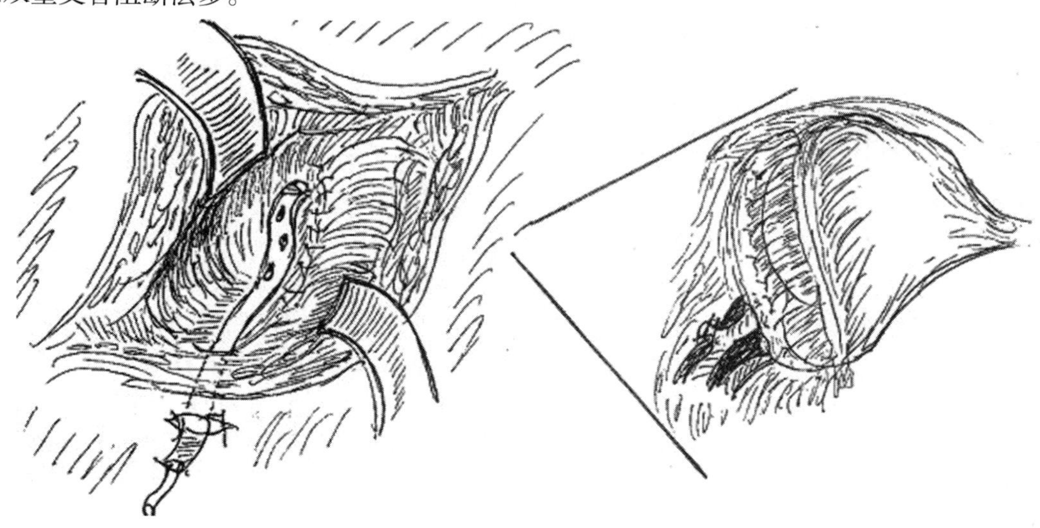

图 43－8　将镰状韧带覆盖肝创面并缝合固定，右膈下置放一根双套管引流，另切口引出

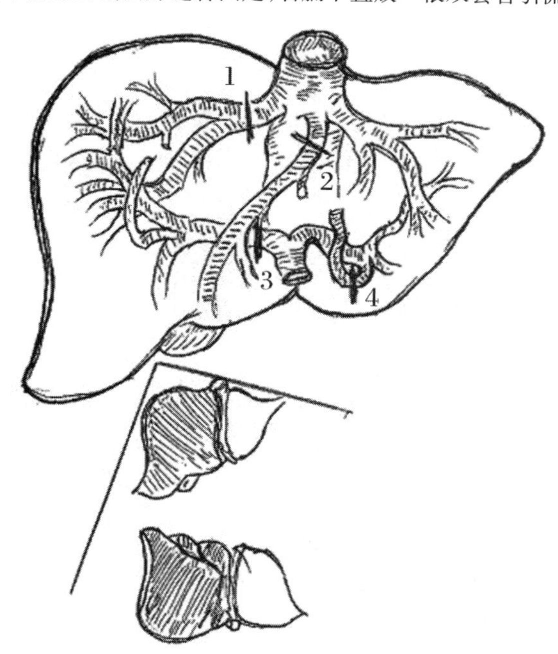

图 43－9　1. 肝右静脉　2. 肝中静脉　3. 右门静脉　4. 左内叶静脉支

关于肝癌根治切除术，在 20 世纪 60 年代左右，行 HCC 的根治要求有 4cm 以上的无瘤肝实质边界，但结果显示有肝硬化病人肝右叶切除死亡率高达 50% 左右。Okamoto 把根治性标准定为：①肿瘤与组织间有明显的纤维性包膜，在切除的肝脏标本上无任何癌卫星结节；②血管和胆管无癌肿侵犯；③切缘最少要有 1.0cm 以上的无癌肝实质距离。他的 90 例肝癌切除中，也只有 25 例达到了以上标准，5 年存活率达 70.8%，最后认为直径 4cm 的肝癌，无瘤边缘 1.0cm 大多可达到根治切除。相反肿瘤直径 4cm 时，则 1.0mc 的无瘤肝组织切缘并未能达到根治性切除。当前比较一致地认为，切除肝癌外周 1.0cm 的无瘤肝组织是根治性手术的必需条件。

肝右三叶切除时，术中要注意：①分离左外叶的管道时，要注意解剖关系，不可将门静脉的横部、矢状部或囊部结扎，否则会导致左外叶坏死。已确定左内叶的静脉支后才能给予结扎，同时特别注意左肝管的走向，只能结扎左内叶的肝胆管，切不可损伤左外叶的肝胆管；②处理结扎右半肝的门静脉支和胆管时，应远离门静脉和肝总管的分叉部左侧，以避免损伤左门静脉或左肝管；③处理肝中静脉时,应注意不可损伤肝左静脉。在结扎肝中静脉前应认清肝左、肝中静脉的汇合干部位,因有部分病人的肝左、中静脉合为一干后才汇入下腔静脉,因此,将肝中静脉分出一段,远离肝左静脉处结扎,可避免损伤肝左静脉。

例44　中肝叶切除术

【病情简介】

男性,56岁,因右肝下缘"血管瘤"手术后,上腹胀痛不适3个月入院。查体:呼吸20次/min,脉搏93次/min,血压124/86mmHg,一般情况良好,皮肤巩膜未见黄染,浅表淋巴结不肿大,气管居中,甲状腺不肿大,双肺叩听检查正常。心率93次/min,律齐,未见切口疤痕,肋下未扪及包块,有深压痛,肝音正常,脊柱四肢无异常。胸部X线摄片检查正常。心电图提示右束支不完全传导阻滞,腹部B超检查提示胆囊区占位病变。血液检查:WBC 8.8×10^9/L,N 80%,Hb 110g/L,血清总胆红素(TBIL)30.0μmol/L,血清直接胆红素(DBIL)8.0μmol/L,间接胆红素(IDB)16.0μmol/L,血清白蛋白(ALB)36g/L,谷丙转氨酶(ALT),血清碱性磷酸酶(ALP)650μ/L,甲胎蛋白(AFP)6.0u/ml,癌胚抗原(CEP)3.50ng/ml。查阅原手术记录,描述在胆囊底部左缘有5cm×2cm海绵状血管瘤,连同胆囊底部一并缝扎,保留胆囊。临床诊断:右肝占位(胆囊癌?)。拟行占位病区的肝段或肝叶切除。做术前准备。

【治疗经过】

在气管插管全麻下,仰卧位,经上腹"人"字切口进腹腔,探查发现占位病变与胆囊肿大有关,肿块约8cm×9cm,底体部坚硬,其周肝组织结节状如图样改变(图44-1)。

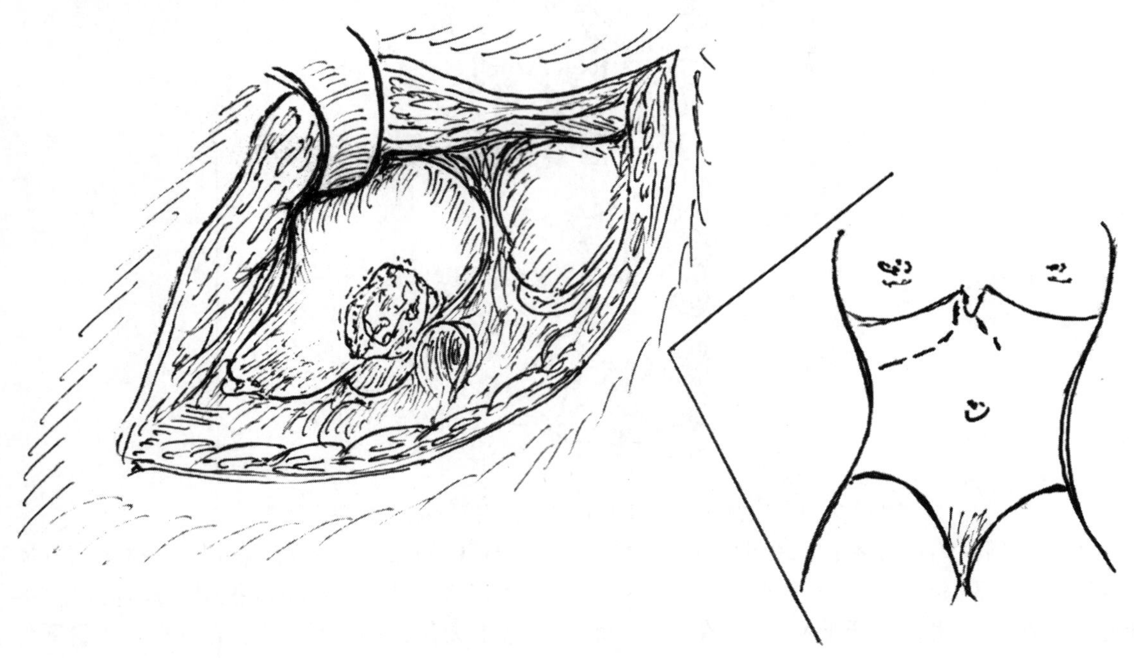

图44-1　取上腹"人"字形切口进腹腔探查肿块的位置

其余肝组织正常,胆囊三角区一枚淋巴结肿大约1.5cm,质地稍硬,肝门区粘连,尚能分离。根据术中探查及全身情况,确定行中肝叶切除。切断圆韧带及镰状、右冠、右三角、肝结肠和肝肾韧带,钝性推开肝裸区直达下腔静脉。此时已充分游离右侧肝脏(图44-2),在预置第1肝门入肝血流阻断带后(图44-3),在第2肝门处下腔静脉和肝中静脉,沿肝中静脉走向切开肝实质,可见肝中静脉的主干,给予结扎暂不切断(图44-4)。将肝向上翻转,显露出右切迹,在其处切开Gllsson鞘,推开肝组织实质,显露右前叶门静脉支、胆管和肝动脉支,给予结扎切断。至此,缩紧肝门的预

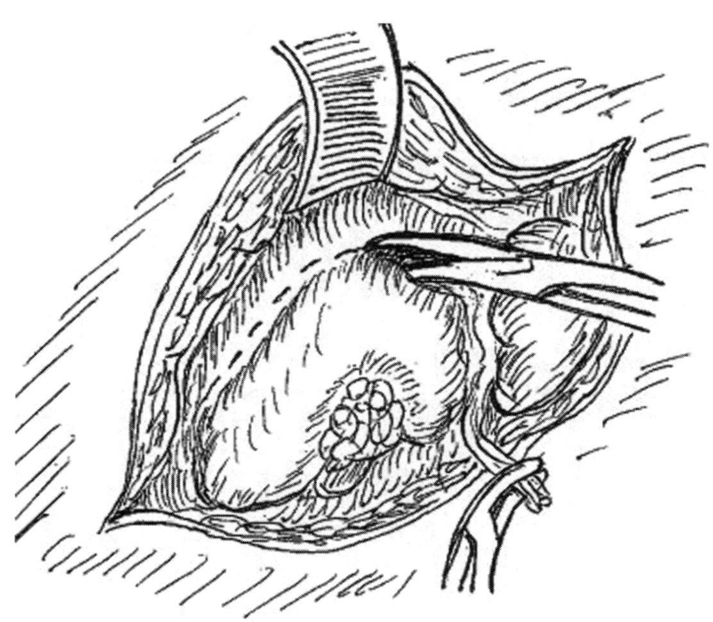

图 44－2　游离右侧肝脏

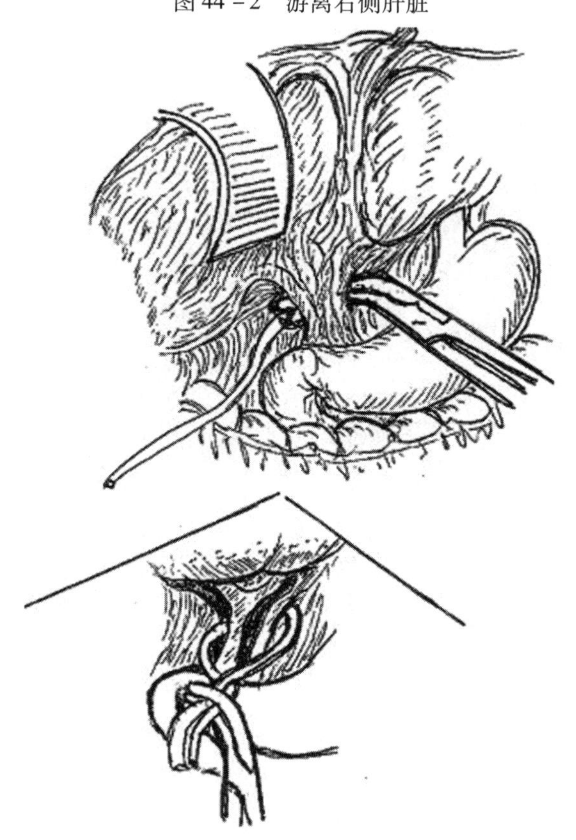

图 44－3　预置第 1 肝门阻断带，切肝时缩紧阻断带控制入肝血流

置阻断带，在胆总管左侧分离出肝左动脉，沿其行径上靠近左纵沟处找到肝左动脉发出的左内叶动脉支，给予结扎切断。再沿肝门沟到左纵沟切开肝包膜，在肝管及门静脉左干的上缘推开肝组织，于门静脉左干矢状部和囊部内侧分离出左内叶的门静脉支和胆管，分别予以结扎、切断（图 44－5）。

再沿右叶间裂和左叶间裂的膈面标界处切开肝包膜，钝性分开实质，逐一结扎肝内小血管和胆

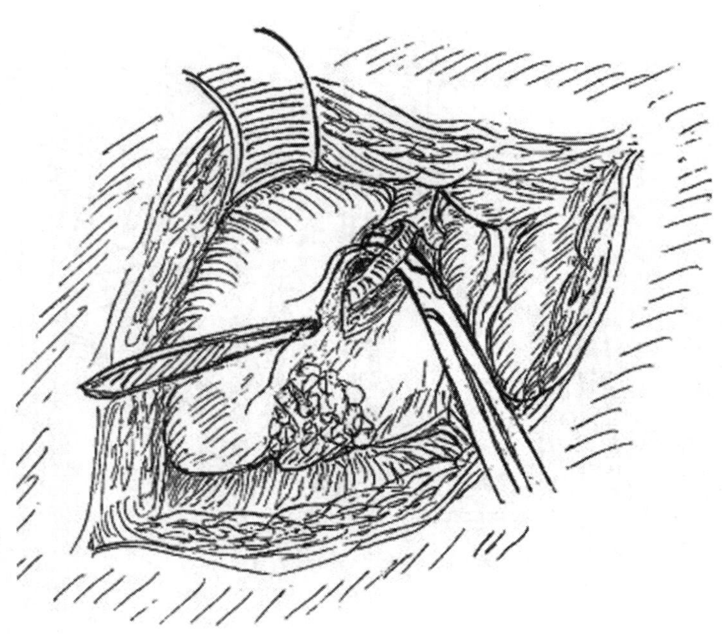

图 44 -4 结扎肝中静脉

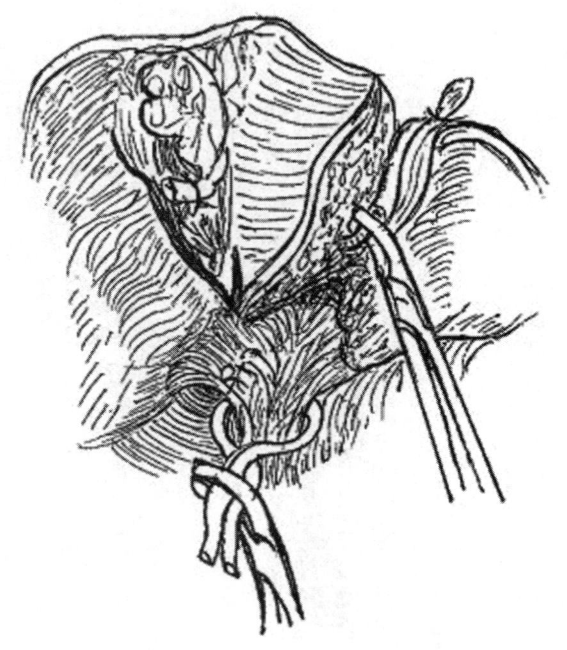

图 44 -5 门静脉左干矢状部和囊内侧分离出左内叶门静脉支和胆管,给予结扎、切断

管,并予切断(图 44 -6)。最后切断肝中静脉,将肝中叶连同病肝肿块一并移出(图 44 -7)。去除肝门阻断带(阻断时间 18 分钟)。肝断面给予热盐水彻底冲洗、止血,用带蒂大网膜覆盖肝左右断面和下腔静脉,丝线缝合固定,小网膜孔处置放双套管引流,另切口引出固定,清理腹腔,逐层缝合关腹。

手术顺利,术中输血 800ml,术后生命体征平稳,第 4 天腹腔引流管无液体溢出,B 超检查腹腔无积液,拔除腹腔引流管。病理检查报告为:胆囊低分化腺癌,胆囊三角区淋巴结转移,肝断面无癌组织残留。术后 10 天复查肝肾功能正常,Hb120g/L,一般情况良好,住院 2 周出院,建议服中药治疗。术后 6 个月随访,一般情况良好,术后生存 1 年零 1 个月。

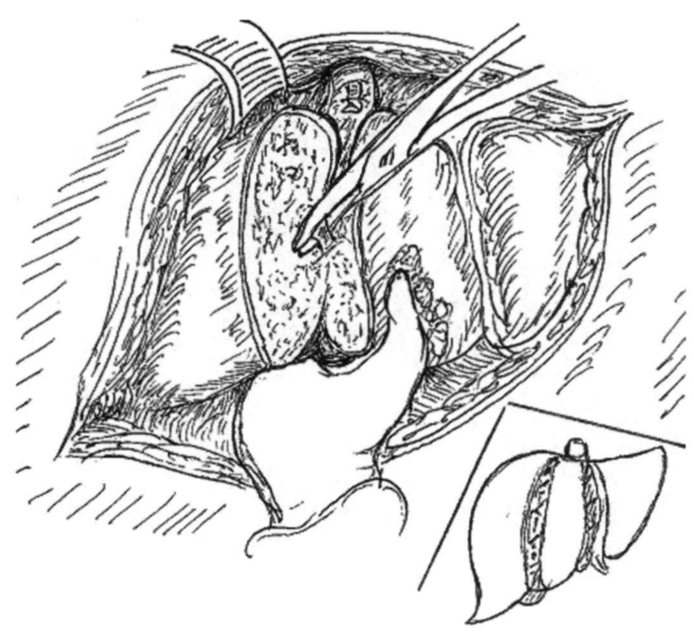

图 44－6　钝性分开肝组织，结扎肝内小血管及胆管

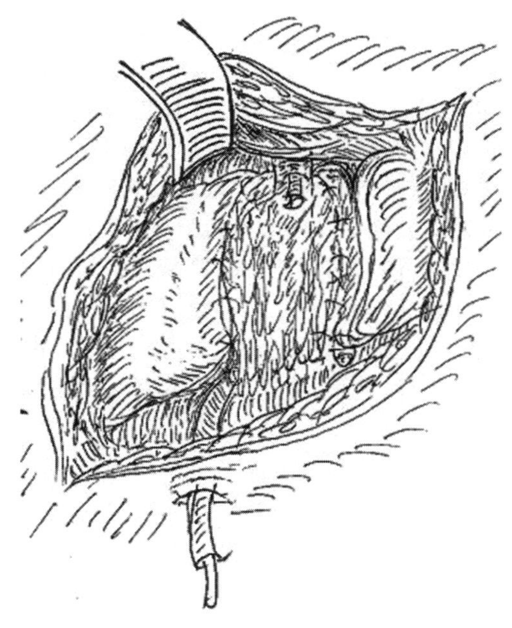

图 44－7　切断肝中静脉，移出切除中肝叶，
创面大网膜覆盖，右肝下置放引流管，另一切口引出

【讨论】

中肝叶是肝左内叶和右前叶的总称，手术切除这两个肝叶称为中肝叶切除。该术式适于中肝叶的肿瘤或胆囊癌合并肝浸润转移。中肝叶的血供来自左右门静脉的左左叶支和右前叶支，以及来自肝左右动脉的左内叶动脉支和右前叶动脉。少数病例的门静脉右前叶支源于门静脉左干的横部，且存在肝中动脉。它的胆汁引流是经过左内叶肝管和右前叶肝管分别汇入左、右肝管，它的血液回流是经过位于正中裂的肝中静脉注入下腔静脉（图 44－8）。

肝中叶处于肝脏的中央部分，第 1 肝门的门静脉主干和胆总管，第 2 肝门的肝静脉以及背侧的下腔静脉均与它紧密相连，因此，在施行规则性的肝中叶切除时，必须熟悉其解剖关系，勿损伤主要血管和胆管，术中应注意以下几点：①中肝叶的左侧肝切面应在左叶间裂和左纵沟右侧 1cm 处切

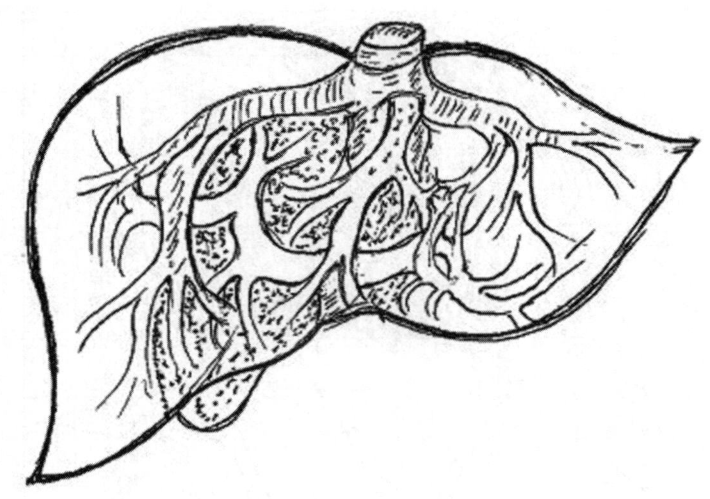

图44－8 肝中静脉血流图

开肝组织，即可避免损伤肝左静脉的叶间支和左门静脉干的矢状部和囊部，如左肝静脉的叶间支损伤可结扎，但门静脉左干的矢状部和囊部损伤应做大的修补，以保证左外叶的血供。②中肝叶的右侧切面，应在右叶间裂的左侧1cm处切开肝组织，即可避开肝右静脉的主干受损，在分离肝门右切迹时，只能结扎右前叶的管道，切不可伤及右后叶的门静脉支、动脉支和胆管。③如遇大的血管或胆管时，必须向肝中叶内分离出1～2cm，以确认是走向或来向肝中叶者，才能给予切断结扎。有经验的施术者均采用此法做肝中叶切除。④处理第1肝门时，应在横沟上缘Gllsson鞘处切开肝包膜，推开肝组织以避免损伤门静脉左、右肝管。⑤在肝顶部的第2肝门处充分显露出下腔静脉和肝中静脉，沿肝中静脉走向切开肝实质，在约离肝表面2cm处可见肝中静脉主干，在肝内给予结扎，暂不切断，留待最后完全断肝时处理。这样既不会撕破肝中静脉及下腔静脉，更不会因肝中与肝左静脉合干而损伤肝左静脉。⑥中肝叶切除的两侧断面应从肝的膈面斜向下腔静脉，在下腔静脉的前壁会师，使整个肝脏被切除的病灶标本呈一楔形，即膈面宽，脏面窄。

本病例首次行"肝血管瘤"连同胆囊底部一并缝扎，可能选择术式不当，或许因为胆囊有癌变，故应仔细检查胆囊与血管瘤病变之间的关系，并切取有关组织送病理检查。

例45 肝左三叶切除术

【病情简介】

男性，45岁，上腹部持续胀痛1月多，门诊就诊腹部B超检查发现肝脏肿块，要求手术治疗入院。查体：呼吸18次/min，脉搏86次/min，血压126/84mmHg，一般情况良好，皮肤巩膜无黄染，浅表淋巴结不肿大，气管居中，甲状腺不肿大。双肺叩听检查正常。心率86次/min，律齐，未闻及病理性杂音。腹部不膨隆，剑下有深压痛，未扪清包块，肝区有叩击痛，无移动性叩浊，肠鸣音正常，脊柱四肢活动正常。胸片检查双肺正常。心电图提示右束支不全阻滞，腹部B超提示肝中部有实质占位，CT提示肝中叶恶性肿瘤。血液化验：WBC9.40×10^9/L，N76%，Hb120g/L，乙肝表面抗原(＋)，TBIL30.0μmol/L，TP70.0g/L，ALB38g/L，ALT71.50μ/L，ALP250μ/L，AFP30.60u/ml，CEA20.40u/ml。临床诊断：肝脏恶性肿瘤。做充分术前准备，拟行肝叶切除术。

【治疗经过】

在气管插管全麻下，仰卧位，上腹"人"字形切口进腹，探查发现肝脏病变位于肝左内叶约12cm×10cm，质地硬，表面凹凸不平，右侧波及到右前叶、左侧到镰状韧带左侧(图45－1)。第1、2肝门轻度粘连，未扪及明显肿大淋巴结，右肝叶明显代偿性增大，未扪及明显的硬化性结节状物，肝下约有200ml淡黄色液体。根据探查及术中整体情况，确定行肝左三叶切除术。切断肝圆韧带及镰状、左右冠状、左右三角、肝胃、肝结肠和肝肾韧带，此时，已充分游离肝脏（图 45－2）。处理结扎胆囊动脉和胆囊管，剥离胆囊到胆囊体部，以显露肝门右切迹（图 45－3）。

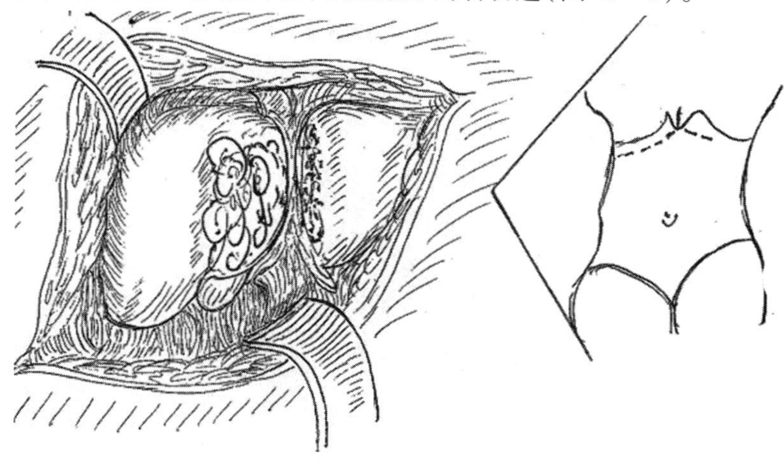

图 45－1　取上腹“人”字形切口进腹探查发现肝肿瘤的部位

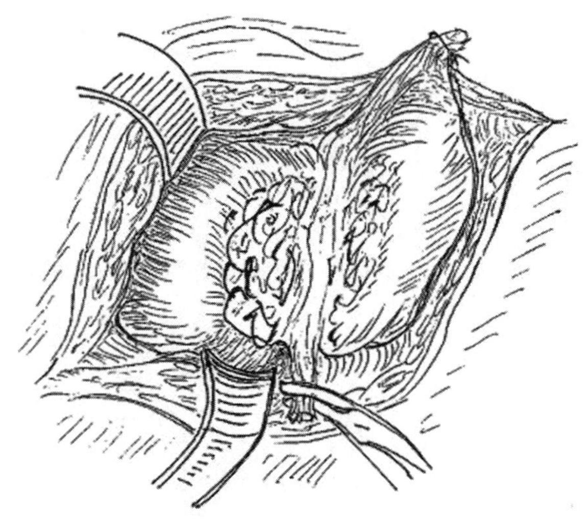

图 45－2　充分游离肝脏

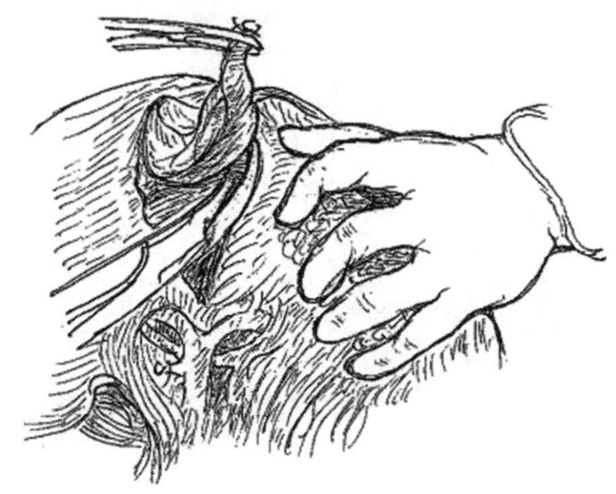

图 45－3　切除胆囊，显露肝门右切迹

用细乳胶管阻断肝十二指肠韧带，控制第 1 肝门入肝血流，立即沿右侧缘间裂左侧 1cm 处切开肝包膜,即在肝膈顶部绕过第2肝门直达下腔静脉壁(图45-4),钝性分离肝实质,肝切面斜向左后面达下腔静脉左壁,在注意肝右静脉不受损伤的前提下,结扎切断其左侧属支。将肝脏向上翻转,从右肝下缘斜向肝门右切迹切开肝组织,在右门静脉干、右肝管和肝右动脉上方的肝实质内结扎右前叶的门静脉、胆管、肝右动脉支(图45-5)。

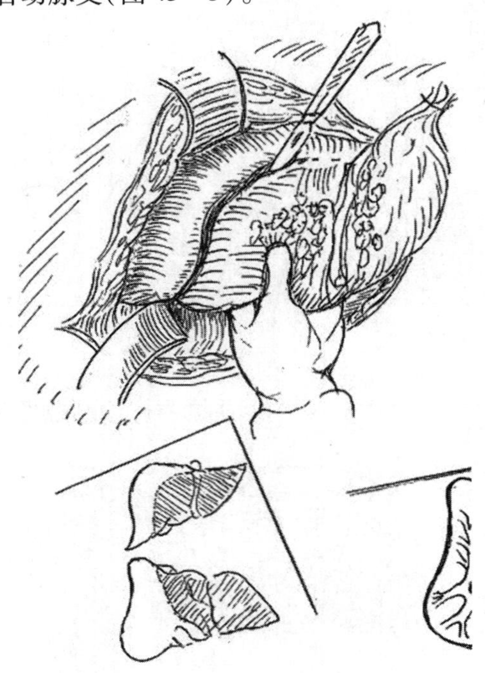

图45-4 切开肝包膜,预定切除肝左三叶的范围

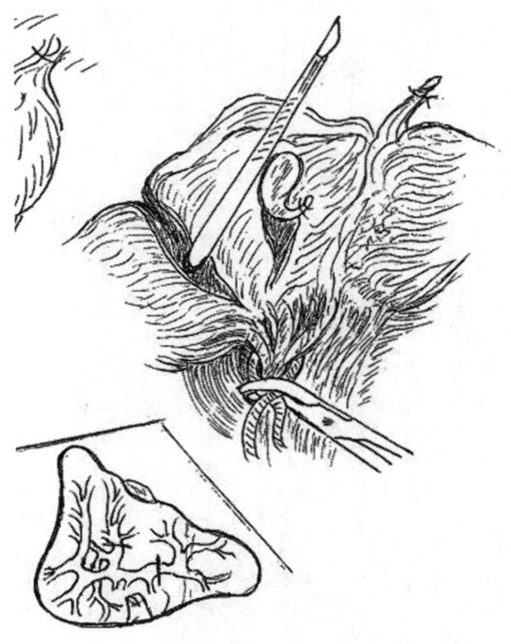

图45-5 从右肝下缘斜向肝门右切迹切开肝组织

继续沿肝门横沟上缘到左纵沟切开肝包膜,推开肝实质,在横沟与左纵沟交界处,将左门静脉干、左肝管和肝左动脉结扎、切断(图45-6),将左三叶轻轻提起,沿下腔静脉前壁钝性分开肝组织,注意保护勿损伤下腔静脉,逐一结扎切断所遇的管道,直达第2肝门时,用中弯止血钳分别将肝

中、肝左静脉连同肝组织一并夹住，切断结扎（图 45－7）。去除肝门阻断带，“8”字缝扎肝断面的出血和渗胆处，仔细检查无渗血漏胆后，用带蒂大网膜覆盖肝断面，细丝线缝合固定，左膈下置放腹腔双套引流管一根，腹壁另切口引出固定（图 45－8），逐层缝合关腹。

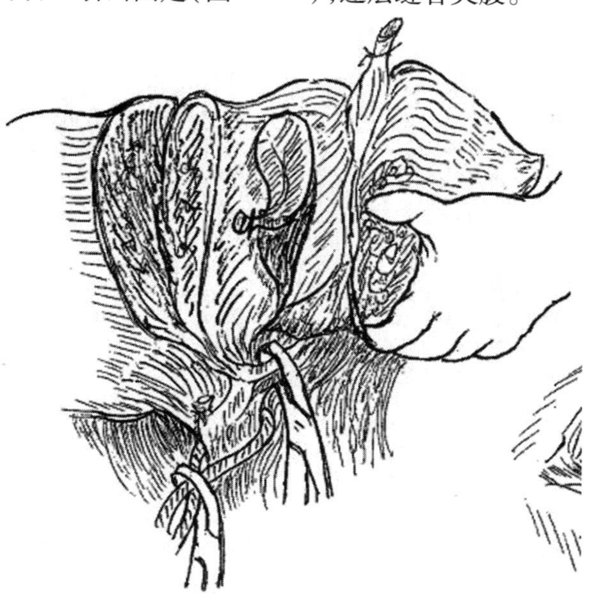

图 45－6　在肝门横沟与左纵沟交界处处理左门静脉干、左肝管及左肝动脉

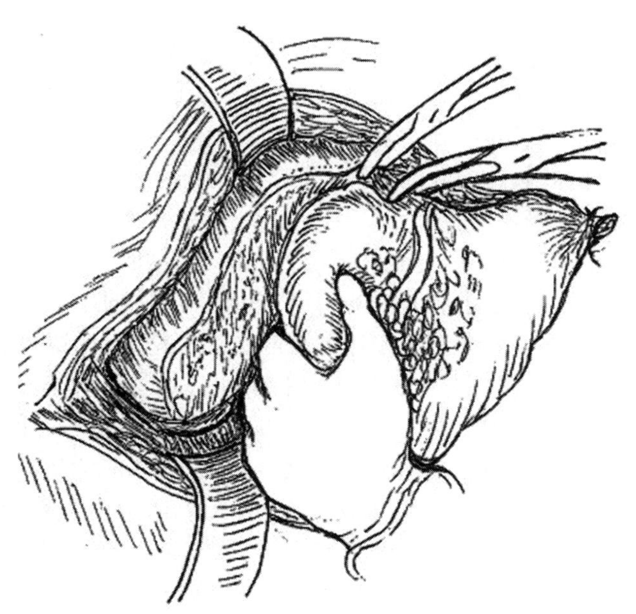

图 45－7　在第 2 肝门处，钳夹切断结扎肝中、肝左静脉

手术顺利，术中输血 900ml。术后生命体征平稳。病理检查报告提示，低分化肝细胞腺癌，肝断面无残留癌组织，轻度肝硬化。术后 5 天腹腔引流管无引流液溢出，腹部 B 超检查腹腔无积液。胸片双肋膈角变钝，拔除腹腔引流管。术后 10 天复查肝功能见 ALT80.30μ/L，其余正常。AFP 8.0u/ml，CEA10.0u/ml，Hb110g/L。住院 2 周出院，建议服中西药继续治疗。术后 6 个月随访，一般情况良好，AFP7.5u/ml，肝功能 ALT60.50μ/L。术后 1 年随访与术后 6 个月变化不大。术后生

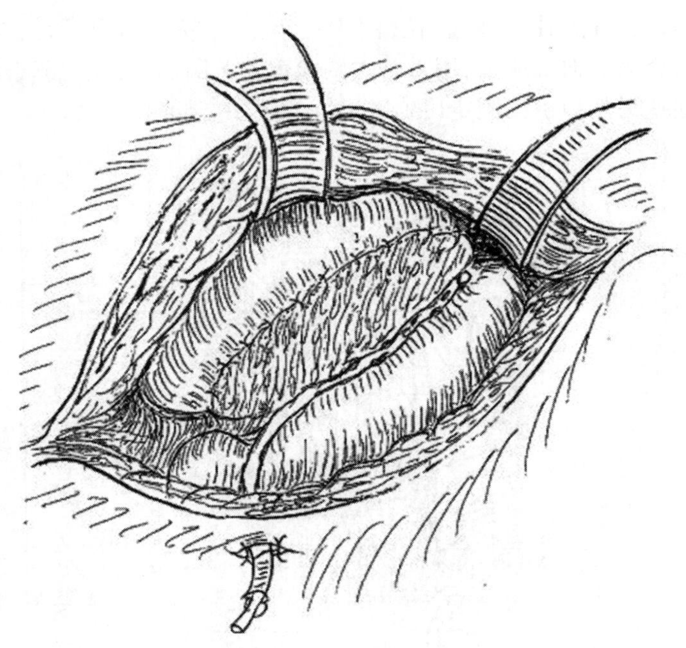

图 45－8　带蒂大网膜覆盖肝断面，丝线缝合固定，
肝残面置放双套管引流一根，另切口引出固定

存 1 年零 10 个月。

【讨论】

左三叶切除术就是将左半肝和右前叶前部切除。又称左侧肝极量切除术。肿瘤等病变位于左半肝侵及部分右前叶者，即可做肝左三叶切除术，但必须是右后叶有足够维持正常功能的肝组织，若合并有严重的肝硬化者，不能做左三叶切除术。

左三叶包括左外叶、左内叶和右前叶（亦称为肝的Ⅱ、Ⅲ、Ⅳ、Ⅴ、Ⅷ段），膈面以右叶间裂为界，脏面以肝门右切迹延伸至右肝下缘，向左沿肝门横沟上缘至左纵沟。

术中应注意几点：①肝左三叶切除必须保留肝右静脉、右后叶门静脉、右后叶动脉和右后叶肝管不能受损，否则会影响右后叶的血供和胆汁的引流，造成灾难性的后果；②在膈顶部绕过第 2 肝门达下腔静脉左侧壁，肝的切面应斜向左后方达下腔静脉的左壁，以保留足够的肝右后叶，同时不易损伤下腔静脉；③在分离肝门区时，应在肝门横沟上缘 Gllsson 鞘外和下腔静脉壁前方进行，以免损伤门静脉和肝总管的分叉部及下腔静脉；④左三叶切除在膈面是沿右叶间裂偏向左侧切开肝组织，但通常在肝的表面右叶间裂无明显的标志，有经验的术者采用的方法是先在肝门右切迹向右延长线与右肝下缘交叉点作为肝下缘的标记点；⑤从这一标记点向上达第 2 肝门下腔静脉左侧壁的连续作为肝膈面的切线，这一操作既容易掌握肝的切面，又可避开肝右静脉的主干，不致损伤肝右静脉；⑥为了显露肝门的右切迹，通常先切除胆囊。但笔者无论做右或左三叶切除，右半肝或左半肝切除，切除胆囊时剥离至近底部即可，以留下与肝脏相依的一个完整的被切除标本，并不会影响肝门右切迹的显露。

参考文献

［1］　吴孟超，陈汉，姚晓平. 原发性肝癌的外科治疗［J］. 中华外科杂志，1996，34（12）：707－710.

［2］　张晓华. 提高肝癌治疗效果的途径［J］. 中国普通外科杂志，2002，11（9）：513－514.

［3］　蔡秀军，彭淑牖. 刮吸刀在肝切除术中的应用［J］. 临床外科杂志，2001，9：118－119.

［4］ 吴孟超.原发性肝癌外科综合治疗的现状和展望[J].中华外科杂志,2004,42 (1):13.

［5］ 李国辉,李锦清,张亚奇,等. 600 例肝切除术治疗肝癌的效果[J].中华肿瘤杂志,1995,17(3):125 - 127.

［6］ 周信达,汤钊猷.1 000 例小肝癌手术切除经验[J].中国实用外科杂志,2001,21:41 - 44.

［7］ 李荣祥,李金龙,潘万能,等.肝切除 69 例临床分析[J].肝胆外科杂志,2001,9(5):337 - 339.

［8］ 李荣祥,李劲,12 例晚期大肝癌外科治疗体会[J].中国普外基础与临床杂志,1999,6(1):17.

［9］ 李荣祥,李金龙,潘万能.常温下半肝血流阻断与 Pringle's 法的临床比较[J].中华肝胆外科杂志,2004,10(4):245 - 257.

第16章　毁损性肝脏的手术

例46　巨大肝包虫囊肿内囊摘除术

【病情简介】

女,14岁,半月前受凉后出现咳嗽,吐白色黏液痰,量不多,服阿莫西林等药物后症状稍有好转。入院前1天出现寒战、发热,体温高达40℃,收住呼吸内科。查体:双侧扁桃稍肿大,咽部充血。双肺呼吸音增粗。腹部平软,无压痛及反跳痛。肝于肋下似可扪及,肝区无明显叩痛,无移动性浊音,肠鸣音正常,初步诊断:急性上呼吸道感染,支气管炎? 辅助检查:WBC79 $\times 10^9$/L,N69%,E0.071,RBC2.85 $\times 10^9$/L,Hb76g/L;伤寒,副伤寒血清凝集试验及结核抗体均为阴性;AFP1.26μg/L。X线胸片未见异常;B超提示肝大,肝内可见一直径15cm囊性无回声区,占据右叶及左叶,其内有细弱光点漂浮及稍强回沉积,边界清楚;CT提示:肝体积明显增大,肝右叶见12.9cm×15.7cm×13.6cm大小的囊性低密度病灶,边缘光滑,边界清楚,囊壁有强化,病灶内密度均匀,CT值3Hu,未见强化改变,其后壁可见弧形钙化影,腹膜后未见肿大淋巴结。因病人持续高热,经外科会诊考虑肝脓肿可能性大,转外科行急诊手术。做有关术前准备后护送入手术室。

【治疗经过】

在气管插管全麻下,稍左侧位,取右肋缘下切口进腹腔,探查肝脏发现病变位于左内叶、部分右前叶和左外叶下部(图46-1)。病变为囊性占位,其表面可见灰白色隆起的囊壁。根据探查情况,初步考虑为肝包虫囊肿占位。

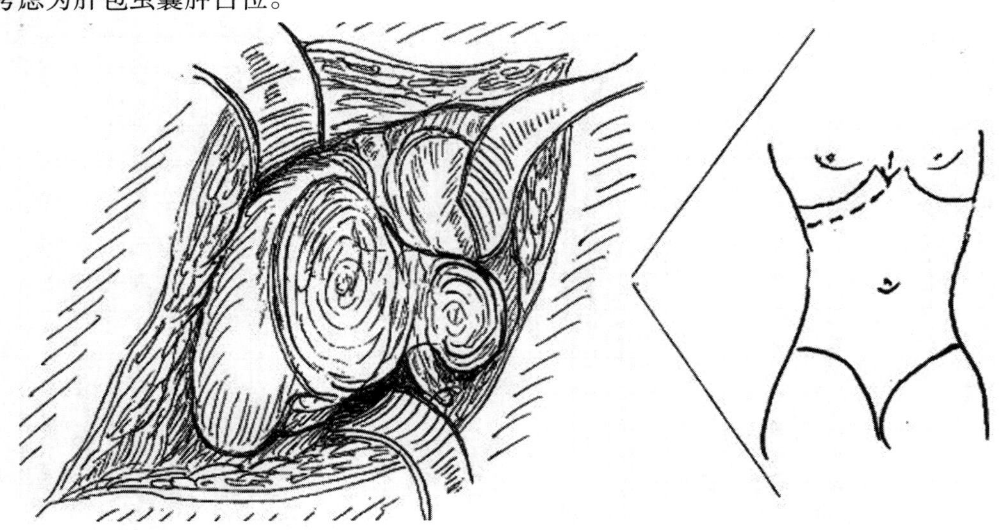

图46-1　取右肋缘下切口进腹,探查发现肝包虫巨大囊肿的位置

先做穿刺定位,用纱布垫将切口和囊肿周围器官遮盖,再在纱垫上铺上一层浸有10%甲醛液的纱布,以避免囊液扩散污染或致过敏反应。在囊壁上缝两根牵引线,在其间穿刺并吸出囊内液,证实为包虫囊肿(图46-2),将套管针的套管柄连接Y形管,分别与注射器和吸引器连接好,并用止血钳暂时夹控连续注射器的橡皮管,将套管针沿穿刺部位插入囊腔,拔除套管针到套管柄上,用吸引器吸出囊内液体约1 500ml,为显稍混浊的淡黄色流体,内有白色半透明粉皮样组织约100g

(图 46 - 3)。囊壁厚约 1cm,与胆道不相通。

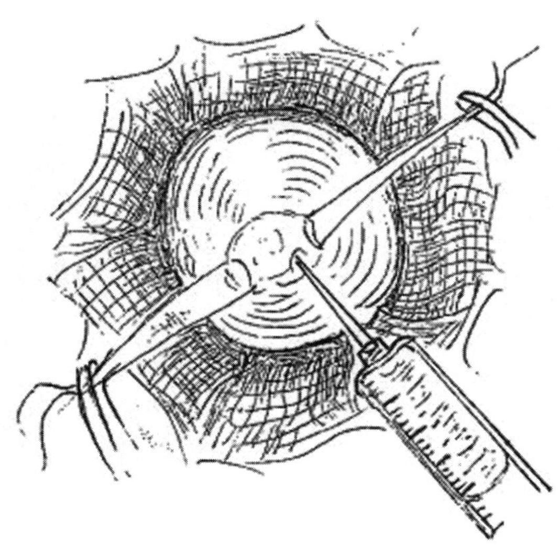

图 46 - 2　穿刺抽吸囊内液

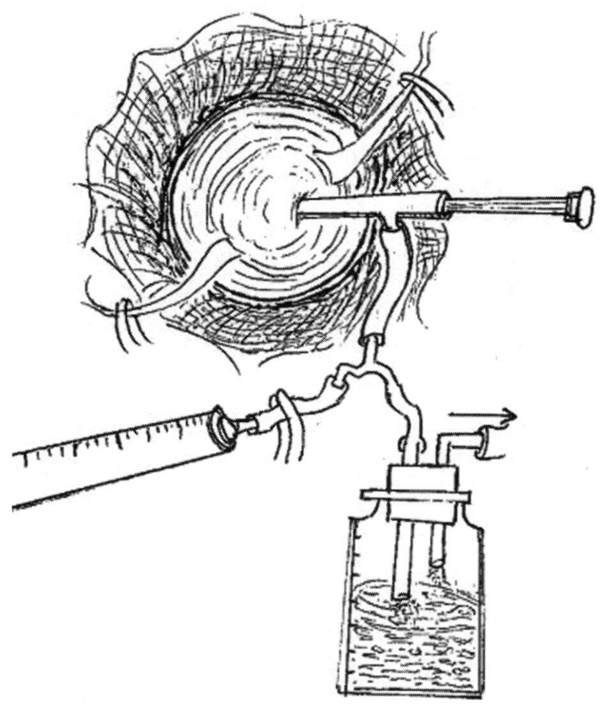

图 46 - 3　套管针穿刺吸引

将囊液吸净后,注入适量的 10% 甲醛溶液,5 分钟后吸出,反复 3 次。在两线牵引间切开囊壁,扩大切口以便摘取内囊(图 46 - 4)。用海绵钳将内囊取出(图 46 - 5),再用纱布球浸 10% 甲醛溶液轻擦全部囊腔,盐水冲洗,吸净残液并用纱布擦干(图 46 - 6)。

由于囊较大,切除部分囊壁,经止血后,用 2 号铬制肠线将囊壁内翻缝合,缩小囊内无效腔,并在残腔内双套引流,另切口引出(图 46 - 7、8)。清理术野,关腹。手术顺利,术中无污染,生命体征平稳,术后引流量 50 ~ 10ml/d,3 天后拔除引流管。术后病理诊断,肝包虫囊肿。住院 10 天出院。术后半年随访全身情况良好,有关检查均正常。

【讨论】

肝包虫病(hepatic hydatidosis)又称为肝棘球蚴病(hepatic echinococcosis),是人畜共患性寄生

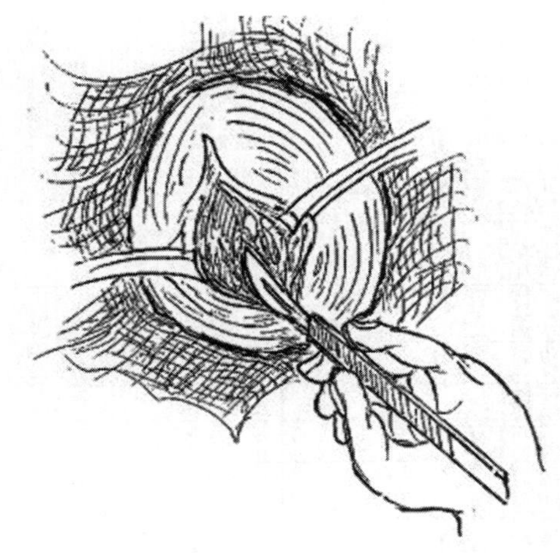

图 46－4　扩大切口，便于摘取内囊

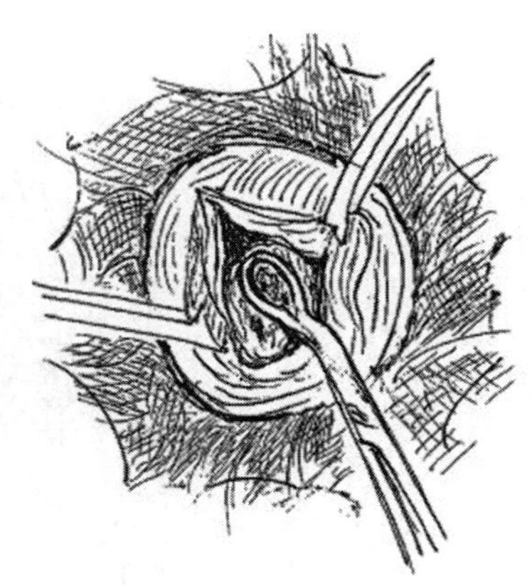

图 45－5　取出包虫囊肿的内囊

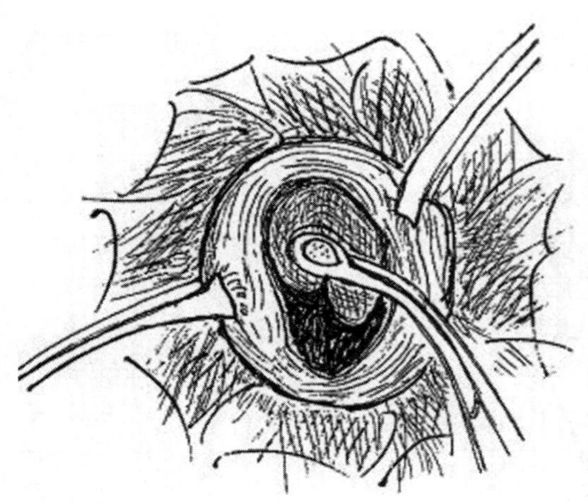

图 45－6　用纱布球揾干囊腔

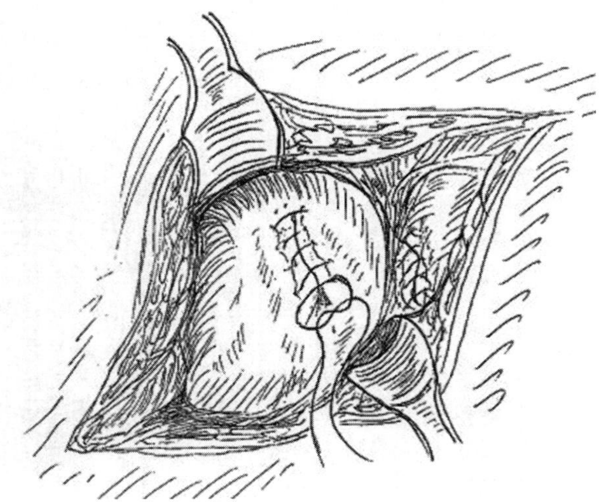

图 46－7　将囊壁内翻缝合以缩小残腔

虫病，流行于牧区，多见于我国西北和西南牧区。肝囊型包虫病的终末宿主是犬，而中间宿主是羊、牛、马及人。包虫囊肿病理形态结构分为内囊和外囊，内囊为包虫的本体，由两层构成。外囊在内囊周围形成一层纤维包膜，病程漫长时外囊增厚可达 1～2cm，甚至有钙化形成。临床表现早期可无明显症状，随着包虫囊肿增大产生压迫综合征，即肝区受压，胀痛不适，肝顶部巨大包虫囊肿可使膈肌抬高影响呼吸，压迫胆道可引起梗阻性黄疸，压迫门静脉可引起脾胀大和腹水，压迫胃可引起消化道症状。肝包虫病囊肿的主要危害是其并发症，当出现两种以上并发症时可增加手术治疗的难度，甚至危及病人生命。其主要并发症有：①压迫并发症；②破裂并发症，如破入腹腔引起过敏性休克，还可破入胆道，破入胸腔，破入血管等；③感染并发症；④过敏并发症，囊液中的蛋白质具有抗原性，其中的毒蛋白是囊肿破裂后引起过敏性休克的主要成分；⑤继发性门静脉高压症。

肝包虫囊肿的治疗原则：手术摘除包虫是主要的治疗方法，药物治疗是手术前后重要的辅助治疗手段。常用的手术方法：①肝包虫囊肿囊内摘除术；②肝包虫囊肿外囊完整剥除术；③肝部分切除术。本例为巨大肝包虫囊肿，采用内囊摘除附加部分囊壁切除，将囊壁内翻缝合以消灭囊内无效腔，由于囊腔较大未完全闭锁，故置放引流管，术中严密保护切口，所有手术器械用后均浸泡在 10% 甲醛溶液内，以避免污染术野和手术治疗巾。术后加强护肝，辅以高热量、高维生素饮食以及合理应用抗生素，术后恢复顺利，随访病人情况良好。

本例值得总结的教训有以下几点：①未重视少见病：本地非肝包虫病流行区，客观造成了临床医生对该病的认识不足；②病史采集不详细。详尽收集病史是提供诊断的基本途径，该病人术后追

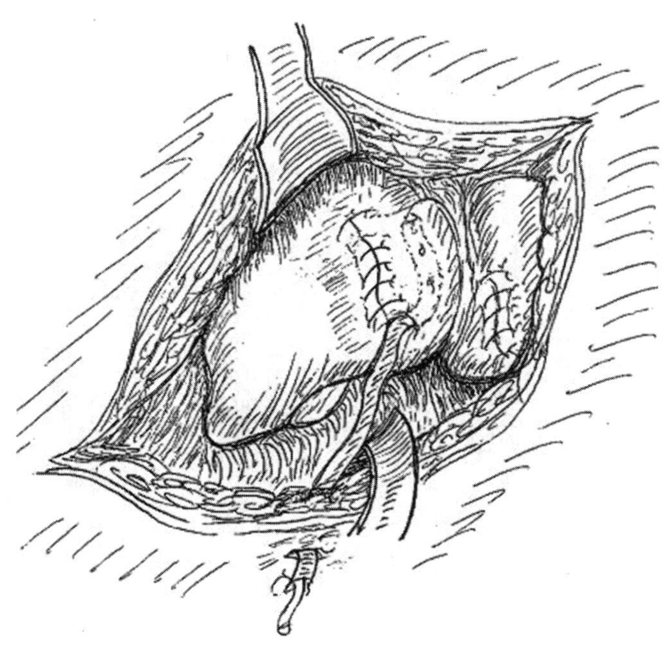

图 46－8　残腔内置入双套管引流

问病史，得知患者 3 岁时曾在青海随父母居留数月，而该地区为包虫病疫区；③不了解包虫病人影像学特点。术前 CT 已提示肝囊肿壁有钙化，这与单纯性肝囊肿的 CT 表现不符；④忽视实验室检查结果中的诊断线索。本病例反复高热，有明显的感染征象，酷似肝脓肿，但无明显的腹痛及肝区叩痛，外周血象嗜酸性粒细胞轻度升高，这种矛盾说明不是单纯的感染。该病人在术中探查后考虑到了肝包虫病的可能性，立即采取了有关术式和保护术野的隔离措施，获得了满意的手术疗效。

（注：本病例载于《临床误诊误治》杂志 2004 年 10 月第 17 卷第 10 期上）

例 47　巨大多囊肝开窗引流术

【病情简介】

女性，68 岁，因上腹及胸前区闷胀不适 1 年多，伴心累气紧 1 月就诊，内科以心功能不足收入住院。经内科治疗 1 周，上述症状有所缓解。B 超及 CT 检查提示多发性肝囊肿，肾脏正常无占位。胸片提示双膈明显上抬。家属及病人要求转外科手术治疗。血液检查：WBC8.6×10^9/L，N70%，Hb110g/L，TP60.0g/L，ALB34.0g/L，ALP310.00μ/L。心电图检查提示，心律不齐，ST 轻度下移，右束支传导不全阻滞，心脏 B 超提示三尖瓣关闭功能欠佳。诊断：巨大多囊肝。鉴于全身情况及心功欠佳，6 年前有胆囊切除手术史，立即做术前充分准备后拟行肝开窗引流术。

【治疗经过】

在气管插管全麻下，病人仰卧位，取上腹"人"字形切口进腹腔，探查可见整个肝脏大小不等的囊肿，大者约 10cm，小者 5cm，其中右前叶上部及左外叶膈下最大，将膈肌衬贴致使膈肌上抬（图 47－1）。根据探查情况，决定先切开一囊肿证实有房间隔后，再逐个房间隔切开，缓慢引流出囊液，以避免发生急性心功能不全。实施后证实为多房性囊肿即多囊肝（图 47－2）。

逐一切开各囊肿的房间隔，囊液缓缓流出。在左、右较大的囊腔内可见胆汁性的混浊液，仔细寻找到胆汁的溢出口，给予细丝线缝扎闭合，并注意保护囊腔内的血管支。因控制囊液的吸流速度，历经约 90 分钟完成多囊肝的房间隔切开引流，引流出囊性液约 4 000ml，创口仔细止血（图 47－3）。胆囊已被切除，胆总管直径约 1cm，切开胆总管，下段能通过 4 号探条，左右肝管通畅，置 18 号 T 形管于胆总管内（图 47－4），间断缝合胆总管。

因腹腔粘连，无法提取大网膜充填囊腔。在左、右较大的囊腔内各置放一根双套管引流，温氏

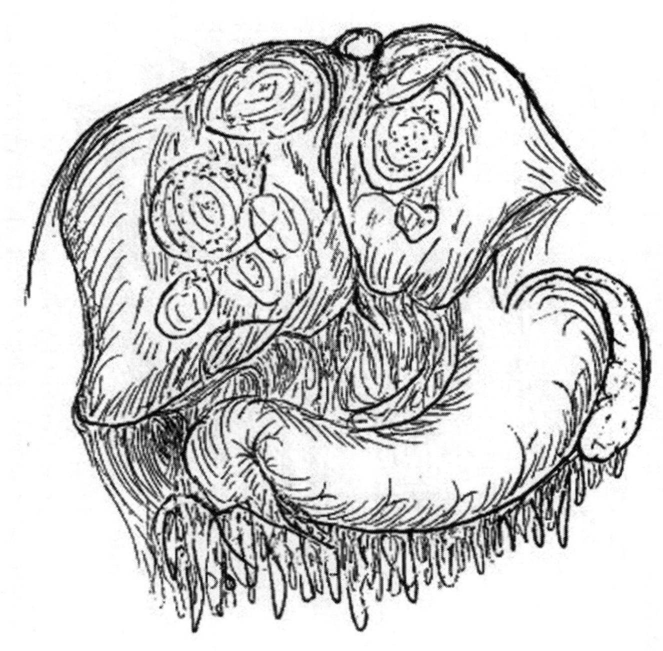

图 47－1　多发性肝囊肿

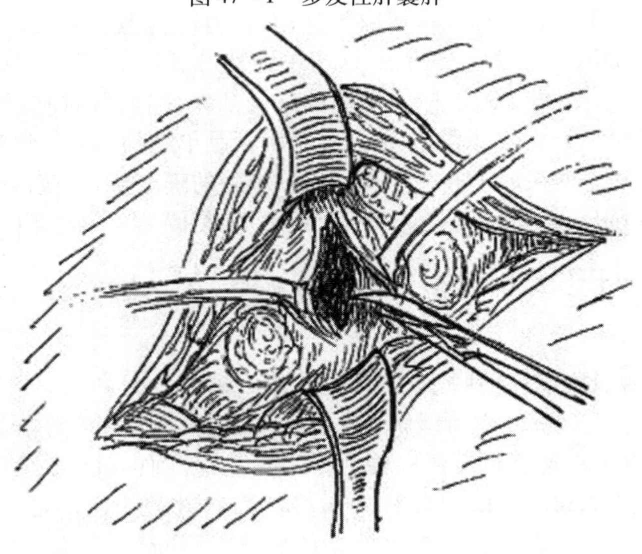

图 47－2　切开肝囊肿证实有房间隔，并剪下囊壁组织送病检

孔处置放一根，另切口引出固定(图 47－5)。原膨大的病肝已回缩，色泽正常，质地中等，左右膈肌恢复正常位置，并可见左膈心脏的搏动。用热盐水冲洗腹腔，再次检查术野无渗血后，逐层缝合关腹。术中输血 200ml，血浆 400ml，术中生命体征基本平稳。术后补充适量人体白蛋白，加强营养及全身支持。术后腹腔引流管 5 天内引流物 20～200ml/d。腹部 B 超检查膈下及腹腔无积液，拔除腹腔引流管，胸部 X 线摄片提示双肺正常，胸腔无积液，膈肌正常。术后 10 天病人能下床轻微活动(术前一月均在床上或轮椅上)。术后 3 周 T 管造影肝内Ⅲ级胆管未显影，下段通畅，病理检查报告为符合肝囊肿改变。拔除 T 管，肝肾功能正常，全身情况良好，出院。术后 6 个月随访，能做较轻的家务事，至今 80 余岁仍健在。

【讨论】

肝囊肿开窗术式简单，创伤小，适于多发性和无并发症的孤立的单纯性肝囊肿的减压引流，一般疗效较好。本病例属巨大多囊肝，由于巨大囊肿挤压膈肌，影响呼吸及心搏量，使病人出现腹胀、

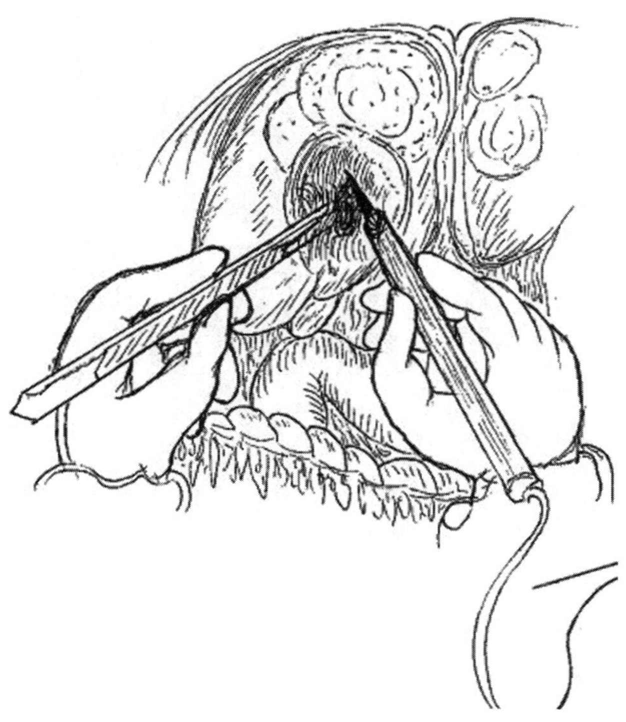

图 47－3　切开囊肿的房间隔创口止血

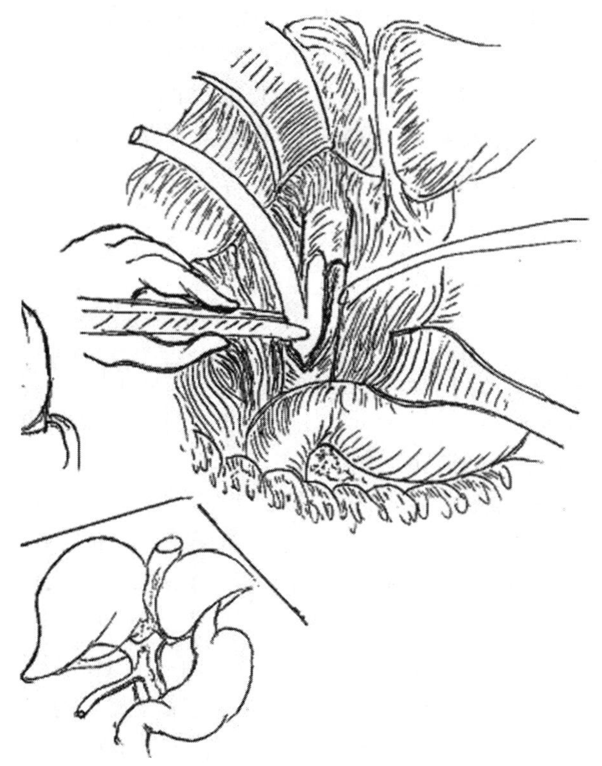

图 47－4　切开胆总管,置 18 号“T”形管引流

心累气促等并发症表现,该病人术前准备充分,术中探查后选择了适当的术式以及术中处理得当,如控制减压的流量,房间隔的开通尽可能稍大以及胆管漏口的可靠处理,囊腔内引流管的置放,胆总管 T 形管引流等,使病人获得了满意的疗效。对于无症状的小肝囊肿不需任何治疗,较大的肝囊肿引起腹胀时,可在 B 超引导下穿刺抽液或外科引流等,以暂时缓解症状,但这些方法均不理

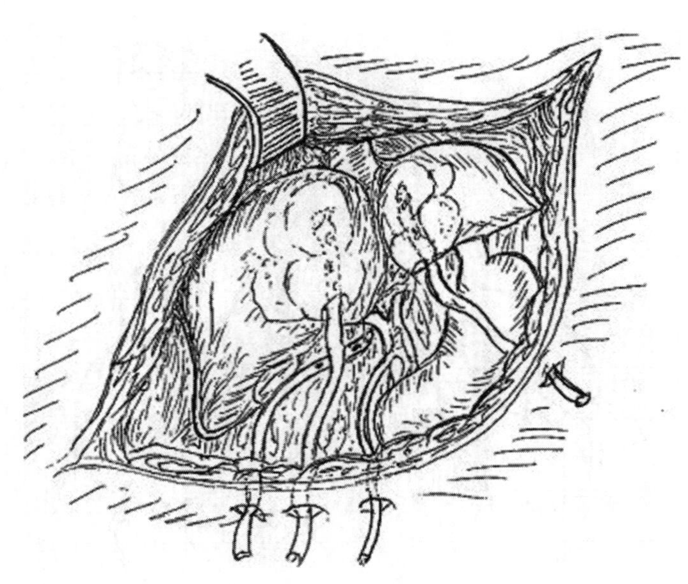

图47－5　各个引流管的置放位置

想。单纯肝囊肿与肝脓肿、坏死性肿瘤、血管瘤和血肿容易鉴别。多发性单纯性肝囊肿必须与成人多囊肾相鉴别，成人多囊肾病常合并有多发性肝囊肿。成人多囊肾系常染色体显性遗传，父母一方或同胞兄妹中常患有本病。

做肝囊肿的开窗术时应注意：①开窗必须免大，尽可能切除无肝组织的囊壁，包括多囊肝的房间隔开通，否则较小的引流口易与周围的组织粘连而闭塞，囊液的积蓄导致囊肿又形成；②当囊液混有胆汁时，应注意寻找胆管的开口，并予妥善缝扎，必要时行胆总管切开“T”管引流术，以利胆瘘的闭合和术后“T”管造影了解胆道情况；③多房性的肝囊肿的房间隔常有较多血管支，由于囊内的压力高致使血管腔变小或萎缩，不易辨认，如损伤可导致出血量多，故切开处理房间隔时应在直视下进行；④切缘的创口仔细缝扎止血；⑤剪下的囊壁应送病理检查；⑥尽量避免囊肿与空肠吻合，以避免引流不畅而发生感染。

例48　不规则性右半肝切除术

【病情简介】

女，16岁。因右上腹胀痛不适，全身无力，食欲不振1月多，门诊以慢性胆囊炎收住院。查体：体温37.3℃，呼吸20次/min，血压110/76mmHg，一般情况良好。皮肤巩膜无黄染，浅表淋巴结不肿大，气管居中，甲状腺不肿大。双肺叩听检查正常。心率93次/min，律齐，未闻及病理性杂音，腹部不膨隆，右上腹有深压痛，未扪及肿块，右肝区有轻度叩击痛，无移动性叩浊，肠鸣音正常。腹部B超检查提示胆囊炎，右肝散在暗区，部分回声稍强。CT提示：以右后叶为主的低密度，且不均匀，有散在结节状改变。心电图提示窦性心律。血液检查：WBC 6.8×10^9/L，N 68%，M 1.0×10^9/L，L 25%，Hb 110g/L，肝功能：TBLT 25μmol/L，DBIL 6μmol/L，IDB 10.0μmol/L，ALT 80.9u/L，ALP 180.0u/L，TP 65g/L，ALB 38.0g/L，肌酐92.6μmol/L，HAV(－)，HBsAg(－)，HBe(＋)，AFP5.0μ/ml，CEA3.50ng/ml。临床诊断：肝右叶良性占位病变。经保肝及全身支持等综合治疗2周，复查CT、B超肝脏病变无好转。全身情况良好，选择剖腹探查，肝叶切除。

【治疗经过】

在气管插管全麻下，病人仰卧位，右腰背部稍垫高，左侧20°，取右肋缘下切口进腹腔，分离肝周粘连后可见肝右后、前叶中下段色泽暗灰色，明显缺血状态，散在软中带硬的结节状改变（图48－1）。

根据探查及术中病人情况，确定不规则的右半肝切除。切除剑突以延长切口，游离肝脏，先切

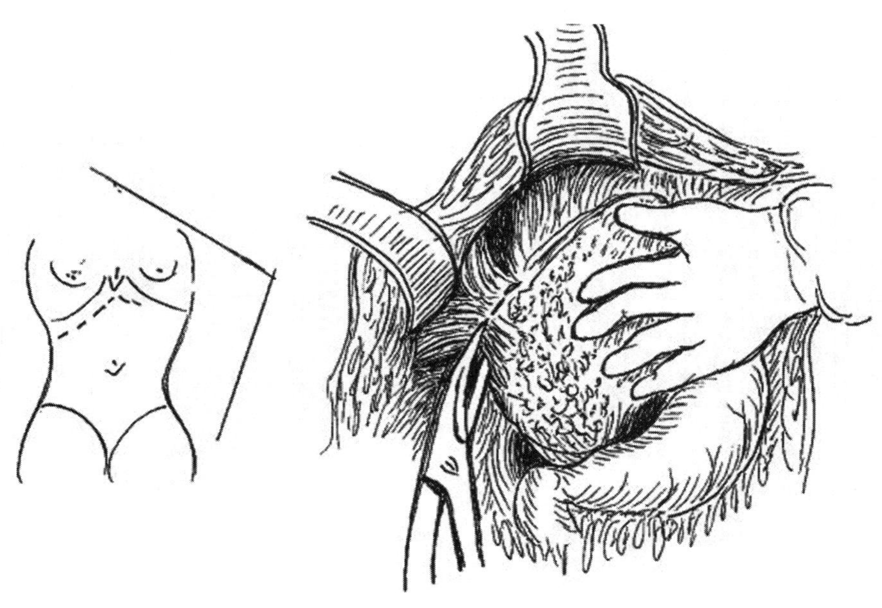

图 48－1　右肋下切口探查可见病灶部位

断肝圆韧带、右三角韧带(图 48－1)、右冠状韧带。为防止切肝时出血过多,预置腔静脉阻断带,将肝向上翻起,游离肝下腔静脉并套脐带线;再于膈下游离肝上下腔静脉套脐带线,以做好全肝血流阻断的准备(图 48－2),并预置第 1 肝门阻断带(图 48－3)。

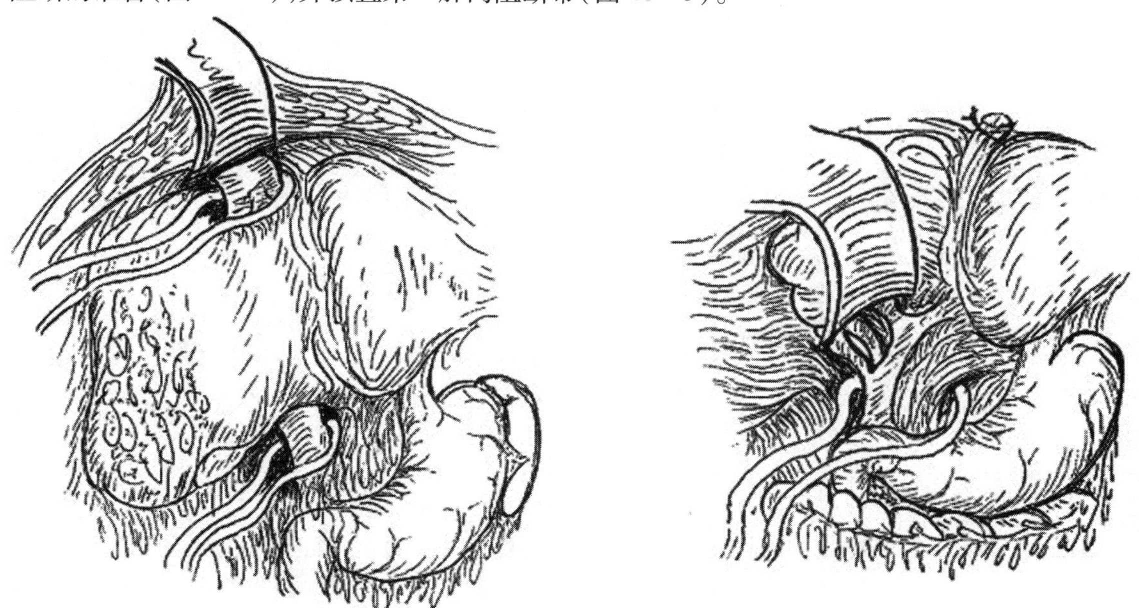

图 48－2　预置肝上下腔静脉及肝下下腔静脉的阻断带　　图 48－3　预置第 1 肝门入肝血流的阻断带

处理第 1 肝门的管道,先游离胆囊管,结扎切断胆囊管及胆囊动脉,分离胆囊到体部留待与病肝一并切除。分离结扎、切断右肝管和肝右动脉,显露出较短的右门静脉支,向右上推开肝组织,先将右门静脉支结扎不切断(图 48－4)。缩紧第 1 肝门的阻断带,将右肝后叶翻向左侧,靠近肝实质逐一结扎,切断肝短静脉(图 48－5)。

将肝脏放回原处,并向下拉开,显露第 2 肝门,分离其结缔组织,结扎、切断肝右静脉(图 48－6)。按预切线切开肝包膜(图 48－7),钝锐结合分离肝组织,逐一钳夹结扎、切断肝内的血管和胆管支(图 48－8、9),整个右半肝病变组织切除,热盐水冲洗肝断面,细丝线缝扎出血点及渗胆处。

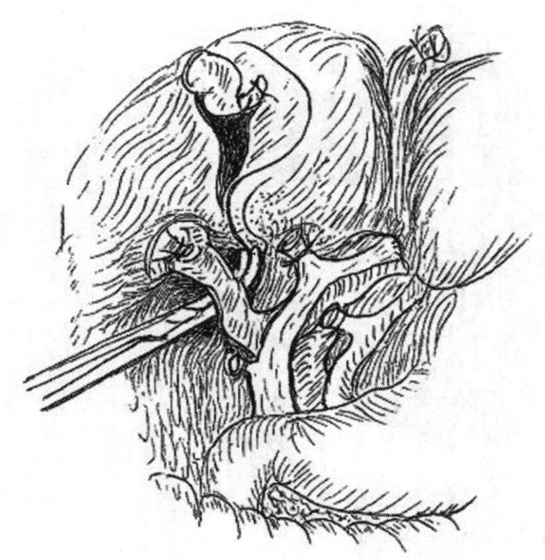

图 48 - 4　结扎、切断右肝管及肝右动脉，门静脉右干先结扎不切断，在肝切面处理即可

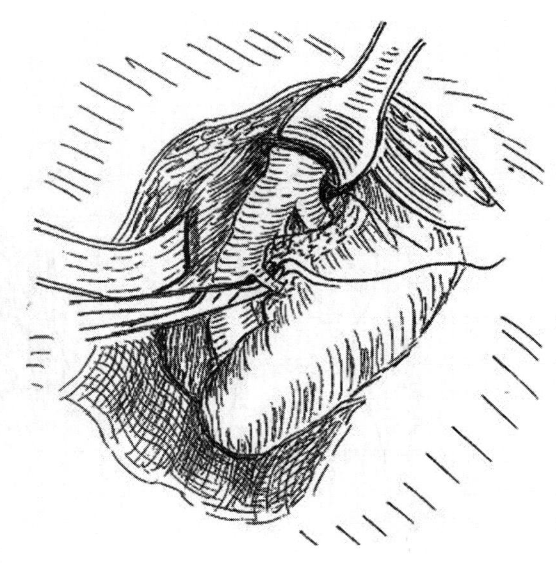

图 48 - 5　将肝脏翻向左侧，靠近肝实质逐一结扎切断肝短静脉，即第 3 肝门处肝短静脉的处理

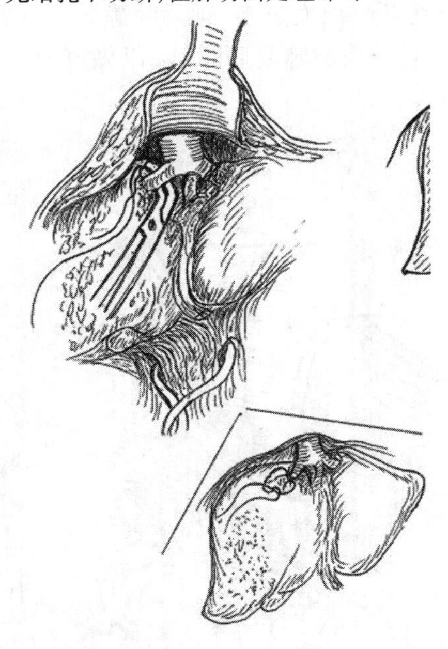

图 48 - 6　显露第 2 肝门，分离结扎肝右静脉并切断

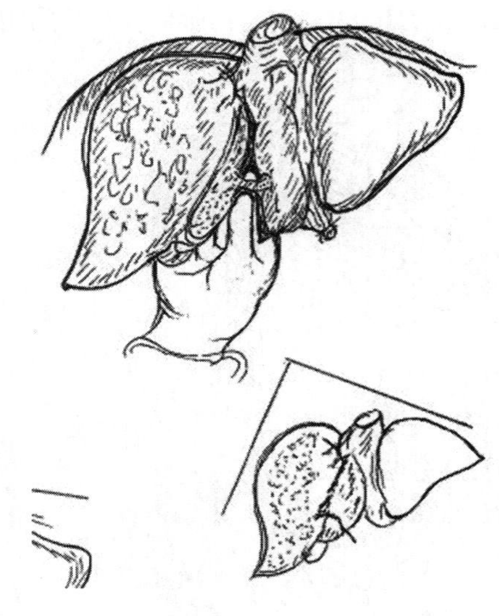

图 48 - 7　按预定线切开肝包膜，分离肝实质

去除第 1 肝门共阻断 18 分钟的阻断带，热盐纱垫压迫肝创面，切开直径 1cm 的胆总管，置放 18 号"T"形管引流胆道，去除预置腔静脉的阻断带，用带蒂大网膜覆盖肝断面，丝线缝合固定。清理腹腔，于肝断面及温氏孔各置放腹腔引流管一根，连同"T"形胆道引流管一并引出另切口缝合固定(图 48 - 10)。手术顺利，术中输血 700ml，血浆 200ml。术后生命体征平稳。5 天拔除腹腔引流管。术后 10 天肝功能除 ALT 及 ALP 偏高外，均正常。血色素 110g/L。术后半月"T"管造影胆管显影正常。腹部 B 超及胸部 X 线摄片检查未发现异常。病理切片报告为：肝细胞局灶性脂肪沉积，并有增生、硬化，肝切缘组织正常。术后 3 周拔除"T"形管，出院。术后 1 年随访 3 次病人情况良好。

【讨论】

本病例属罕见的肝脏不明原因良性毁损性的疾病，以下病变均要考虑：①肝脏不均匀的脂肪

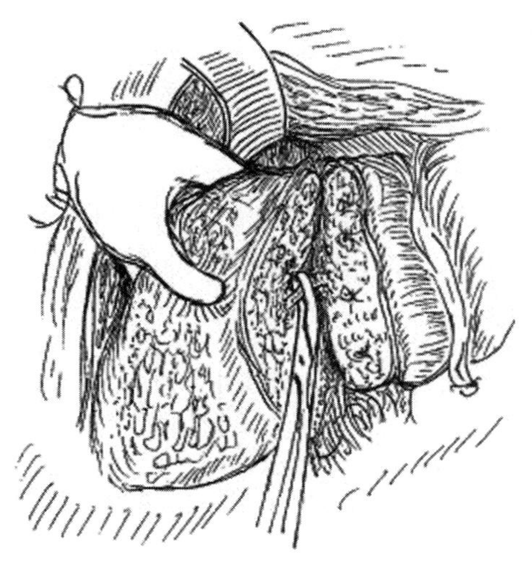

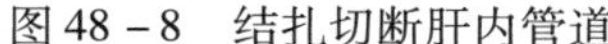
图 48－8　结扎切断肝内管道

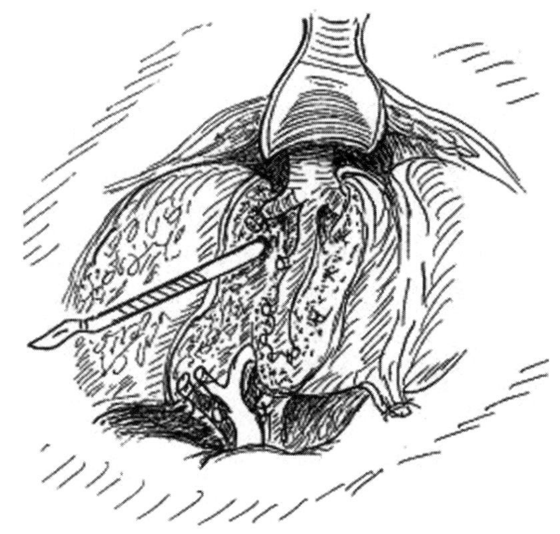

图 48－9　切断肝右静脉后离断右半肝

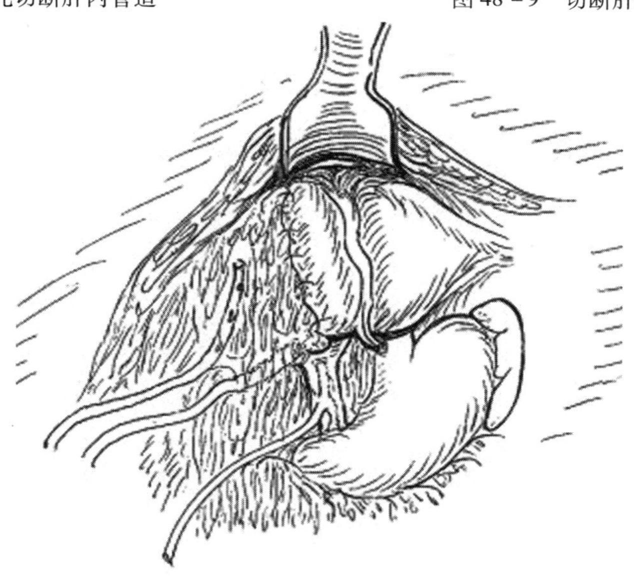

图 48－10　肝断面及温氏孔引流管、胆总管 T 形管均腹壁另切口引出固定

变，但肝脏的形态应改变，肝叶可萎缩，有结节状轮廓，肝脏再生结节和肝纤维化。脂肪肝是肝硬化的常见早期改变；②局灶性脂肪沉积及浸润，发育不良结节，局灶性结节状增生；③肝结节疝：是一种病因未明的系统性肉芽肿性疾病，可累及多个器官，包括肝脏和脾脏；④肝脏念珠菌病：急性期感染表现为肝脏内多发性低密度病灶，有散在的较小的坏死脓肿病变；⑤弥漫性肝结核：但病理检查未发现结核病灶。虽然肝功能检查转氨酶较高，但甲乙肝的血液化验检查均不支持。因上腹胀痛不适等临床症状表现明显，住院检查，确定为右肝良性占位病变，经保肝等治疗 2 周无效，行手术切除右肝的术式选择及治疗方法是适当的。术后恢复良好，一年后随访 3 次及有关检查，证实了本病的治疗手段的疗效是满意的。

肝脏不规则的稍扩大了右半肝切除，术中注意到了以下几点：①因右肝周粘连重，在分离右冠状韧带时，紧靠肝面剪开，再轻轻地推开组织，显露出肝上的下腔静脉，并保护好下腔静脉及肝右静脉和肝右静脉发出的右后上静脉支，因这些血管位于膈顶部的右冠状韧带前、后叶之间；②在肝的下缘分离时，注意保护另一支较粗大的右后侧肝静脉（即右副肝右静脉）；③分离肝裸区时，除注意保护下腔静脉外，还注意到右肾上腺及其血管支；④分离和结扎肝右静脉时可靠；⑤切断肝脏时，注意保护了肝正中裂中的肝中静脉的主干支,肝短静脉的结扎切断可靠;⑥半肝以上的肝切除术,若情况及条件许可,预置肝上、肝下腔静脉,多一个控制出血的手段。

参考文献

[1] 吕西,李徐生.腹腔镜治疗肝包虫的现状与展望[J].中华腔镜外科杂志(电子版),2010,3(1):36-37.

[2] 李平,周旭坤,杨永栋.腹腔镜下肝包虫内囊摘除术18例报告[J].中国微创外科杂志,2003,3(1):66.

[3] 严律南.肝脏外科[M].北京:人民卫生出版社,2002:697.

[4] 黄志强.肝脏外科手术学[M].北京:人民军医出版社,1996:146-148.

[5] 谢金敏,高毅,师龙生,等.腹腔镜治疗肝包虫病:附120例报告[J].中国普通外科杂志,2004,13(12):892-893.

第 17 章　经腹腔镜肝脏手术

例 49　亚肝段切除肝血管瘤

【病情简介】

女,43 岁,反复右上腹疼痛 1 年多,加重 1 天入院。查体:体温 37℃,脉搏 82 次/min,血压 120/76mmHg,皮肤巩膜无黄染,心肺叩听检查正常。腹部平坦,右上腹有轻度压痛。肝脾未扪及肿大,肠鸣正常。脊柱四肢无特殊,血常规及凝血四项正常,肝肾功能无异常发现。HBsAg 及 AFP(-)。腹部 B 超检查提示左内叶段距肝前缘 2cm 内上方有约 3cm × 3cm × 5cm 的弱回声、边界较清的占位病变。胆囊壁厚 0.3cm,内有 0.6cm 弱回声、基底部窄小的光团,肝内外胆管不扩张,胰腺正常。心电图及胸片检查正常。诊断:①右肝血管瘤;②慢性胆囊炎并胆囊息肉。

【治疗经过】

经充分的术前准备后,在气管插管全麻下用腹腔镜 4 孔操作法,探查肝脏色泽正常,质地不硬,表面光滑。肝血管瘤位于肝脏左内叶,即 TVB 段,近右前叶约 3.0cm × 4cm × 5cm 向肝表面及前缘,其脏面似有稍隆起改变(图 49 - 1)。根据探查情况决定用腹腔镜先常规切除胆囊后,再切除肝血管瘤。分离胆囊三角,钳夹切断胆囊管及胆囊动脉(图 49 - 2),电凝分离胆囊(图 49 - 3),切除胆囊胆床电凝止血。

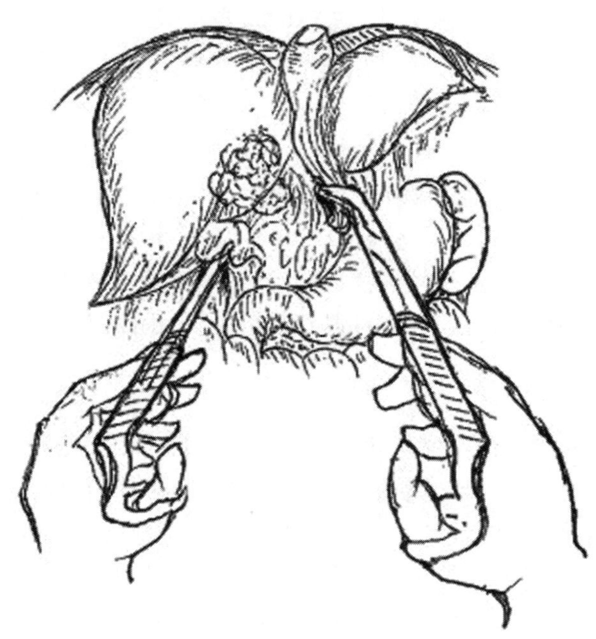

图 49 - 1　肝血管瘤的部位

用电凝钩沿顶切范围的肝被膜烧灼,使之成为明显的标记线,离断肝圆韧带及镰状韧带,持带电凝切的分离钳先从血管瘤左侧标记处由浅入深进行离断,遇有管道,紧靠正常的肝组织面上钛夹(图 49 - 4),电凝钩或带电凝切剪离断,直达肿瘤的后上方时,再从肿瘤的右侧同法逐一离断(图 49 - 5),直至完全切除病变的肝组织,肝残面热盐水冲洗,止血电凝或钛夹可靠。冲洗腹腔,从右

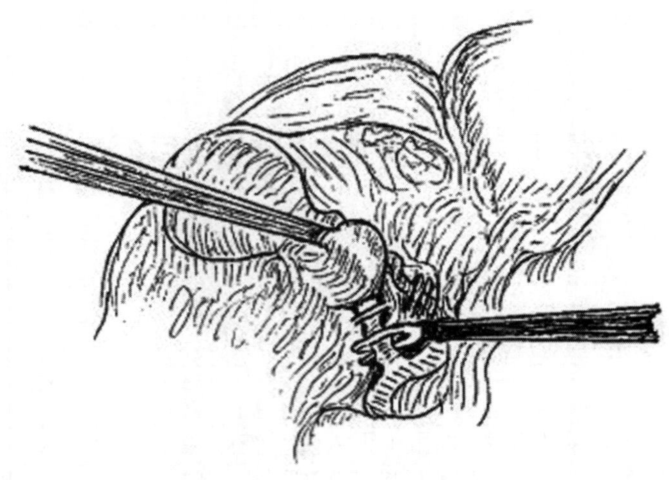

图 49－2　胆囊管及胆囊动脉近端上钛夹

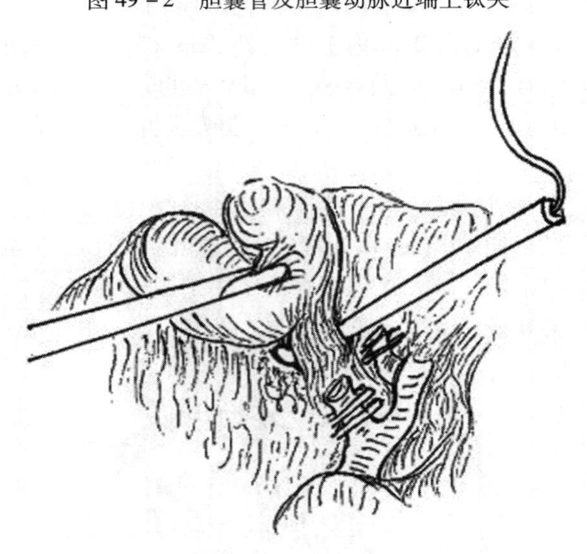

图 49－3　剪断胆囊管及胆囊动脉,用电凝钩分离胆囊床

侧操作孔置入双腔引流管一根于肝切缘下(图 49－6)。手术共历时约 120 分钟,术中失血约 100ml,术后第 1 天下床轻微走动,2 天拔除腹腔引流管,病理检查结果:右肝海绵状血管瘤,胆囊息肉,胆囊炎。术后腹部 B 超检查未发现积液等情况,肝肾功能正常,住院 9 天出院。术后 3 个月随访正常。

【讨论】

腹腔镜技术用于肝叶切除术的报道始见于 1991 年 Reich 等,报告行腹腔镜切除肝局限灶性增生及肝血管瘤各 1 例。1994 年周伟平等报道了国内首例肝血管瘤行腹腔镜肝叶切除术。之后文献报道腹腔切除肝脏良性病变有所增加,但右肝血管瘤行不规则的亚肝段切除,同时切除胆未见报道。由于当时腹腔镜肝叶切除术尚处于探索阶段,主要由于肝脏是实质性器官,管道结构密布,血运丰富,特别是肝血管瘤对腹腔镜肝切除术的技术和经验要求很高,加之当时还缺乏专用器械,如条件受限的医院超块刀以及纤维蛋白凝胶在肝切面上的涂喷等缺乏,使得腹腔镜肝切除的开展有相当的难度。因此,除对病例的选择要求严格掌握指征和适应证外,还要有开腹肝切除的实践和经验。当时,我们操作中切肝时,注意把握基本的技巧,钳夹,分离,电切电凝,每次离断肝组织的厚度不宜超过 1cm。创面根据管道的粗细及出血点的大小,酌情使用大、中、小号三种金属钛夹,对于出血点小而电凝又不奏效时,使用“针孔”腹腔镜的钛夹钳持小号钛夹止血效果佳。本例我们先从血

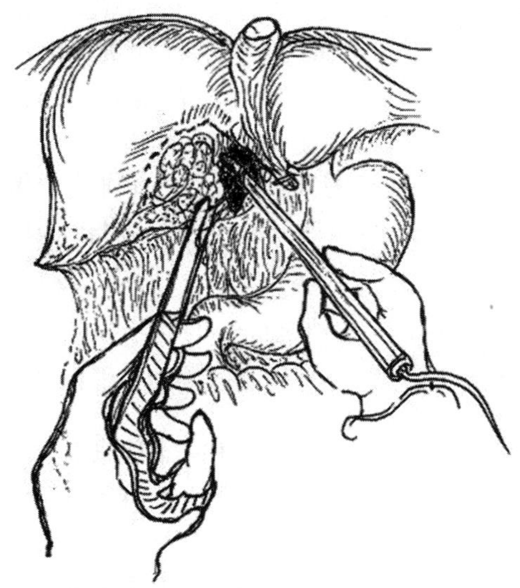

图 49－4　电切凝肝组织，肝内管道贴紧保留断面上钛夹后离断

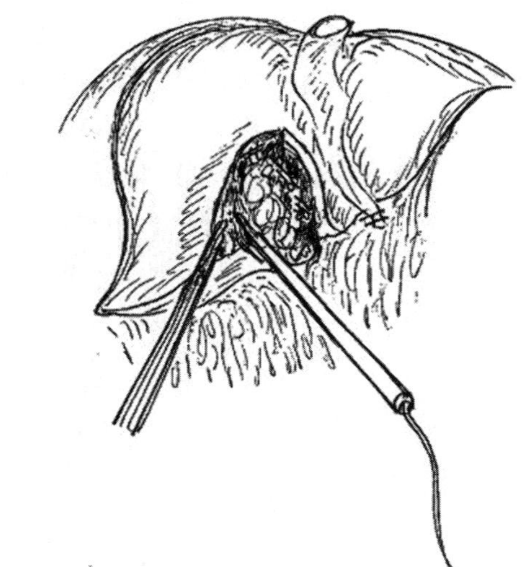

图 49－5　切除肝血管的右侧

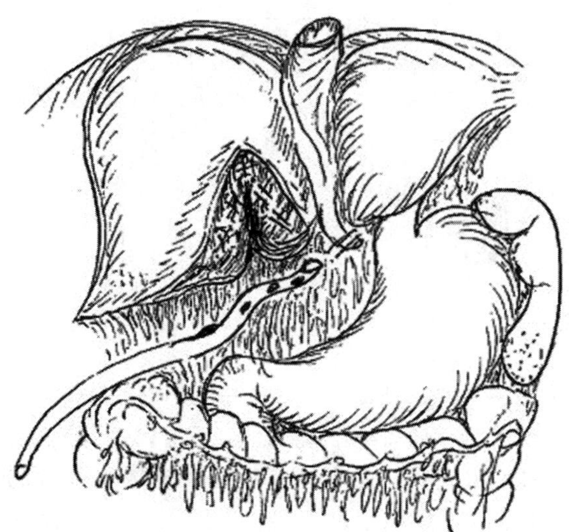

图 49－6　完整切除肝血管瘤，断面仔细止血，肝切缘下置放引流管从右操作孔引出

管瘤的左边逐一离断,待矗病变的后上方时再从病变的右侧逐一离断,直至切除病肝组织。此法便于显露和操作。右肝组织较左外叶厚,创面的止血结扎(钳夹)应可靠,否则,术后会出现出血及胆漏。需同时切除胆囊者,最好先切除胆囊,既有利术野的显露,又可避免切胆囊时反复牵拉致肝创面渗血。

目前腹腔镜下肝叶切除术,在条件好的大医院已较顺利地开展,但仍应严格掌握指征和适应证。该手术特别适应于病变位于左外叶及右叶的下段,除条件及设备要求较完善外,仍要有中转手术的思想准备。

例50 规则性肝左外叶切除左外叶肝癌

【病情简介】

男,51岁,反复上腹胀痛伴食欲不振全身乏力3个月入院。查体:体温37.1℃,脉搏89次/min,血压126/84mmHg,皮肤巩膜无黄染,浅表淋巴结不肿大。双肺叩听检查正常。心率89次/min,律齐,未闻及病理性杂音,腹部不膨隆,剑突下有压痛,肝脾未扪及,肠鸣正常,脊柱四肢活动正常。血常规及凝血四项正常,TBIL30μmol/L,DBIL10μmol/L,IDB20μmol/L,TP65g/L,ALB35g/L,ALT 60.5μ/L,ALP160μ/L,肾功能正常,AFP30.80μ/ml,HBsAg(+)。胸片提示双肺及胸腔无异常发现。腹部B超检查提示,左肝外叶约4cm×5cm占位病变,胆囊未见结石影。CT检查提示左肝外叶肝癌可能性大。心电图检查右束支不全传导阻滞。诊断:左肝外叶原发性肝癌?

【治疗经过】

经充分术前准备后,在气管插管全麻下,先于脐下缘穿刺建立气腹,4孔操作法探查肝脏,可见肿瘤位于左外叶距镰状韧带3cm的外侧上下段之间,肿块约5cm×4cm,隆出肝表面(图50-1),与膈肌轻微粘连。右肝有散在米粒状结节改变,色泽红润欠佳,边缘钝,胆囊正常大小,决定行腹腔镜肝脏规则性左外叶切除术。

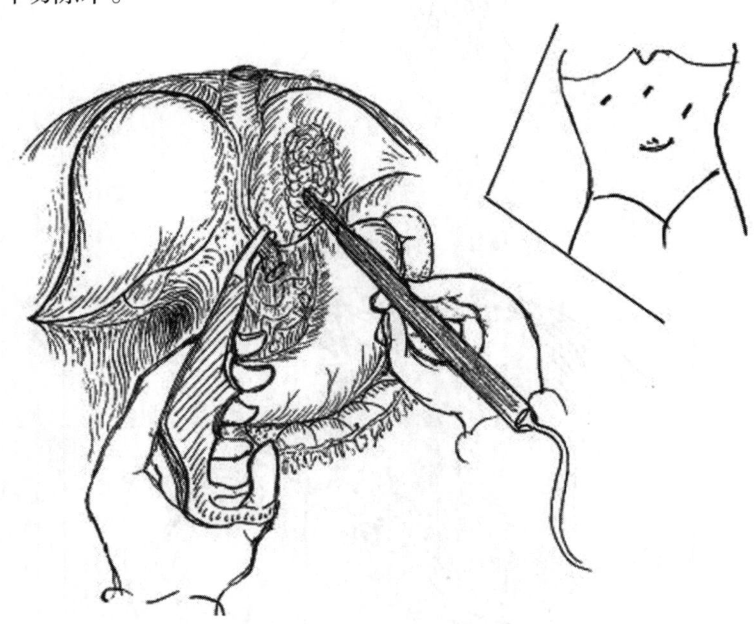

图50-1 四孔法进腹腔探查发现肝左叶恶性肿瘤的位置

置入分离钳及电凝钩,离断肝圆韧带、镰状韧带、左三角韧带及冠状韧带,此时左外叶已完全游离(图50-2)。先用一根较细的橡管环绕肝门管道轻松束缩橡皮管,目的是不全阻断入肝血流,以备出血汹涌时可立即再次束紧,另外有利于肝脏的血供。电凝刀分离肝胃韧带,距镰状韧带1cm(距肝肿瘤约3cm)切开肝包膜(图50-3),从肝下缘起逐一切开肝实质,用带电凝的分离钳分离止血肝断面直达肝左外叶的门静脉、肝动脉及胆管支，均用大号钛夹钳夹切断（图 50－4），继续向上分离至肝左静脉处，紧靠肝切面肝静脉近端钳夹 2 枚大钛夹，远端一枚，切断肝左静脉（图 50－5）。

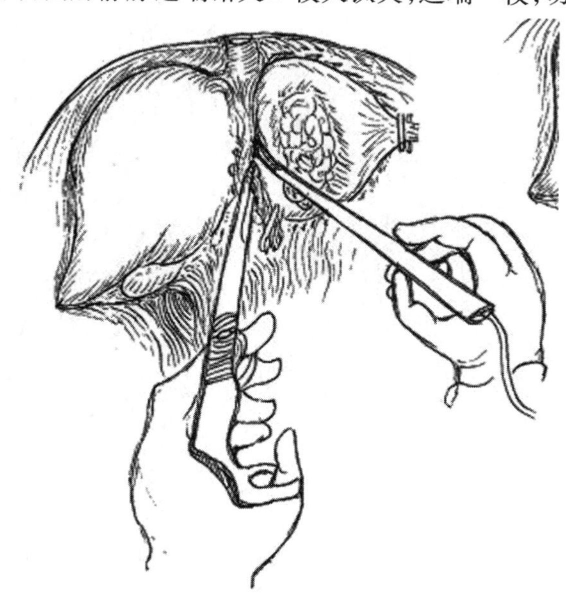

图 50－2　离断肝左外叶周韧带

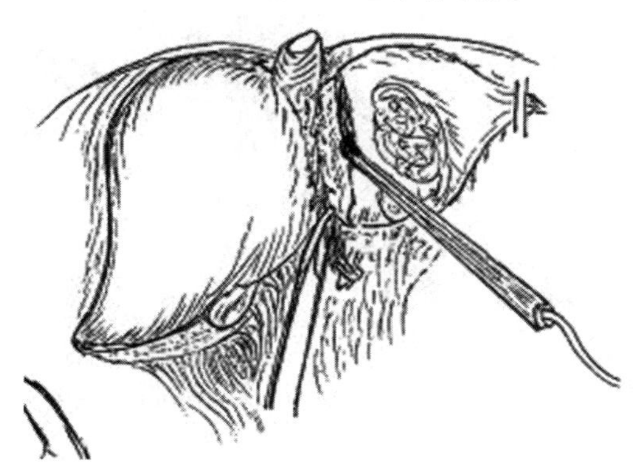

图 50－3　距镰状韧带 1cm 切开肝包膜

完整离断肝左外叶，残端热盐水冲洗吸净，纱布条压渍，明显出血点均用小号钛夹钳夹止血。去除肝门不全阻断带，肝创面彻底止血后，用带蒂大网膜覆盖肝断面并细丝线缝合固定，肝断面置放引流管一根从右操作孔引出固定（图 50－6），左操作稍扩大切口，将标本切为三块完整取除。手术历时 90 分钟，术中失血约 300ml，术后恢复顺利，术后 4 天腹部 B 超检查无特殊，拔除引流管。病理检查提示：原发性肝细胞低分化腺瘤，肝断面无癌细胞，肝组织硬化。术后 2 周复查肝肾功能正常，AFP 检查接近正常。出院后 3 个月随访全身情况良好，术后生存 2 年零 3 个月。

【讨论】

肝脏位于右上腹为主的膈下，受到肋骨的保护，行常规经典的开腹手术时，病人要遭受大创伤的手术切口的痛苦，因此，腹腔镜手术有着比较大的优越性。但是，肝脏的血运十分丰富，内部结构复杂，切面容易出血。且腹腔镜手术是非直视的远距离器械操作手术，最怕术中大出血，所以腹腔镜下切肝术较传统的开放手术更具危险与挑战，而最主要的困难问题就是术中止血，也只有控制了术中的出血，手术方才能获成功。而成功处理术中的止血则需要比较熟练的腹腔镜手术技巧，以及腹腔镜断肝的多种方法，如电切刀法、微波刀法、超声刀法、钳夹法、切割法以及刮吸法等。但没有哪一种方法可以在所有的情况下使用。在当时设备条件受限的情况下，用普通的腹腔镜顺利完成

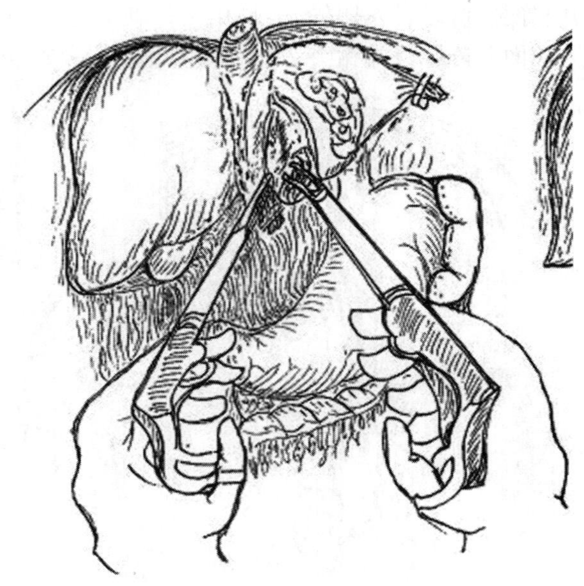

图50－4　钛夹钳夹左外叶肝内胆管、门静脉及肝动脉支

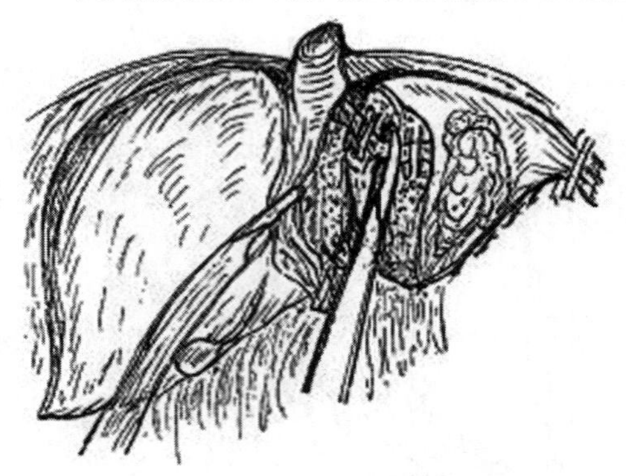

图50－5　钛夹钳夹肝左静脉，剪断肝左静脉

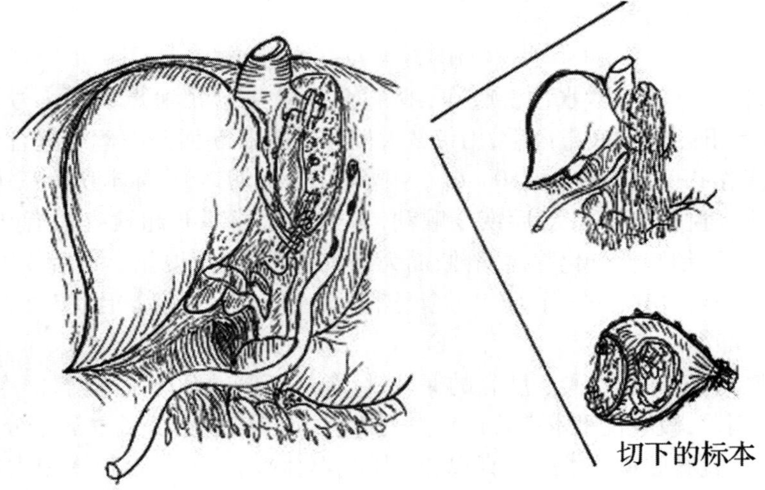

图50－6　完整切下肝左外叶，带蒂大网膜覆盖肝残面并缝合固定
（腹腔镜下规则性肝左外叶切除术式）

规则性肝左外叶的恶性肿瘤切除术，与以下几点有关：①病人全身情况良好，重要器官功能及凝血机制正常；②病人虽有肝硬化但无门静脉高压征表现，且术前准备完善；③癌肿在5cm内，仅局限

在肝左外叶，距镰状韧带3cm，才能规则完整切除左外叶；④施术者熟悉肝胆的解剖及传统手术和腹腔镜手术的技巧，手术团队配合协调；⑤切肝前预置了第1肝门的阻断带，先稍缩拢阻带，但并未缩紧，其目的有两点：A. 因术中探查发现肝脏有硬化表现，以保证右肝的血供，尽可能防范切肝后的再灌注损伤，这对有肝硬化的病人尤为重要；B. 切肝时一旦发生肝左叶的血管损伤引起大出血，可即刻钳夹阻断带，稍加力度就能缩紧阻断肝门，此时可从容地上钛夹止血，为需要中转开腹赢得了时间；⑥肝左叶的主要管道及肝左静脉在肝内处理可靠；⑦肝断面的止血满意，即合理地应用了电凝电切、带电的分离钳以及各种型号钛夹的使用等。以上几点是本例手术获得成功的关键所在。

关于肝切除后的取出标本，应根据术中情况而决定，我们是将标本置入袋内，将标本剪切成三块，从左主要操作孔或脐孔扩大到3cm分次取出。如果为了完整取出标本而在腹壁延长比较大的切口，那就多此一举，更是得不偿失了。

例51　规则性肝左外叶切除治疗肝内胆管结石

【病情简介】

女性，39岁，反复上腹部隐痛不适3年，加重6个月入院。查体：一般情况良好，体温37.1℃，脉搏91次/min，呼吸20次/min，血压112/80mmHg，皮肤、巩膜无黄染，浅表淋巴结不肿大，气管居中，甲状腺不肿大，双肺叩听检查正常。心率90次/min，律齐，未闻及病理性杂音。腹部不膨隆，上腹有轻度压痛，肝脾未扪及肿大，肠鸣正常。血常规检验WBC9.5×10^9/L，N76.0%，Hb110g/L，凝血四项正常。肝功能检查：TBIL33μmol/L，DBIL16μmol/L，IDB17μmol/L，TP70g/L，ALB38g/L，ALT60μ/L，ALP150μ/L，HBsAg(－)，AFP(－)，肾功能正常。胸片检查双肺正常。心电图提示右束支不全传导阻滞。腹部B超提示左肝管略扩张，内径约0.7cm，左肝叶有多个1cm结石影，胆囊充满结石。肝外胆管无扩张，胰头未发现异常。逆行胰胆管造影(endoscopic retrograde cholangio－pancreatography，ERCP)显示，肝外胆管、右肝管及胰管正常，左肝管Ⅱ级支以上未显影。临床诊断：①慢性结石性胆囊炎；②左肝外叶肝内胆管结石。术前准备，拟腹腔镜探查。

【治疗经过】

在气管插管全麻下，取头高足低左侧位，腹腔镜四孔法进腹腔，见胆囊肿大充满结石与周围组织粘连。右肝色泽及大小正常，无结节状隆起，左肝外叶稍大，其Ⅱ、Ⅲ级距镰状韧带外多个2cm大小的结节隆起(图51－1)，并有部分肝纤维化。

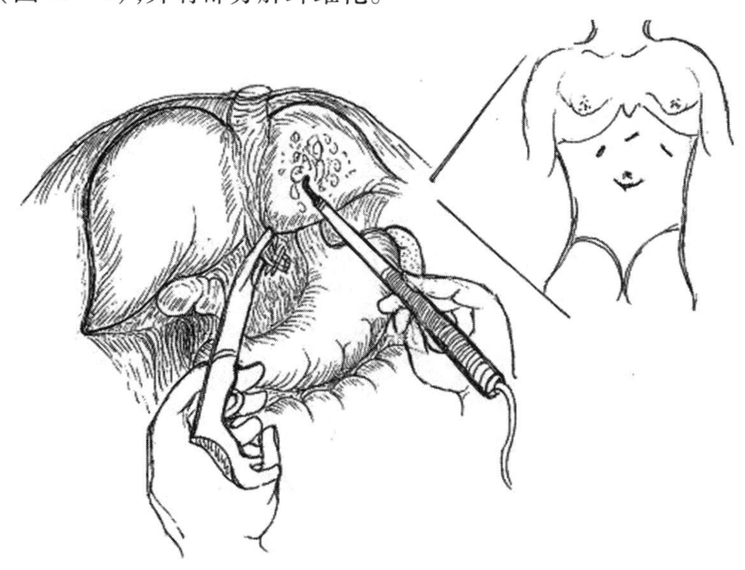

图51－1　腹腔镜四孔法进腹腔可见肝左外叶的病灶

决定腹腔镜下先切除胆囊，电凝钩分离胆囊三角处的胆囊动脉及胆囊管，钳夹胆囊管及胆囊动脉(图51－2),剪断胆囊管及胆囊动脉,电凝分胆囊(图51－3),切除胆囊,胆床电凝可靠止血。

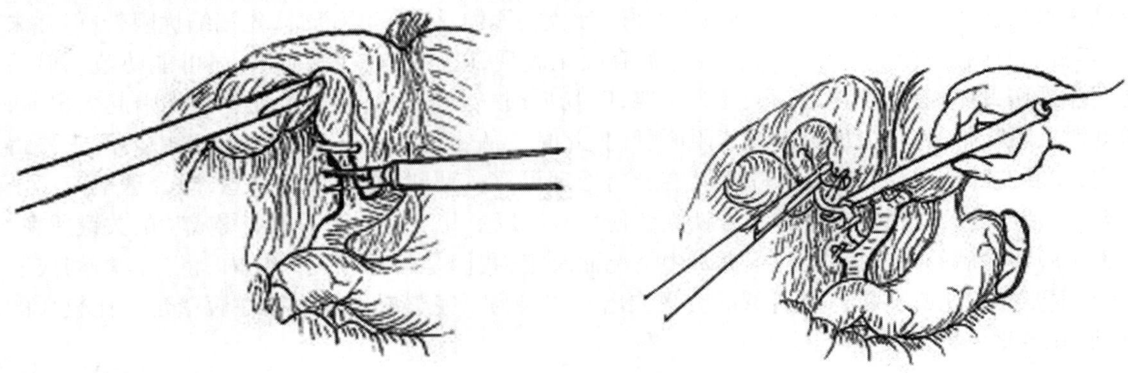

图51－2　游离胆囊管及胆囊动脉后上钛夹　　　图51－3　离断胆囊管及胆囊动脉,分离胆囊床

用分离钳及电凝钩离断肝圆韧带、镰状韧带、左三角韧带及冠状韧带,各韧带离断处仔细止血,此时左外叶完全游离(图51－4)。用一根较细的橡皮管环绕肝门管道先打一个结但不缩紧,即控制入肝血流的预置阻断带。继之电凝刀距镰状韧带约1cm处切开肝包膜,上达肝左静脉入肝1cm处,下紧贴肝圆韧带的肝下缘(图51－5)。

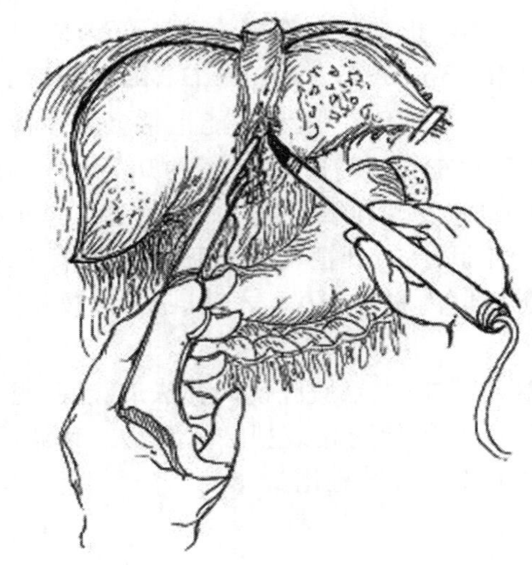

图51－4　游离肝左外叶

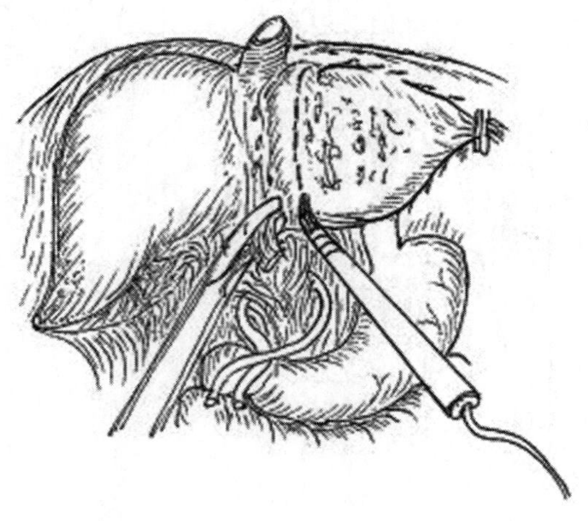

图51－5　距镰状韧带左侧1cm切开肝包膜

从肝下缘起逐一电切、电凝结合切开肝实质，用带电凝的分离钳分离、钳夹、止血直达肝左外叶的门静脉、肝动脉及胆管支，均用大号钛夹钳夹切断（图 51 －6），逐一向上分离至肝左静脉处，紧靠肝切面近端的肝左静脉上 2 枚大号钛夹，远端一枚，切断肝左静脉（图 51 －7），完整切除肝左外叶病肝，热盐水冲洗，纱布条捱压，肝断面电凝及小号钛夹止血，去除肝门预置阻断带，再次检查肝断面无出血漏胆汁后，用带蒂大网膜覆盖肝断面并以细丝线缝合固定，肝断面放置腹腔引流管一根从右操作孔引出固定（图 51 －8）。

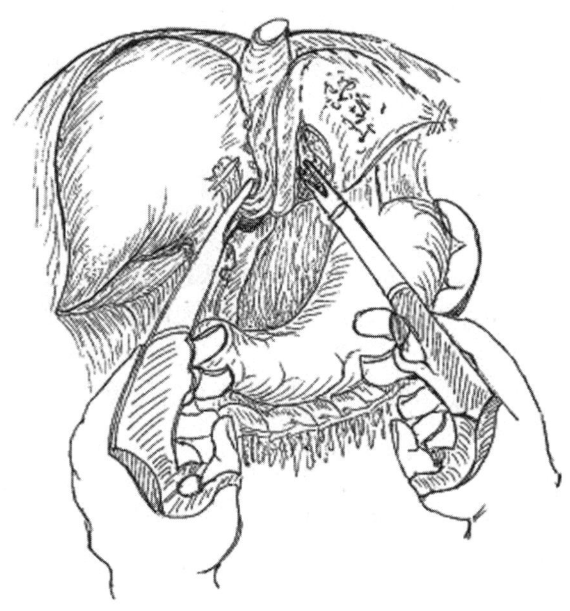

图 51 －6　左外叶肝切面显露胆管、门静脉及肝动脉支，大号钛夹钳夹切断

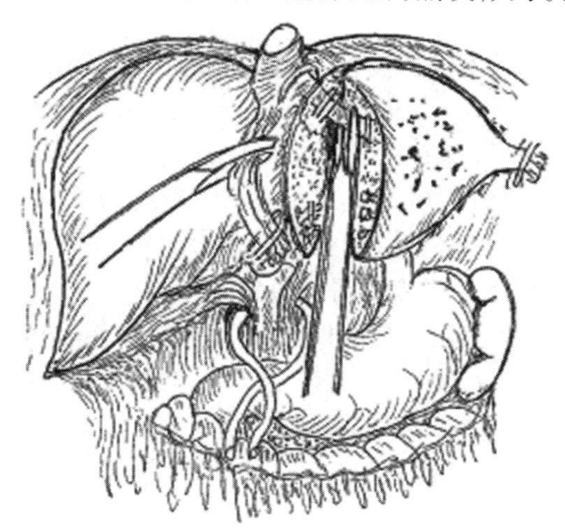

图 51 －7　左肝静脉上大号钛夹后剪断肝左静脉

从肚脐孔扩大，将标本置入袋内剪为三块完整取出。手术历时约 100 分钟，术中失血 350ml，术后生命体征平稳，术后 4 天腹部 B 超检查无特殊发现，拔除腹腔引流管。术前保留胰胆管造影经鼻引流胆汁正常，每日引出胆汁 300ml 左右。术后 2 周复查肝肾功能检查正常，病理检查报告提示结石性结缔组织增生、肝硬化，经胰胆管造影显影肝内外胆管正常，无残余结石，拔除经鼻胰胆管引流管，出院后 3 个月及 6 个月随访及有关检查良好。

【讨论】

本例结合术前检查及术中探查情况，先切除胆囊后，距镰状韧带 0.5 ~1cm 处切开肝组织，解

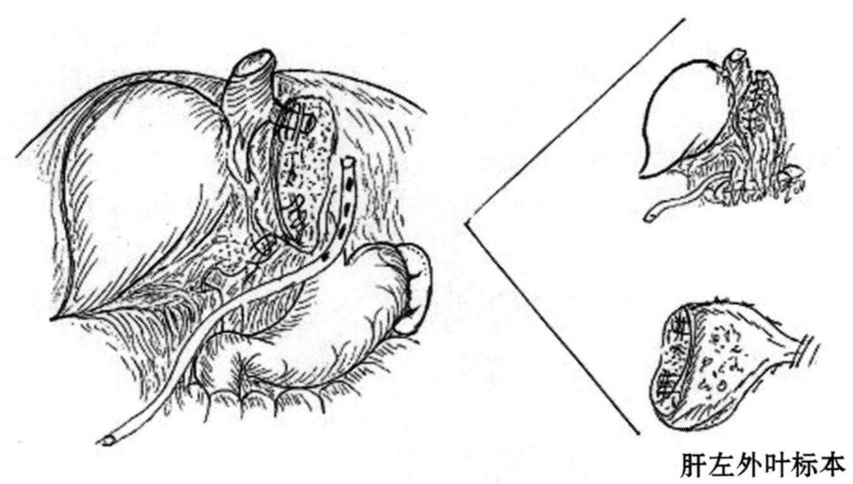

图51－8 完整切除结石性左肝外叶,用带蒂大网膜覆盖断肝残面,缝合固定

剖出肝残面的左肝管,门静脉及左肝动脉支可靠上钛夹,切断胆管、门静脉和动脉支。左肝静脉同前处理,肝残面电凝及小号钛夹止血满意。术后恢复顺利,术前B超结合ERCP的检查得以确诊,术中保留经鼻胆管引流管,术后经鼻胆管造影无残留结石。经腹腔镜左肝叶切除治疗肝内胆管结石,本例的方法是可取的。

本章3例腹腔镜下肝切除术:一例为肝血管瘤并胆囊息肉,一例为左肝外叶原发性肝癌,本例为左肝外叶结石并结石性胆囊炎,均在当时的设备条件受限,仅在普通腹腔镜下成功地完成手术,疗效满意(参阅前两例的讨论节)。

2002年4月25～29日,在日本东京召开的第五届世界肝胆胰外科学术会议上,对于腹腔镜肝切除术,有医生报告了他们的最新经验。由此,腹腔镜肝切除术得到了肯定。其中日本Nagasaki大学Kanematsut报告1例左外叶4cm原发性肝癌,腹腔镜切除术后已经6年多仍然健在。意大利Belli也报告了2例Ⅳ段4cm、Ⅴ段3cm原发性肝癌腹腔镜肝切除无输血,无并发症,并认为腹腔镜肝切除最适于有肝硬化的选择性病例。日本Shimada. M等报告了24例肝癌行腹腔镜切除(直径<5cm)的经验,并与对照组38例肝癌开放式肝切除对照,结果手术时间和并发症两组无区别。失血量:腹腔镜组平均300ml < 开腹组770ml;住院日:腹腔镜组10天 < 开腹组21天。生存率:两组无区别。意大利Francesco报告54例腹腔镜肝部分切除术,中转开腹2例,术后1例死于肝衰竭,并发症率43%。总结认为,腹腔镜肝切除术得到肯定,但与传统的开放式手术相比更具危险性与挑战,应选择小肝癌,位于肝前段,只需小量的切除者。尽管腹腔镜肝切除较安全易行,仍需小心从事,施术者需要有开放性手术经验及较好的腹腔镜技术。

(注:本例曾报道于《中国微创外科杂志》2006年第6卷第1期第17页)

参考文献

[1] 刘荣,胡明根.腹腔镜解剖性肝切除若干问题的探讨:中国人民解放军总医院10年经验[J].中华腔镜外科杂志(电子版),2010,3(6):466－468.

[2] 刘荣.大陆地区完全腹腔镜肝脏切除术发展多中心14年经验[J].中华腔镜外科杂志(电子版),2009,2(1):5－13.

[3] 卢榜裕,陆文奇,蔡小勇,等.腔镜下第一肝门血流阻断器在部分肝切除术中的应用[J].生物医学工程与临床,2005,9(2):84－86.

[4] 董家鸿,黄志强.精准肝切除——21世纪肝脏外科新理念[J].中华外科杂志,2009,47(21):1601－1605.

[5] 朱鹏,陈孝平. 腹腔镜在肝脏外科中的应用. 中国微创外科杂志,2007,7(6) : 575 - 577.

[6] 逄世江,徐静,董志勇. 腹腔镜与开腹手术切除治疗肝癌比较的系统评价[J]. 中国循证医学杂志,2010,10(1):4046.

[7] 李荣祥,李金龙,毛盛名,等. 腹腔镜规则性肝左外叶切除治疗左肝管结石 1 例[J]. 中国微创外科杂志,2006,6(1):17.

[8] 李荣祥,潘万能,李金龙,经腹腔镜Ⅱ肝段切除肝血管瘤 1 例[J]. 中华肝胆外科杂志,2002,8(7):440.

第18章 肿大的胆囊手术

例52 胆囊部分切除，肝内囊腔引流术

【病情简介】

男性，28岁，反复右上腹胀痛3年多，并恶心呕吐，低热，门诊以慢性胆囊炎收入住院。查体：体温37℃，脉搏93次/min，血压130/84mmHg，呼吸20次/min，一般情况良好，巩膜轻度黄染，浅表淋巴结不肿大，气管居中，甲状腺不肿大，双肺叩听检查正常。心率93次/min，律齐，未闻及病理性杂音。腹部不膨隆，上腹部有压痛，Murphys(+)，肝脾未扪及肿大。肠鸣音正常，脊柱四肢活动如常。胸部X线摄片检查无特殊发现，心电图检查正常。腹部B超提示：结石性胆囊炎，右肝下段囊肿？胆总管1cm，无明显扩张，胰腺、脾脏正常。血液检查：WBC9.8×10^9L，N72%，Hb120g/L，凝血四项正常。肝功能检查，TBIL 40μmol/L，DBIL 21.0μmol/L，IDB 19 μmol/L，ALT 61.90μ/L，ALP 180.0μ/L，HBsAg(+)，AFP(-)，肾功能正常。诊断：①慢性结石性胆囊炎；②右肝囊肿？拟行手术治疗。

【治疗经过】

在硬膜外麻醉下，平卧位。取右肋缘下切口进腹腔，探查肝脏色泽正常，质地中等，无结节状物。V段肝脏稍隆起并有囊性感，挤压时可见胆囊明显膨大(图52-1)，边界不是很清，胆囊肿大，与邻近轻度粘连，肝门轻度粘连，胆总管直径约1cm，未扪及硬性结节状物，胃十二指肠、胰头均正常。

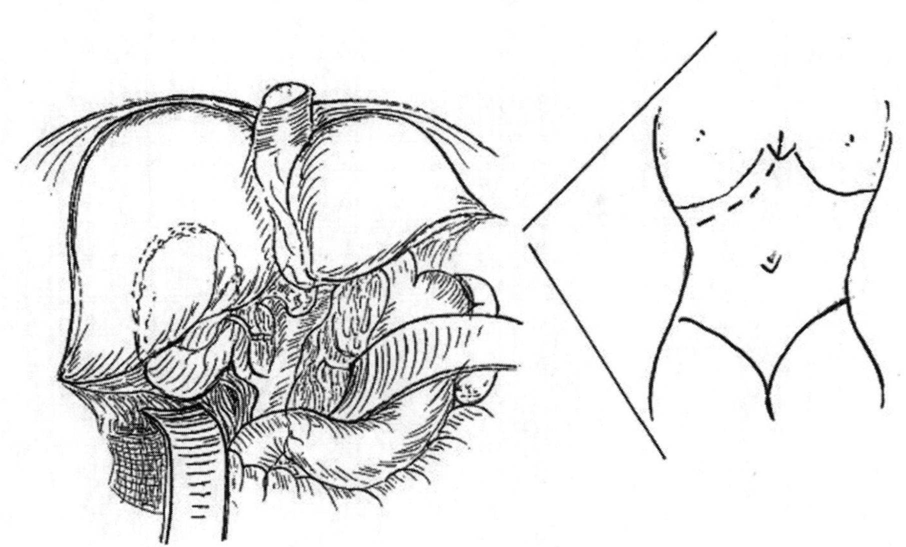

图52-1 经右肋缘下切口探查：虚线点表示肿大胆囊深卧于肝V段内

解剖出胆囊管及胆囊动脉，钳夹切断结扎(图52-2、3、4)。

在剥离胆囊前，穿刺V段肝脏隆起处获得稍混浊的胆汁，结合挤压时胆囊明显膨大，可确定肿大的胆囊沉卧于肝内。常规黏膜下剥离胆囊至胆囊体起始处进入肝脏时破裂，溢出胆汁约900余ml，吸净胆汁后，取出结石3枚，大者约3cm，小者1cm。探及囊腔约12cm×8cm×10cm，仍试图剥

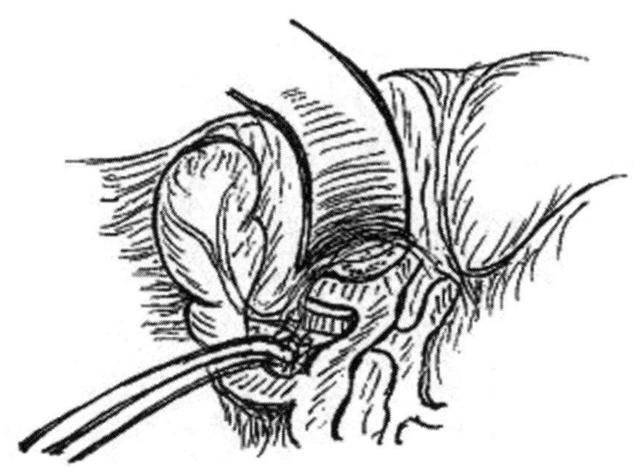

图 52－2　沿胆囊管两侧钝性剥离

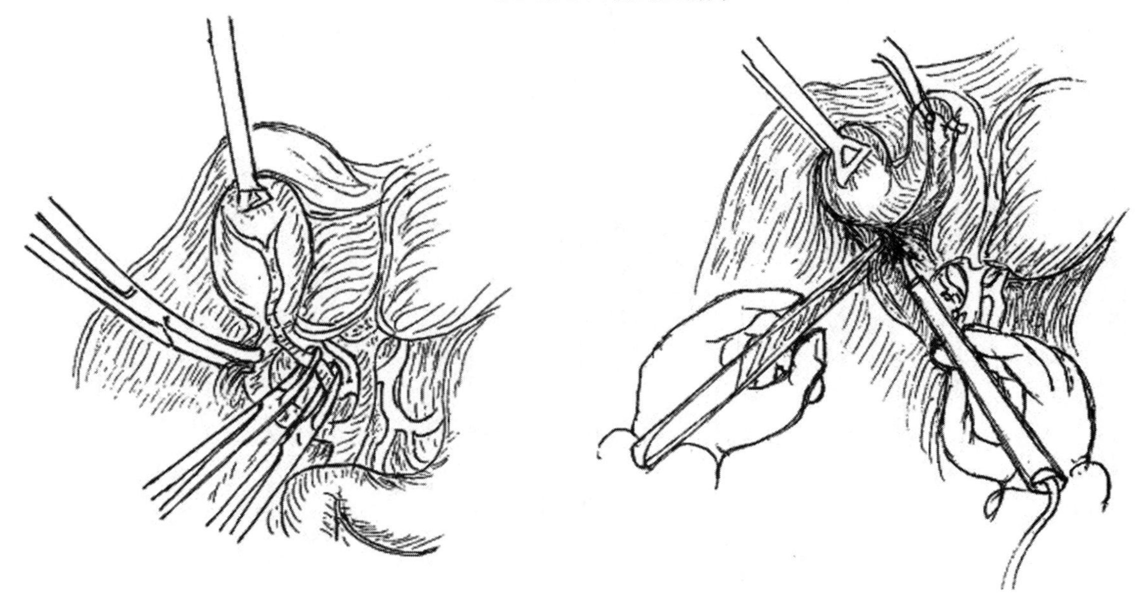

图 52－3　钳夹胆囊动脉，切断结扎后处理胆囊管

图 52－4　剥离胆囊至体部后，电凝切除肝外胆囊

离胆囊腔内黏膜，但渗血明显，热盐纱垫堵塞，改用紧贴胆囊床切除肝脏外的胆囊，直视下电凝烧灼肝内胆囊腔（图 52－5），间断缝合胆囊床，用带蒂大网膜填塞，由于囊腔较大，置放乳胶引流管于囊腔内。切开胆总管，置 18 号"T"形管引流胆汁（图 52－6），温氏孔置放腹腔引流管 1 根，各引流管均另切口引出固定，清理腹腔，关腹。手术顺利。术中失血约 100ml，术后生命体征平稳，病理检查报告为慢性胆囊炎。术后 3 天腹腔引流管共引出胆汁性液 280ml。第 5 天拔除引流管，"T"形管引出胆汁正常。腹部 B 超检查腹腔无积液。术后 10 天肝功能检查正常，巩膜黄染消退。术后 2 周"T"管造影，肝内外显影正常，拔除"T"形管出院，3 个月随访检查正常。

【讨论】

胆囊切除术是胆道外科最常见的手术，多数情况下手术比较规范且顺利，术后远期效果也较满意。然而由于局部解剖结构的特点及可能存在的变异，或病变复杂，胆囊位置深在或炎性粘连使解剖变异，关系不清，手术本身有一定的危险性，临床上，可见到由于手术错误给病人带来严重后果，因此不应忽视胆囊切除术的各个细节，包括麻醉的选择，胆道手术要求麻醉必须保证术中有良好的肌松和术野的充分显露，年轻病人全身情况良好者可选用硬膜外麻醉，老年或有肺功能不全者宜采用全麻。

该病例属罕见的 2/3 的肿大胆囊潜卧于肝内，囊腔巨大，储存胆汁达 900ml 多，如未经胆道造影或手术探查易误诊为肝囊肿或脓肿等。切除胆囊前经仔细探查和穿刺基本可以确定为巨大胆囊

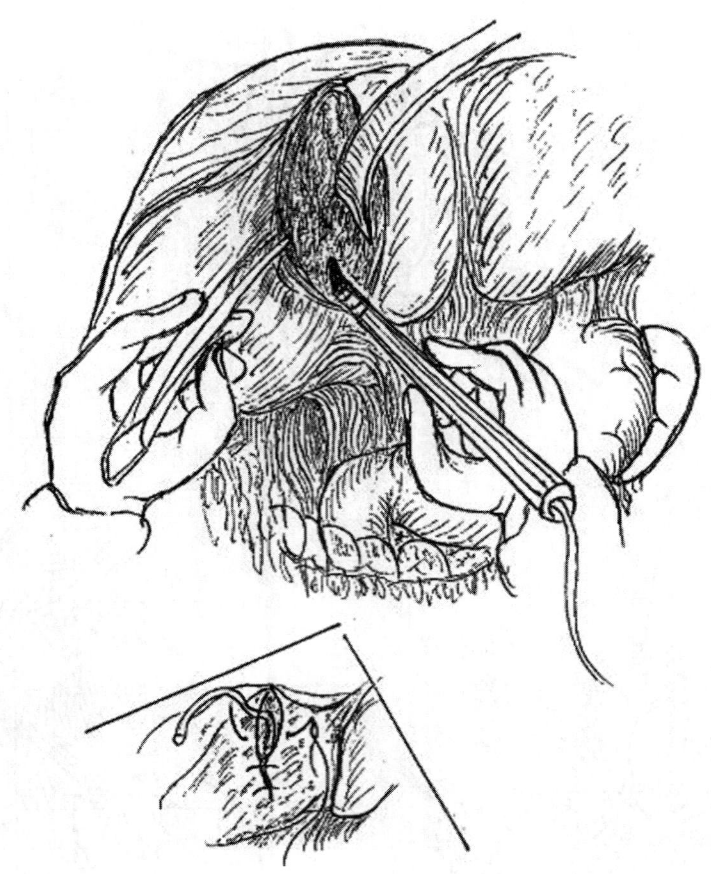

图52－5 显露肝内囊腔，电凝烧灼胆囊腔内黏膜，囊腔内置入引流管

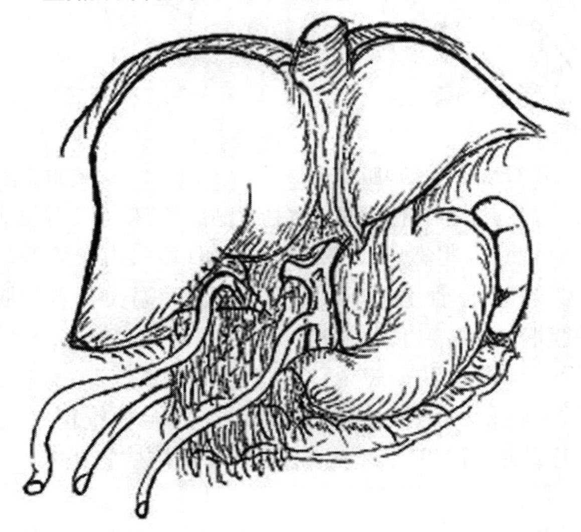

图52－6 带蒂大网膜填入缝合固定，各引流管均腹壁另切口引出固定

深卧于肝内，试图完整剥离出胆囊，但以失败告终，果断选择切除肝脏突出的胆囊后电凝胆囊腔内的黏膜。胆囊部分切除还有以下情况要考虑：①萎缩性胆囊炎因囊壁增厚粘连致密，Calot三角区有较多瘢痕或结石嵌顿在壶腹部；②胆囊积脓性积液与周围粘连呈团块，使切除胆囊时分离困难有损伤胆管的危险；③肝硬化门脉高压时，肝门区有丰富的血管侧支形成，分离时可因门静脉的肝侧分支破裂导致难以控制的出血。胆囊部分切除因失去残留的胆囊黏膜与胆道系统的连续，因而可避免结石复发，不仅避免了因强行胆囊切除可能造成的胆管损伤或出血，又可免去因只完成单纯的

胆囊造口，术后不得不面临困难的二期手术，因此，对难切除的胆囊不失为一种有效而实用的方法。

该病人施行的胆囊部分切除主要针对胆囊体部陷入肝内的部分。肝内囊腔大，尽管大网膜填塞是最好的方法，却因“囊中羞涩”而添置了腔内引流管，还辅佐实施胆总管“T”管引流术，以上的措施避免了可能有迷走胆管与肝内囊腔相通而导致术后漏胆的并发症，使得病人术后获得了满意的疗效。

例 53　胆囊结肠瘘的胆囊切除，瘘道修补术

【病情简介】

男性，59 岁，反复上腹胀痛不适 6 年多，近 1 年来，进食后加重，有时出现呕吐胃内容物，入院前 1 周上述症状加重，并有低热，大便暗红色，门诊以胆囊炎、消化道出血入院。查体：体温37.5℃，脉搏 94 次/min，血压 126/82mmHg，呼吸 20 次/min，皮肤巩膜无黄染，浅表淋巴结不肿大，气管居中，甲状腺不肿大，双肺呼吸音正常。心率 92 次/min，律齐，未闻及病理性杂音。腹部不膨隆，整个上腹部有压痛，轻微反跳痛，肝脾未扪及肿大，未扪及包块，无移动性叩浊。肠鸣正常。胸部 X 线摄片检查无特殊发现。心电图提示右束支传导不完全阻滞。B 超提示胆囊肿大并结石，胃镜检查提示胃黏膜轻度糜烂，十二指肠前壁隆起，肠腔似相对变窄。钡盐灌肠 X 线造影提示结肠肝曲段与胆囊内瘘的可能性大。血液检查：WBC10.0×10^9/L，N80%，Hb120g/L，凝血四项正常，肝功能检查，AFP(－)，CEA 正常。诊断：慢性结石性胆囊炎，胆囊结肠内瘘？拟行手术探查治疗。

【治疗经过】

在硬膜外麻醉下，平卧位，取右肋缘下切口进腹腔，探查肝脏色泽正常，无结节状物，胆囊明显肿大约 16cm×10cm，与邻近组织粘连，胆囊底部与结肠肝曲粘连紧密，可扪及相通的瘘道，胆囊哈氏袋有一硬性物压迫十二指肠(图 53－1)。

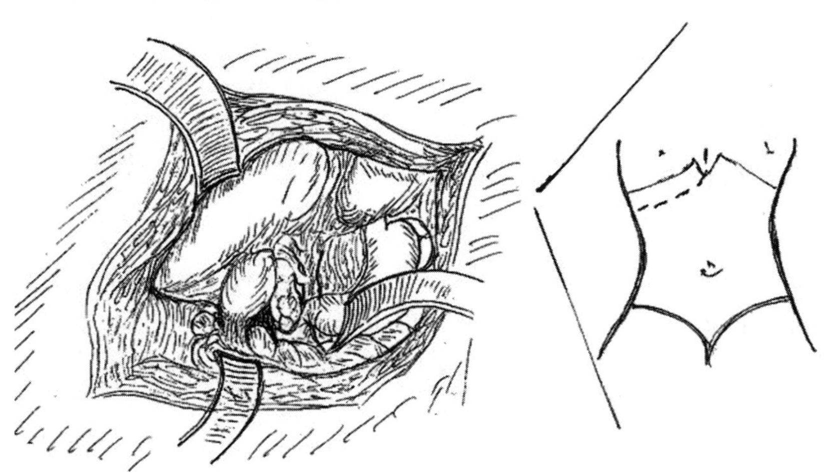

图 53－1　经右肋缘下切口进腹探查发现，胆囊底与结肠肝曲相连，哈氏袋充满结石压迫十二指肠降段

胰腺头部及整个结肠、小肠未扪及肿块。根据探查情况，决定切除胆囊，修复胆囊内瘘，解剖胆囊三角，游离胆囊管及胆囊动脉(图 53－2)，钳夹切断结扎(图 53－3)，游离胆囊下垂与十二指肠粘连的哈氏袋。

由于肿大的哈氏袋内充满结石，压迫十二指肠降段且粘连紧密，为避免分离粘连时损伤十二指肠，故切开囊壁，取出 3 枚混合性结石，大者 3cm×3cm，小者 1.5cm×1cm(图 53－4)。紧贴十二指肠剪除哈氏袋囊壁，残留于十二指肠部分的胆囊黏膜给予烧灼处理，无破损(图 53－5)，顺行剥离胆囊底部，紧靠瘘道相连处剪断胆囊，可见瘘口与结肠相通，大小约 2.5cm(图 53－6)。

用碘伏纱球及盐纱轻擦缝合口，以促进缝合口纤维化而愈合。另外一部分慢性胆囊疾病，其本

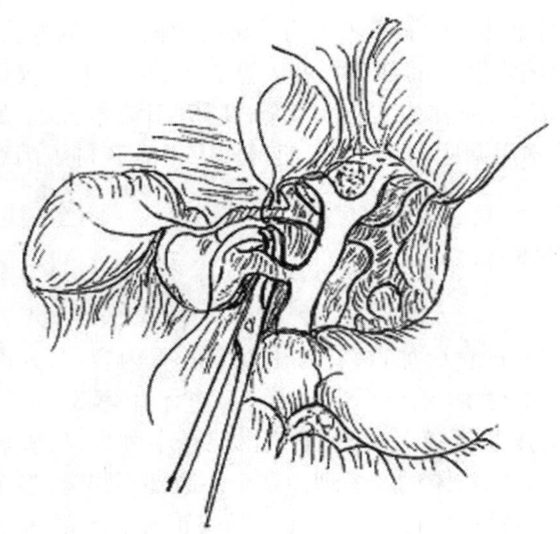

图53-2 游离胆囊管及胆囊动脉带线结扎

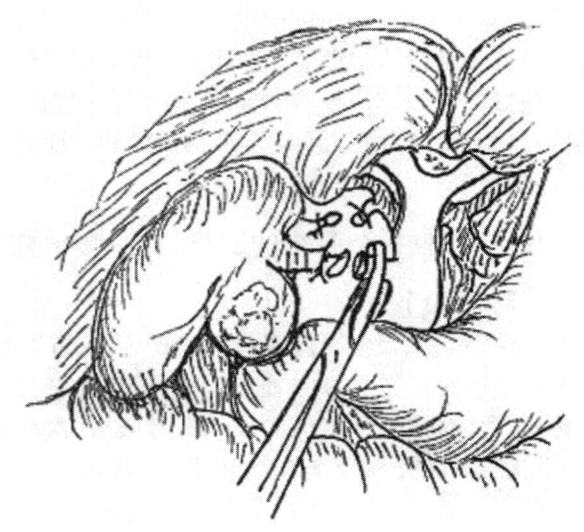

图53-3 结扎、切断胆囊动脉及胆囊管

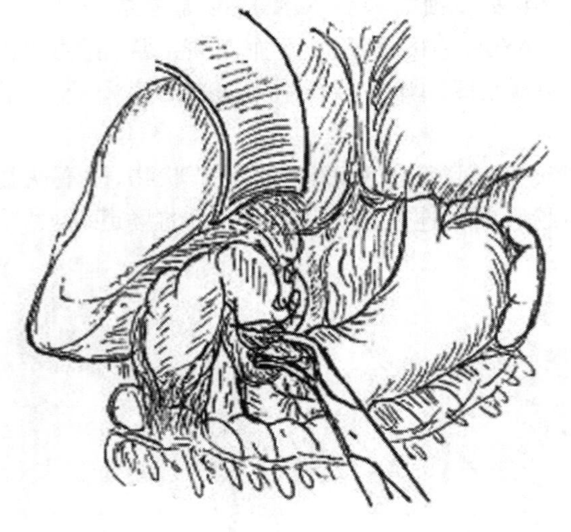

图53-4 切开胆囊哈氏袋取出结石

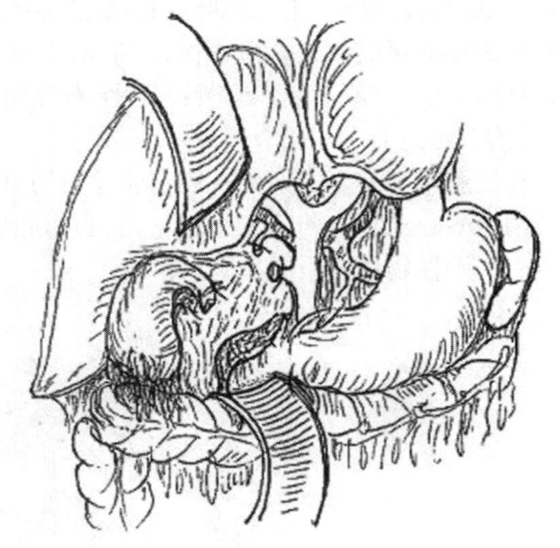

图53-5 残留于十二指肠肠壁上的哈氏袋囊壁

质不属于炎症，而属于代谢性或增生性的改变，但临床上同样有上腹不适、慢性消化不良等类似慢性胆囊炎的症状，如胆囊胆固醇沉积症，胆囊腺肌增生病，以及少见的胆囊神经瘤病(neurometosis of the gllbeadder)。非结石慢性胆囊炎或胆囊病，临床症状明显时亦需行胆囊切除术。

急性结石性胆囊炎和慢性结石性胆囊是同一疾病的不同阶段的表现。急性胆囊炎晚期主要有以下严重的并发症：①胆囊穿孔。其原因多与胆囊内压力上升的速度、胆囊壁厚度及纤维化程度、结石的机械性压迫作用以及胆囊与周围组织的粘连等有关。急性胆囊炎一旦穿孔常有以下几种形式：A. 胆汁游离至腹膜腔，引起弥漫性胆汁性腹膜炎；B. 胆囊与邻近组织形成粘连，穿孔后为周围组织所包裹，形成胆囊周围脓肿；C. 向肝脏胆囊床穿破，可以发生肝脓肿；D. 胆囊周围脓肿向腹壁穿破，可形成腹壁脓肿；E. 由于胆囊结石的压迫，逐渐破溃，穿透至邻近的空腔脏器，常见的是胆囊十二指肠、结肠或胆管瘘。胆囊穿孔后以胆囊周围脓肿的形成最为多见。②急性气肿性胆囊炎。这是急性胆囊炎的一种类型，在临床上有一定的重要性。其特点是在胆囊管梗阻和急性炎症的基础上，胆囊壁的血循环障碍，组织氧分压低下，造成一适合厌氧杆菌如梭状芽孢杆菌生长的条件，而厌氧菌在胆囊壁内产生气体，向胆囊周扩散。③胆囊内瘘。最常见的是胆囊十二指肠瘘，当结石嵌顿于胆囊颈部时，局部血供障碍，胆囊壁发生缺血、坏疽、穿透，并使其与紧贴着的肠壁发生血管栓

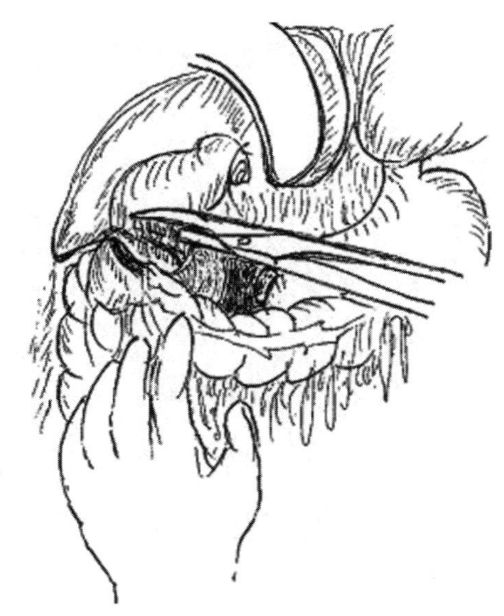

图 53－6　紧贴结肠肝曲的胆囊壁剪开，显露出瘘口

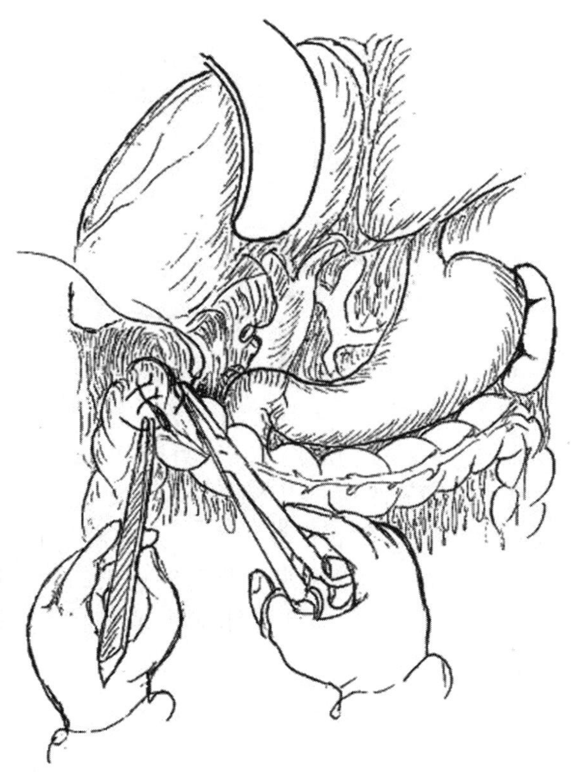

图 53－7　用 4 号丝线修补胆囊底部与结肠肝曲内瘘处

塞而致破溃，结果胆囊与十二指肠腔相通，结石经瘘口排至肠道内，急性胆囊炎的症状得以暂时缓解，遗留下的是胆肠瘘。胆囊十二指肠瘘与解剖有关，胆囊颈的右侧常有一凸向后下方的小囊向十二指肠，颈部弯曲且细，位置深，其起始部膨大，称为 Hartamnn 囊（哈氏袋），胆囊结石常在此处存留（图 53－9），较大的 Hartamnn 囊具有临床意义，它可与胆囊管产生粘连，手术分离结扎切断时易损伤胆管。

3. 胆囊内瘘的处理：本例术前诊断基本得以确诊，并做了充分的肠道准备。术中切除胆囊在解剖游离胆囊哈氏袋时，格外仔细，因粘连紧密，选择了保留胆囊哈氏袋紧贴十二指肠的上部，避免了

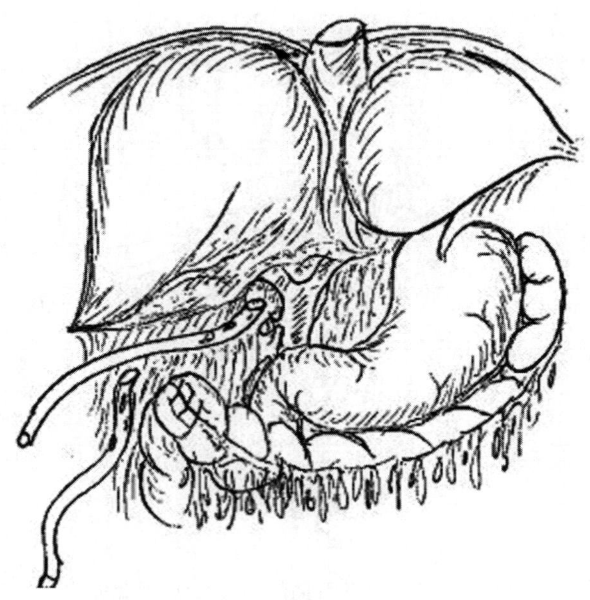

图53－8 腹腔引流管的置放位置

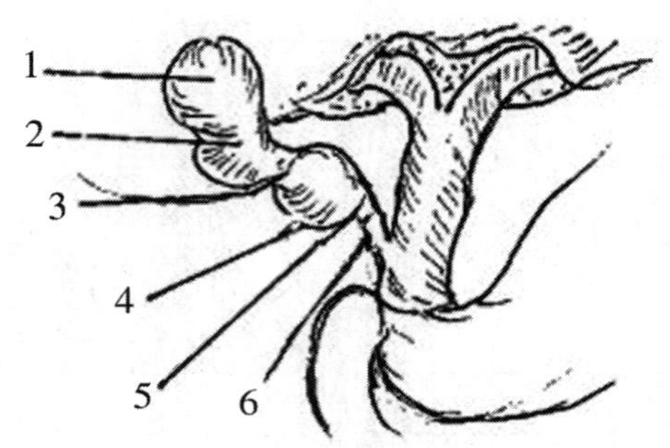

图53－9 1.胆囊底 2.体部 3.胆囊体与颈部交界处
4.胆囊颈（哈氏袋） 5.胆囊颈管交界处 6.胆囊管

强行分离造成损伤十二指肠破损。一旦损伤应修补后行胃造口，置放减压管直至十二指肠水平部，使充分减压有利修补处的愈合。结肠肝曲与胆囊形成内瘘属极少见。本例内瘘口达2.5cm，大便带血与内瘘肠壁可能有关，胆囊内可能有结石排至结肠，不但缓解了胆囊的炎症，也延缓了胆囊哈氏袋结石压迫十二指肠形成内瘘。胆囊内瘘多见于长时间病史的老年病人，文献记载约见于1.5%的胆囊手术病人，而结肠胆囊瘘实属罕见。近年来对胆囊结石病的手术治疗已采取积极的态度，所以胆囊内瘘的发病率也更为少有。

例54 腹腔镜下肿大胆囊并巨大肾囊肿切除术

【病情简介】

男性，46岁，反复右上腹疼痛牵扯到右腰背部疼痛2年多，门诊以慢性结石性胆囊炎收入住院。查体：体温36.8℃，脉搏85次/min，血压120/82mmHg，呼吸18次/min。一般情况良好，皮肤巩膜无黄染，眼睑、面部及四肢无浮肿，气管居中，甲状腺不肿大，双肺叩听检查正常。心率85次/min，心律齐，未闻及病理性杂音，腹部不膨隆，上腹有压痛，可扪及约拳头大一软性包块，有压痛，边界不清，叩为浊音，肠鸣正常。胸片双肺及胸腔内未发现异常。腹部平片提示右肾区暗性液。腹部B超提示：胆囊肿大并结石，右肾区囊性占位，大小约12cm×11cm×9cm，与肝下扪及胆囊紧连。右肾上极显示不清，肾盂及左肾输尿管未发现异常。肝肾功能及凝血四项正常。心电图检查偶有窦性心律不齐。诊断：①慢性结石性胆囊炎，胆囊积液；②右侧巨大肾囊肿。术前准备后拟行腹腔镜下手术切除术。

【治疗经过】

在气管插管全麻联合硬膜外阻滞麻醉下，行四孔法腹腔镜探查，肝脾色泽及大小正常。胆囊明显肿大，与位于右肾上极的囊肿、右腹壁、右肝下缘及结肠肝曲广泛粘连（图 54－1）。先切除胆囊，夹住胆囊颈部向上牵引。

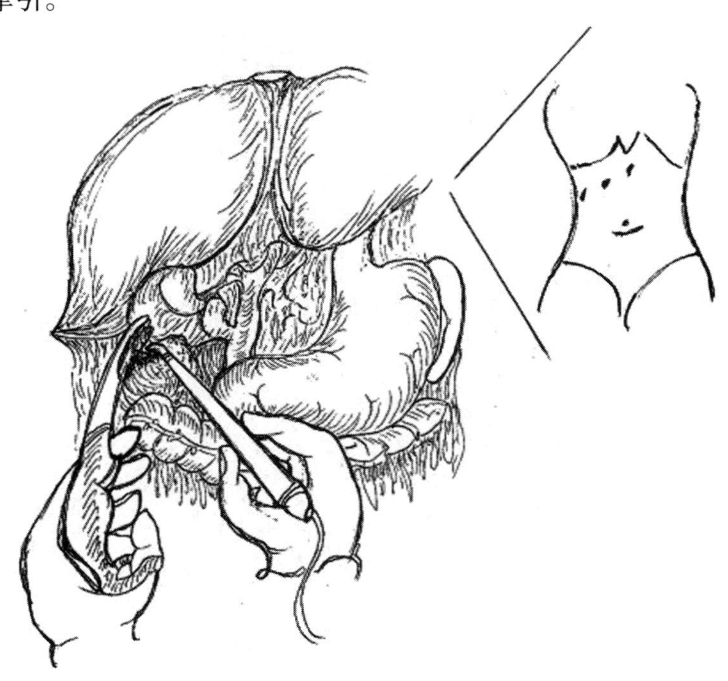

图 54－1　腹腔镜 4 孔操作法进腹腔探查发现肿大胆囊与右肾巨大囊肿粘连，分离其周粘连组织

用电凝钩分离胆囊管及胆囊动脉，分清胆总管及肝总管的关系（图 54－2），尽量靠近胆囊颈管处上钛夹，胆囊动脉钛夹可靠（图 54－3），在有一定张力的牵引下切除胆囊（图 54－4），清理止血肝床，体位抬高，右侧卧位 30°，直视下，分离囊肿紧贴肝脏面的粘连，沿结肠旁沟寻找到肾脏，切开升结肠外侧的后腹膜，将结肠牵向内侧，于结肠后方分离 Crreota 筋膜及肾周脂肪囊（图 54－5），继续将囊肿表面脂肪组织分离到正常的肾脏交界处，直至囊肿完全显露（图 54－6）。

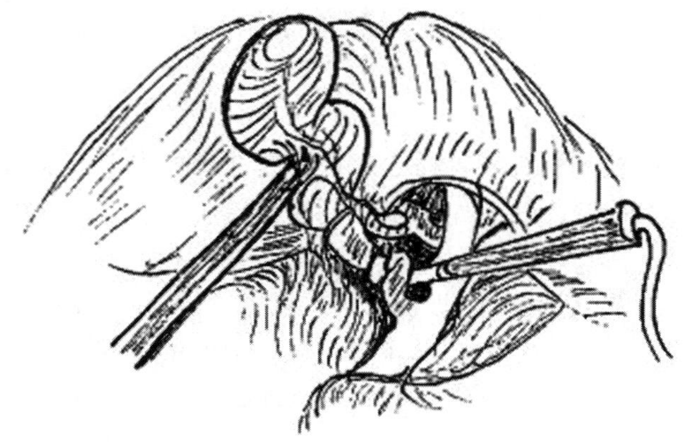

图 54－2　游离胆囊管和胆囊动脉

提起囊壁，用电凝剪距肾皮质 0.5cm 处逐一环形剪除囊壁。溢出浑浊性血性液约 700ml，残留的囊壁边缘电凝止血（图 54－7、8），检查手术残留的囊壁乳头样隆起，术野无渗血，清理腹腔，肝下结肠旁沟置放双腔引流管一根后操作孔引出（图 54－9）。手术顺利，历时 80 分钟，术中失血 10ml

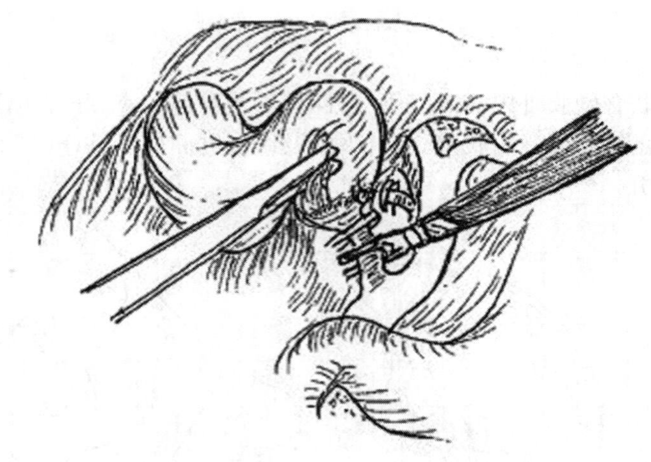

图 54－3　胆囊管及胆囊动脉上钛夹

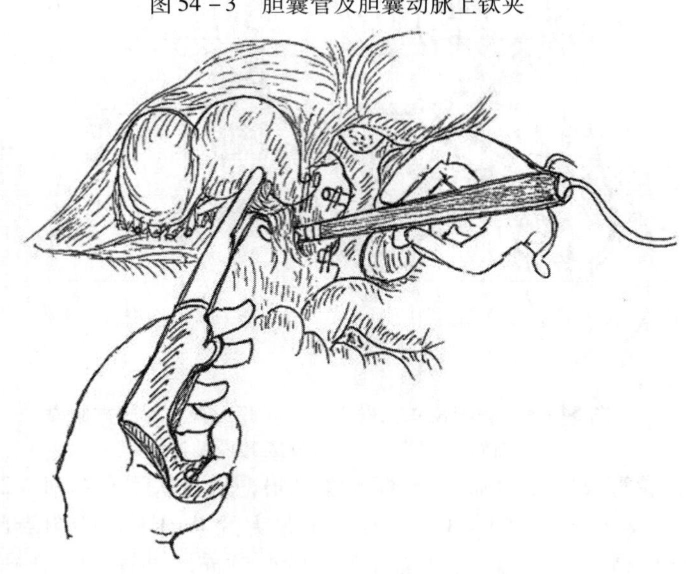

图 54－4　切断胆囊管及胆囊动脉后，切除胆囊

多。术后第 1 天引流出淡血水约 150ml，第 3 天无溢出液，腹部 B 超检查腹腔无积液等发现，拔除引流管。术后 9 天痊愈出院，病理检查报告，符合肾囊肿的病理改变，慢性胆囊炎。随访 1 年零 6 个月囊肿无复发，左肾正常。

【讨论】

肾囊肿是肾脏良性病变，而单纯性肾囊肿在肾脏囊性疾病中占首位，常见于 30～60 岁。Kissane 报道了 50 岁以上尸体解剖结果，一个或多个肾囊肿的发生率在 50 岁以上超过 50%，60 岁以上占 2/3。近年来，随着超声、CT 等影像学技术的广泛应用，肾囊肿的发现有明显增加。据文献报告，在因其他非泌尿系统疾病就诊而行 CT 检查的患者中，肾囊肿的发现率在 40 岁以上为 24%，50 岁以上为 50%。本病例因上腹持续性胀痛，牵扯到腰背部就诊，以结石性胆囊炎收入住院，经 B 超检查术前得以确诊，手术选择腹腔镜下先胆囊切除后，调整病人手术的体位，分离肾囊肿周围的粘连，直至完全显露出肾囊肿。在分离的过程中，特别注意勿分破囊壁，以免囊肿排空液体后界限不清难以分离及完整地切除。该病例囊肿内液体达 700ml 多。完整切除囊肿的组织而并非单纯的囊肿“去顶术”，残面止血可靠，手术后恢复顺利。1994 年那彦琼等国内首次报道腹腔肾囊肿去顶术，而肿大胆囊并巨大肾囊肿的一并切除实属少见。腹腔镜手术治疗肾囊肿手术原则和效果与开腹手术相同，但腹腔镜手术创伤小，术中出血少，术后恢复快，已成为治疗肾囊肿的最佳方法。手术体

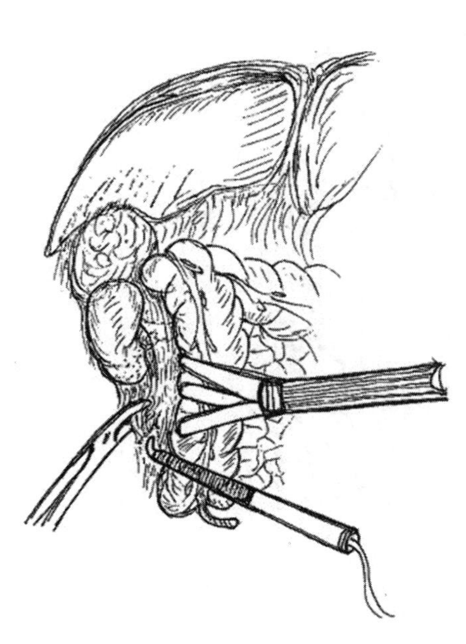

图 54－5　显露升结肠旁沟分离肾周脂肪囊

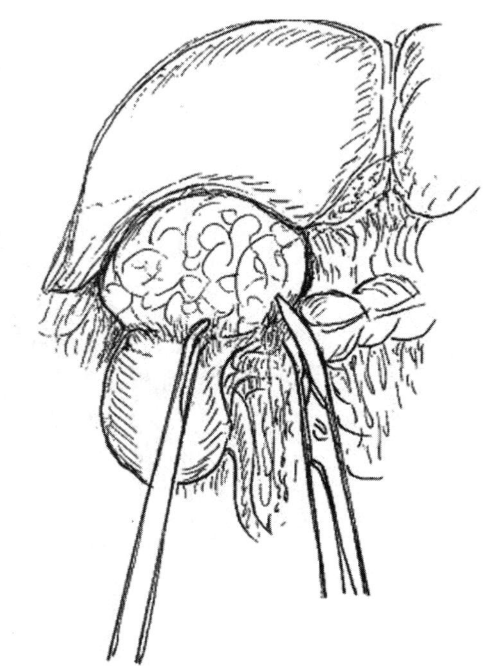

图 54－6　完全显露出囊肿

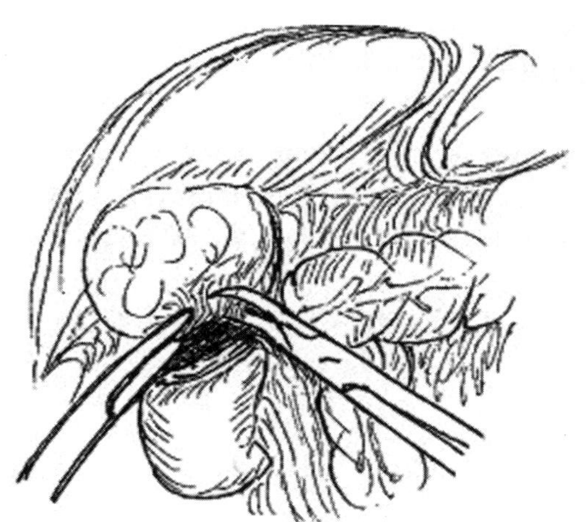

图 54－7　距肾皮质 0.5cm 环形剪除囊肿壁

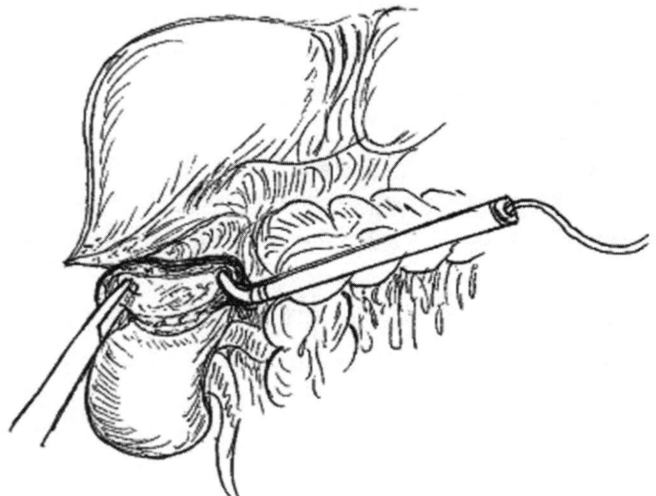

图 54－8　电凝止血囊肿残留壁

会:①术前必备的检查包括三大常规、肝肾功能、心电图及胸透,B 超检查明确囊肿的位置及大小,应作 KUB、IVP 检查证实“囊肿”是否与肾盂肾盏相通,必要时行肾囊肿穿刺细胞学检查;②手术途径经腹为首选,可同时处理对侧的肾囊肿(特别是肾前内侧者)和腹腔内其他脏器的病变。该路径的解剖标志清楚,术野清晰,易操作。缺点是腹腔内脏有一定的干扰和污染,术中及术后有发生腹腔内并发症的可能;③肾上极的单纯性囊肿与周围脏器非紧密相连可做全切“去顶术”,即囊肿游离减压后距肾实质0.5cm切除囊壁,残留腔内用碘伏纱条渍尽,必要时可用氩气束刀喷灼以破坏囊壁分泌功能;④如有紧密粘连或多房性囊肿者,待分离到一定范围或程度时,先减压及切开囊房间隔吸净囊液后,尽量切除多余囊壁,处理好残留的壁缘及残腔,置放好引流管的位置以利有效引流;⑤经腹腔入路,在腹腔镜下切除囊肿或“去顶术”系在光学放大成像系统下操作,视野清楚,空间感较强,解剖清楚,定位准确,故切除单纯性肾囊肿的难度不大。

(注:该病例报告刊于《中国微创外科杂志》2007 年第 7 卷第 4 期 390 页)

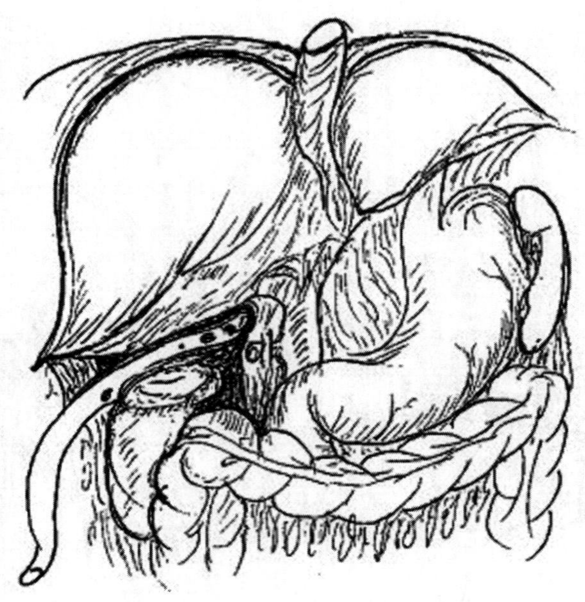

图54－9　肝脏面下置放负压引流管

参考文献

［1］　王秋生,邓绍庆,李恩宽,等.腹腔镜联合手术［J］.中华外科杂志,1997,(2):84－88.

［2］　何瑞龙,马宝梅,张有智,等.腹腔镜肾囊肿去顶术临床应用体会［J］.中华实用中西医杂志,2004,(4):2319－2320.

［3］　郑成竹,胡旭光.腹腔镜联合手术［J］.中国实用外科杂志,2005,25(8):453－454.

［4］　葛欣,王晓平,冯丽君.复杂腹腔镜胆囊切除术318例分析［J］.中国全科医学,2008,11(15):455－457.

［5］　李荣祥,李劲,周颖,等.大小切口及腹腔镜胆囊切除术对比分析［J］.肝胆外科杂志,1998,6(2):111－112.

［6］　李荣祥,李金龙,陈勇.腹腔镜手术切除巨大肾囊肿1例报告［J］.中国微创外科杂志,2007,7(4):390.

第 19 章　胆囊畸形变异的手术

例 55　双叶胆囊切除术

【病情简介】

男性,45 岁,反复上腹部不适、胀痛,畏寒发热,食后呕吐 1 年,加重 3 天,门诊以慢性胆囊炎收入住院。查体:体温 37.6℃,脉搏 92 次/min,血压 116/78mmHg,呼吸 20 次/min,一般情况良好,皮肤巩膜无黄染,浅表淋巴结未扪及肿大,气管居中,甲状腺不肿大,双肺叩听检查正常。心率 92 次/min,心律偶有不齐,未闻及病理性杂音,腹部稍膨隆,无肠形及蠕动波,上腹压痛,胆囊区明显,Maryphy(+),肝脾未扪及肿大,肠鸣正常。血液检查:WBC8.80×10^9/L,N76%,Hb120g/L,凝血四项正常,TBIL 30.0μmol/L,DBIL 9.6μmol/L,IDB 240.4μmol/L,ALB 50g/L,ALT60.00μ/L,ALP160μ/L,HBsAg(-),AFP(-),胸部 X 线摄片检查双肺及胸腔正常,心电图提示窦性心律,腹部 B 超检查提示胆囊肿大,壁厚,内有强光团影。拟行手术治疗。

【治疗经过】

在硬膜外麻醉下,病人取仰卧位,右腰背部略垫高,取右肋缘下切口进腹腔,探查发现胆囊为双胆囊同一胆囊管注入胆总管(图 55-1),肿大胆囊一个位于肝下后缘,内有 3cm 结石一枚。肝总管及胰头未扪及硬性肿块。

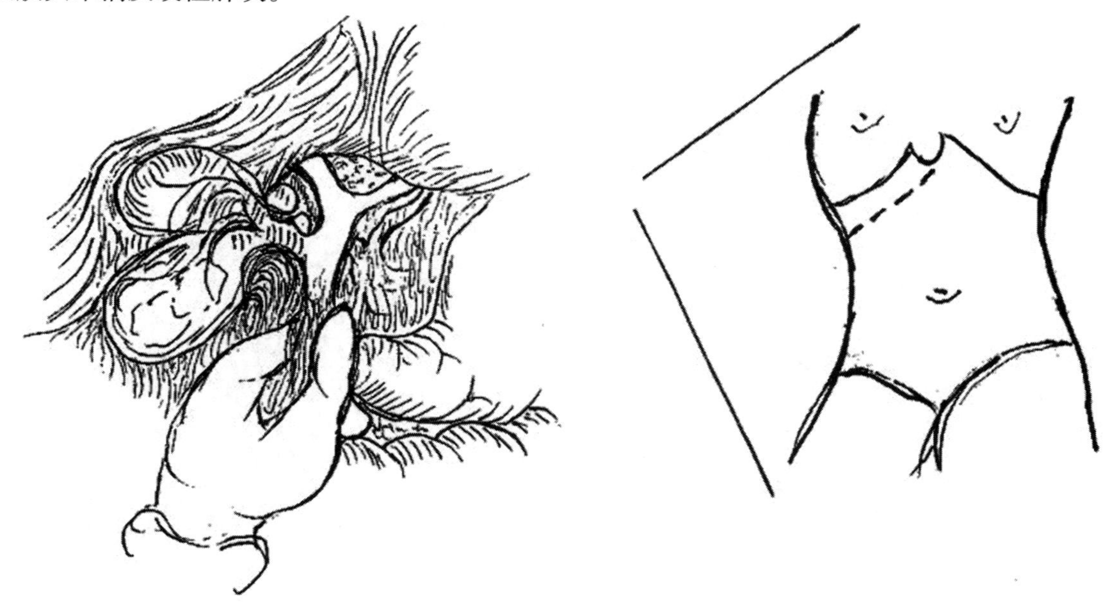

图 55-1　经右上腹肋缘下切口进腹腔,发现双胆囊同一胆囊管注入胆总管

肝脾色泽及质地正常,胃十二指肠未发现溃疡。分离胆囊周围的粘连后,用止血钳将胆囊往胆囊颈处轻轻向上牵拉,剪开胆囊颈前后的腹膜,用组织剪轻轻分离胆囊管及其根部,辨认胆囊管和胆总管关系,用直角钳带线还原胆总管 0.5cm 的胆囊管,结扎,切断(图 55-2、3)。

向上牵拉胆囊管远端,在胆囊三角区内寻找到胆囊动脉,靠近胆囊侧钳夹切断结扎(图 55-

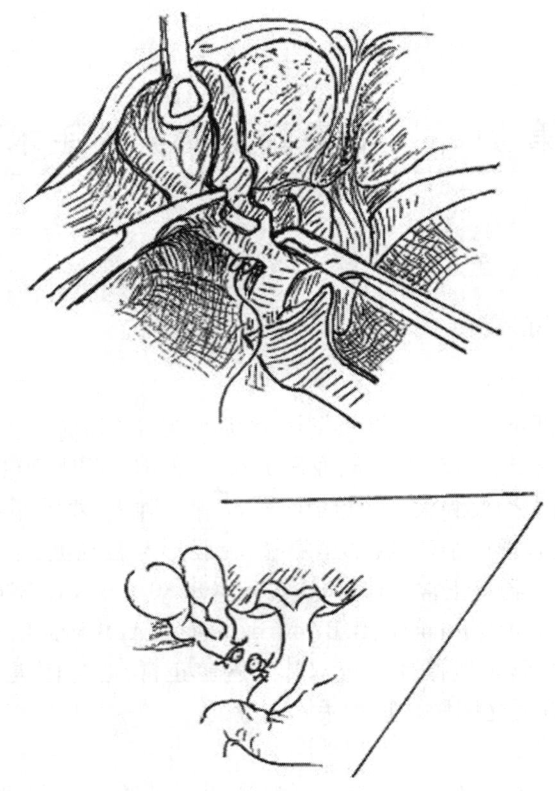

图 55－2　直角钳带线结扎胆囊管

4)，胆囊已完全游离，顺逆结合剥离出胆囊(图 55－5)，缝合胆囊床，温氏孔置放腹腔引流管 1 根，另切口引出固定(图 55－6)。清理腹腔，关腹。手术顺利，失血少，术后 3 天腹部 B 超检查正常，拔除引流管，病理检查报告为慢性胆囊炎急性期改变。住院 10 天出院，术后 3 月随访正常。

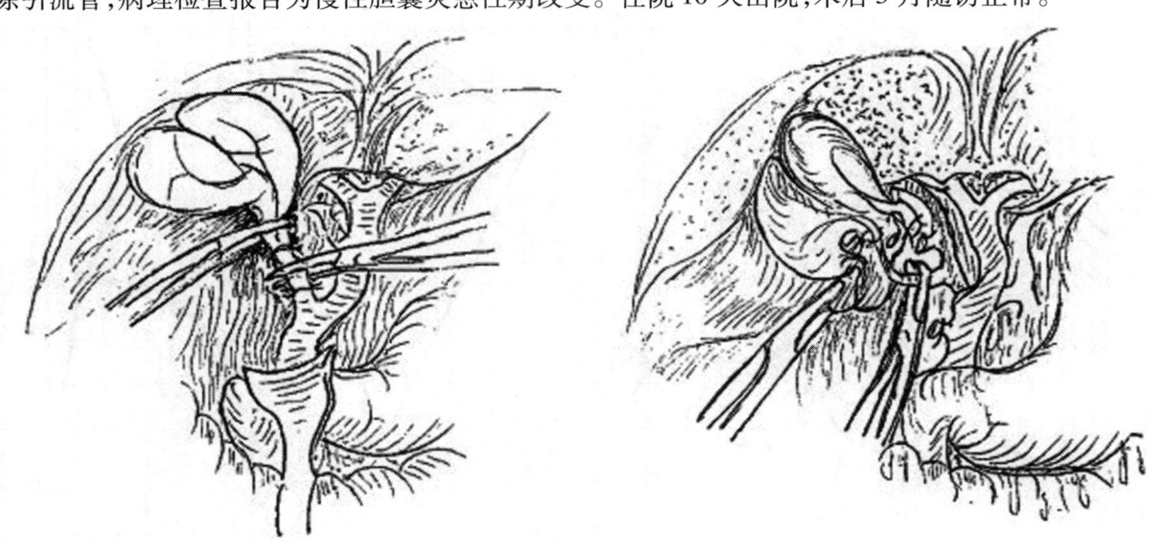

图 55－3　保留双叶胆囊管，还原胆总管 0.3cm 处，切断双叶共同胆囊管

图 55－4　结扎双胆囊动脉的上、下支

【讨论】

双叶胆囊解剖学上称双叶型(V 形重复)，它在胆囊底部分开，呈现出两个胆囊底，在胆囊颈部汇合，在胆囊的表面可见有沟，呈有凹陷的胆囊底部(图 55－7)，真正的双叶胆囊 V 形重复是有两

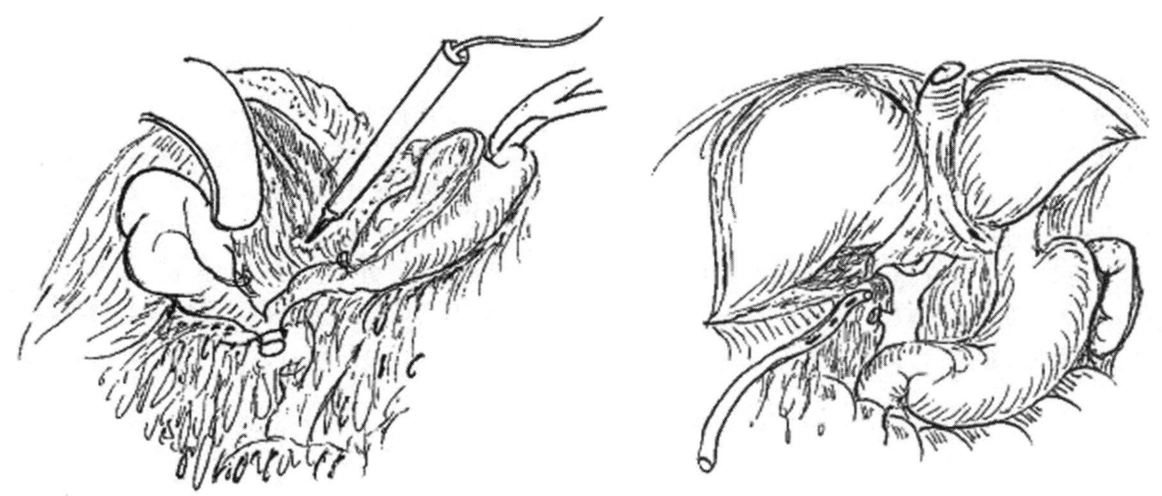

图 55－5　分别完整切除双叶胆囊　　图 55－6　肝下温氏孔处置放腹腔引流管

个完全分开的胆囊，而每个胆囊有自己的胆囊管，但两个胆囊管进入胆总管之前汇合形成一个总的胆囊管后再注入胆总管（图 55－8）。这两种重复畸形系因在妊娠的第 5 或 6 周的早期伸长的胆囊原基的分裂而发生的。

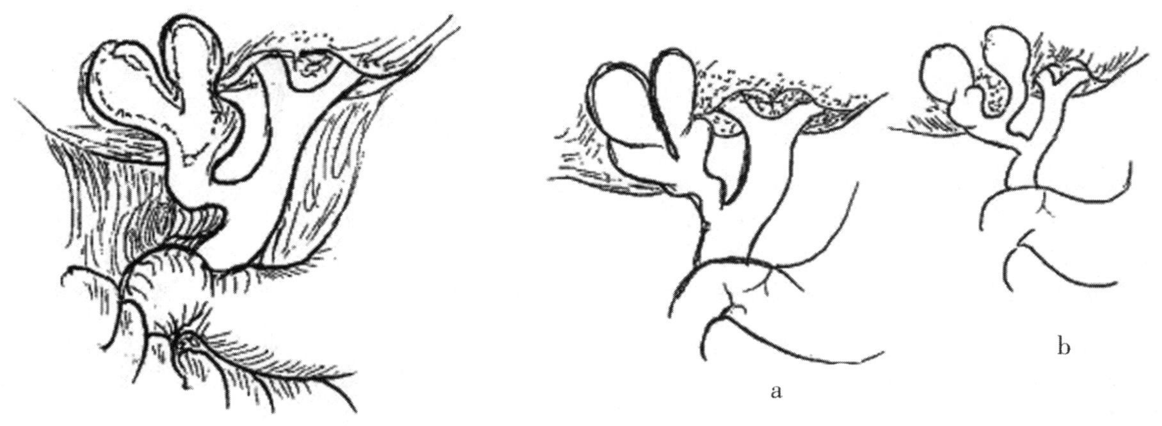

图 55－7　双叶型 V 形重复　　图 55－8　临床上认为 a、b 属真正的双叶 V 形重复型胆囊

该病例术前诊断为结石性胆囊炎，并胆囊积液，术中探查发现为胆囊畸形，为双叶型的真正 V 形（图 55－8b 型）。对胆囊重复畸形，术前一般的检查手段是不易确诊的。一般无临床症状的慢性非结石性胆囊炎可不选择手术治疗。双叶胆囊手术时，若属图 55－7 类型畸形胆囊，常规切除即可。如属图 55－8a 类型胆囊，认清解剖关系后也可完整常规切除胆囊。如图 55－8b 形手术时应特别注意各自胆囊管与总胆囊管和胆总管、肝总管的关系，当总胆囊管与肝总管及胆总管无紧密的粘连者，可按常规胆囊切除术胆囊管的处理，再分别钝锐及顺逆结合切除双叶胆囊。如总胆囊管胆囊三角区粘连重，应分别处理胆囊，虽然遗留无结石的胆囊管稍长，但避免了强行分离粘连而损伤胆管及血管的可能性。该病例完整切除了双叶胆囊并保留了各自的胆囊管，留存标本有利教学使用。

例 56　双胆囊结石性胆囊炎胆囊切除术

【病情简介】

女性，48 岁，反复上腹不适 10 年多，近 3 年来进食后上腹胀痛，时有恶心呕吐，吐出胃内容物，门诊 B 超检查诊断为结石性胆囊炎，服中、西药保守治疗无效，加重 3 天要求手术治疗入院。查体：体温 37.2℃，脉搏 89 次/min，血压 110/80mmHg，呼吸 20 次/min。一般情况良好，皮肤巩膜无黄染，浅表淋巴结不肿大，气管居中，甲状腺不肿大，心肺叩听检查正常，腹部不膨隆，无肠形及蠕动波。上腹胆囊区有压痛，Murphy（－），肝脾未扪及肿大，无移动性叩浊，脊柱四肢正常。血液检查，WBC 9.10×10^9/L，N 70%，Hb 110g/L，凝血四项正常，肝肾功能检查正常，HBsAg（－）、AFP（－）。胸部X线摄片无特殊发现，心电图提示右束支传导不全阻滞，腹部B超提示胆囊肿大，内有强光团多个，胆总管不扩张，胰腺、肝脾未发现病变。诊断：慢性结石性胆囊炎，胆囊积液。拟行手术治疗。

【治疗经过】

在硬膜外阻滞麻醉下，病人取仰卧位，右腰背部稍垫高。经右肋缘下切口进腹腔，探查发现胆囊为双叶，下叶积液，双叶均有多发结石，大者1.5cm，小者无法计数。上叶胆囊管注入右肝管，下叶胆囊管注入胆总管，两叶胆囊紧密相依（图56－1），

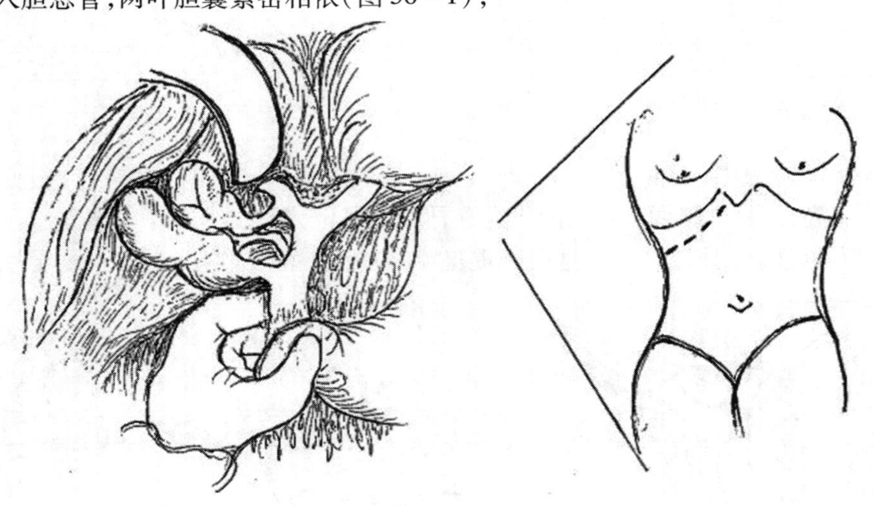

图56－1　经右肋缘下切口进腹探查发现胆囊重复畸形

胆总管不扩张，未扪及结石，胰头质地正常，肝脾色泽正常，不肿大。胃十二指肠未发现溃疡。切除胆囊，分离其周粘连后，用止血钳往下位胆囊颈稍向上牵拉，剪开胆囊颈前后的腹膜，分离胆囊管，辨认三管的关系，用直角钳带线还原胆总管0.5cm处结扎胆囊管并切断（图56－2），游离胆囊动脉，4号丝线结扎切断（图56－3），顺性剥离胆囊颈直至颈体交界处，以显露出上位胆囊颈部即胆囊三角的上缘，在直角钳直视下游离上位胆囊管。

注意保护右肝管，直角钳带4号丝线距右肝管0.5cm处结扎切断，游离并结扎，切断从后下发出的胆囊动脉支（图56－4），此时，双胆囊管及胆囊动脉均可靠处理完，在保护右肝管及右肝动脉的前提下，逆性切除胆囊（图56－5），上值胆床面渗血稍明显，热盐纱压迫，缝合创面，止血可靠，温氏孔处置引流管一根另切口引出（图56－6），清理腹腔，关腹。手术顺利。术后3天拔除引流管，病理检查报告为胆囊炎症改变，住院10天出院，术后6个月随访两次均正常。

【讨论】

本例病人属于双胆囊重复畸形中的结石性慢性胆囊炎。有的文献上称为副胆囊，即有2个或2个以上的胆囊管单独开口于胆道，两个胆囊可能形态上有相似之处，但大小可以不同，两个胆囊可能并排一起，有着共同的腹膜覆盖，也可完全分开，靠近肝脏的一个即上位被认为是副胆囊，文献上记载这种类型的重复胆囊在胆囊重复畸形中最为常见，几乎占所有重复畸形的一半（图56－7）。所谓小梁畸形副胆囊，其上方的胆囊管可在肝实质内注入右肝副胆囊，其上方的胆囊管可在肝实质内注入右肝管（图56－8）。本例双胆囊体部黏附并列一体，下位胆囊较大，双胆囊均有多个结石。以上两种类型的副胆囊分别来自于两个胆系的原基，一个位于通常的水平位，另一个更高位。发育中的肝索也有可能形成一个胆囊，因此称为小梁型重复。

本例双胆囊即胆囊重复畸形，即小梁型重复胆囊，且两个胆囊均充满多个结石，在胆囊重复畸形中实属罕见。根据本例胆囊重复畸形即小梁型重复的治疗经验，术中应注意以下几点：

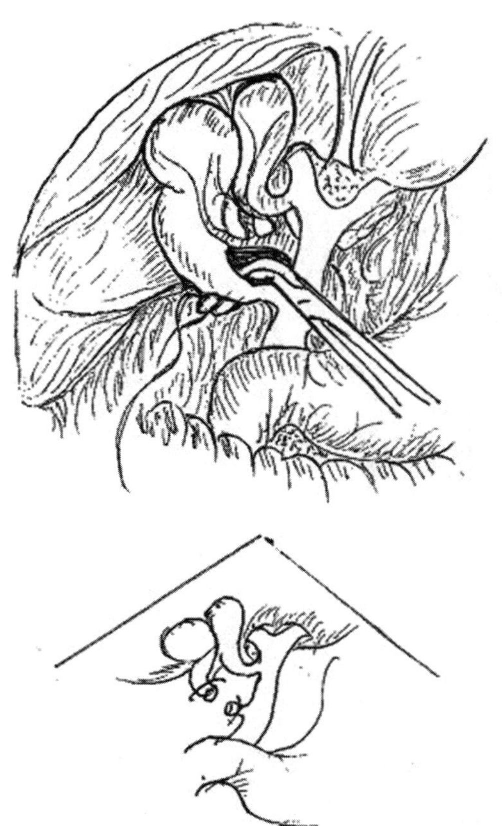

图 56－2　游离胆囊管，带线结扎切断

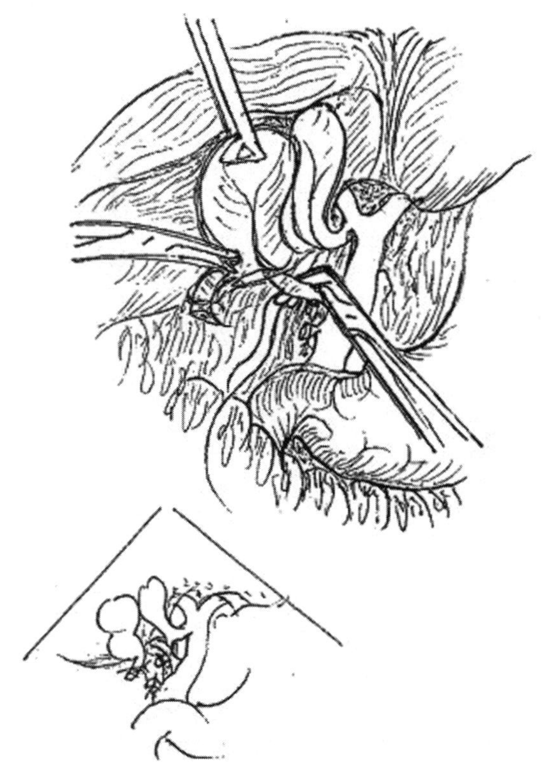

图 56－3　游离胆囊动脉，结扎切断

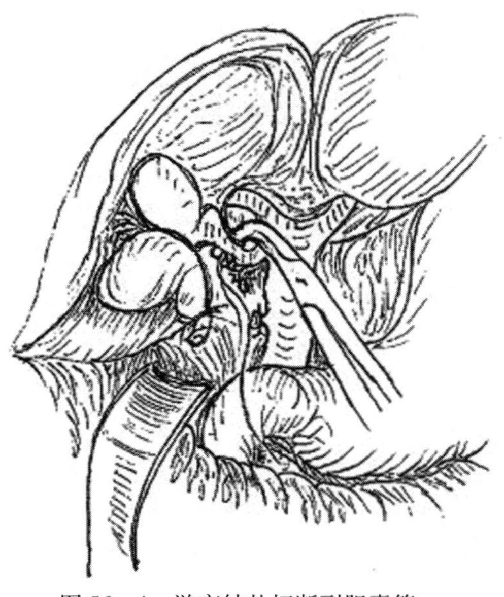

图 56－4　游离结扎切断副胆囊管

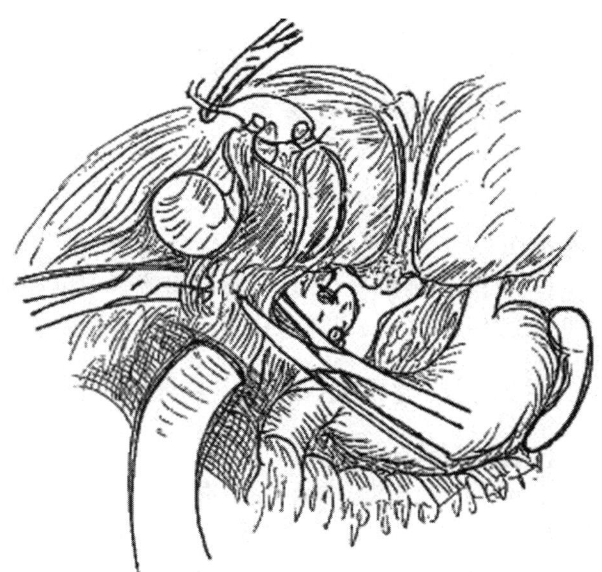

图 56－5　顺逆结合切除胆囊重复畸形胆囊

（1）术前普通的辅助检查难以确诊这类畸形，术者要熟悉肝门部的解剖结构和有变异情况。

（2）术中探查要仔细。

（3）选择手术的方式和方法要正确。

（4）先切除下位胆囊，顺性仔细分离胆囊至体部，有利显露上位的副胆囊。

（5）副胆囊的胆囊动脉可来自下位胆囊的分支或来自肝右动脉，因此要注意分离结扎。

（6）分离副胆囊管时易损伤右肝管，如胆囊管处粘连或解剖不清，可逆性大部切除胆囊，以确

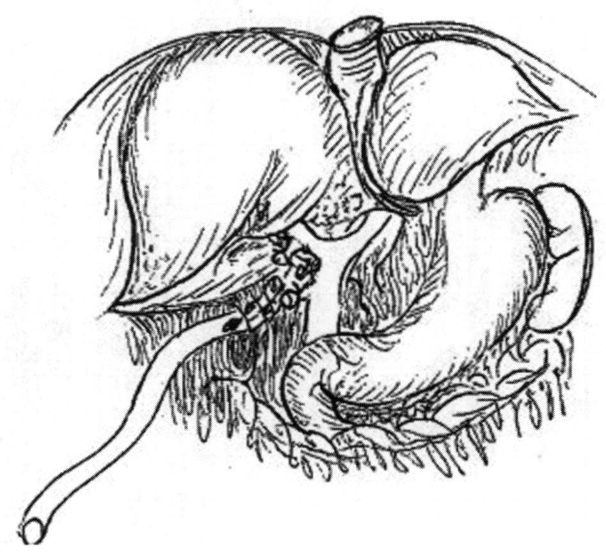

图56-6 肝下温氏孔处置放腹腔引流管

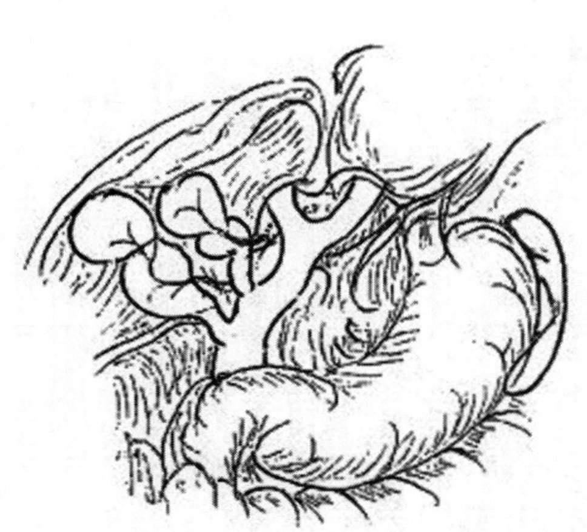

图56-7 副胆囊单独开口于胆道

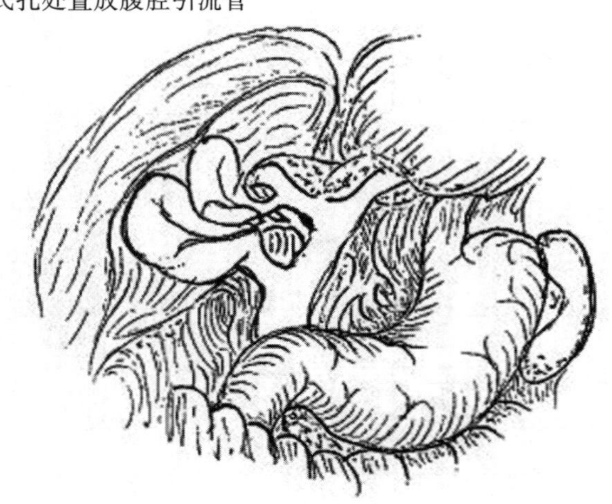

图56-8 小梁畸形副胆囊开口于进入肝实质的右肝管

保不损伤右肝管血管。

(7)创面止血彻底,置放好腹腔引流管的位置以利术后充分引流。

(8)如患者年轻,可考虑确保一个正常的胆囊。

例57 胆囊重复畸形并"左胆囊"的手术

【病情简介】

女性,41岁,反复上腹疼痛6年多,并有进食后上腹胀痛、恶心、呕吐胃内容物,经口服中西药后有好转,因上述症状加重7天并畏寒发热,门诊以慢性胆囊炎急性发作收入住院。查体:体温37.5℃,脉搏93次/min,血压110/72mmHg,呼吸20次/min。一般情况好,皮肤巩膜无黄染,浅表淋巴结不肿大,气管居中,甲状腺不肿大。双肺叩听检查正常,心率93次/min,律齐,未闻及病理性杂音,腹部稍膨隆,无肠形及蠕动波。上腹压痛,Murphy(+),肝脾未扪及肿大,肠鸣正常。血液检查:WBC 8.60×10^9/L,N 75%,Hb 110g/L,凝血四项正常,HBsAg(+),TBIL 28.0μmol/L,DBIL 9.0μmol/L,IDB 19.0μmol/L,ALB 50g/L,ALT 62.0u/L,ALT 150u/L,AFP(-)。腹部B超X线摄片正常,心电图检查偶有窦性心律不齐。诊断:①慢性结石性胆囊炎急发;②左胆囊待排。拟行手术探查治疗。

【治疗经过】

在硬外麻醉下，病人取仰卧位，右腰背部稍垫高，取右肋缘下切口进腹腔，探查发现胆囊为双胆囊，同一个胆囊颈管注入胆道，左肝外叶可见一胆囊注入左肝管起始部（图57－1），右肝下双胆囊肿大，内有多个结石可扪及，大者为2cm，小者无法计数。左肝外叶下胆囊内未扪及结石，外观及触扪均正常。

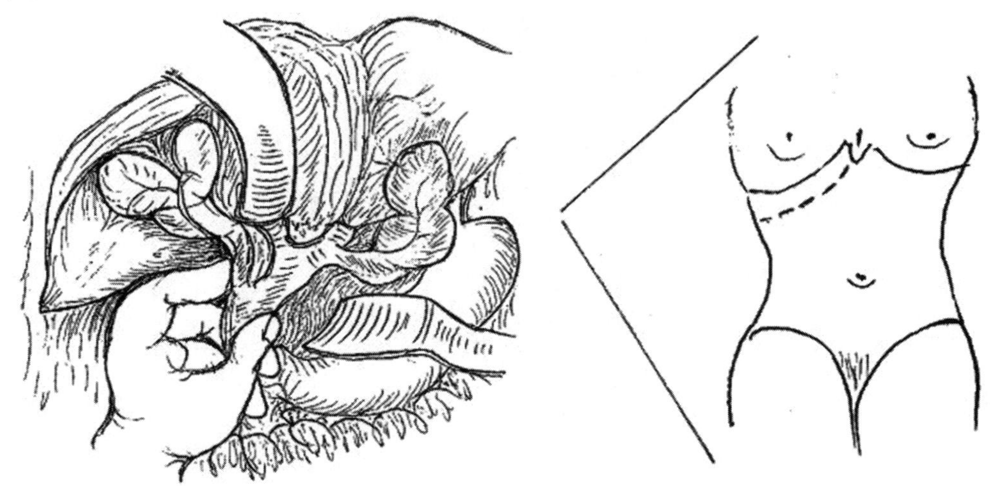

图57－1　经右肋缘下切口进腹腔探查，发现右胆囊重复畸形，一个胆囊管汇入胆管，左肝外叶正常胆囊汇入左肝管起始部

肝外胆管不扩张，胰脾胃十二指肠正常。根据探查情况，决定保留"左胆囊"，切除重复畸形的右胆囊。用止血钳将胆囊往胆囊颈处轻轻向上牵拉，剪开胆囊颈前后的腹膜，用组织剪或刀柄分离胆囊管，仔细辨认胆囊三角处的三管关系无误后，用直角钳带线在距胆总管0.3cm的胆囊管上结扎、切断（图57－2），向上牵拉胆囊管的远端，在胆囊三角区将胆囊动脉钳夹，4号丝线结扎、切断（图57－3）。

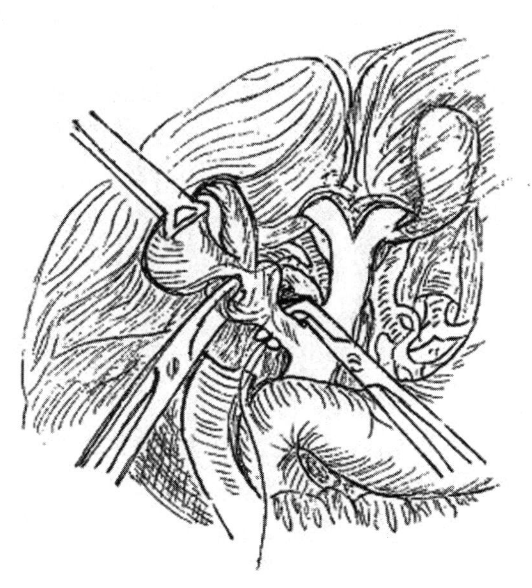

图57－2　游离结扎胆囊管

胆囊已完全游离，顺逆结合剥离胆囊（图57－4），胆床电凝止血可靠，清理腹腔，肝下温氏孔处置放腹腔引流管1根，另切口引出（图57－5），关腹。手术顺利，失血少，术后3天拔除引流管，病理检查报告为：符合慢性胆囊炎急性病发作改变。住院10天出院。术后每年随访1次并做有关检

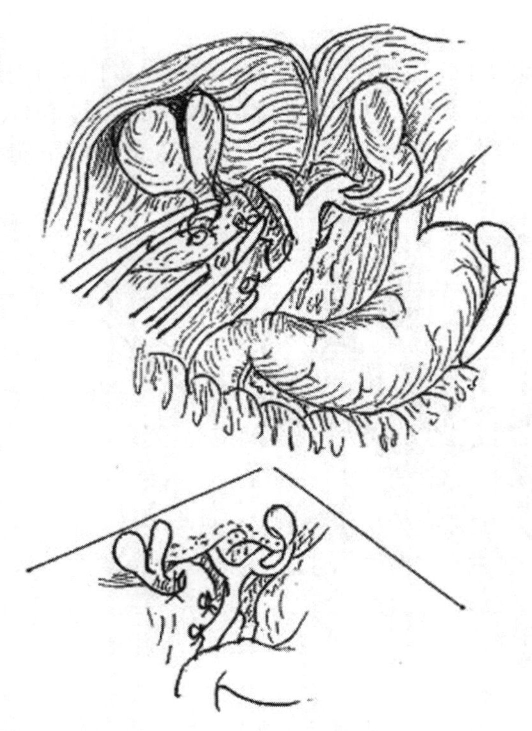

图 57－3　钳夹结扎胆囊动脉

查均正常,直至 6 年后失访。

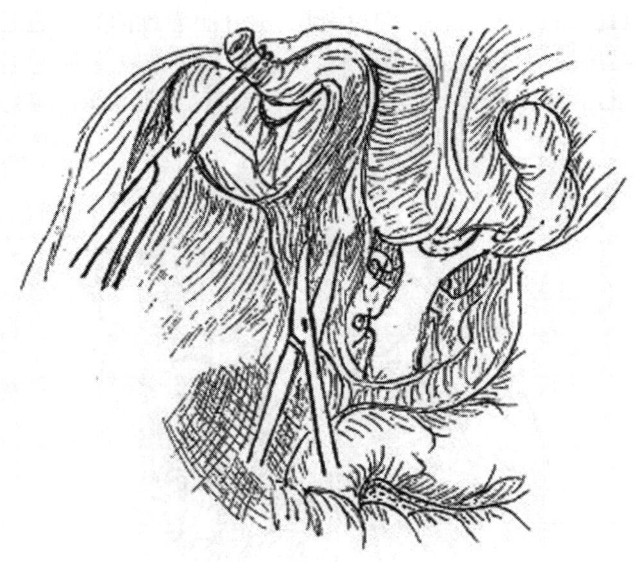

图 57－4　顺逆结合剥离切除胆囊

【讨论】

本病例属右胆囊重复畸形并左肝外叶下胆囊,右重复胆囊共一个胆囊管汇入胆道,“左胆囊”汇入左肝管起始处。术前左胆囊基本得到较正确的诊断,根据术中探查情况决定切除右侧重复胆囊而保留左侧无结石的正常胆囊。胆囊重复畸形术中要注意胆囊管及胆囊动脉的行走变异,胆囊管可能是一个或两个分别注入胆道或注入右肝管等,胆囊动脉可能分别来于肝动脉。胆囊重复畸形属少见或罕见,术前一般检查得不到确诊。因此,施术前必须熟知正常的胆道解剖,以便术中遇到胆囊及胆道、血管重复畸形变异,能从容进行手术,避免胆道及血管的损伤。

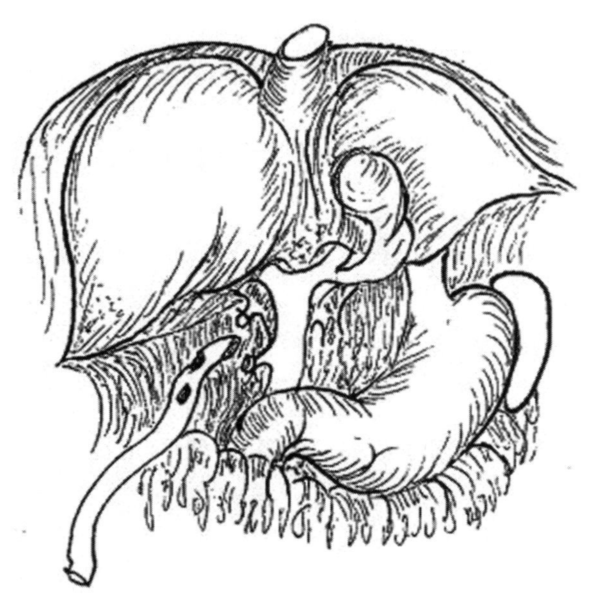

图 57 – 5　肝下温氏孔置放腹腔引流管

如伴有肝硬化的胆道手术，术前准备要充分，临床经验表明肝硬化的有无及严重程度的不同，可直接影响着胆道手术的效果。Aranha 指出伴有肝硬化的胆囊切除术比无肝硬化的胆囊切除术死亡率高 10 倍。Glenn 报道择期胆囊切除术病死亡率为 0. 3% 以下，而有肝硬化的胆道手术死亡率高达 7% ~26% ，死亡原因多为出血、肝衰、感染和多器官衰竭。术前的准备工作重点是严格掌握好手术适应证，尽可能避免急症胆道手术。

关于胆囊畸形变异，除前两例中描述的外，还有一个胆囊两个胆囊管引流，文献中还报道有“左胆囊”，笔者曾为“左胆囊”行腹腔镜切除 1 例。对于功能正常而又无症状或结石的双胆囊，一般不需手术处理，但其中一个发生急性炎症，而另一个胆囊最终也会发生，因此主张同时切除两个胆囊。本例保留了左肝叶的无病变的“左胆囊”。术后连续随访了 6 年，并定期做 B 超检查胆囊均正常，遗憾的是 6 年后失访。

参考文献

[1]　王俭，安宁，郑波，等. 腹腔镜胆囊切除术中不同类型胆囊损伤的处理[J]. 中国普外基础与临床杂志，2008，15(2)：128 – 129.

[2]　金绍岐，夏穗生. 实用外科解剖学[M]. 西安：世界图书出版公司，2007：366.

[3]　晏建军，杨晓宇，沈军，等. 5 例异位胆囊诊治体会[J]. 肝胆胰外科杂志，2010，22(2)：121 – 122.

[4]　黄旭峥，李高翔. 腹腔镜胆囊切除术中几种特殊解剖变异的分析与探讨[J]. 求医问药，2012，10(8)：569 – 570.

[5]　梁法生，兰云霞，丁洁，等. 腹腔镜联合胆道镜胆囊部分切除术治疗胆囊畸形(附 14 例报告) [J]. 腹腔镜外科杂志，2012，17(3)：177 – 179.

[6]　李荣祥，周颖，李金龙，肝外胆道血管解剖变异与手术防范[J]. 肝胆外科杂志，1999，7(6)：479 – 480.

第20章　胆总管手术

例58　胆总管取石、胆道成形术

【病情简介】

男性，71岁，上腹胀痛不适，牵扯到背心痛1年多，出现呕吐及皮肤巩膜黄染1月，门诊以胰头肿瘤收入住院。曾有2次胆总管取石手术史。查体：体温37℃，脉搏90次/min，血压130/90mmHg，呼吸20次/min。皮肤巩膜中度黄染。浅表淋巴结不肿大。双肺叩听正常。心率90次/min，未闻及病理性杂音。腹部不膨隆，上腹可见手术切口疤痕，有压痛，右中上腹似扪及一硬性肿块，活动度差，肝脾未扪及，肠鸣正常。腹部B超提示胰头区有占位，胆道不清，肝脾正常。CT检查提示胰头肿瘤？心电图检查，右束支不全传导阻滞。血液检查：WBC8.40×10^9/L，N75%，Hb120g/L，凝血四项正常，TBIL 108μmol/L，DBIL 74μmol/L，IDB 34μmol/L，ALB 40g/L，ALT65μ/L，ALP300μ/L，AFP6.0μ/ml，CEA3.80ng/ml，肾功能及血尿淀粉酶正常。诊断：胰头占位病变？经术前准备，行剖腹探查。

【治疗经过】

在气管插管全麻下，病人取仰卧位，右腰背部稍垫高，经右上腹旁正中原切口进腹，仔细分离腹壁，腹腔内粘连，探查发现肿块约9cm×7cm×6cm，位于胆管，质地坚硬，上至肝门部，下至十二指肠胰头后，前方压迫十二指及胰头部（图58－1）。

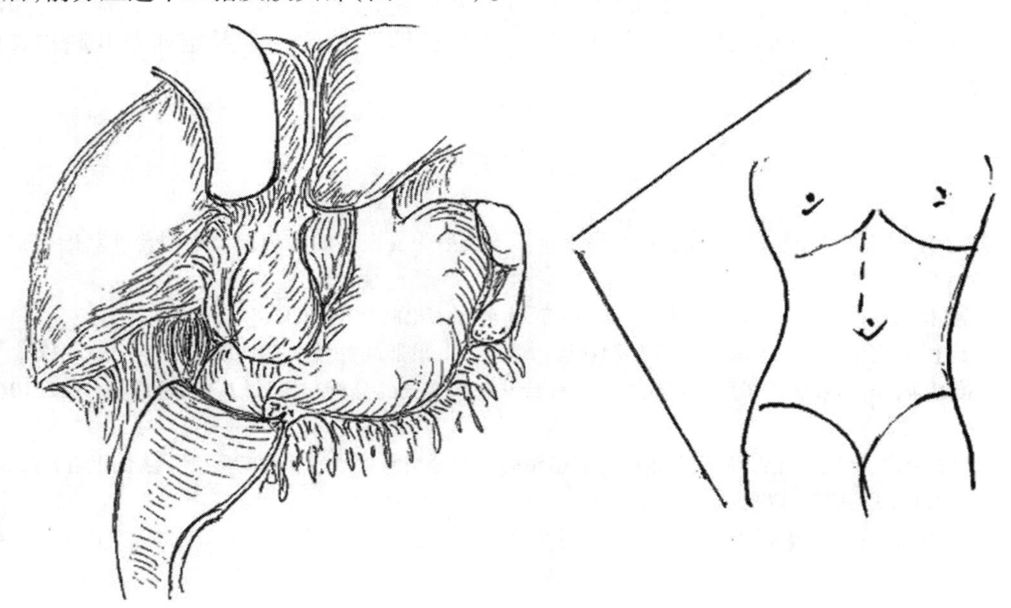

图58－1　取右上腹旁正中原切口进腹探查发现“肿块”压迫十二指肠幽门及胰头部

肝脏中重度淤疸肿大，胆囊缺如，胃十二指肠无溃疡及肿块，脾脏轻度充血肿大，腹腔少量积液。肿块穿刺抽出少量胆汁沉淀物。根据探查情况诊断为肝外胆管巨大结石，行胆管切开取石。

缝牵引线，切开胆总管，完整取出巨大胆管结石（图58－2），用等渗盐水反复冲洗，将结石小碎块冲出（图58－3）。

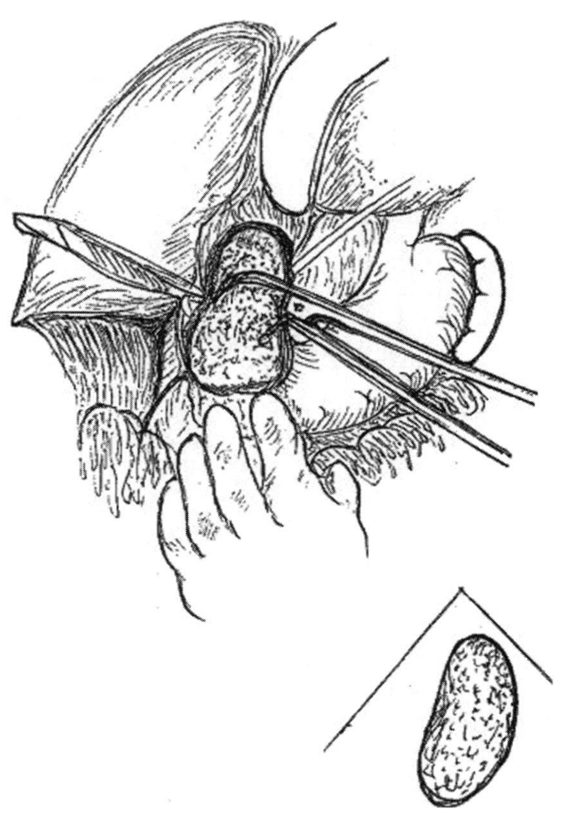

图58－2　切开胆总管取出巨大胆管结石一枚

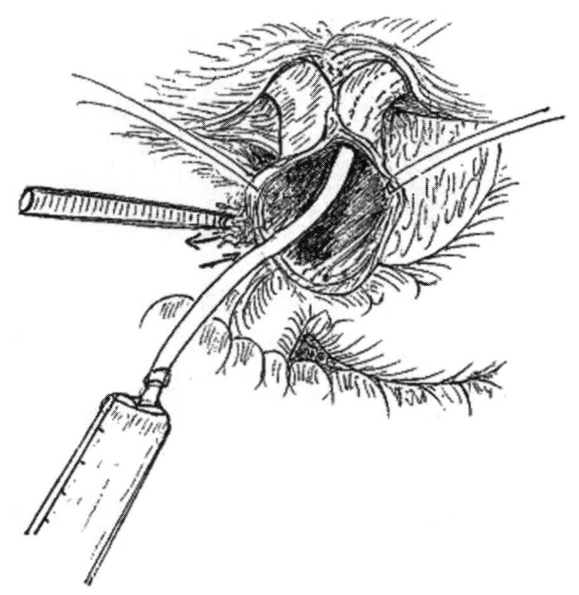

图58－3　冲洗肝内外胆管，将小碎块结石冲洗吸出

胆管左右支进入肝内通畅，下段能通过4号胆道探条（图58－4），剪除过度膨大的肝外胆管壁，保留管腔1.5cm左右、能容纳1指的直径（图58－5a、b），用1号丝线上、下段间断缝合，修复胆管成形。

置放22号“T”形管（图58－6），T管内注入生理盐水无漏胆，温氏孔肝下置放腹腔引流管一根

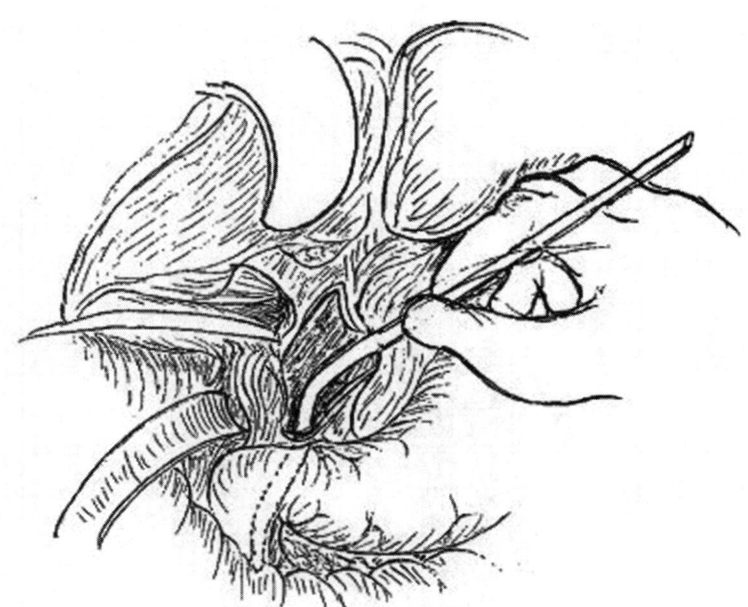

图58－4　4号探条通过胆总管下段进入十二指肠

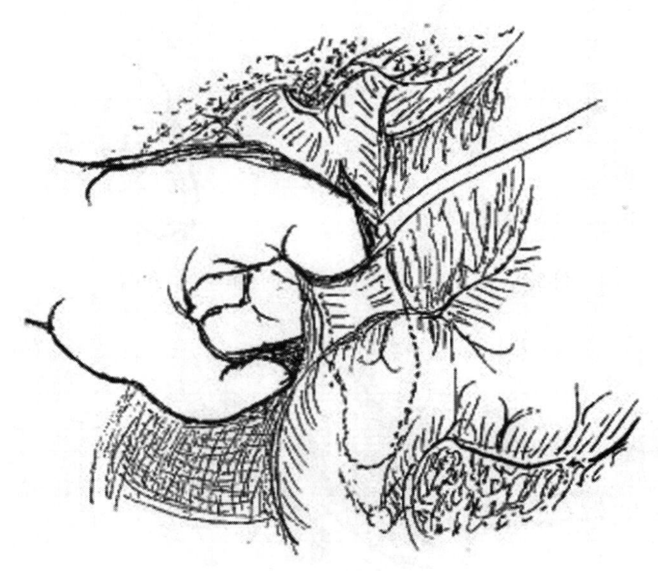

图58－5a　胆总管下段能容纳1指多

（图58－7），另切口引出，清理腹腔，关腹。手术顺利，术中分离较致密粘连，失血约200ml，术后3天拔除引流管，2周造影肝内外胆管显影良好，黄疸消退，3周拔除T管出院。病理检查报告为胆管壁炎性增生。术后1年随访2次，肝肾功能正常。

【讨论】

肝胆管结石是原发性胆管结石的组成部分，由于肝胆管结石所处的解剖位置特殊，病理改变复杂且严重，对肝脏乃至对全身损害大，因而它是非肿瘤性胆道疾病死亡的主要原因。其中多数是由于肝胆管结石下降至胆总管或合并胆管狭窄所引起的化脓性感染所致。

本例病人曾有2次胆道手术史，即胆囊切除术和胆总管切开取石“T”管引流术，此时出现疼痛牵扯背心痛1年多，并出现黄疸1个多月，院外及入院后经辅助检查、临床诊断胰头癌可能性大，经手术探查得以明确诊断为巨大胆管结石。由于结石大，压迫胰腺头部及十二指肠幽门部，因而病人出现背心疼痛、黄疸和呕吐等症状。虽经腹部B超、CT检查发现胰头区域的肿块影大，但仅依靠结石阴影就作出诊断，对于缺乏辅助检查和临床经验欠缺的医师出现错误，无不是一次经验教训。文

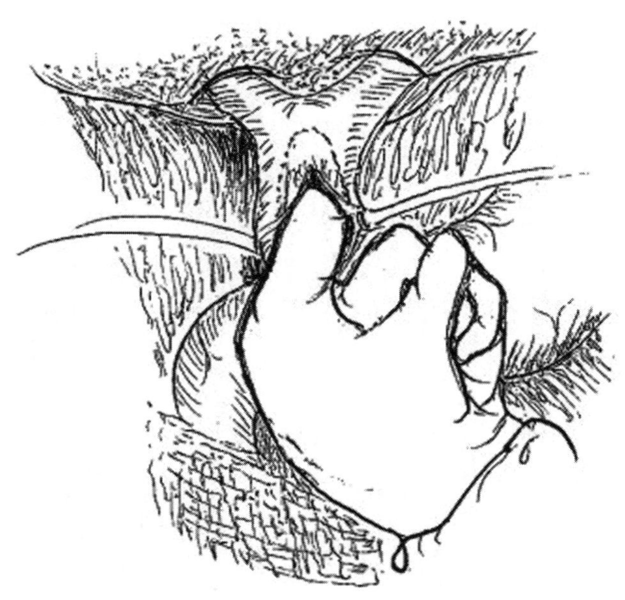

图 58－5b　肝总管能容纳 1 指

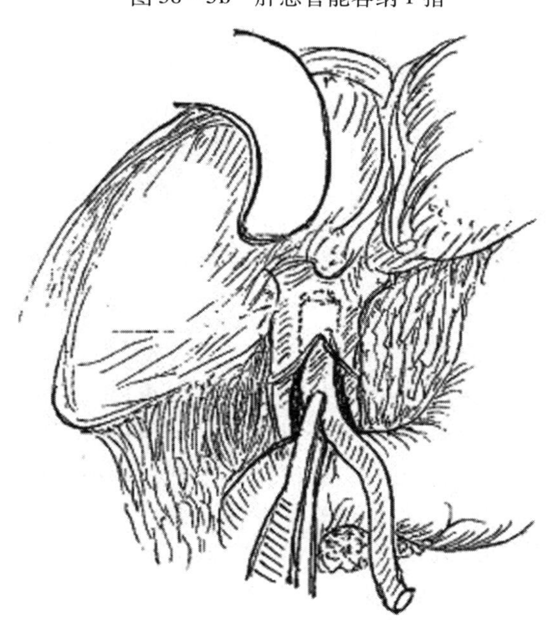

图 58－6　置放“T”形管

献上有记载胆总管下段较大的嵌顿结石，被误诊胆管癌或胰头癌。该病人术中的分离粘连及止血仔细可靠，完整取出结石后，将胆道内残留细小结石冲洗干净，探查肝左右肝管开口无明显狭窄，总管下段顺利通过 4 号探条，决定剪除多余残留胆管壁，确保 1.5cm 的胆管径，缝合成形肝外胆管，默许较大号“T”形管引流。术后恢复顺利，黄疸消失，T 管造影肝内外胆管显影良好。术后随访情况良好。

胆道外科手术，术前应充分准备，包括详细询问病史，全面系统检查，实验室的有关检查等。注意心、肺、肝、肾功能的评估。认真仔细地研究各项影像诊断资料，以明确病变的部位、性质、范围，为手术方案的设计提供依据。伴有肝硬化的胆道手术前准备，应特别注意对肝脏储备功能及代偿能力的评价，包括病人的营养状况、肝功能状况，特别是凝血酶原时间及活动度，有无食管静脉曲张、腹水情况等。临床经验表明肝硬化的有和无及其严重程度直接影响着胆道手术的效果。肝硬

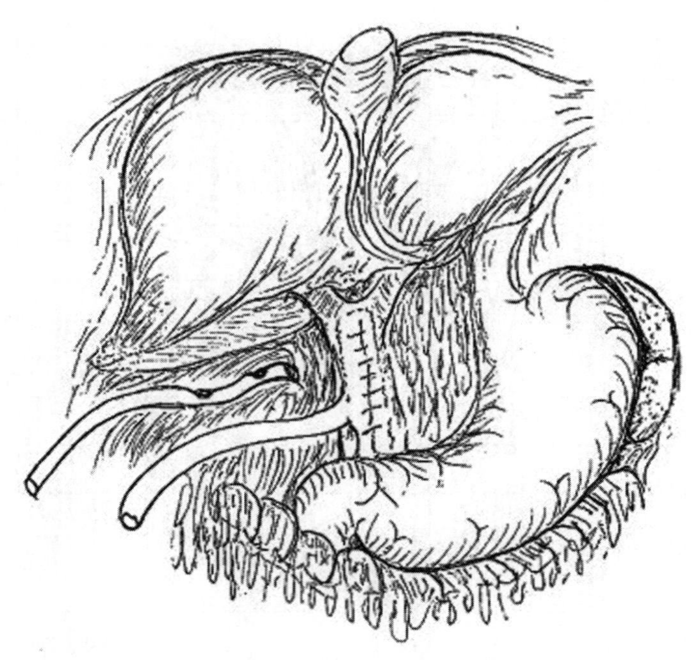

图58－7　右肝下置放腹腔引流管，两管均腹壁另切口引出

化病人胆道手术的出血、输血量以及术后并发症的发生率与肝功能的Chied分级有着密切的关系，临床上通常认为Chied A或B有明显症状的胆石病人可考虑手术，C级仅为有急症手术指征者考虑。目前认为较为安全的术前最低指标为：血浆白蛋白不低于3.5g/L（10mg%）；无腹水或少量腹水。因此，充分术前准备使Chied C级转变为A级或B级再考虑择期手术更为明智。

例59　胆总管囊肿切除Roux－en－y肝总管空肠吻合术

【病情简介】

女性，11岁，因上腹疼痛不适3年多，近3个月时有呕吐、低热，门诊以“胆道蛔虫伴感染”收入住院。查体，一般情况良好，体温37℃，脉搏91次/min，血压94/68mmHg，呼吸20次/min。巩膜轻度黄染，浅表淋巴结不肿大，气管居中，甲状腺不肿大，双肺呼吸音正常，心率91次/min，律齐，未闻及病理性杂音，腹软，上腹有深压痛，可扪及一软性肿块，有一定活动度，肝脾未扪及肿大，肠鸣正常。腹部B超提示，肝外胆管明显扩张，胆囊不肿大，无结石，肝脾胰未发现异常。心电图检查提示偶有心律不齐。血液检查：WBC8.50×10^9/L，N70%，Lym 40%，Hb120g/L，TBIL 40μmol/L，DBIL 21μmol/L，IDB 19μmol/L，ALB 40.5g/L，ALT 61μ/L，ALP 186μ/L，AFP（－），肾功能及凝血四项正常。诊断：先天性胆总管囊肿。术前准备，拟行内引流或囊肿切除胆肠吻合术。

【治疗经过】

在气管插管全麻下，取右腹直肌切口进腹腔，分离腹腔内粘连，探查证实为肝外胆管巨大囊肿，上至肝门近左右肝胆管汇合处，下至十二指肠后下段（图59－1），肝脏光滑，无明显肿大，胰脾正常，胃十二指肠无特殊发现。根据探查情况及术中病人情况，决定行胆管囊肿切除胆道重建术。

显露囊肿，先抽吸部分囊液，切开囊肿内侧腹膜层，将囊肿与肝动脉和门静脉分开，向上至左右肝管汇合处，距汇合处1cm切断胆管，同时行胆囊切除，向下沿囊肿壁分离至十二指肠后胆总管的胰头部分，为防止损伤胰管，行囊肿壁切开观察到胰腺管开口部位，直视下剪断胆管囊肿壁，远端缝合关闭，胰头包膜覆盖缝合固定（图59－2）。

选择距十二指肠悬韧带10cm处切断空肠系膜，缝闭远端空肠，在横结肠系膜右侧（结肠后）无血管区剪一小孔，将远端空肠通过该孔送入肝门处，以备胆管肠道吻合及肠道重建（Roux－en－y式重建胆道与肠道的连续）。首先行肝总管起始部与空肠吻合，用1－0号缝线间断缝合后壁，再

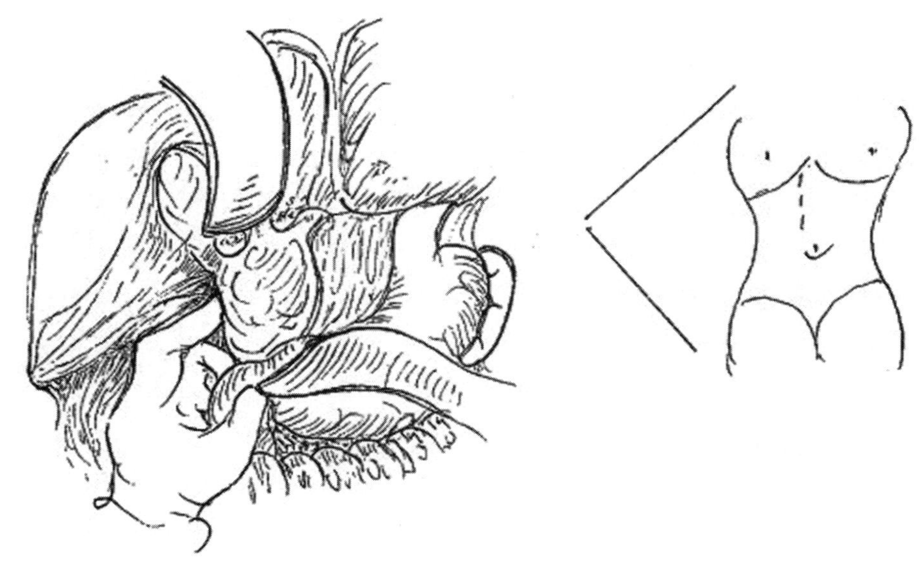

图59－1　经右腹直肌切口进腹，探查确定为肝外胆管巨大囊肿，上至左右肝管，下至十二指肠后段

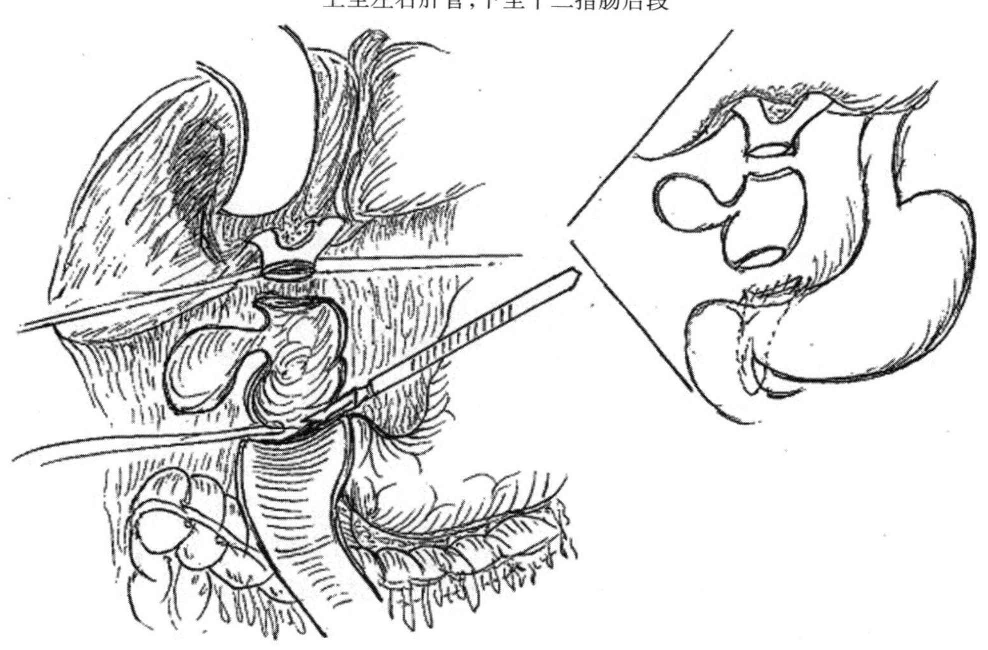

图59－2　分离、切除胆总管囊肿

全层缝合前壁（图59－3），用18号T形管两臂分别放至左胆管吻合处以下30cm处行近端空肠断端与远端空肠端侧吻合，以完成胆管与空肠结肠后Roux－en－y式消化道重建术（图59－4）。

清理腹腔，温氏孔处置放腹腔引流管，连同T形管均分别腹壁另切口引出（图59－5），逐层关腹。手术顺利，失血少。术后3天拔除腹腔引流管，病理检查报告提示，符合先天性胆管扩张症。术后2周胆管造影肝内胆管无明显扩张，显影良好。巩膜黄染消退，肝功能恢复正常，住院16天拔除T型引流管出院。术后3年，每年随访1次，病人情况良好。

【讨论】

胆总管囊肿亦称先天性胆总管囊状扩张症，多见于小儿。近年来的临床观察提示胆总管囊状扩张的形成，多伴有胆胰管汇合异常，即胆胰管常在十二指肠壁外汇合，因合流的位置高，故有胰液反流至胆道内。Todani修改了先天性胆管囊状扩张症的分类（图59－6），一般分为5型：Ⅰ.胆总

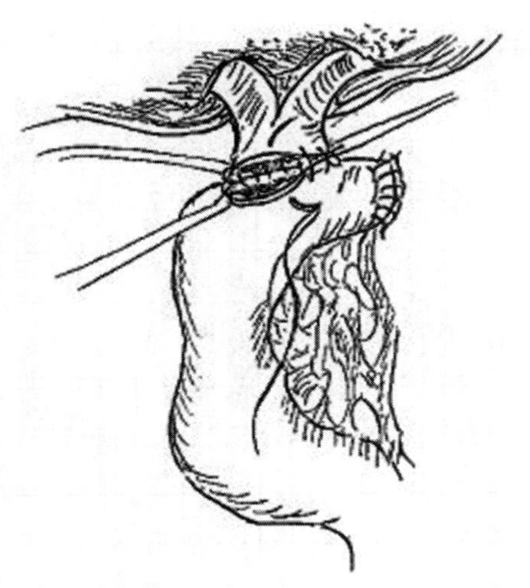

图59－3　胆管空肠吻合

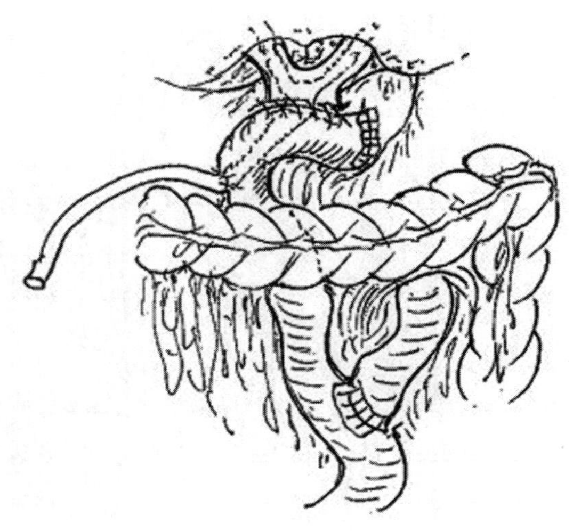

图59－4　完成胆管与空肠消化道结肠后 Roux－en－y 式重建术

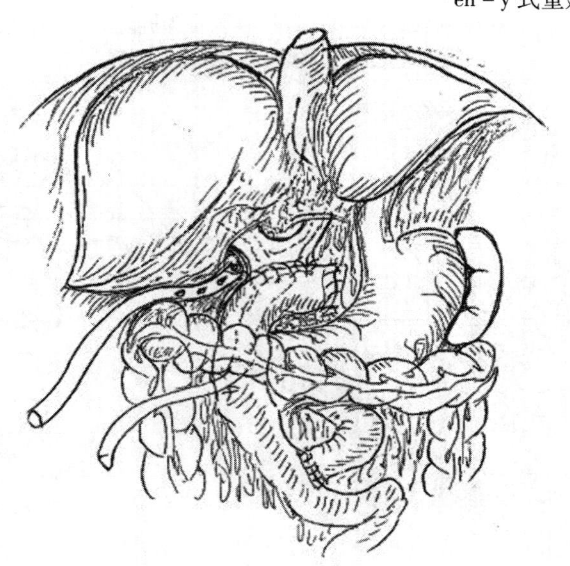

图59－5　胆总管囊肿切除 Roux－en－y 肝总管空肠结肠后吻合术

管囊状扩张（占50％）；Ⅱ.胆总管憩室；Ⅲ.胆总管十二指肠壁内段膨出；Ⅳ.多发肝内外胆管囊肿；Ⅴ.肝内胆管囊肿（caroli 病）。

在治疗上，目前的一致性意见是力求做到切除胆总管囊肿以消除病变，预防癌变和使胆胰液分流。一般适于择期手术的为Ⅰ、Ⅱ或Ⅳ型有临床症状的病人，对于Ⅲ型如囊肿位于十二指肠壁内时，可采用囊肿揭盖术，囊肿位于胰头内时，可采用囊肿十二指肠吻合；囊肿位于胰头外时，可行囊肿空肠 Roux－en－y 吻合术，如不能排除恶变者，需做胰头十二指肠切除。对于Ⅴ型 Caroli 病要考虑囊肿的部位及数量以及临床症状的严重度来决定不同的手术适应证；单发或某一叶的可行肝段或肝叶切除。对于弥漫性肝内胆管囊肿病者，全肝切除原位肝移植是最后的治疗手段和方法。

本例病人属于Ⅰ型的先天性胆管扩张症，根据术中探查的情况，采用了胆管囊肿全切，行胆管空肠 Roux－en－y 吻合术，术后恢复顺利，远期效果良好。胆总管囊肿切除术的注意要点：①注意勿损伤紧贴的门静脉、肝动脉等；②彻底切除胆管囊肿及其内膜；③处理囊肿的内侧缘和胰腺段，若囊肿经病理切片证实为良性病变时，解剖困难或出血多的部位，可将其纤维壁层留置，不致发生不良后果；④囊肿切除的上极必须注意留有余地，在剪断肝总管上段时，不要用力牵引，以防切除过

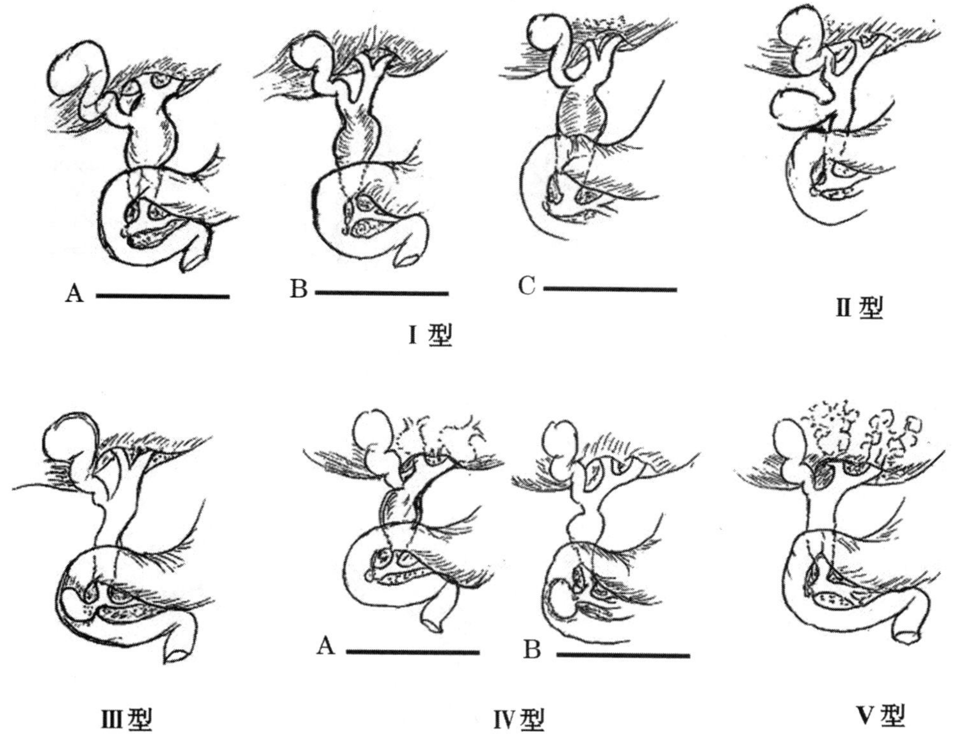

图59－6　先天性胆管囊状扩张症的分类

高，损伤左、右肝管，导致术后发生高位胆管狭窄，处理十分困难；⑤胆管空肠吻合时，最好应用可吸收线或丝线行黏膜对黏膜缝合；⑥腹腔引流管要放在肝下区或胰头处，因分离囊肿的下端时，需要分离胰头部组织，术后可能出现暂时性的胰漏，应维持引流管道通畅，直至外漏停止。

例60　带蒂脐静脉瓣修复胆管缺损术

【病情简介】

女性，36岁，半年前院外行胆囊切除术，术中出血止血后，修复胆管，T管引流，术后3个月拔除T管，逐日觉上腹不适，巩膜发黄，发热，经输液打针时有好转，10天前上述症状加重，门诊以梗阻性胆管炎收入住院。查体：体温37.3℃，脉搏93次/min，血压108/74mmHg，呼吸20次/min。一般情况良好，皮肤巩膜中度黄染，浅表淋巴结不肿大，气管居中，甲状腺不肿大，双肺呼吸音正常。心率92次/min，心律偶不齐，各瓣膜区未闻及病理性杂音。腹平坦，上腹有一直切口手术疤痕，上腹有深压痛，右肋下可触及肝脏随呼吸上下移动，脾脏不大，肠鸣正常。血液检查：WBC9.50×10^9/L，N82%，Hb120g/L，TBIL 102μmol/L，DBIL 80μmol/L，IDB 22μmol/L，ALB 38g/L，ALT 72μ/L，ALP 310μ/L，AFP5.8μ/ml，CEA3.00ng/ml，凝血四项正常，肾功能正常，HBsAg（－），血尿淀粉酶不高。胸部X线摄片双肺清晰，心电图提示偶有窦性心律不齐，右束支传导不全阻滞，腹部B超提示肝脏有肿大，无包块，肝外胆管显示不清。入院诊断：①梗阻性黄疸（胆管狭窄？）；②胆管炎。经抗炎利胆治疗1周后行ERCP检查造影，可见肝门部肝总管狭窄，肝内胆管扩张，经鼻胆管引流2周后黄疸明显消退，拟行手术修复胆管缺损狭窄处。

【治疗经过】

在硬膜外阻滞麻醉下，取原手术切口路径入腹腔，分离肝门部粘连，显露肝胆管狭窄受到代偿性肝叶的肿大所覆盖，故楔形切除肝方叶下段（ⅣB级），得以充分显露胆管狭窄部位（图60－1）。

充分切开肝胆管的狭窄，清除肝胆管周围及胆管壁的瘢痕组织（图60－2），细丝线缝扎胆管上的出血点。分离脐静脉周围组织至左叶间裂之桥状组织处，紧靠腹壁端切断脐静脉，缝扎腹壁断

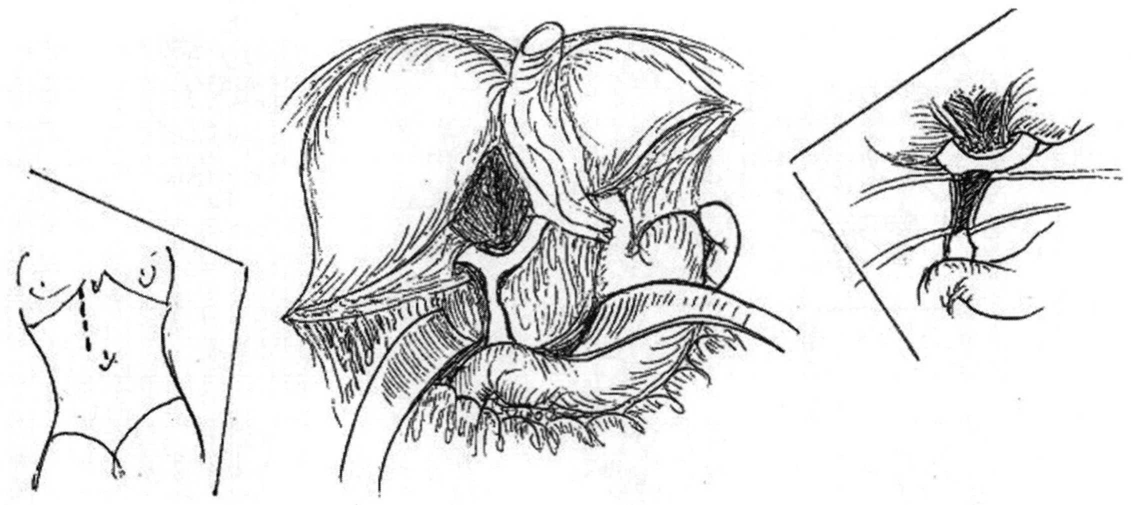

图 60－1　经原切口进腹，分离粘连，切除左内叶下段，得以显露肝门部胆管狭窄的部位

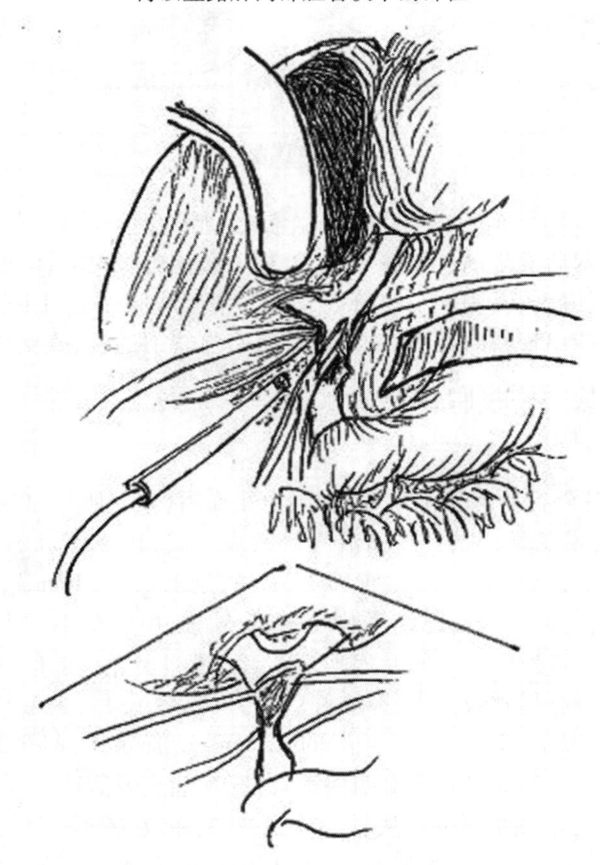

图 60－2　切开肝总管狭窄，清除胆管周围及胆管壁瘢痕组织

端。根据胆管缺损的部位及长度，以确保脐静脉的长度，并扩张脐静脉腔隙，纵行剪开脐静脉的长度（图 60－3）。

缺损的胆管黏膜与脐静脉内膜对好后，以 3－0 丝线做缺损的肝总管左缘与脐静脉瓣全层间断缝合，缝合完毕后由下而上逐一结扎，线结在外（图 60－4）。从正常的胆总管上切开胆管，将适度的 T 管两臂置于左、右肝管内支撑引流。行缺损的肝总管外缘和上缘与脐静脉瓣全层单层间断缝合结扎（图 60－5）。

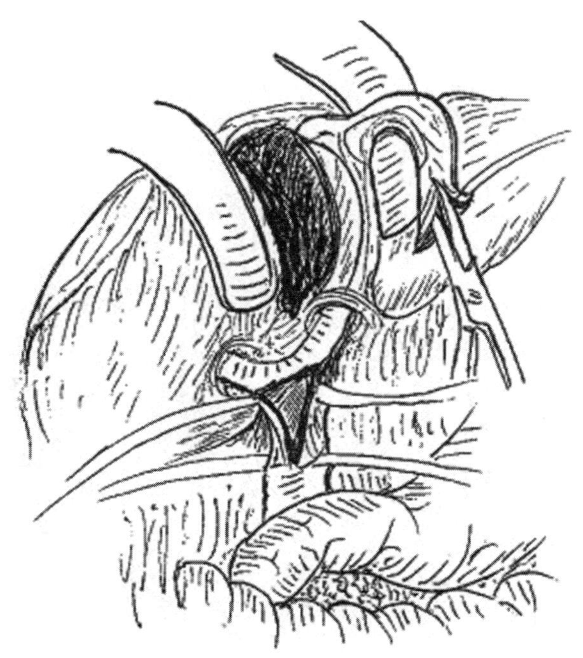

图 60－3　确保脐静脉的长度，扩张其间隙，纵行剪开脐静脉备缝合用

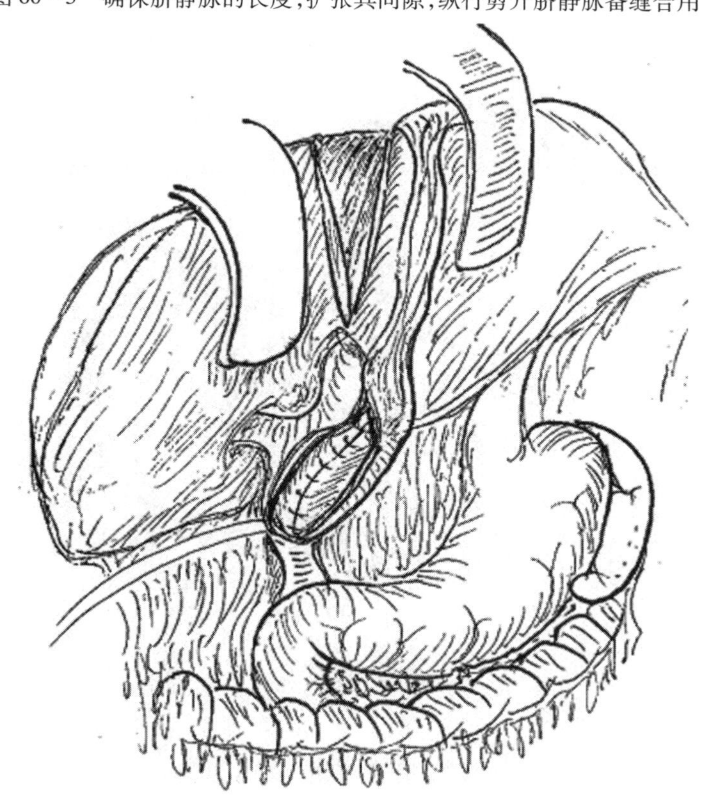

图 60－4　以 3－0 丝线全层缝合后壁

清理术野，无渗血及漏胆汁后，肝下温氏孔处置放引流管，与 T 管引流分别腹壁另切口引出（图 60－6）。手术顺利，失血约 300ml，术后生命体征平稳。B 超复查腹腔内无积液，术后 4 天拔除引流管，术后 2 周复查除肝功黄疸指数偏高外均正常。带支撑 T 管出院，3 月后随访正常，6 个月后 T 管造影肝内外胆管显影良好，拔除 T 管。术后 1 年随访全身情况良好，无明显腹部不适等情况。

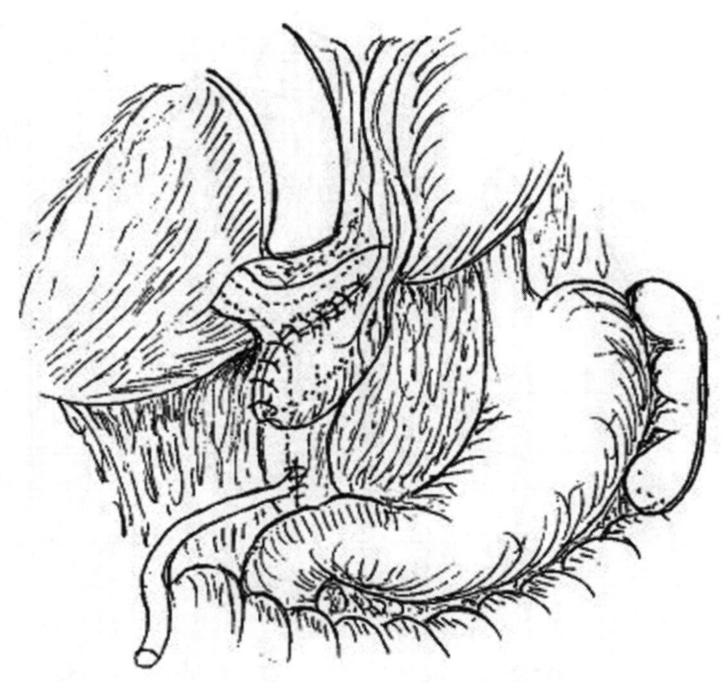

图60－5　全层缝合前壁,置入T管两臂分别进入左、右肝管内支撑引流

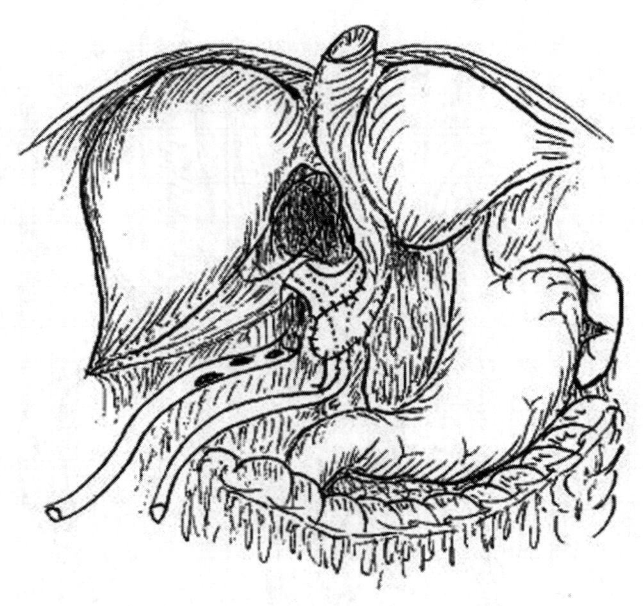

图60－6　腹腔引流管及T管腹壁另切口引出

【讨论】

该病例因结石性胆囊炎胆囊切除术时,胆囊动脉出血,盲目止血而导致医源性胆管损伤,可能与当时修复术式不当或T管的置入两短臂进入左、右肝管,术后拔管时间过短(应在6个月以上)等因素有关。本病例入院后经ERCP得以确诊,经充分的术前准备后行手术探查。术中发现肝门部胆管即肝总管段明显狭窄,疤痕组织增厚,由于肿大的肝方叶即左内叶增大,为显露术野有利操作,故楔形切除左内叶掩盖肝门部的下段,以充分显露肝胆管的狭窄,选择了脐静脉瓣修复胆管的缺损,术后获得了满意的疗效。

带蒂静脉瓣修复肝胆管缺损的主要优点是取材容易。脐静脉有着丰富的血液循环,脐静脉壁主要由胶原纤维和少量平滑肌构成,偶尔可见弹力纤维,因此,在结构上与胆管壁很相似,手术操作方便,容易掌握。主要适应于:①肝总管狭窄;②尤其是医源性肝总管损伤;③左右肝管及其开口处狭窄;④肝总管狭窄段较长或胆管壁增厚;⑤狭窄以上的肝内胆管无结石残留;⑥无严重的复发性胆管炎;⑦无肝叶萎缩等肝脏疾病;⑧胆总管及 Oddi 括约肌功能正常。术野显露要充分,必要时切除肝左内叶下段(笔者曾报道过关于切除肝方叶显露肝门部肝管的治疗体会),以确保操作的顺利进行。术中在胆管无张力的情况下,尽可能取用靠近肝脏侧的脐静脉,因为越靠近肝脏侧的脐静脉壁越厚,其质量越好。脐静脉瓣的大小要稍大于肝胆管壁缺损的面积,但又不要太大,否则会造成不必要的胆管囊状扩张。支撑的 T 形管必须从正常的胆总管引出,T 形管的两臂应置放在左右肝管内,支撑的引流时间最好在 6 个月左右,拔管前应行 T 形管造影。

胆管壁的缺损通常采用肝胆管空肠 Roux - en - y 吻合术。近年来采用胆管修复术治疗胆管狭窄是一种较好的方法,其主要优点是保持了正常胆肠的解剖通道,临床上采用各种自体生物瓣,包括带蒂脐静脉瓣,带血管蒂的胆囊瓣,带血管蒂的空肠片,带血管蒂的胃浆肌瓣等修复胆管缺损,取得了良好的效果。它具有肝胆管原位成形的优点,又保留了 Oddi 括约肌的功能并能防止上行胆道感染。

参考文献

[1] 蔡含,奉典旭,韩峰. Mirrizi 综合征 46 例诊治经验[J]. 腹部外科学,2003,16(5):301.

[2] 孙荣军. 先天性胆管囊性扩张症及手术治疗[J]. 中华肝胆外科杂志,2004,10:94 - 96.

[3] 蔡景修,董家鸿,王曙光,等. 带蒂脐静脉瓣胆道修复[J]. 中华肝胆外科杂志,2004,10(2):83 - 85.

[4] 何晓东,赵玉沛,高鹏,等. Mirrizi 综合征的外科诊治体会[J]. 中华肝胆外科杂志,2001,7(5):278 - 279.

[5] 石景森,李宗芳. 先天性胆总管囊性扩张症的诊断与治疗[J]. 中国医师进修杂志. 综合版,2010,33(26):6 - 8.

[6] 李荣祥,周颖,李金龙,等. 胆总管与十二指肠降段大口径侧吻合术的疗效观察[J]. 肝胆外科杂志,2000,8(12):124 - 125.

第21章 胆道手术中出血的处理

例61 胆囊切除撕脱胆囊动脉起始部的处理

【病情简介】

女性,45岁,因慢性结石性胆囊炎入院。经术前准备后在硬膜外麻醉下行胆囊切除术;术中解剖游离胆囊管,结扎切断后,在Calot三角区解剖游离胆囊动脉,结扎胆囊动脉时撕断胆囊动脉,射血不止,试用钳夹仍不能止血,因出血多急请上级医师上台协助。

【处理经过】

立即先填压纱布,以左手食指、中指伸入小网膜孔,拇指在前阻断肝十二指肠韧带内的肝动脉(Pringle法)(图61-1)。阻断肝动脉血流后,翻转肝十二指肠韧带右缘向左翻起,看清为胆囊动脉与肝右动脉汇合处撕脱,为便于操作,置换为第1肝门阻断带(图61-2)。

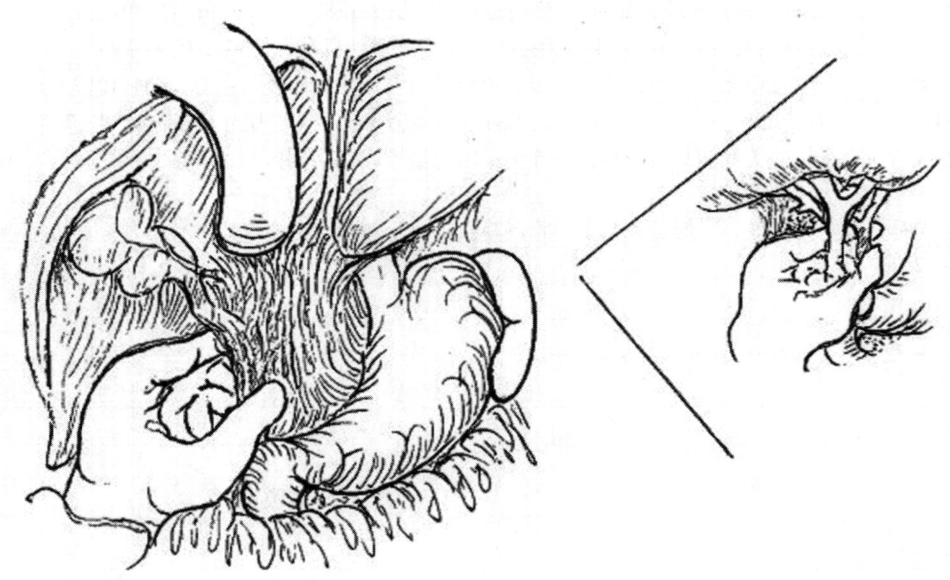

图61-1 Pringle法

决定行肝右动脉破损处修补。先用7号丝线在肝右动脉破损的两端轻微结扎一道(图61-3),其目的是止血、牵引,以便修补。用4-0血管缝线连续缝合修补,止血可靠(图61-4),去除结扎牵引线。

顺逆结合切除胆囊(图61-5),缝合胆囊床,小网膜孔放置腹腔引流管1根,另切口引出(图61-6)。再次检查术野及右肝动脉修补处,无渗血及漏胆后,清理腹腔,关腹。术后恢复顺利,如期出院,术后6个月随访情况良好。

【讨论】

胆囊切除术不是一般的小手术,因其解剖位置及结构复杂,一代宗师亦指出胆囊切除术中胆管损伤是一个"永恒的话题",可酿成"胆道残废",故胆囊切除术中应十分细心,耐心解剖,看清解剖关系,注意其变异,尤其在解剖Calot三角时更应如此。本病例术中出血多为术者不能明晰Calot三

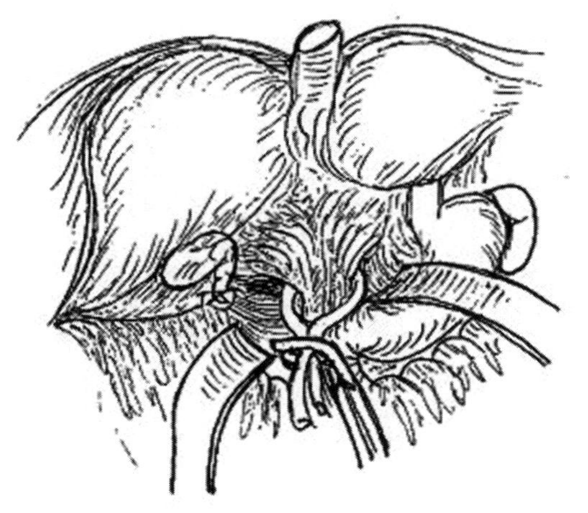
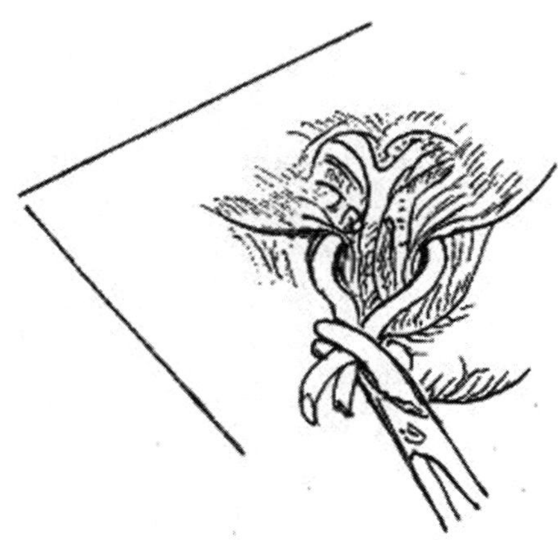

图 61－2　第 1 肝门阻断带控制入肝血流

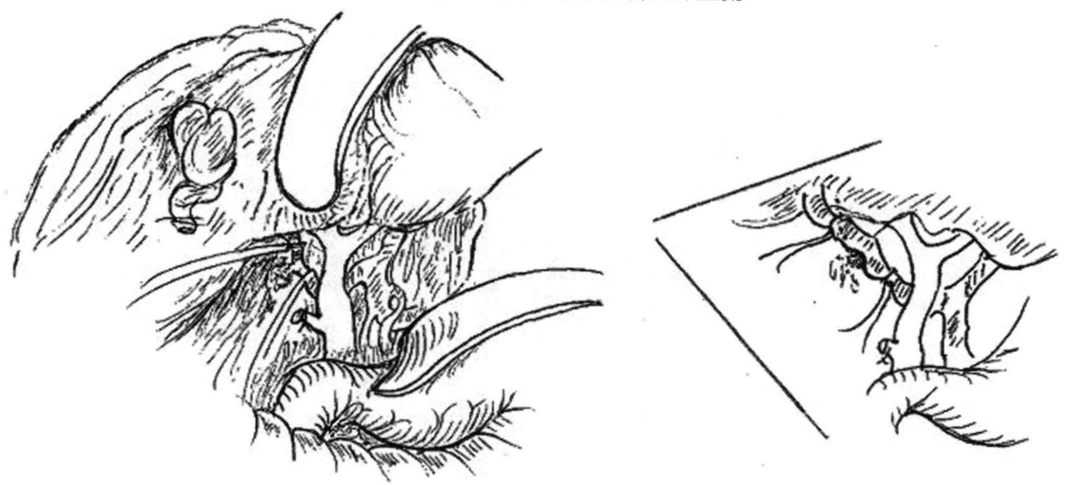

图 61－3　肝右动脉破口两端轻轻结扎既止血又便于牵引

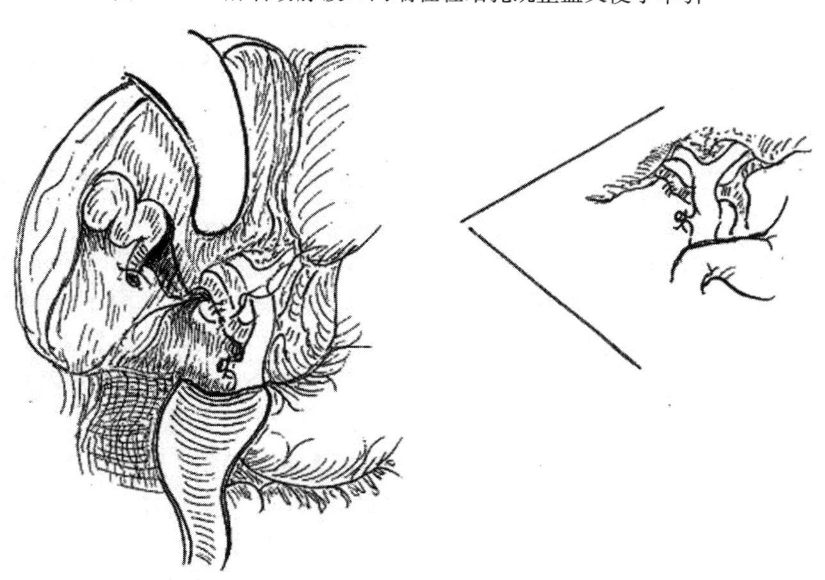

图 61－4　用 4－0 血管缝线连续缝合修补，止血可靠

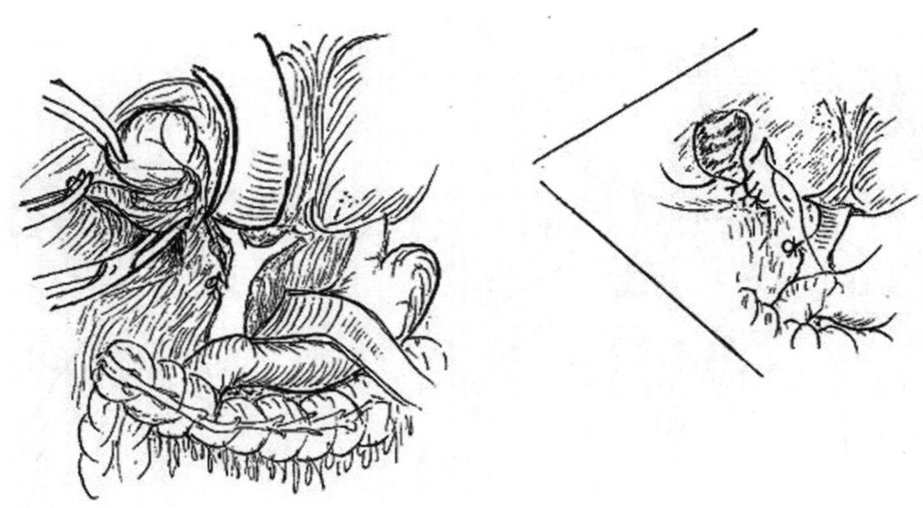

图61－5　切除胆囊缝合胆囊床

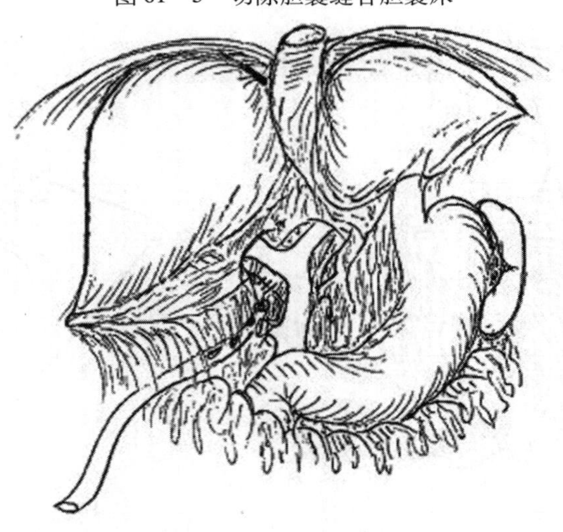

图61－6　网膜孔处置放引流管

角区内的关系，较粗暴地分离或结扎时牵拉过重导致胆囊动脉从起始处撕脱，出血凶猛，有幸的是盲目中未伤及胆管。从这一病例中年轻的外科医生应引以为戒。

胆囊切除术的医源性损伤常见的原因有：①对肝门部的解剖尤其是Calot三角区的解剖关系不熟悉；②对胆管或血管的变异失去警觉或认识不足；③手术技巧欠缺或操作粗暴；④与助手的配合不协调或过度牵拉管道及止血方法不当；⑤术者过于自信和轻视“小手术”。

胆囊动脉损伤出血的处理原则：一旦发生大出血，纱布填压，立即应用Pringle法控制出血，准确看清出血的部位是变异，迷走动脉、副肝动脉或肝右动脉的损伤均可结扎。但若具备条件时，肝右动脉的损伤包括肝固有动脉的损伤，应先考虑血管修复。本例采用在血管破损的两端用粗丝线结扎1次，达到止血和便于牵引的目的，不割伤血管且解除线结容易。为便于术者操作，应将手控法转变为上阻断带控制入肝血流，每次在20分钟内，如条件成熟，一次阻断可完成血管的修复。若修复时不顺利或困难应果断结扎止血，一般不会发生肝脏缺血坏死，因肝脏血供除门静脉（75%）和肝动脉（25%）的双重血供外，侧支循环也极为丰富，文献记载及笔者在临床上肝外伤结扎肝固有动脉的经验（曾发表论文在肝胆外科杂志上），无1例发生肝缺血坏死。

防范原则：力求做到麻醉效果良好，术野显露清楚，熟悉解剖，具备耐心和细心，防止粗暴和自信，即“战略”和“战术”上都要重视，因为胆囊切除术并非“小手术”。

例 62　胆总管切开取石，术中损伤肝左动脉分支致大出血的处理

【病情简介】

男性，53 岁，胆囊切除术后 3 年多，1 年前起反复上腹疼痛住院，诊断为胆总管结石，胆管狭窄，经术前准备后在硬膜外麻醉下手术探查，切开胆总管取出结石，探查胆总管下段狭窄，肝门部胆管也存在狭窄，肝内胆管扩张。根据探查情况，术者将胆管横断准备做胆肠吻合，向左右肝管剪开扩大口径，向左肝管剪开时突然大出血，立即用纱布填塞压迫，请上级医师上台协助处理。

【处理经过】

检查术野，胆管已切断，远端胆总管已缝扎，右肝管剪开部分，左肝管处纱布填塞压迫，将左肝管周围轻轻分离，在 Pringle 法控制下取出压迫的纱布，可见剪开胆管的外下方位出血较凶猛（图 62－1），在手控肝十二指肠韧带下，将左肝管再剪开少许，看清出血不在肝内，而在左肝管外下方紧贴左肝管壁上，立即用小圆针 1 号丝线缝合结扎，可靠止血，再仔细检查并电凝其周分离组织的出血点（图 62－2）。扩大近端胆管约 2.5cm 备与空肠吻合用（图 62－3）。在屈氏韧带下 12cm 处切断空肠，将远端空肠上提结肠后与胆管汇合部做端侧吻合，吻合口约 2cm，选择智谋的 T 形管剪成 Y 形，两短臂分别置入左右肝管内，长臂通过空肠袢肠壁引出。以 3－0 号线间断缝合吻合口的右侧缘（图 62－4）。

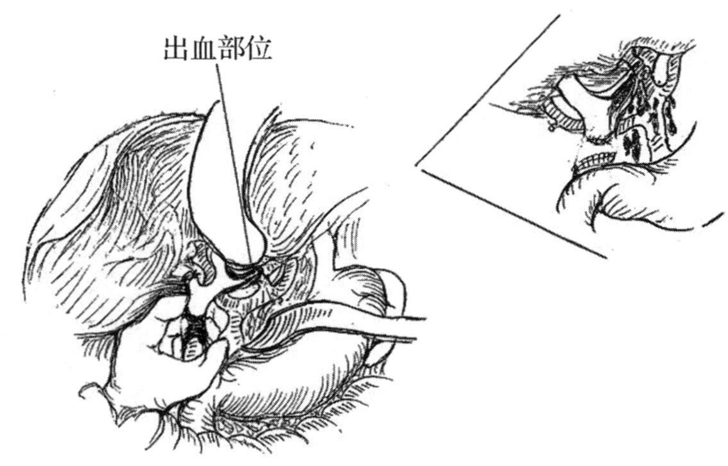

图 62－1　用 Pringle 法控制入肝血流后，看清出血于左肝管剪开处

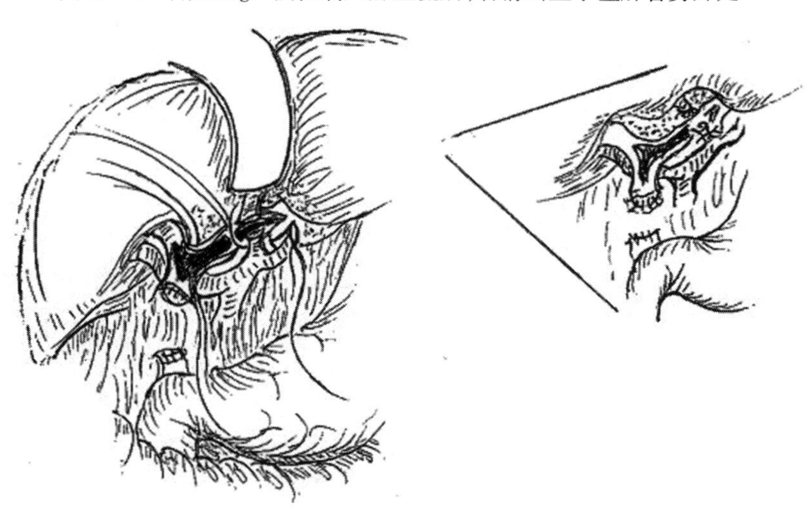

图 62－2　用小圆针细丝线缝扎止血

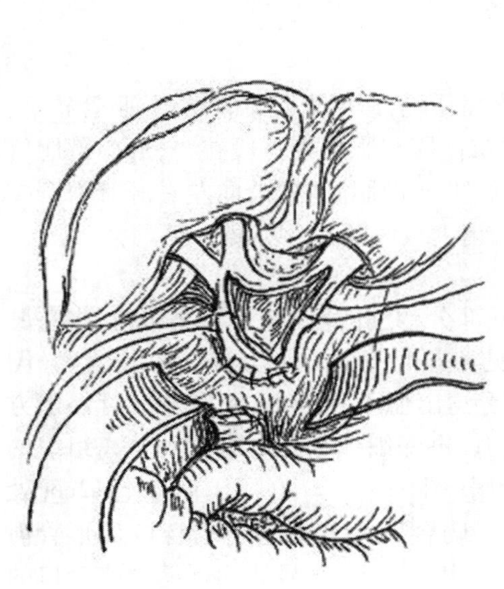

图62-3　扩大近端胆管备吻合用

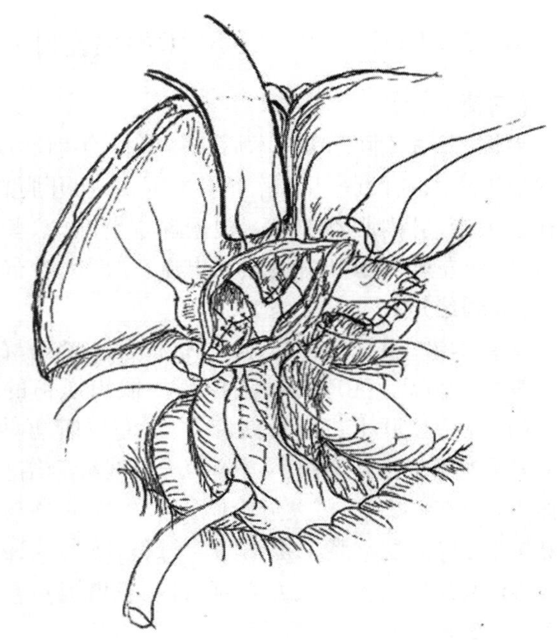

图62-4　结肠后肝门部胆管与空肠 Roux-en-y 吻合

行空肠近端与输出袢间隔胆肠吻合口约40cm处端侧吻合(图62-5)。清理手术野于肝门部小网膜孔附近放置腹腔负压引流管,从右侧腹壁另切口与T形长臂一同引出固定(图62-6)。手术顺利,住院2周T管造影显影良好。出院后3月情况良好,拔除T管,半年后随访正常。

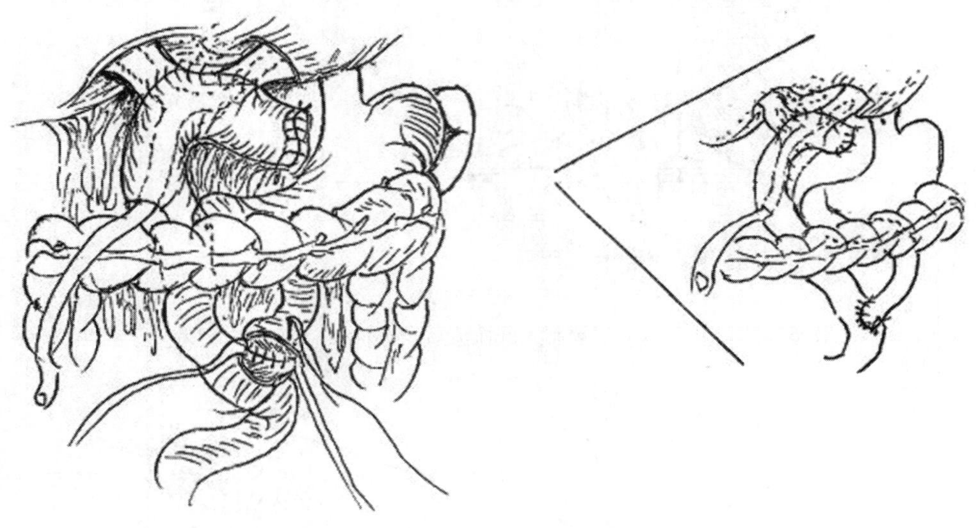

图62-5　近端空肠与输出袢端侧吻合

【讨论】

本病例因结石性胆囊炎胆囊切除术后3年多,出现胆总管结石并胆管狭窄致肝内胆管扩张,行胆道切开取石后横断胆总管,备胆肠吻合用,当术者向左肝管剪开时突然大出血,立即用纱布压迫堵塞并请上级医师上台协助处理。在左肝管前面或前下往往有左肝动脉分出一条血管横越过左肝管进入肝左内叶即肝左内叶支(图62-7)。左、右肝管的血供由左右肝动脉分支供给(图62-8)。

这些小血管在肝功能及凝血机制正常情况下,一般不引起出血不止。因此,在切开时之前,应先有意识地分离少许,一旦损伤出血很凶,术者立即用 Pringle 法控制后,看清出血部位,用小圆针细丝线缝扎,均无大的影响。通过本例的手术应吸取的教训:①对胆道再次手术的患者,需要肝门部左右肝管切开,扩大吻合口时,应将胆管周围组织分开肝板,清楚地显露肝管;②如肝板尚未完全

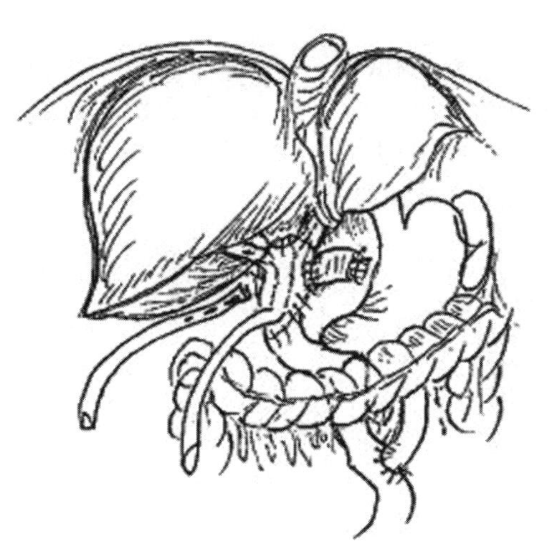

图62－6　肝下小网膜孔放置引流与T管引出固定

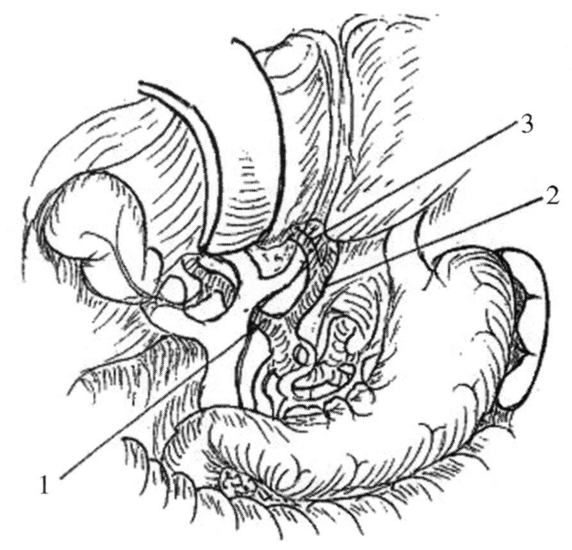

图62－7

1. 肝右动脉　2. 肝左动脉　3. 肝左内叶动脉支

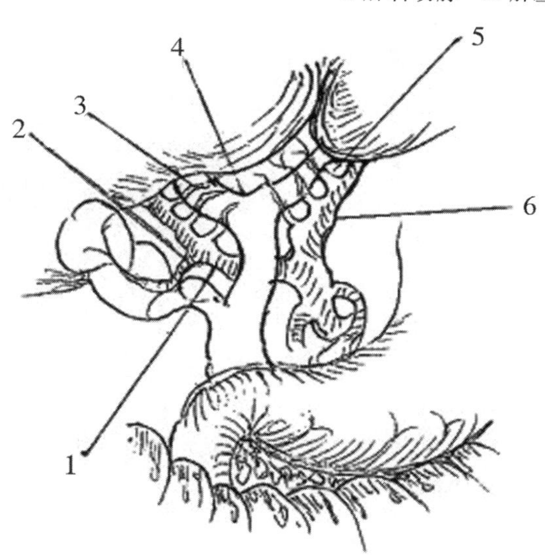

图62－8

1. 肝右动脉　2. 胆囊动脉　3. 右肝胆管血供支

4. 左右肝管汇合部　5. 左肝胆管血供支　6. 左肝动脉

推开，在该处损伤出血时，似乎为肝内胆管出血，实际是左肝动脉分支的出血；③直视下向左肝管切开或剪开时，应稍靠胆管前上方向左肝管剪开，即可避免损伤左肝管的血管；④如不注意造成损伤，可靠缝扎能完全止血，不会有不良影响。

例63　胆道再次手术后失血性休克的救治

【病情简介】

女性，40岁，胆囊切除、胆管切开取石T管引流术后，次胆总管切开取石T管引流术，此次即第3次在硬膜外麻醉下剖腹探查，发现胆总管多发结石，切开取石后发现左右肝管扩张，有较多泥沙样结石，决定行胆肠吻合，向左右肝管稍剪开扩大，与空肠行Roux－en－y吻合术，术后第1天病人出现呕吐血性液，Y形管及腹腔引流管溢出大量血液，病人脉搏增快，血压下降，病情危重，吻合口出血、应激性溃疡等均不能完全解释出血的原因，在输血补液的同时，请示上级医师协助再次开腹探查。

【处理经过】

在气管插管全麻下，经原切口拆除缝线进腹腔，吸出血性腹腔积液约1 100ml，肝脏有结节性硬化，脾脏增大，胆肠吻合处明显出血，用纱布垫压迫，决定拆除胆肠吻合口探查，发现吻合处有部分裂开，左肝管外下有一血管出血，立即用Pringle法控制肝十二指肠韧带，出血明显减少，仔细探查为左肝动脉端出血（图63－1），重新结扎断端，可靠止血（图63－2）。

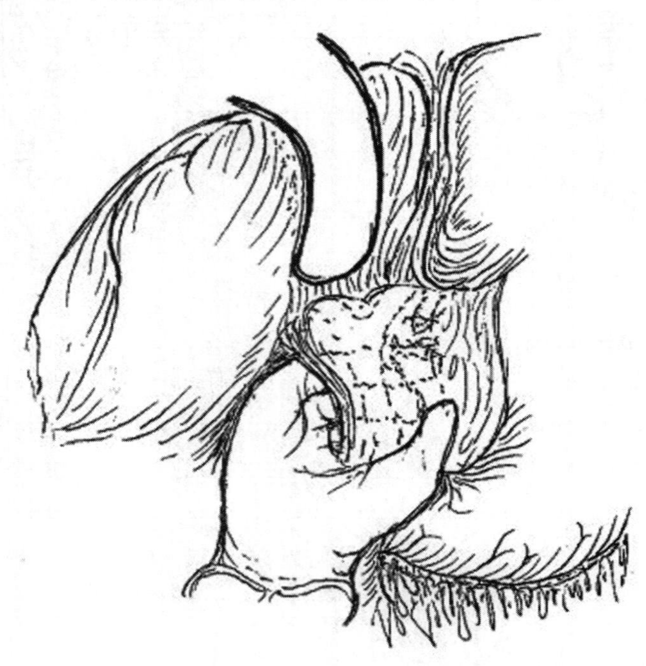

图63－1　Pringle法控制肝十二指肠内的肝血供

检查其他创面无渗血，重修剪胆管断端及空肠开口处，再行胆肠吻合（图63－3）。清理腹腔，肝下温氏孔附近置放腹腔引流管，与T管长臂腹壁另切口引出（图63－4）。逐层关腹。术后生命体征基本平稳，共输血1 600ml，住院3周带管出院，3月后行长臂T管造影肝内外显影，拔除长臂T管。6月后随访全身情况良好，肝功能基本正常。

【讨论】

本病例属胆道多次手术，术中由于术者的粗疏，分离解剖的操作不仔细，导致肝左动脉结扎不牢固，术后结扎线脱落，造成出血及失血性休克状态。再次开腹手术探查，拆除胆肠吻合口，发现有已裂开的吻合口，左肝管外下有血管出血，仔细观察为左肝动脉断端出血。前一章已谈到剪开扩大左肝管时损伤，肝左动脉的分支左内叶动脉支，肝左动脉属于肝固有动脉的分支，有12%～25%来源于胃左动脉（图63－5a、b）。

因此，肝门部管道的解剖变异多，胆道再次或多次手术因粘连改变，术中稍有不慎极易损伤，一旦血管损伤，情况及条件可能力争修复，否则应仔细、可靠地结扎加缝扎，打结要可靠，肝左动脉结扎后一般不会发生严重的并发症。

胆道手术造成明显出血的原因多为：①肝门部胆管及血管的变异；②对解剖尤其是Calot三角区的解剖关系陌生或不熟；③缺乏手术技巧及操作粗暴；④肝门部胆肠吻合剪开扩大左肝管时，在左肝管前下方左肝动脉通常分出一支血管横过左肝管进入肝左内叶，即为肝左内叶支，或左肝动脉分出一条血管沿左肝管或紧贴左肝管走行；⑤过于自信及草率分离解剖时损伤左右肝动脉或门静脉，特别是胆道多次手术粘连严重者；⑥肝内外胆管结石反复的胆管炎常导致慢性胆汁性肝硬化，门静脉回流不畅，引起肝十二指肠韧带内血管曲张，做胆道手术探查时常出血较多。故门静脉高压

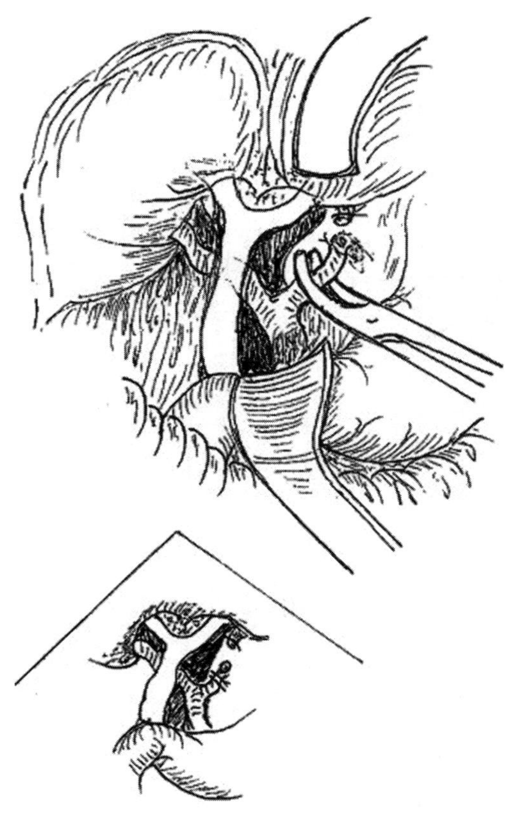

图 63－2　钳夹肝左动脉断端，可靠结扎止血

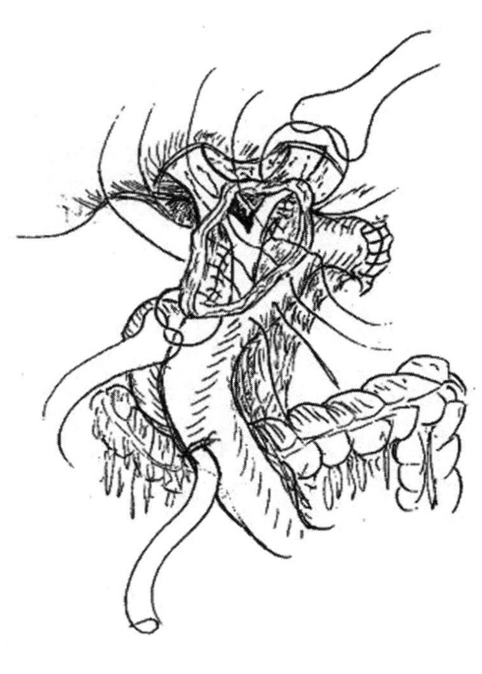

图 63－3　结肠前胆管与空肠新吻合长臂 T 管两端短臂修剪后置放左右胆管

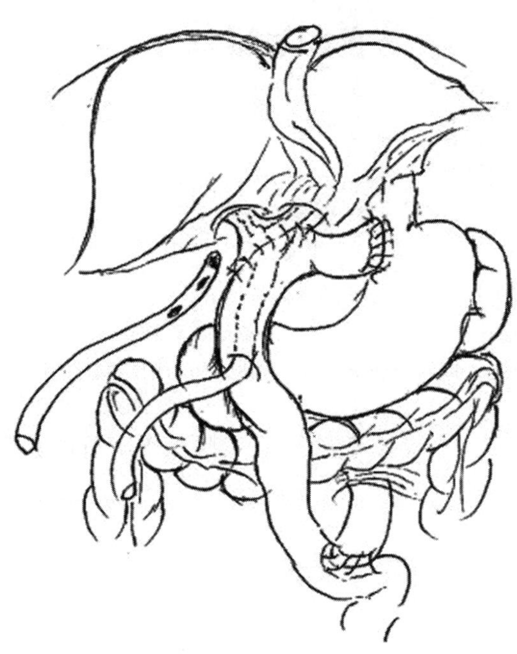

图 63－4　结肠后胆管空肠 Roux－en－y 吻合术式，腹腔引流管长臂与 T 形管另一切口引出

症切除胆囊出血较多（分离胆囊要留有足够的胆囊床便于止血），是一种风险较大的手术，应引起年轻医师们的重视。

因此，施行胆道手术时，一旦出血凶猛，用纱布压迫常无济于事，此时应立即采用 Pringle's 法

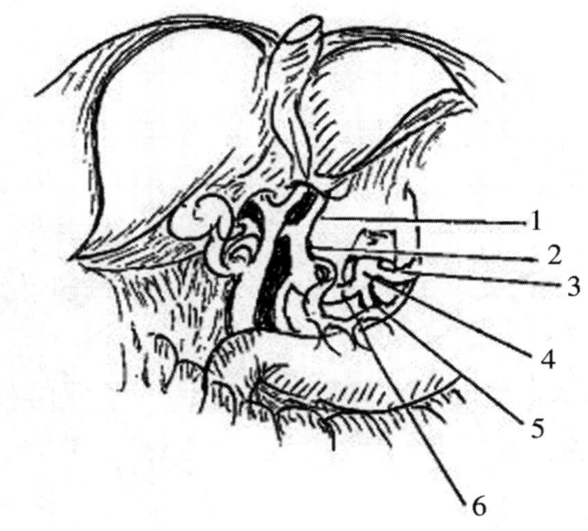

图63－5a　常见的肝脏动脉血供
1.肝右动脉　2.肝固有动脉　3.胃左动脉　4.腹腔动脉干　5.脾动脉　6.肝总动脉

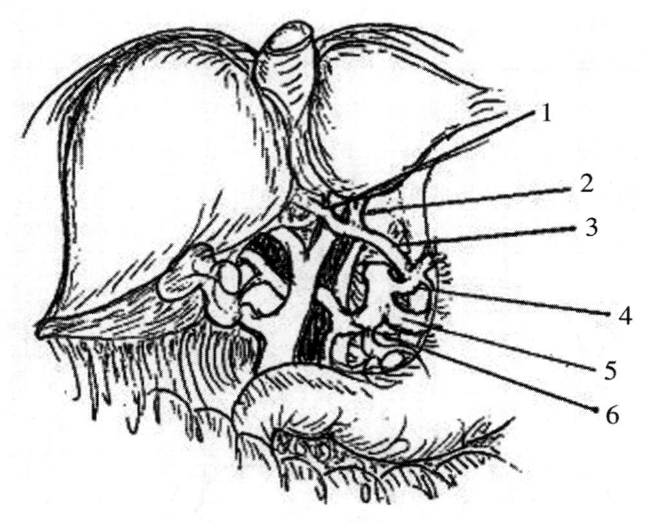

图63－5b　肝动脉血管变异
1.横过左肝管左内叶动脉支　2.左外叶动脉支
3.左肝动脉干支　4.胃左动脉　5.脾动脉　6.右肝动脉主干

暂时控制出血，寻找出血部位来选择结扎、缝扎等方法，在关腹前再次清理术野，检查结扎血管的部位，再次确定结扎血管的可靠性。

参考文献

[1]　冯春红，贺凯，郑思琳，等.腹腔镜胆囊切除术中胆囊床肝中静脉及其属支损伤的预防和处理[J].中国内镜杂志，2012，18(3)：273－275.

[2]　邹宏雷，张都民，杜鹃.腹腔镜胆囊切除术中的复杂情况及处理对策[J].中国普外基础与临床杂志，2012，19(2)：204－207.

[3]　管辉球，赵国栋，毛须平.腹腔镜胆囊切除术术中胆囊床肝中静脉破裂填塞止血的处理体会[J].腹腔镜外科杂志，2009，14(6)：443－444.

[4]　保红平,方登华,高瑞岗,等.腹腔镜胆囊切除术并发症的危险因素分析[J].中华普通外科杂志,2004,19(10):598－599.

[5]　吴志勇.胆道疾病合并肝硬化门静脉高压症的外科处理[J].中国实用外科杂志,2009,29(7):551－554.

[6]　董擂,李克军,程雷,等.急性胆囊炎腹腔镜胆囊切除术中转开腹危险因素分析[J].腹腔镜外科杂志,2009,14(1):31－32.

第 22 章　医源性胆管损伤的处理

例 64　胆总管与肝总管端端吻合,T 管引流术

【病情简介】

女性,43 岁,慢性结石性胆囊炎,在硬膜外麻醉下取右肋缘下小切口进腹,分离较重的粘连时不慎将胆管切断,请上级医师上台协助。

【处理经过】

延长切口,显露术野,胆囊已切除,发现已损伤的胆管束向系白三管汇合处已切断,远端胆管已回缩,近端胆管距左右胆管汇合处约 3cm,管腔直径约 1cm(图 64－1a、b),将远端胆总管找到,稍加分离并修剪远近端胆管的断端,再次确认下段胆管通畅,两端合拢无张力,决定行肝总管与胆总管端端吻合术。先将断端两侧缝牵引线,用 3－0 号可吸收缝线黏膜对合后壁连续缝合(图 64－2)。前壁间断缝合(图 64－3)。

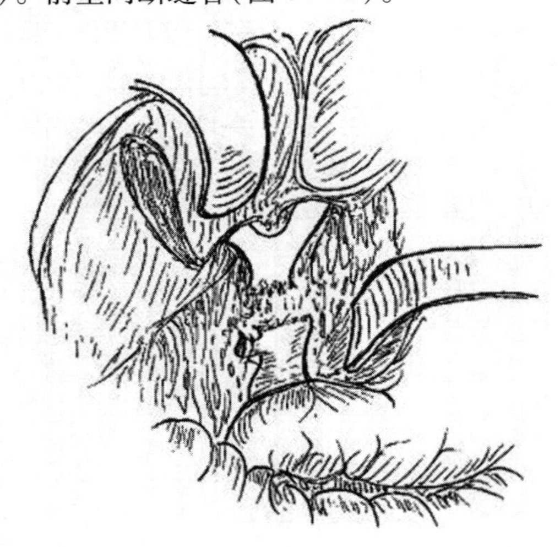

图 64－1a　胆管横断部位在三管汇合处

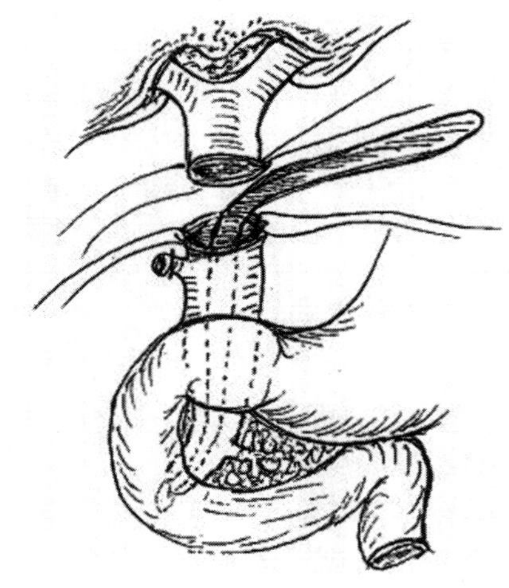

图 64－1b　胆管腔直径 1cm,下段能通过 4 号探条

在吻合口下前壁胆管切一小口置入 18 号 T 形管支撑引流(图 64－4)。间断缝合置 T 形管的胆总管切口,注射 T 管无漏水,再次检查术野及胆管吻合处无渗血、漏胆,胆管无张力,胆管吻合无缺血迹象,清理腹腔,温氏孔附近置放腹腔引流管与 T 管另切口引出(图 64－5)。逐层缝合切口关腹。

胆管吻合术顺利,术中失血不多,术后生命体征平稳,3 天后拔除腹腔引流管,胆汁引流通畅,每天约 300ml,色泽正常。术后 10 天 T 形管造影肝内外胆管显影良好,肝肾功能复查正常。术后 2 周带管出院。3 月后随访正常。6 月后 T 管造影正常。连续夹管 3 天无特殊不适拔除 T 管。术后 3 年连续随访 3 次,全身情况良好,无特殊不适。

【讨论】

本病例属医源性胆管损伤,多为术中因切口小(6cm),术野显露差,照明不足,胆囊三角区解剖关系未分清,加之手术医生经验不足,未能仔细辨认或过于自信而致使胆管横断伤。

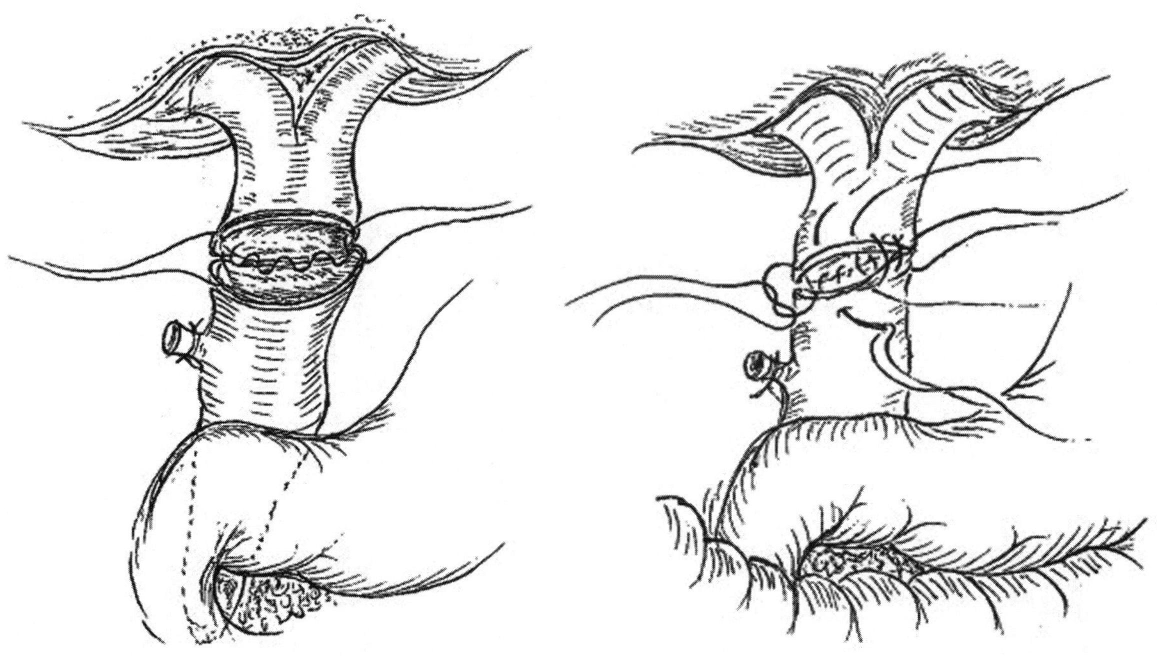

图64－2　胆管端端吻合，胆管后壁连续缝合

图64－3　胆管前壁间断缝合

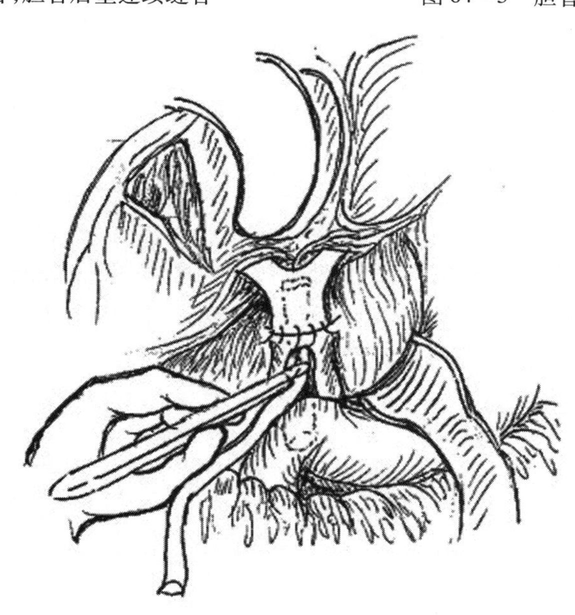

图64－4　经胆管端端吻合口下置放18号“T”形管支撑引流

胆管损伤的早期处理，若能及时地在术中发现及时处理能获得较好的疗效。一般应在24～48小时内及时开腹探查，处理方法根据局部伤情、全身情况和术者的经验等来决定（见例66的讨论部分）。该病例上级医生上台后，果断延长手术切口，显露术野，根据探查看清胆管损伤情况，确定胆管断端的远近端对端吻合，从吻合口下的正常胆管壁上另切口置入适度大小的T管，其上端抵达左右肝管汇合处，下段适当长度，术后获得满意疗效。从理论上讲，胆管对端吻合可保存Oddie括约肌功能，预防胆道逆行感染，早期吻合是最理想的。但若有复杂合并伤，胆管损伤过长，或有严重的感染等，施行吻合后并不一定获得满意的疗效，常在拔管后逐渐发生狭窄、梗阻，反复出现胆管炎，迫使再行胆肠吻合术。因此，胆管对端吻合应力求做到在无张力的情况下，精细准确吻合，T形管的置入切忌从断端的吻合口进入，如局部解剖情况、全身情况或技术和条件方面欠缺，不宜勉强

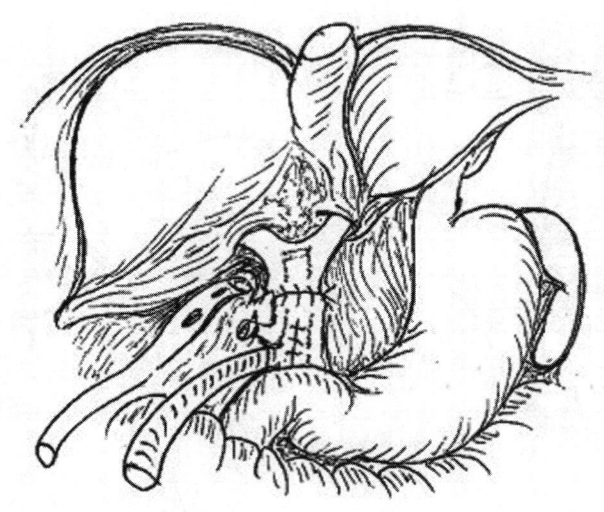

图64－5　腹腔引流管及T形支持引流管均腹壁另切口引出

行事。应缝扎远端胆管,酌情选择胆管肠道吻合术式。

小切口胆囊切除术(MC)胆管伤比常规切口(OC)胆管伤的概率高,要注意以下几点:①在熟悉解剖的前提下,具备常规开腹胆囊切除的经验;②病人不肥胖,单纯性胆囊结石性炎症或非结石性胆囊炎、胆囊息肉;③胆囊为良性病变,无上腹部手术史;④麻醉满意,最好能有特制带照明的小露沟;⑤初学者要有上级老师做第1助手指导,顺逆结合剥离胆囊,最后确定三管关系后才结扎切断胆囊管;⑥病人合并有胰腺炎、肝硬化门脉高压者不宜选用。

例65　胆总管与十二指肠端侧吻合术

【病情简介】

女性,45岁,因慢性结石性胆囊炎,在硬膜外麻醉下行胆囊切除术,由于腹腔粘连重,在切除胆囊缝胆囊床后发现术野有胆汁,仔细检查发现胆总管下段分离粘连时不完全损伤,因修补胆管不理想,请求上级医师上台协助。

【处理经过】

稍延长切口,清理术野,发现胆总管损伤部紧靠十二指肠,且修补胆管部位明显狭窄,拆除缝线,根据损伤情况考虑修补后效果可能极不满意,决定行胆总管与十二指肠端侧吻合术,缝闭胆总管远端,稍加游离十二指肠以消除张力备吻合,再向胆总管断端稍加游离,管腔直径约1.0cm,将胆总管的两侧缝两针牵引线(图65－1)。切开十二指肠降部的外侧缘腹膜,钝性分离十二指肠球部及降部,使十二指肠上移无张力贴近备吻合口处(图65－2)。

将胆总管近端与十二指肠球部前上壁做两针固定牵引缝线,拉拢吻合口,用细丝线距切缘0.2cm处将吻合口后壁做浆肌层间断缝合(图65－3),而后用3－0号可吸收线间断缝合已切开的十二指肠前壁的吻合口后壁前层,后壁内层缝合后在胆总管前壁另切小口安放T形支撑引流管(图65－4)。

吻合口前壁全层间断缝合(图65－5),用手指探查胆总管与十二指肠吻合口径大小与通畅情况后,用大网膜覆盖吻合口缝合固定,温氏孔附近置放腹腔引流管,与T形管均腹壁另切口引出固定(图65－6),清理腹腔后关腹。术后恢复顺利,带管出院。术后3月随访情况良好,T管造影显影良好,拔管后1年随访两次均无特殊不适。

【讨论】

本例为慢性结石性胆囊炎,行胆囊切除术,术中因腹腔粘连重,待胆囊切下准备缝合胆囊床时

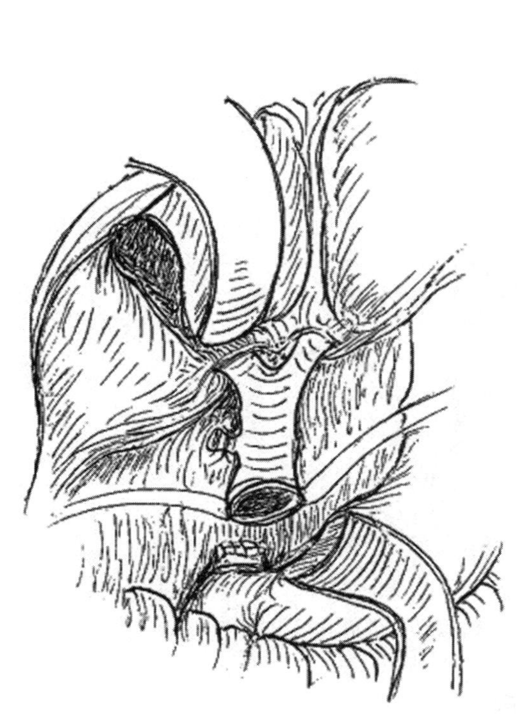

图65－1　将胆总管远端缝闭，近端两侧缝牵引线

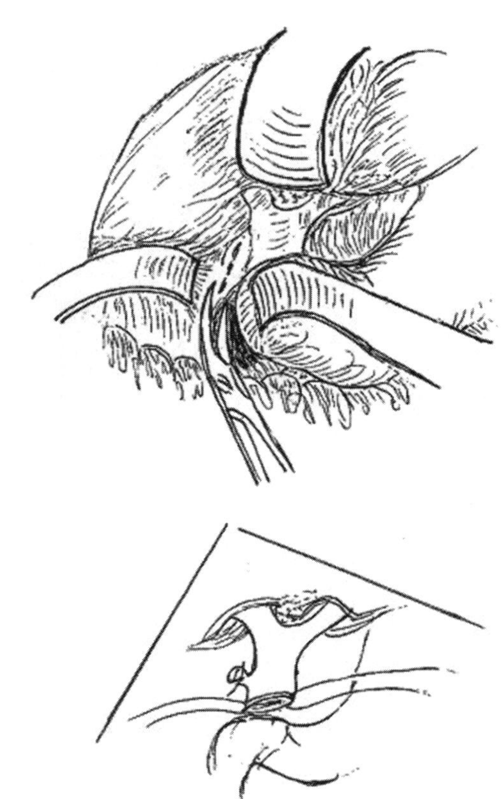

图65－2　切开十二指肠外侧缘腹膜，分离十二指肠球部降部，使十二指肠上移无张力吻合

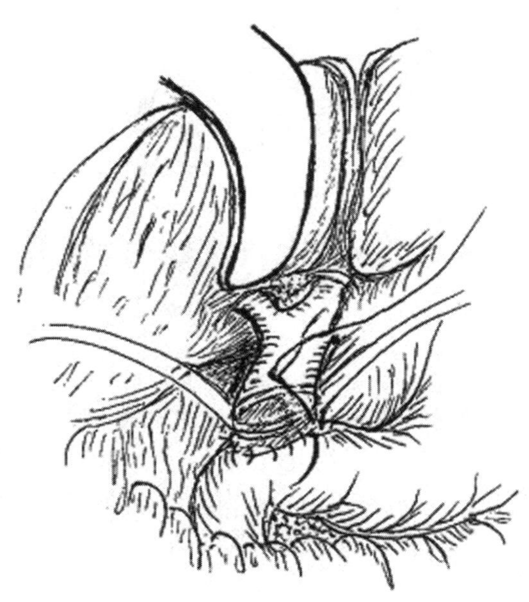

图65－3　胆总管与十二指肠吻合口后壁浆肌层缝合

发现胆总管损伤，术者选择行胆总管损伤处修补，但发现修补不理想而请求上级医生上台协助。

上级医师根据探查情况，决定行胆总管十二指肠端侧吻合术，缝扎远端胆总管，修剪近断端胆管，游离十二指肠使之能轻松上移贴近胆总管断端，以免吻合时有张力，病员术后恢复顺利，愈后良好。

损伤性胆总管与十二指肠端侧吻合时应注意以下几点：①本术式因操作简单、安全易行而为临

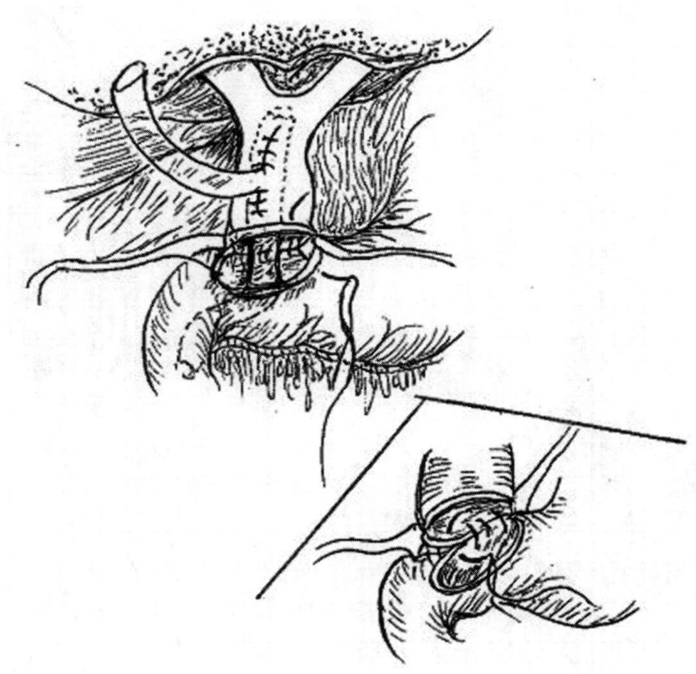

图65－4 后壁内层缝合后在胆总管前壁另切口安放T形支撑引流管

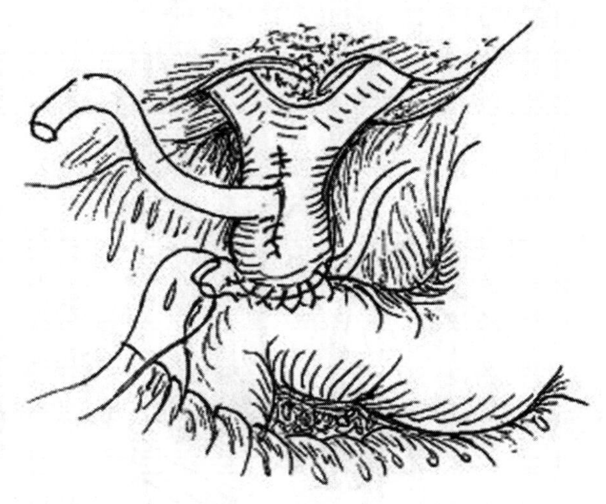

图65－5 胆肠吻合口前壁全层间断缝合

床较广泛应用,经多年的实践证明本术式不是一种理想的术式,因术后存在胆肠反流引起的急性感染及吻合口狭窄和盲端综合征等潜在危险,因此,胆总管损伤后修补困难或不能对端吻合者方可考虑;②分离胆总管后壁时避免损伤门静脉,以防引起大出血;③胆总管不能分离过长,管壁不宜分离太干净,以免管壁缺血坏死而影响吻合口的愈合;④切忌吻合口有张力,因此适当游离十二指肠使之上移;⑤选择适度的T形管支持引流,如胆管较短无法安置T形管时,由十二指肠降部中段前壁切开十二指肠,置入大号尿管通过吻合口进入胆管,包埋缝合导尿管在十二指肠壁上。

本例值得吸取的教训是:术者对手术部位的解剖关系可能不太熟悉,缺乏手术技巧,过于自信或与助手配合不协调。但可贵的是能及时发现胆管损伤修补不当,而请求上级老师协助,从而避免了灾难性的后果。

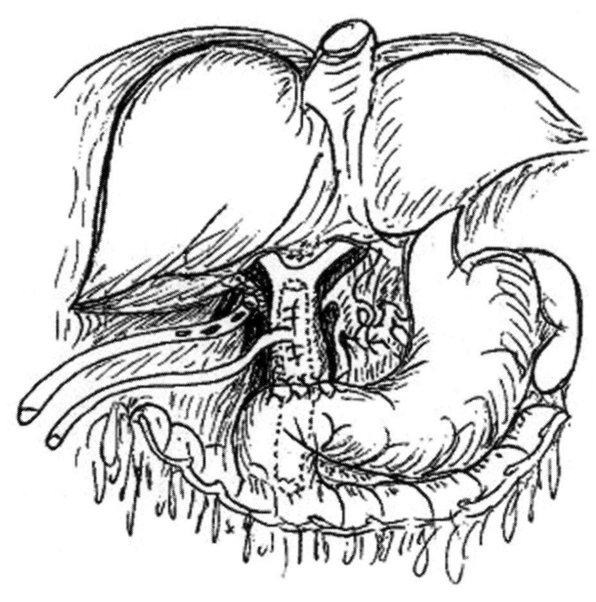

图 65 -6　温氏孔附近放腹腔引流管，与 T 形管分别腹壁另切口引出

例 66　肝门部与空肠罩形 Roux - en - y 吻合术

【病情简介】

男性，73 岁，因胆囊切开取石术后结石复发，在硬膜外麻醉下行胆囊切除术。腹腔粘连重，勉强切除胆囊，出血多，缝扎及电凝止血后，发现肝总管断裂，近端未发现，请求上级医生上台协助。

【处理经过】

改为气管插管全麻，稍延长切口，血压 80/54mmHg，失血约 1 000ml，加快补液输血，血压回升。探查肝脏有结节性硬化，色泽欠红润，质地稍偏硬，脾脏充血较大。肝门部粘连重，仔细耐心地分离发现肝门部有胆汁溢出，找到肝总管断端距左右肝管贴近，胆管直径 3 ~ 4mm（图 66 -1），探查左、右肝管无结石。由于病情危重，胆管腔较小，胆管与空肠吻合费时，愈后可能差，故决定从胆管断端置入细小的支撑管进入右肝管，并紧贴胆管缝合固定引流管防止滑脱（图 66 -2），再将输出空肠袢的断端罩在肝门部，支撑引流管远端距将要吻合处 15cm 的肠袢引出，缝合固定（图 66 -3），用小圆针细丝线全层空肠断端与肝门部间断吻合（图 66 -4）。继之在距屈氏韧带 10cm 的空肠端与输出袢行端侧吻合（图 66 -5）。

从支撑管注入生理盐水，吻合处无明显渗出胆汁性液体，清理腹腔，肝门部吻合处置放两根腹腔引流管，连同支撑胆管引流管分别腹壁另切口引出（图 66 -6），关腹。术中输血 800ml，术后输血200 ~ 300ml，全身支持保肝治疗。追问病史，术前 3 年有“院外门静脉高压的分流手术史”。住院 3 周带管出院，3 个月后随访肝肾功能基本正常，支撑胆管造影良好，6 个月后拔除支持管，1 年后随访一般情况良好。

【讨论】

本病例为胆囊“再次手术”，有肝硬化门静脉高压“分流术”手术史。在腹腔粘连重、易出血的情况下切除胆囊导致高位胆管损伤。从该病例的治疗中应吸取以下几点教训：

（1）主管医生术前采集病史不认真，术前检查不完善。

（2）如术前能得知曾有“门静脉分流术”的病史，即使要行胆囊切除，应在充分的术前准备后，请示上级医师指派有经验的医生协助手术。

（3）对每一位被术者都不要过于自信，如术中胆囊难以分离、易出血者可做胆囊部分切除取石完成手术即可。

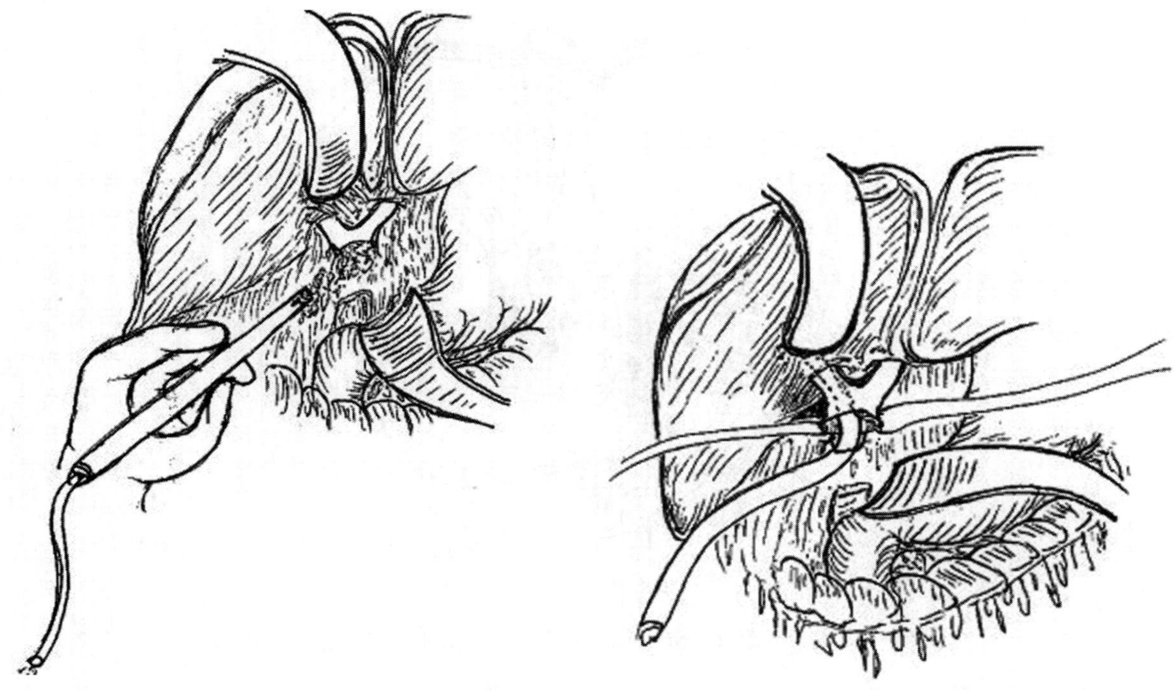

图 66－1　高位胆管损伤溢出的胆汁被吸出　　　　图 66－2　置入支撑引流管到右肝管内

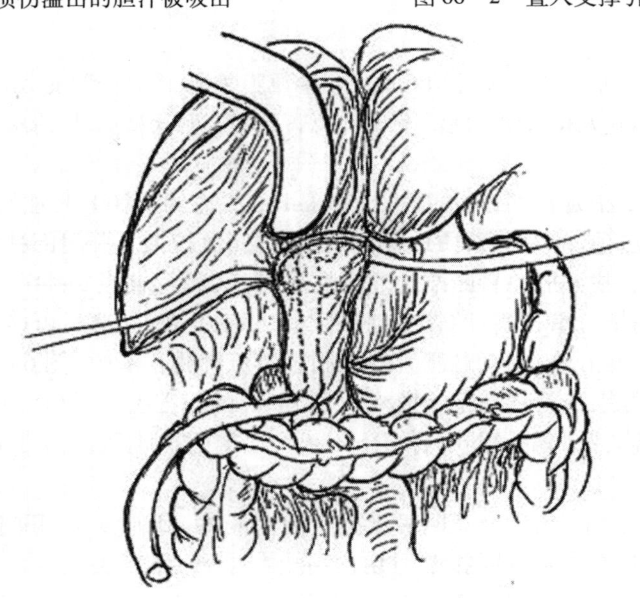

图 66－3　距肝门 15cm 的空肠袢固定支撑管

（4）一位成熟的外科医师，每次手术前都应做好术前准备，特别是对曾做过胆总管切开取石的或胆囊切开取石的患者。医生不应将胆囊手术视为"小手术"。

（5）要熟悉局部解剖及其变异。裘法祖院士给每位外科医师警示"局部解剖学是临床外科医生永远要请求的老师"。没有掌握好手术部位的局部解剖学就贸然进行手术，是一种对患者不负责任的表现。

本例胆管损伤的部位紧靠左右肝管汇合部。鉴于术中病人情况危重，又曾有门静脉高压分流手术史，肝门部粘连重，胆管腔扩大行胆肠吻合不但费时，还会有更大风险等因素，上级医师果断决定行输出空肠袢断端附罩在以胆管断为中心的肝门部，与肝门部的组织吻合，针距及缝针的深度适当，以避免损伤提管及血管。术后保持引流通畅，全身支持和保肝治疗，拔除支撑胆管引流管的时

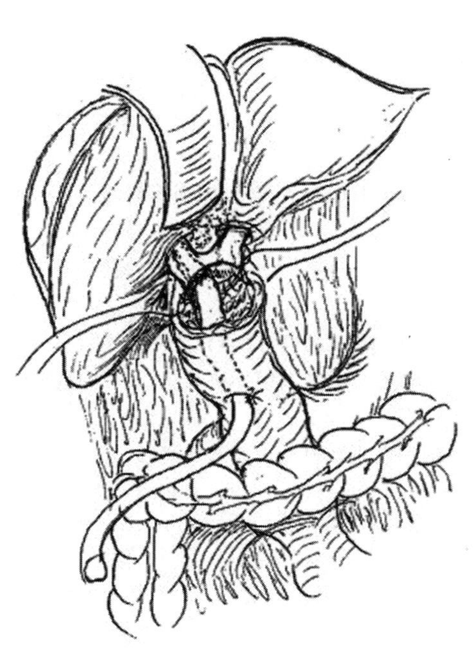
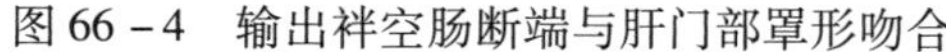

图 66－4　输出袢空肠断端与肝门部罩形吻合

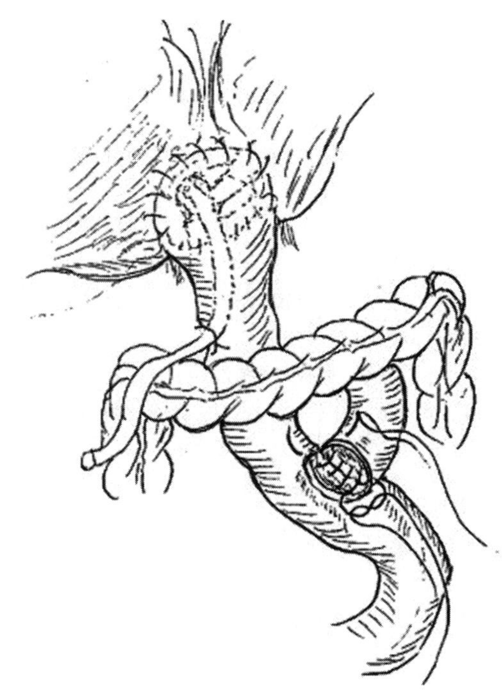

图 66－5　距屈氏韧带 10cm 输出断端与输出袢空肠行端侧吻合

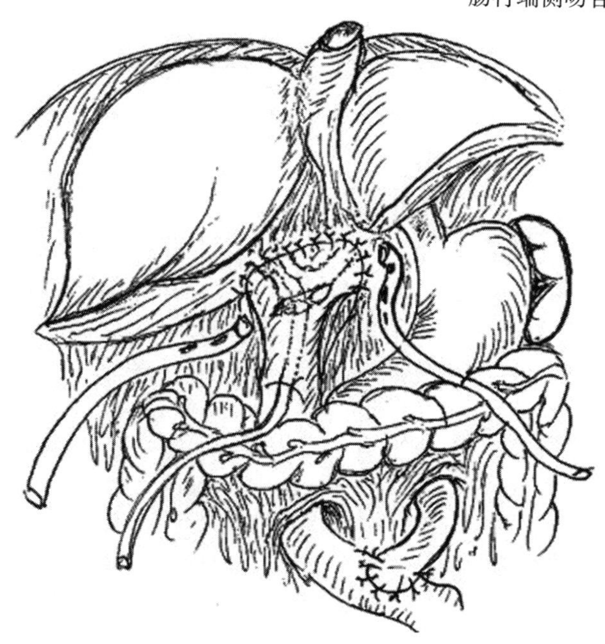

图 66－6　肝门部与空肠罩形 Roux－en－y 术式腹腔引流管及胆管支持引流管均腹壁另切口引出

间为术后 6 个月，获得了较满意的疗效。

肝门部胆管损伤，空肠罩形式 Roux－en－y 吻合术一般不得采用，该术式主要用于肝门部胆管畸形，损伤后又无法找到细小的肝管时不得已而为之。

参考文献

[1] 中华医学会外科学分会胆道外科学组.胆管损伤的预防与治疗指南(2008版)[J].中华消化外科杂志,2008,7(4):315-320.

[2] 张红卫,陈亚进,彭孝雄,等.胆管损伤一期修复的经验与技巧[J/CD].中华普通外科学文献(电子版),2012,6(1):60-62.

[3] 吴青松,刘吉佳,谢文彪,等.腹腔镜胆囊切除术胆管损伤的现状分析[J].中华肝胆外科杂志,2005,11(3):207-209.

[4] 郭思恩,董晓.医源性胆管损伤的治疗体会[J].中华消化外科杂志,2012,11(4):308.

[5] 黄强,刘臣海,王成,等.医源性胆管损伤一期修复31例体会[J].中国实用外科杂志,2011,31(3):228-230.

[6] 徐智.胆管损伤及损伤性胆管狭窄手术时机与处理[J].中国实用外科杂志,2008,28(2):153-155.

第 23 章　腹腔镜胆囊切除术误伤胆管的处理

例 67　LC 误伤胆总管下段，胆总管十二指肠吻合术

【病情简介】

男性，51 岁，因慢性结石性胆囊炎，在气管插管全麻下施行 LC 手术，术中因分离粘连有渗液，置放腹腔引流管，结束手术。术后从引流管引出以胆汁为主的血性液，次日引出胆汁 500ml，上腹部有压痛及反跳痛。腹部 B 超检查发现肝下有积液，肝总管显示不清，请示上级医师并查阅手术记录，了解到术中发现胆囊与邻近组织粘连，十二指肠上移，粘连易分离。根据上述情况诊断为胆管损伤，胆汁性腹膜炎，决定行剖腹探查术。

【处理经过】

经术前准备后，在气管插管全麻下，常规消毒铺巾，取右上腹直肌切口（图 67－1），逐层进腹。

吸净以肝下为主的腹腔积液约 800ml，肝脏色泽正常，光滑无结节，脾脏不大，胰头不大，胰腺被膜光滑，轻度水肿，胃十二指肠无溃疡。肝门部轻度充血水肿，胆囊床无渗血渗液，胆囊管钛夹两枚可靠（距汇合处 1cm）。胆总管下端即十二指肠后段不全断裂，部分缺损，修复困难（图 67－2），十二指肠起始部前后壁正常无损伤，胆管上下段探查无结石（图 67－3）。

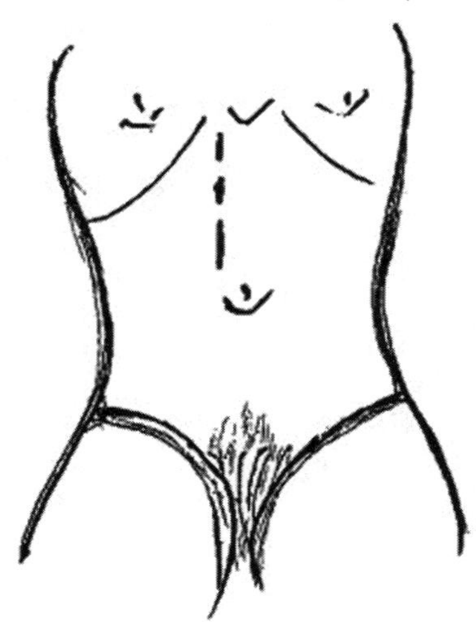

图 67－1　手术切口

胆总管断端充血肿胀不重，管腔直径 1.0cm，紧邻十二指肠球部。根据术中探查情况，决定行胆总管端与十二指肠端侧吻合。切开十二指肠降部外侧腹膜，钝性分离十二指肠降部及球部，使其与胆管断端贴近，缝闭远端胆总管后，做胆肠吻合口的后壁外层缝合（图 67－4），在十二指肠球部上缘做一与肠管纵轴平行与胆总管口径相等的切口，吸出肠液，吻合口两端缝牵引线，用可吸收 3－0 缝线全层后壁间断缝合（图 67－5），前壁全层间断内翻缝合（图 67－6）。由于肝门部水肿，胆管相对较短，故从十二指肠降段前壁纵向切开十二指肠，置入大号尿管作为支撑管进入肝总管，缝合包埋固定支撑引流管于十二指肠壁（图 67－7）。温氏孔置放腹腔引流管一根，与支撑引流管均腹壁另切口引出固定（图 67－8）。清理腹腔，关腹。

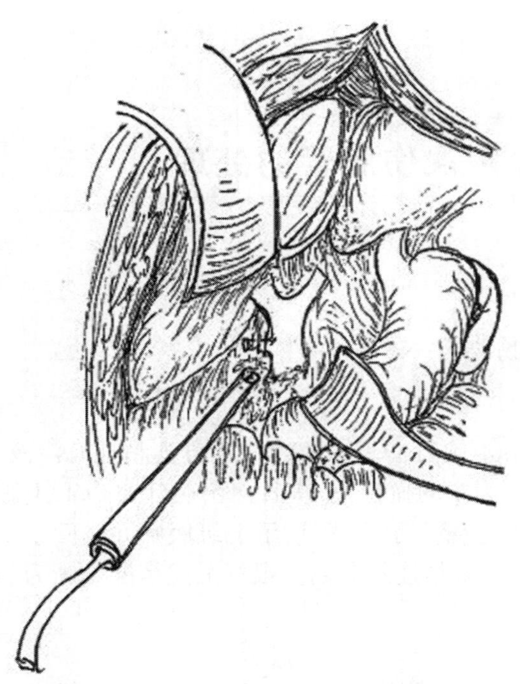

图67－2　显露胆总管下段缺损,吸出腹腔积胆汁性液

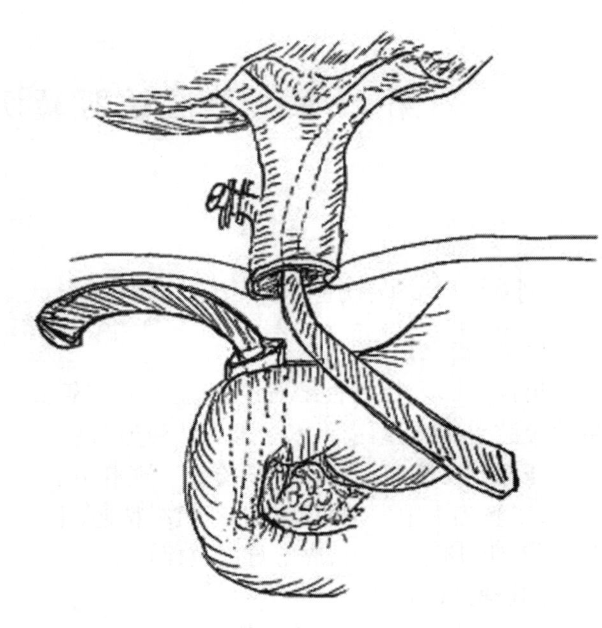

图67－3　探条探查胆总管上段至左右肝管无结石狭窄,下段无结石,探条进入十二指肠

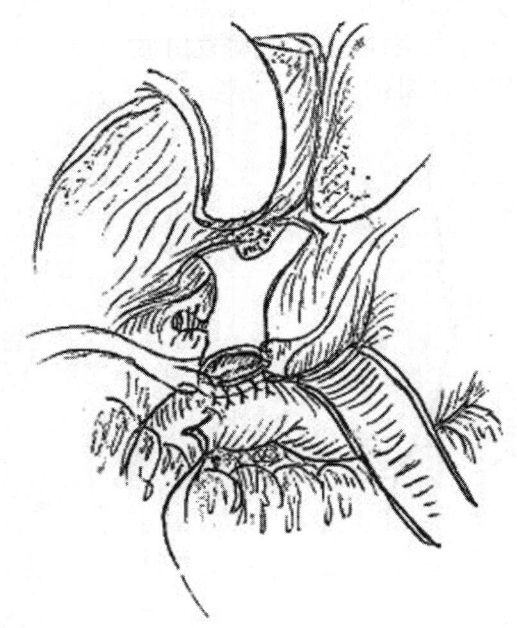

图67－4　间断缝合吻合口后壁外层

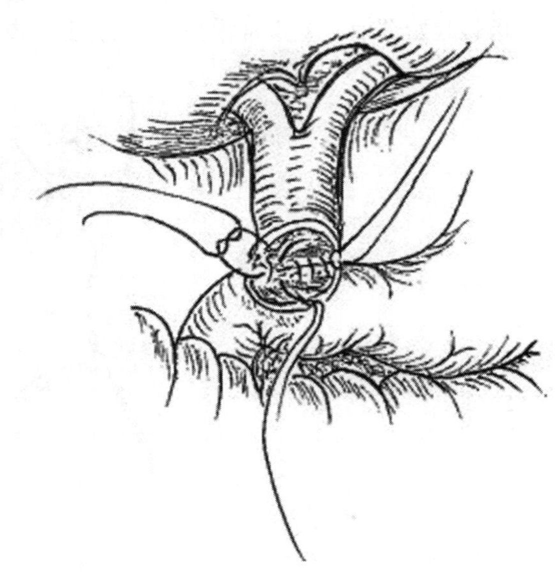

图67－5　吻合口全层后壁间断缝合

术后恢复顺利,住院10天后从支撑管造影显影良好,术后两周带管出院。3月后随访复查肝肾功能正常,拔除支撑管,1年后随访全身情况良好。

【讨论】

本例属慢性结石性胆囊炎导致腹腔粘连重,分离粘连易渗血,特别是将十二指肠上移分离回到原位时,将胆总管下段损伤,多为施术者操作粗暴,技巧不熟练,电注量可能过大,冲洗吸引不完善,没有耐心和细心,过于自信,没有注意到十二指肠后段胆总管与十二指肠的毗邻解剖关系。术中当分离十二指肠与肝十二指肠韧带的粘连时,必须注意防止损伤胆总管及肝总动脉以及十二指肠。

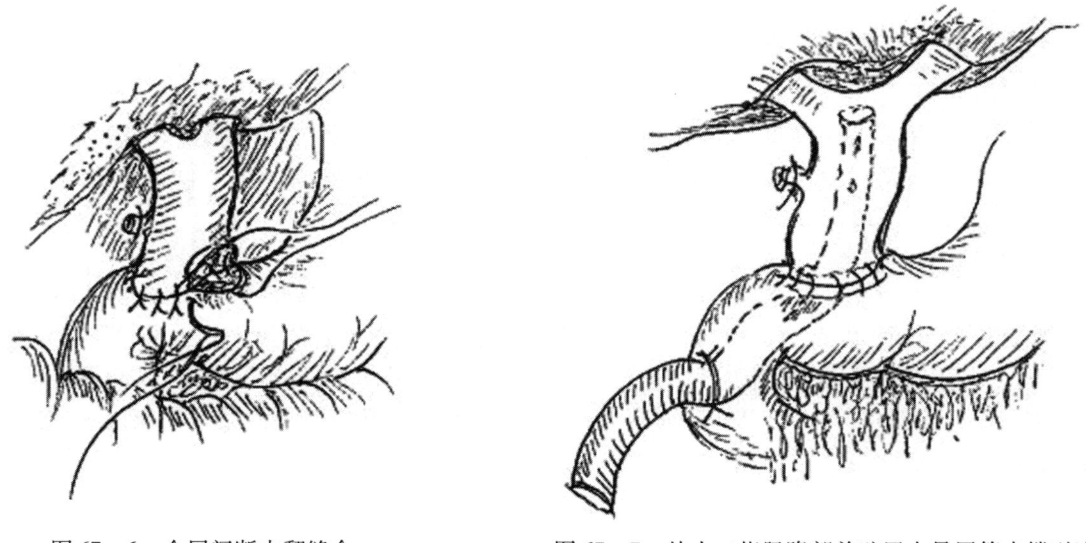

图 67 - 6　全层间断内翻缝合　　　　图 67 - 7　从十二指肠降部前壁置大号尿管支撑引流

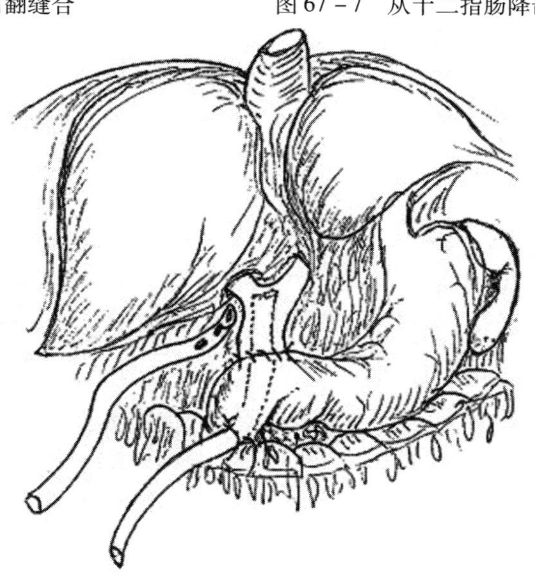

图 67 - 8　腹腔引流管与支撑引流管分别腹壁另切口引出

该病例若再留意片刻并再次核查分离粘连的部位可能会发现胆管损伤处有胆汁溢出，此时不能误认为是未吸净的冲洗液。如当时发现胆管损伤，处理的方法以及术后疗效一般都非常满意。有幸的是置放了腹腔引流管，术后第 1 天(24 小时)得到及时的剖腹探查，发现胆管损伤的部位，行胆管十二指肠端侧吻合术、腹腔引流术，获得了较满意的疗效。

胆总管十二指肠端侧吻合时，尽量不要将胆总管游离过长，胆管壁不能剥离干净，以免胆管缺血坏死从而影响吻合口愈合。应适当游离十二指肠使其上移贴近胆管，使胆肠吻合口无张力。在吻合时选用 3 - 0 的可吸收的合成线，做全层间断黏膜对黏膜吻合(笔者通常前后壁均用单层缝合，以减轻吻合口的“负担”)。缝合切忌用较粗的丝线或缝合过于紧密，否则除增加局部的异物刺激外，还会造成局部缺血，为后期发生吻合口狭窄，主要是胆总管壁的纤维瘢痕性收缩所致，特别是胆管端端吻合时更应引起注意。

另一点术中要注意的是，当肝外胆管较短，无法安置 T 形管时，应在十二指肠降部前壁切开置入支撑管经吻合口进入左右肝管汇合部，缝合数针包埋固定支撑管于十二指肠壁，同样能较好地起到 T 形管的作用。

例68　LC误伤合并Mirizzi综合征胆总管的手术

【病情简介】

女性,50岁,因反复上腹部不适10余年,近3年明显加重,经多次就医服药无效,上述不适加重1周门诊收入住院。诊断为慢性结石性胆囊炎。在气管插管全麻腹腔镜下行胆囊切除术,术中分离粘连时发现胆管损伤,请求上级医生上台并中转手术。

【处理经过】

取右上腹直肌切口进腹腔,探查肝脏色泽正常,无结节状物,胰、脾正常,胃、十二指肠未发现溃疡;胆囊萎缩,囊壁厚,内有结石;肝胆三角区粘连,胆囊颈管融为一体,与肝总管、胆总管粘连较重,在其中段有胆汁持续流出,解剖游离粘连可见三管交汇处有约1.0cm斜形裂口,其右侧肝总管被胆囊管约1cm压迫(图68-1)。切除胆囊大部,从胆囊颈部剪开将嵌顿的结石取出后有明显胆汁溢出,已和肝总管形成内瘘(图68-2)。

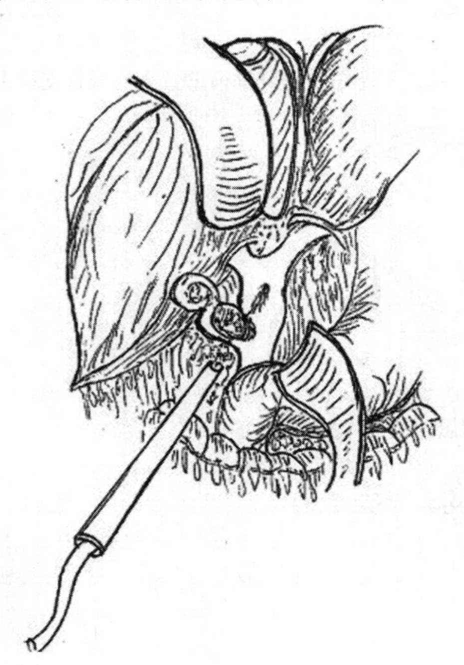

图68-1　中转开腹探查发现胆管损伤处及Mirizzi综合征

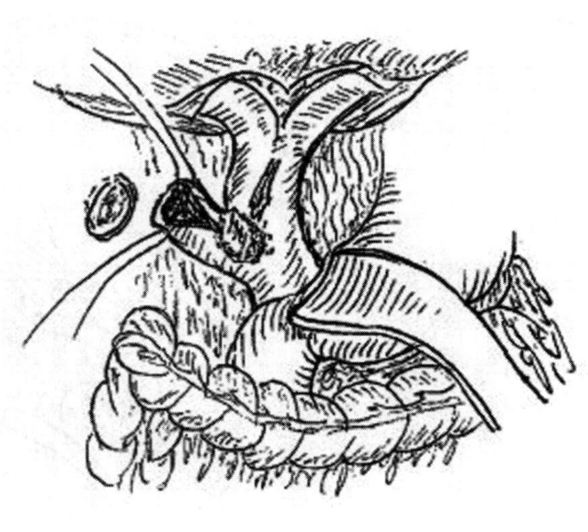

图68-2　Mirizzi综合征Ⅱ型

用胆道探条经瘘口能顺利进入胆总管下段,无结石,上段肝总管轻度扩张,直径约1.2cm,未探及结石,下段胆总管直径约1.0cm。根据探查情况决定行Mirizzi综合征瘘口修补,胆管损伤修补,T管引流术;利用胆囊管的一部分做补片修补胆管壁,3-0可吸收缝线间断缝合修补(图68-3),间断缝合损伤的胆管3针(图68-4)。

在修补胆管处下另切开胆总管置入经修剪后的18号T形管,上至左右肝管汇合部,下至十二指肠后段(图68-5),缝合胆管壁。清理腹腔,温氏孔附近置放腹腔引流管一根,与T形管分别另切口引出固定(图68-6)。术后恢复顺利,胆汁引流通畅。3个月后随访肝肾功能正常,T管造影显影良好,拔除T管。术后1年随访良好。

【讨论】

本病例因反复多年的上腹疼痛史,入院诊断为慢性结石性胆囊炎并行胆囊切除是失误的举措,所幸术者及时请求上级医师并中转开腹手术,在明确胆管损伤的同时,发现胆囊管嵌顿结石形成胆管瘘,实施了胆管瘘(即Mirizzi综合征)的修补和胆管损伤的修复,获得满意疗效。

由于结石嵌顿在胆囊颈或胆囊管引起肝总管梗阻,并发胆管炎等临床症候群称为Mirizzi综合

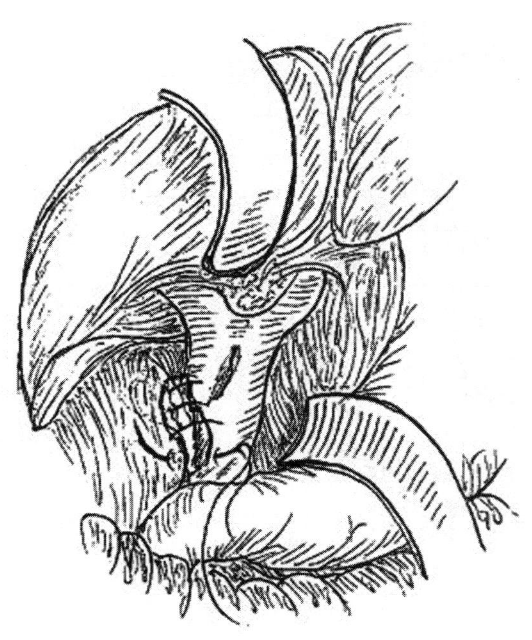

图 68－3　利用胆囊管壁修补胆管壁的缺损

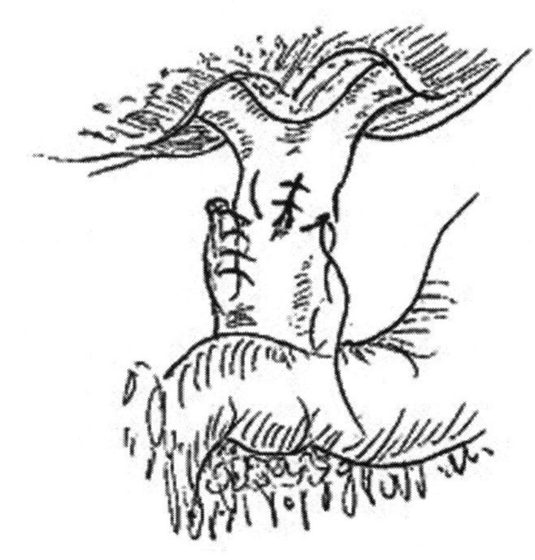

图 68－4　用 3－0 可吸收线间断缝合胆管破损处

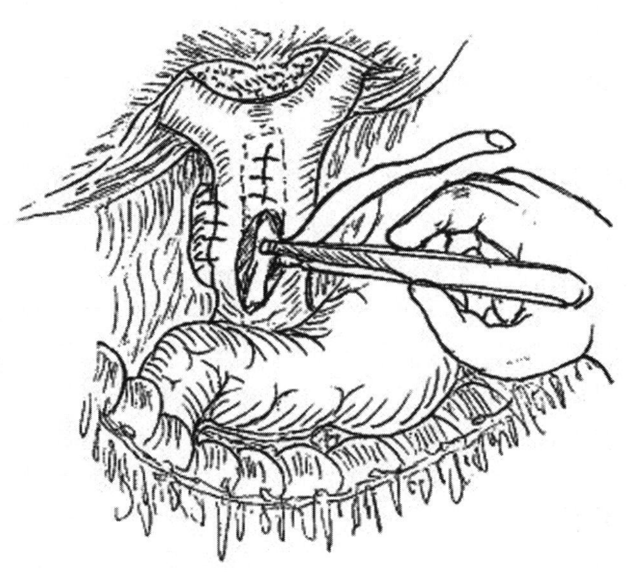

图 68－5　经肝总管修补处下置放 T 管引流

征，是慢性结石性胆囊炎少见的并发症，文献报道发病率为 1%～2.7%。其病变的解剖学基础主要是：①胆囊管与肝总管相邻，多数平行一段后才汇入胆管；②相邻的两管壁有时缺如，仅间隔一层覆有胆管上皮薄的纤维膜；③胆囊颈管结石长期压迫（嵌顿）致使胆管壁局部缺血坏死发展成为胆囊胆管瘘。其病理分型根据 Csendes 分类。Ⅰ型：胆囊颈管嵌顿结石引起肝总管狭窄；Ⅱ型：在Ⅰ型的基础上导致胆管瘘口小于胆总管口径的 1/3；Ⅲ型：瘘口占胆总管周径的 2/3；Ⅳ型：胆囊胆管瘘已环形破坏整个胆总管壁。该病的术前诊断关键在于临床医师和影像学医师对本病的认识和重视程度。术前的诊断比较困难，随着现代影像学的发展，为本病的术前诊断提供了可靠的依据，如 Joseph 提出，腹部 B 超检查发现胆囊管、肝总管和门静脉呈现所谓的“三管征”，即应考虑到本病的可能。对于Ⅱ型的治疗可借助胆囊颈管的一部分行胆管瘘口缺损的修补；Ⅲ、Ⅳ型可考虑行胆肠吻合术。

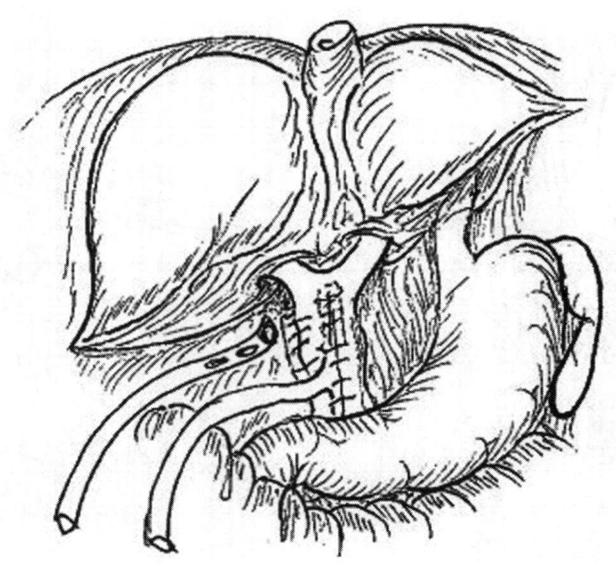

图68-6 温氏孔附近置放腹腔引流管,与T形管一道分别腹壁切口引出

值得注意的是,在行腹腔镜胆囊切除术中,如发现Calot三角区粘连致密,胆囊哈氏袋(Hartmans)或胆囊管与肝总管粘连难以辨认时,应考虑到可能有Mirizzi综合征的存在,为安全起见,应中转开腹手术。

(注:关于Mirizzi综合征的诊治分析,笔者曾在《肝胆外科杂志》2001年8月第9卷第4期上发表。)

例69 LC误伤高位胆管,5天后胆肠吻合术

【病情简介】

女性,56岁,因慢性结石性胆囊炎腹腔镜下行胆囊切除术。术后第2天觉上腹不适有胀痛,恶心呕吐,给予对症处理。第3天出现畏寒发热,体温38℃,皮肤巩膜轻度黄染,血淀粉酶、白细胞总数偏高,全腹有压痛及反跳痛,主管医生按胆源性胰腺炎治疗,术后4天中度黄疸,病情尚稳定。上级医师查看病人及手术记录:术中胆囊三角区粘连重,手术顺利,止血可靠无渗液,故未置放腹腔引流管。上级医师考虑不能排除有胆管损伤,建议做腹部B超及腹腔穿刺。术后5天腹部B超检查提示腹腔有积液,胆总管显示不清,胰腺轻度水肿,腹穿顺利抽出以胆汁为主的血性液。做术前准备,拟行剖腹探查,腹腔引流术。

【处理经过】

在气管插管全麻下,取右上腹直肌切口(图69-1),进腹吸出约1 200ml胆汁性积液。探查肝脏轻淤疸,光滑无结节,肝门部有胆汁溢出,仔细分离可见肝总管距左右肝管汇合处约1cm有一枚钛夹不全已离断的闭肝管(图69-2)。

远端胆管结扎,脾脏不肿大,胰腺被膜轻度水肿,胰头不大,胃十二指肠无溃疡,小肠壁轻度水肿。冲洗腹腔污染不重,决定行高位胆管与空肠Roux-en-y吻合术,适当修整断端胆管,管腔直径约1.2cm,左右肝管通畅无结石,胆管腔两侧缝牵引线(图69-3)。切断空肠上段缝闭远端,经结肠后提至肝门准备吻合(图69-4)。

将远端空肠上提45cm到肝处,在肠系膜对侧缘近残端处切一小口,其大小与胆管口相应,用可吸收细丝线全层黏膜对黏膜外翻褥式缝合(图69-5)。置放适度T管,两短臂进入左右肝管,长臂距吻合口下12cm处,引出缝合固定(图69-6)。近端空肠与远端空肠端侧吻合(图69-7)。清理腹腔,温氏孔附近置放腹腔引流管,腹壁另切口引出(图69-8)。

再次检查术野无渗血漏胆后逐层关腹。术后黄疸消退,住院2周,肝肾功能正常,带支持胆管

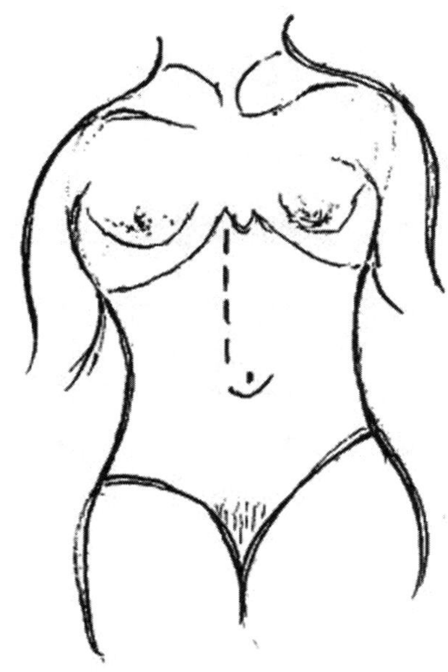

图 69－1　经右上腹直肌切口进腹腔

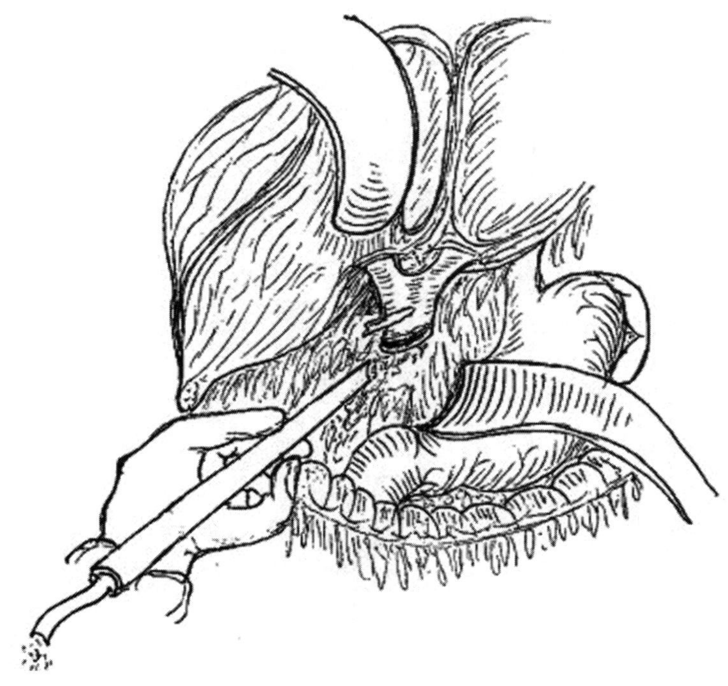

图 69－2　肝总管距左右肝管汇合部约 1cm 处钛夹不全肝总管、肝总管已离断

引流管出院,3 月后支持管造影显影良好,拔除支撑管。术后 1 年随访正常。3 年后上腹疼痛并轻度黄疸,经 B 超检查提示左右肝管汇合处结石。再次手术经肝门部吻合处肠壁切口,经吻合口狭窄处切开取除 1.5cm 一枚结石,修补吻合切口,置入 18 号 T 管,两短臂进入左右扩张的肝管。术后半年造影显影正常,拔除支撑管引流管。术后 3 年每年随访 1 次均正常,3 年后失访。

【讨论】

本病例属慢性胆囊结石性炎症,选择腹腔镜下胆囊切除术。术中误伤高位胆管未及时发现,术后致胆汁性腹膜炎,延迟 5 天多方才再次手术,应吸取以下几点教训:

(1)不要过于自信。熟悉解剖是对每一位外科医生的基本要求。术前准备也包括思想上的准

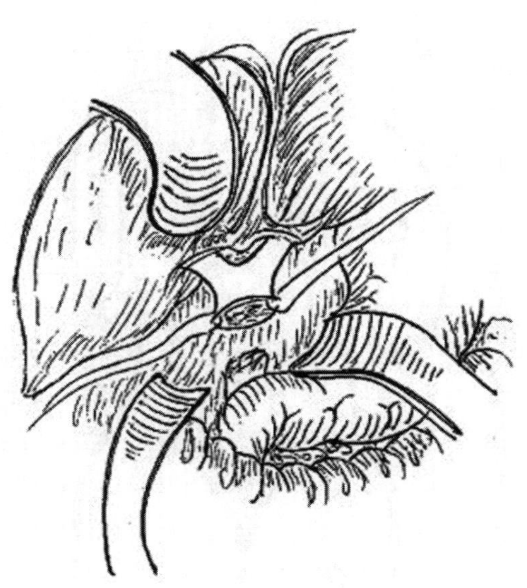

图69－3 显露高位胆管断端两侧缝牵引线

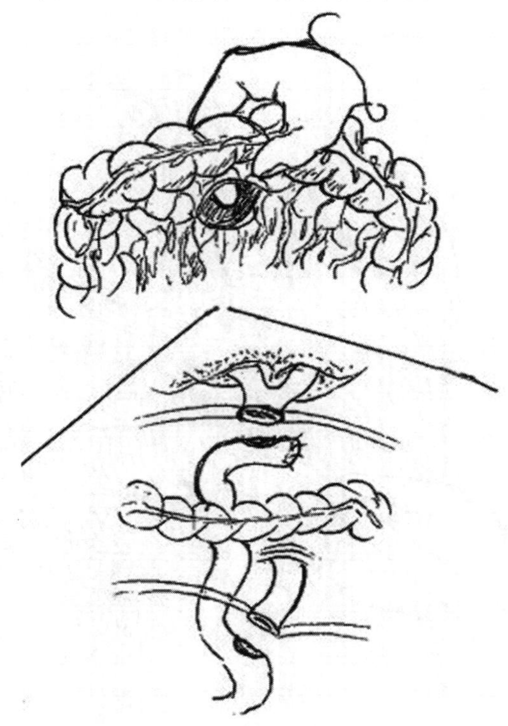

图69－4 结肠后上提空肠远端至肝门，备胆肠吻合

备，不能将胆囊切除术视为“小手术”，这种偏见往往是基本知识及经验不足者易犯的“通病”，正因为这种“通病”才酿成事故。

（2）胆囊切除术无论是经典传统还是LC，置放腹腔引流管是明智的选择，特别是术中炎症并有粘连者更是如此，不可忽视和侥幸。

（3）术后第2天病人出现上腹疼痛，术后3天皮肤巩膜出现黄染、畏寒发热、腹部有压痛及反跳痛，已提示有胆汁性腹膜炎的临床表现，术者仍坚持不能排除胆源性胰腺炎，仍继续按胰腺炎治疗。

（4）术后第5天病情加重，请示上级医师及相关检查后考虑多为胆管损伤所致，尽快术前准备，无需ERCP检查排除胆总管下段结石导致的胆源性胰腺炎。

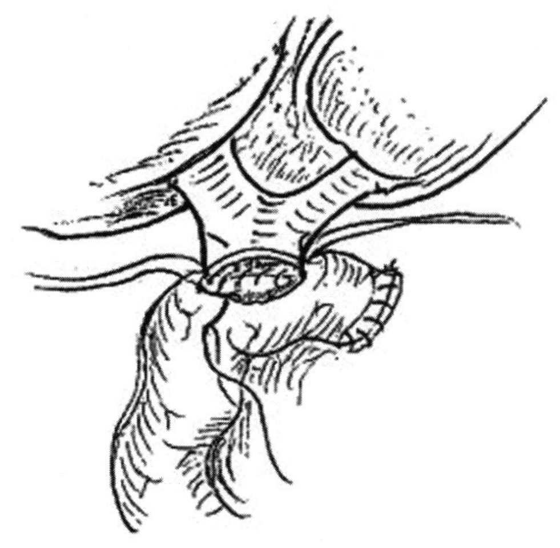

图 69－5　胆管空肠吻合

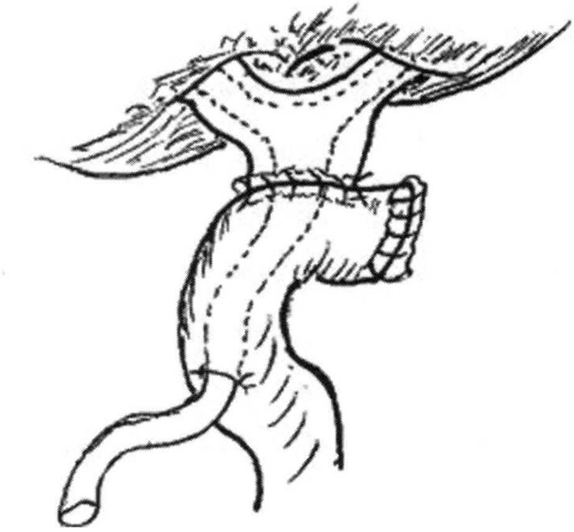

图 69－6　支撑管两臂进入左右肝管

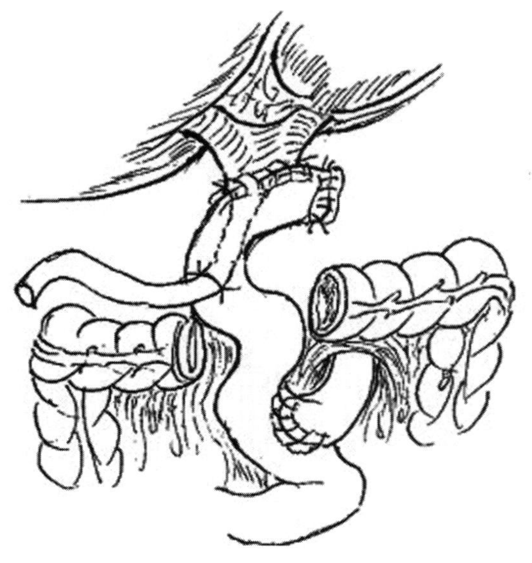

图 69－7　近端空肠与远端空肠端侧吻合

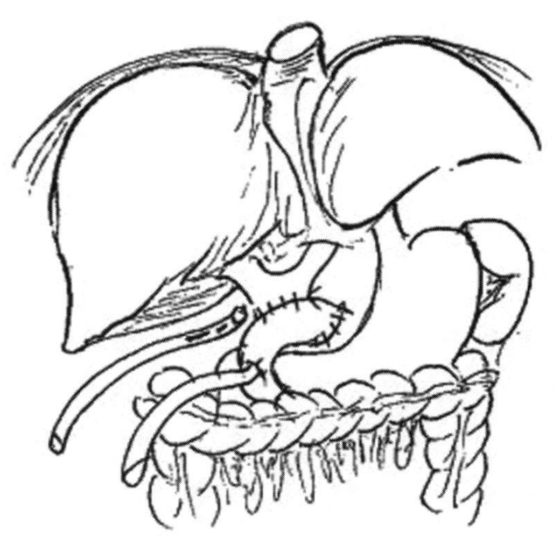

图 69－8　肝下放置腹腔引流管及支撑引流管，腹壁另切口引出

（5）虽然 LC 术后已近 6 天，有经验的上级医师选用了 Roux－en－y 高位胆管空肠端侧吻合术（一般情况下超过 72 小时应置放引流后择期手术）获得成功。

（6）胆肠吻合术后近期效果尚满意，但术后 3 年出现吻合口狭窄致结石嵌顿于左右肝管汇合部与胆肠吻合口之间。可能与前次的胆肠吻合术后 3 个月拔管过早有关。

关于高位胆管与空肠吻合术的注意事项，以及吻合口狭窄的可能原因在有关胆道方面的前章节已简述。

参考文献

［1］　黄晓强，冯玉泉，黄志强．腹腔镜胆囊切除术的并发症［J］．中华外科杂志，1997，135（11）：654.

［2］　王宏，罗建管，梁鹏，等．LC 术胆管损伤的危险因素及术后分析［J］．肝胆胰外科杂志，2011，23（4）：296－298.

［3］　裘法祖，王健本，张祜曾．腹部外科临床解剖学［M］．济南：山东科学技术出版社，2001：183－184.

［4］ 李际辉，郑成竹，仇明. Mirizzi综合征的腹腔镜治疗［J］. 中国实用外科杂志，2000，12（20）：727.

［6］ 余耀生，詹银楚，徐集麟. 腹腔镜胆囊切除术并发胆管损伤分析［J］. 肝胆外科杂志，2003，11（4）：285－287.

［7］ 李太原，孙格非，余永欢，等. Kasai术式在高位胆管损伤修复中的应用（附五例报告）［J］. 实用临床医学，2003，4（3）：25－27.

第 24 章　腹腔镜钛夹胆囊管的失误

例 70　LC 术中钛夹超越胆囊管后的处理

【病情简介】

男性,63 岁,因慢性结石性胆囊炎在气管插管全麻下行腹腔镜胆囊切除术,术后第 2 天拔除腹腔引流管。术后 3 天病人觉上腹及背部胀痛,皮肤巩膜轻度黄染,主管医生考虑胆总管下端可能有残留小结石,给予口服排石药及对症处理。术后 4 天上述症状加重,请示上级医生并查阅手术记录:“手术中有粘连,易分离,手术顺利,失血少,胆管不扩张。”经腹部 B 超检查提示“胆总管上段扩张,下段显示不清,肝下少量积液”。临床诊断:胆道梗阻(多系钛夹误伤)。决定行剖腹探查术。

【治疗经过】

在硬膜外阻滞麻醉下,病人取仰卧位,取右腹直肌切口进腹腔(图 70 – 1),吸净肝下所积混有胆汁的渗出液约 500ml。探查肝脏轻度淤疸,表面光滑,脾脏不大,胰腺正常,胃十二指肠未扪及溃疡。胆囊床渗液不显,胆囊管、肝总管及胆总管汇合处被一枚大号钛夹不全夹闭(图 70 – 2)。

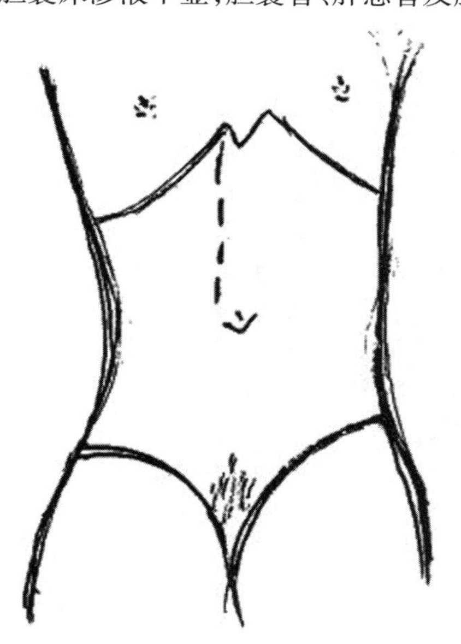

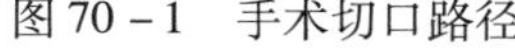

图 70 – 1　手术切口路径

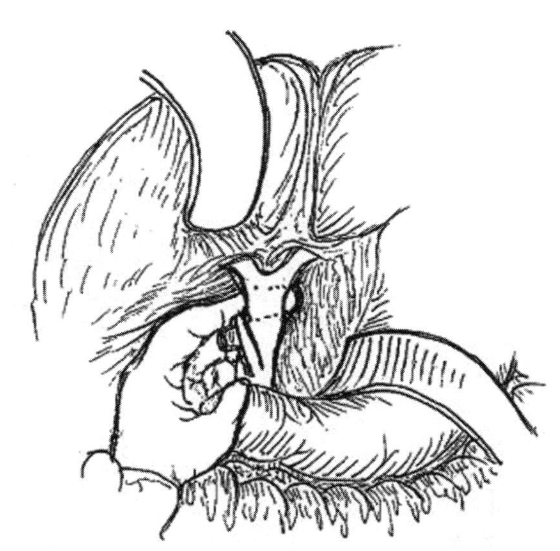

图 70 – 2　胆管部分被钛夹夹闭

上段肝总管扩张约 1.2cm,下段胆总管不扩张,未扪及硬性物,胆囊管残端约 0.5cm,无胆汁溢出,取除钛夹可见受压胆管壁缺血溃烂改变,但未见胆汁渗出(图 70 – 3)。根据探查情况,决定行胆总管修复 T 管引流术。经十二指肠上段胆总管切开,探条置入上下段胆管未探及结石,即胆总管下段能通过 4 号探条(图 70 – 4)。

置入经修剪后的 20 号 T 形管,上段至左右肝管汇合部,间断缝合胆总管切口后,用可吸收缝线 3 – 0 间断修补 4 针(图 70 – 5),从 T 形管内注入生理盐水,无渗出胆汁性液,清理腹腔,在温氏孔处置放腹腔引流管一根,与 T 形管均分别腹壁另切口引出(图 70 – 6),关腹。术后恢复顺利,住院 2 周带管出院,3 月后 T 管再次造影肝内外胆管正常,拔除 T 管,术后连续随访 3 年正常。

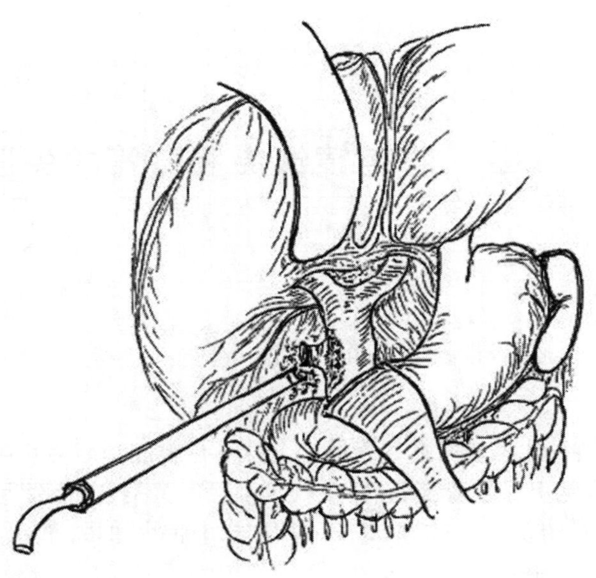

图70－3　取出夹闭胆管的钛夹,可见局部管壁缺血溃烂

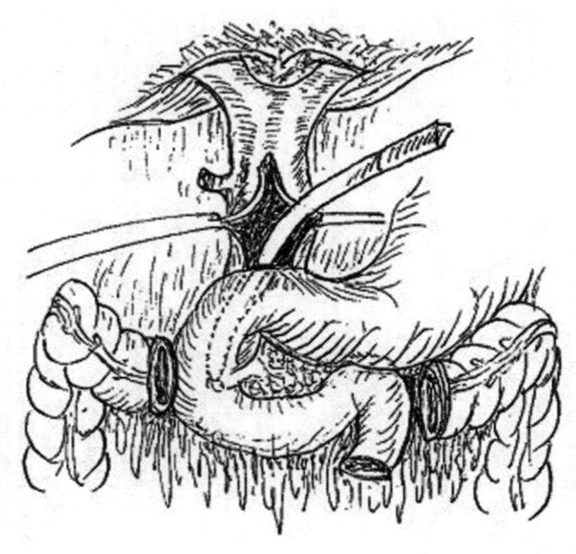

图70－4　探查胆总管内无结石,下段能通过4号胆道探条

【讨论】

本例属腹腔镜下胆囊切除术,在上钛夹于胆囊管时,误将三管汇合处钛夹含持住,离断胆囊管,“顺利”结束手术。术后第2天病人出现损伤症状。术者误将术后出现黄疸视为胆总管下段结石,行排石及对症处理,经上级医师检查病人及进行有关检查后,得以剖腹探查发现胆管损伤部位为钛夹位置的失误,致使肝外胆管的胆管腔部分被夹闭,将钛夹去除,缝扎胆囊管,先置放支撑T形管后,由于胆囊管残端还有余地,试行修补无张力获得成功。术后恢复顺利,6个月后拔除T管前再次造影肝内外胆管正常,术后连续3年随访病人情况良好。通过该病例的治疗,应吸取的教训有以下几点:

(1)熟悉肝门部的解剖结构:不论是OC或LC在进腹的刹那间,应尽快看清肝外胆管走行的“蓝线”,只要术者留意便可看清蓝色行径及与之相连的胆囊及胆囊管,一旦手术分离启动,这蓝色影便消失,因此在手术中应始终注意勿超越此线,否则即可造成胆管损伤。

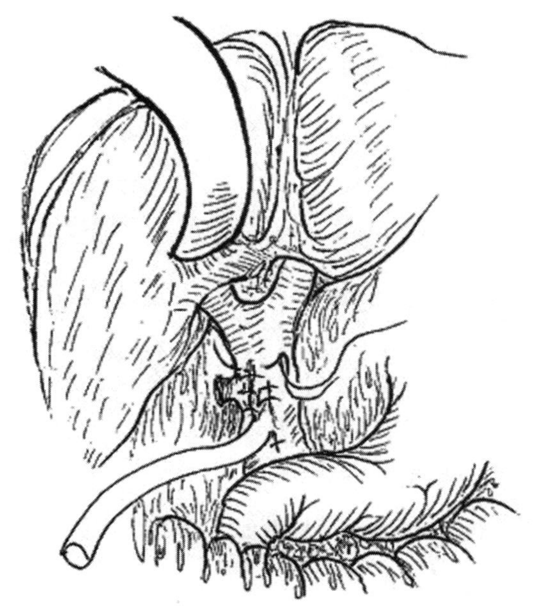

图 70－5　置入管后修补胆管壁

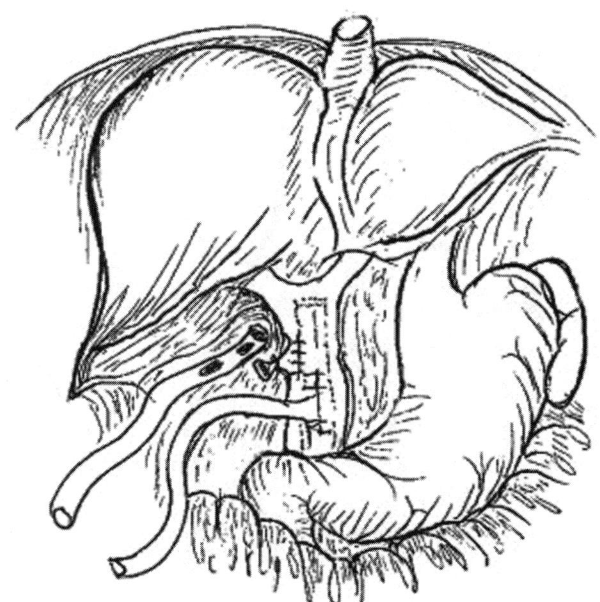

图 70－6　温氏孔处置放腹腔引流管

（2）克服粗疏的作风：胆囊切除是精细的手术操作，不得过于盲目地追求速度，缺乏耐心，草率从事，术中出血应沉着冷静，从容地进行止血。切忌做大块的组织上钛夹或钳夹，必要时应中转开腹手术。

（3）对胆囊管不要追踪分离，只要胆囊管内无结石，应适可而止，即时刹住而行结扎或钛夹，不会残留胆囊管过长而形成所谓“小胆囊”产生症状。也就是不要一味追求明确的三管一壶腹（胆总管、肝总管和胆囊壶腹）的相互关系，必然要向肝外胆管过多解剖，从而增加伤的机会。

（4）防止牵拉胆囊过度，正确持夹胆囊管钛夹；安放胆囊管钛夹必须与胆囊管成直角，此时特别注意胆囊管与肝总管汇合部的上方夹角内应是空虚的，表示肝总管及胆总管没有被夹持住（本例病人术者就犯此错）。

（5）术后观察病人应仔细认真负责，多请教有经验的医师或上级医师。

（6）对行胆管修复的病人，正确掌握拔除支撑 T 管的时间，主要根据术中修复情况决定，轻者不少于 3 个月左右，重者拔除 T 管应在 6 个月以上，以保证其疗效的满意度。

例 71　LC 术中胆囊管未夹闭致胆汁性腹膜炎的处理

【病情简介】

女性，53 岁，因慢性结石性胆囊炎行腹腔镜胆囊切除术后第 3 天腹痛、腹胀，情况较差，呼吸脉搏快，血压正常，血象白细胞高。检查全腹压痛及反跳痛，有腹肌紧张及移动性叩浊，肠鸣弱。B 超提示腹腔积液，腹穿顺利抽出胆汁性液体，考虑为胆漏、胆汁性腹膜炎。行术前准备后护送手术室。

【治疗经过】

在气管插管全麻下取右上腹直肌切口进腹（图 71 －1），吸净腹腔内大量胆汁性液体约 1 500ml，胆囊创面及肝十二指肠区炎症水肿明显，仔细分离后可见胆总管右侧即胆囊管汇入部有一小孔漏胆汁（图 71 －2），探查肝、胰、脾和胃十二指肠未发现病变。

根据探查胆管损伤的情况，认为单纯进行漏孔修补不一定能奏效，决定行胆总管引流及漏孔修补。仔细分离，找出胆总管，用小圆针 1 号丝线缝合胆总管备切口的牵引线，切开胆总管，用胆道探条探查胆总管上下段无结石（图 71 －3），下段能通过 4 号胆道探条，置放 18 号 T 形管（图 71 －4）。

间断缝合胆总管切口固定 T 管，续用 3 －0 丝线小圆针间断缝合胆总管漏胆汁破口 3 针（图 71

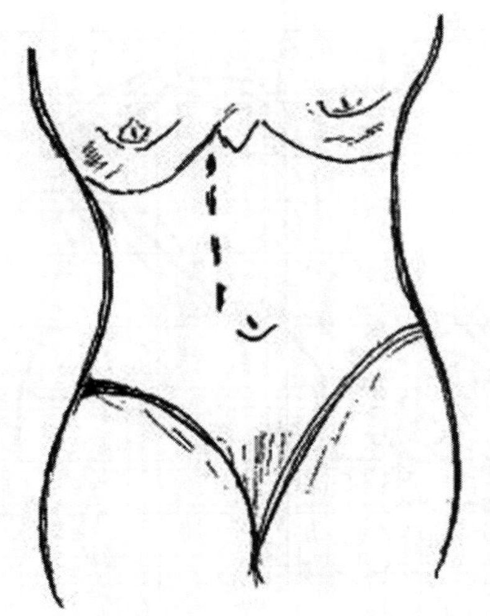

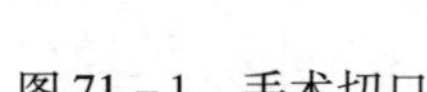

图 71－1　手术切口

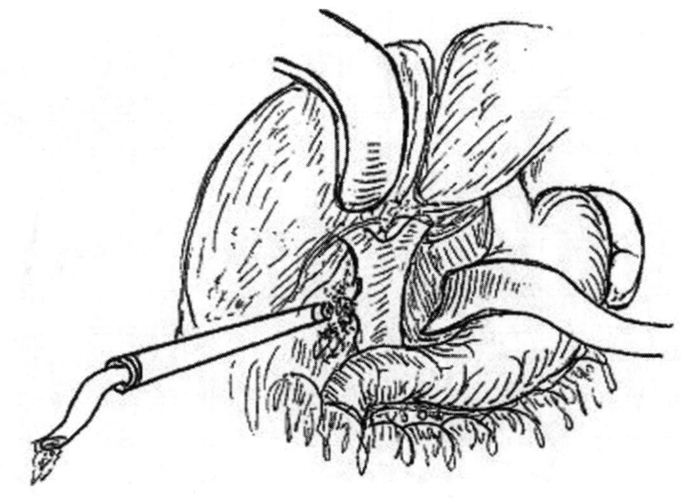

图 71－2　胆漏部位于胆囊管汇入胆总管处,胆囊管残端无钛夹

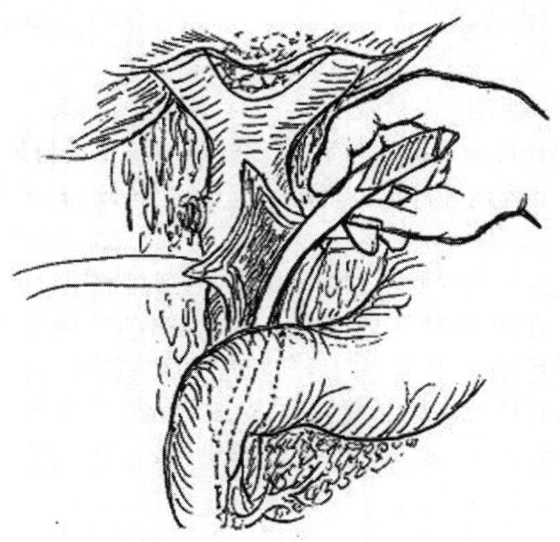

图 71－3　探查胆总管下段

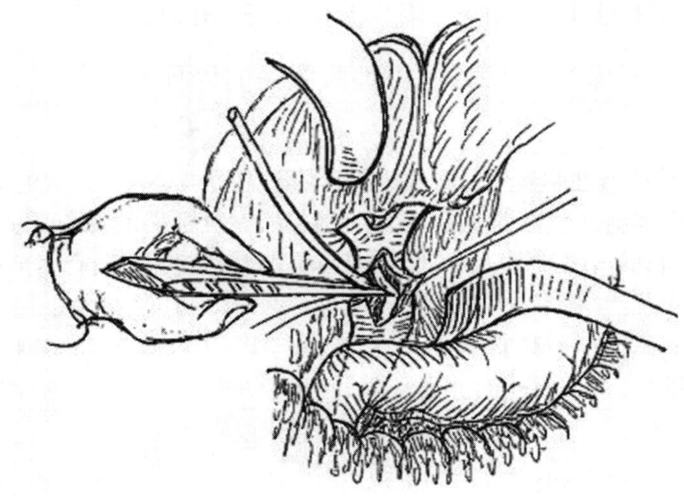

图 71－4　切开胆总管置放 18 号 T 形管引流胆汁

－5),从 T 管注入生理盐水无漏液。清理腹腔,温氏孔处置放腹腔引流管一根(图 71－6),与胆总

管 T 形管一道分别腹壁另切口引出，关腹。

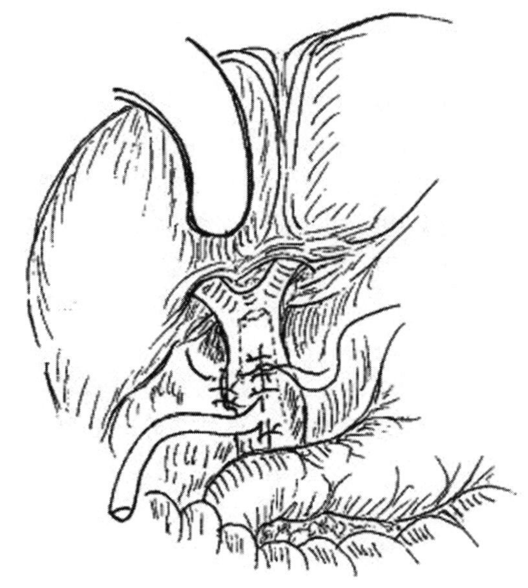
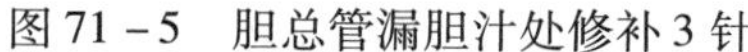

图 71－5　胆总管漏胆汁处修补 3 针

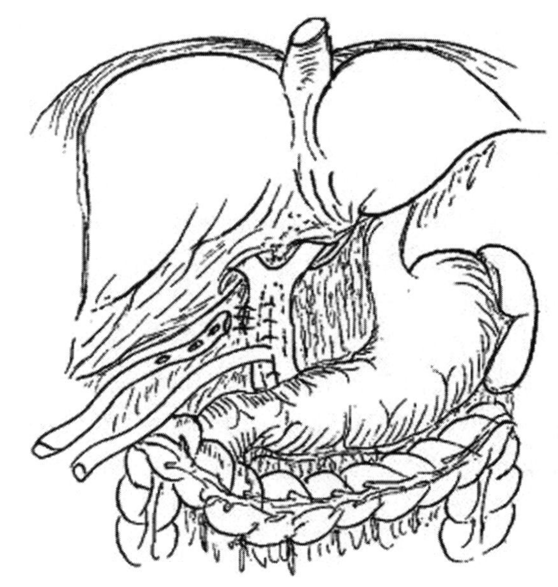

图 71－6　温氏孔处放置腹腔引流管与 T 管分别另切口引出

病人术中脉搏快，血压持续 90/60mmHg 左右，尽快顺利结束手术。术后呼吸快，再次气管插管，抗休克治疗，48 小时后呼吸平稳，氧饱和度正常，血压 110/80mmHg 左右，脉搏 93 次/min，呼吸 21 次/min。拔除气管插管，面罩给氧，呼吸平稳，腹腔引流管少量渗出液溢出，术后 4 天拔除腹腔引流管，T 管胆汁引出色泽及流出量正常。住院两周复查肝肾功、白细胞总数均正常。带 T 管出院，6 周后来院行 T 形管造影，肝内外肝管显影良好，拔除 T 形管。术后 1 年随访 2 次，全身情况良好。

【讨论】

本病例为胆囊结石慢性炎症在腹腔镜下行胆囊切除，手术顺利，令术者满意，未置放腹腔引流管结束手术。术后第 2 天病人出现胆汁性腹膜炎，再次手术修补漏孔，T 管胆总管引流术，术后又出现感染性休克，经积极抢救好转出院。

发生胆汁性腹膜炎的原因是离断胆囊管上钛夹时不可靠，或紧靠钛夹切断胆囊管，钛夹滑脱使胆汁从胆囊管残端漏出引起胆汁性腹膜炎而出现感染性休克。该病人已出现腹部症状和体征，应及时开腹处理，遗憾的是拖延了手术时间，致使病人出现了严重腹膜炎，甚至发生休克时才再手术处理，其原因是未能及时发现，也没有尽早处理。

教训有以下 3 点：

（1）凡是这类病人，应积极寻找原因，以便及时发现问题及时处理。在胆囊切除术中，一定要注意到胆管损伤的问题。本例因胆囊管没有处理好而漏胆汁，胆囊管未夹闭实际上也是一种胆管损伤。因此无论是 OC 还是 LC，术中一定要处理好胆囊管，本例胆囊管未夹闭引起的严重后果是值得注意的。

（2）对于术后的病人应严密观察病情变化，及时发现问题，及时处理，才不致引起严重的腹膜炎和休克后才手术。本例虽然化险为夷，转危为安，但教训应当吸取。

（3）手术结束时，要根据病人的实际情况或病变的具体情况，选择放置引流管，只要及时引流，胆汁能顺利引出体外，不会发生胆汁潴留，更不会发生胆汁性腹膜炎，即便有腹膜炎也较轻微或局限，不会发生感染性休克或造成重大影响。

例72　LC术中钛夹滑脱致胆汁性腹膜炎的处理

【病情简介】

女性,56岁,因慢性结石性胆囊炎,在电视腹腔镜下行胆囊切除术,术后2天感上腹不适,有恶心及呕吐,给予对症处理。术后3天出现腹痛、腹胀,腹部压痛及反跳痛,有移动叩浊,B超检查腹腔积液。腹穿顺利抽出胆汁样液体,查阅手术记录:“手术顺利,胆囊颈与胆囊管之间结石嵌顿,切开取出结石一枚约1.5cm,胆囊管较粗,上两枚钛夹,无出血及漏胆。”根据病人的症状及体征,结合腹部B超、腹腔穿刺及手术记录,考虑为胆囊钛夹脱落致漏胆引起胆汁性腹膜炎。拟行剖腹探查,胆总管T管引流术。

【治疗经过】

在气管插管全麻下,病人取仰卧位,取右上腹直肌切口进腹腔(图72-1),吸出腹腔胆汁性积液约1 000ml。探查肝脏、脾脏、胰腺无肿块及结节状物,胃十二指肠无溃疡。胆囊切除区及肝十二指肠粘连水肿,仔细分离找到胆总管、肝总管,胆囊颈管仅见一枚钛夹已脱落悬于胆囊颈管残端,另一枚未见(可能吸出),其漏孔处可见胆汁溢出(图72-2)。

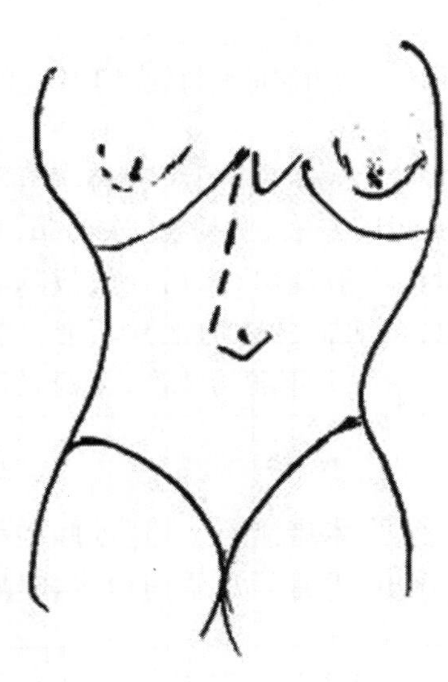

图72-1　手术切口

图72-2　胆囊管残端钛夹脱落漏胆汁

仔细检查胆囊管距汇入胆管处约2cm,根据术中探查及局部情况,决定行胆囊管结扎和胆总管T形管引流术。先用小圆针细丝线在预切胆总管前壁缝两针牵引线,尖刀片切开胆总管,用胆道探条探查胆总管上段及下段均通畅无结石(图72-3),置放18号T型管(胆总管腔径不足1cm),间断缝合胆总管(图72-4)。

由于胆囊管残端腔大水肿,细心、轻轻地用直角钳分离胆囊管后,带7号丝线可靠结扎,松紧适度,用4号丝线远端缝扎1次(图72-5),结扎胆囊管距胆管约0.3cm。从T形管注入生理盐水无漏。清理腹腔,温氏孔处置放腹腔引流管一根,与T形管分别引出(图72-6),关腹。手术顺利,术后生命体征平稳,引流通畅,术后5天拔除腹腔引流管,住院2周带管出院。4周后来院复查,全身情况良好,经T管造影肝内外胆管显影正常,拔除T管。术后1年随访2次无特殊,情况良好,肝肾功能正常。

【讨论】

本病例为慢性结石性胆囊炎行腹腔镜下胆囊切除术,术中因结石嵌顿在胆囊颈与胆囊管之间,切开取出结石,上两枚钛夹视为可靠,未置放引流管结束手术。术后出现胆汁性腹膜炎的临床表

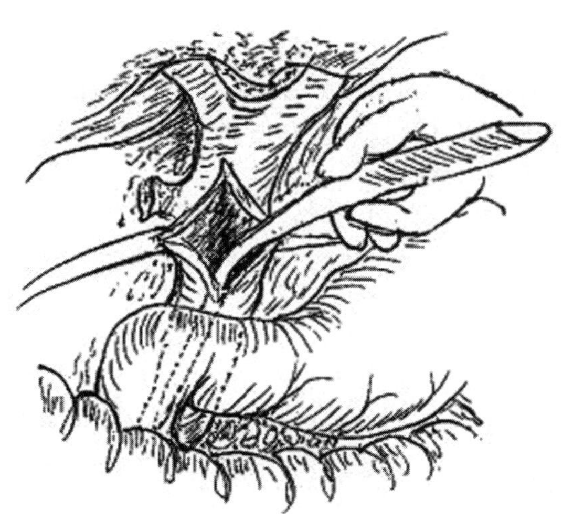
图 72－3　胆道探条探查胆总管上下段

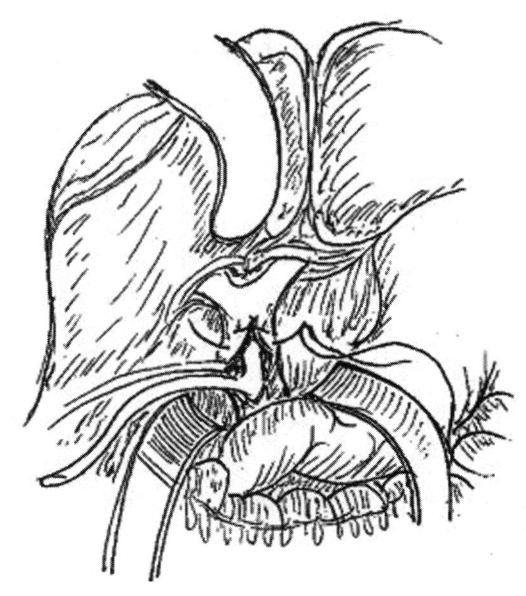
图 72－4　置放 T 形管间断缝合胆总管

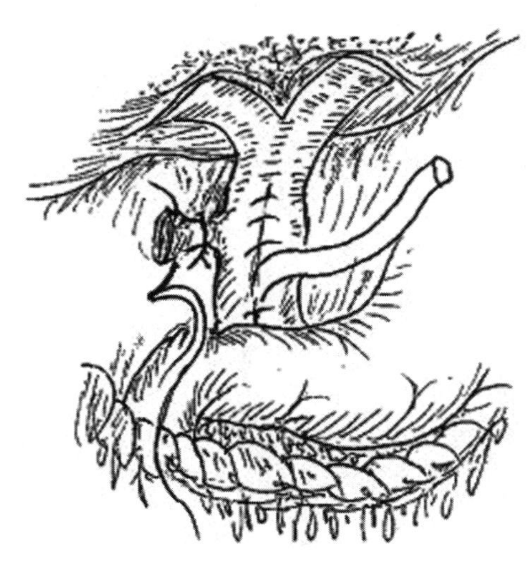
图 72－5　结扎胆囊管缝扎胆囊管残端

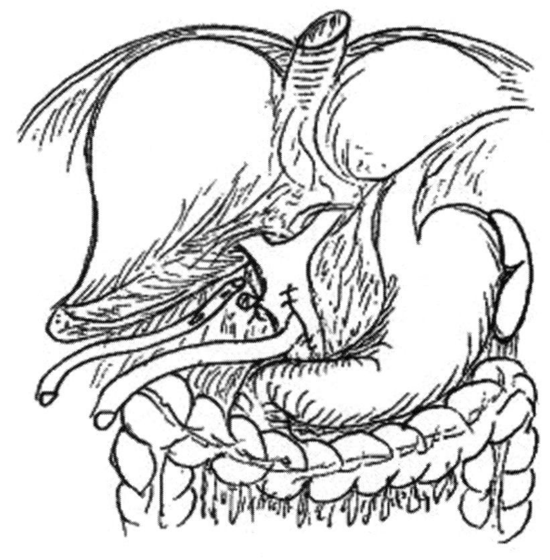
图 72－6　温氏孔附近置放腹腔引流管

现。经检查确定后即刻手术探查发现胆囊管钛夹脱落漏胆，行胆囊管结扎，为更安全可靠加胆总管 T 管引流，术后获得满意疗效。

教训有以下几点：

（1）胆囊切除无论是 OC 还是 LC，都是精细的手术操作，切忌过于自信，不得盲目地追求速度，该快的就快，该慢的就慢，该细的就细，要有耐心，不要草率从事。不但要会做手术，更要会用手术，师傅引进门，修行靠个人，要长期地修炼和磨炼，不断地总结经验教训。

（2）术中胆囊颈管粗大时，上一枚钛夹后，上第二枚前，离断胆囊管部分要足够第二枚钛夹可靠夹闭，必要时用直角钳带线结扎。

（3）对术后的病人应密切观察病情变化，及时发现问题，及时处理，才可能避免严重的腹膜炎和并发症。

（4）要重视引流管的置放及其位置，对经验不太足的施术者，在一般情况下术中都应置放引流管，其优点大于所谓的缺点。

(5)根据术中病变的具体情况,若置放了引流管,胆汁及时顺利地引出一般不会发生胆汁性腹膜炎(包括本章71例),即便有也较微或局限,更有利观察病情变化。笔者近年受邀到一家医院会诊一例LC术后漏胆40余天的病人(女性,43岁),因术中胆囊管上钛夹不满意,加缝1针后置放引流管,术后每天引出胆汁120~200ml,病人全身情况及腹部情况良好,建议马上经腹腔引流管造影,肝内外影良好,胆管无结石。会诊建议:①先夹管,如腹部无特殊,持续10~15天;②第①关过后拔出距胆囊管一段6~10cm的引流管,继续夹闭7~10天,无特殊,即可拔除引流管;③如前①、②无效,留管3月后行胆漏修补胆总管T管引流或胆肠吻合术。经治医生按会诊意见处理,没有经过第③就获得了满意的结果。这些例子足以说明无论OC或LC,置放腹腔引流管及其位置的重要性。

参考文献

[1] 陈勇,息颖,李金龙,等.腹腔镜胆囊切除术后迟发性胆漏12例报告[J].中国微创外科杂志,2009,9(11):1010-1012.

[2] 李虎城,刘吉奎,邹一平,等.腹腔镜胆囊切除术后迟发性胆漏的发生机制及预防措施[J].中华肝胆外科杂志,2006,12(8):521-523.

[3] 黎介寿,吴孟超,黄志强.普通外科手术学(2版)[M].北京:人民军医出版社,2010:6.

[4] 巴明臣,毛静熙,陈训如.腹腔镜胆囊切除术后胆漏的原因及对策[J].中华普通外科杂志,2004,19(2):77.

[5] 段石明,沈世红,凌烈明.Luschka胆管损伤致迟发性胆漏的临床分析[J].腹腔镜外科杂志,2012,17(2):143-145.

[6] 黄俊军,姚艳果.腹腔镜胆囊切除术后钛夹脱落致胆汁性腹膜炎1例分析[J].临床军医杂志,2007,35(3):482.

第 25 章　胆道手术 T 形管的应用不当致并发症的处理

例 73　T 管的选择和置入不当致胆汁性腹膜炎

【病情简介】

女性,46 岁,因慢性结石性胆囊炎,在气管插管全麻下,行腹腔镜胆囊切除术,术中粘连重,在分离胆囊管时误伤胆总管,立即中转开腹手术。探查发现胆囊管、肝总管及胆总管汇合部有一破口,从破口处向胆总管远端延长切口,置入 T 管缝合胆总管切口,切除胆囊后关腹。术后第 3 天病人感腹胀、腹痛、畏寒发热,压痛反跳痛明显,腹腔引流管流出胆汁样腹腔液 600ml 多,考虑 T 管滑脱胆汁溢流腹腔致胆汁性腹膜炎,决定行剖腹探查术。

【处理经过】

在气管插管全麻下,经原切口进腹腔(图 73 -1),吸出胆汁约 800ml,探查肝、胰、脾、胃、十二指肠无特殊。胆囊床无渗血及漏胆汁,T 管仍在胆总管内,而胆汁从 T 形管周漏出,胆管炎症及水肿明显(图 73 -2)。根据探查情况,考虑多为 T 形管放置不妥当。决定拔除 T 管进一步检查。剪去胆管壁缝线拔除 T 管,发现 T 管未经修剪(图 73 -3)。

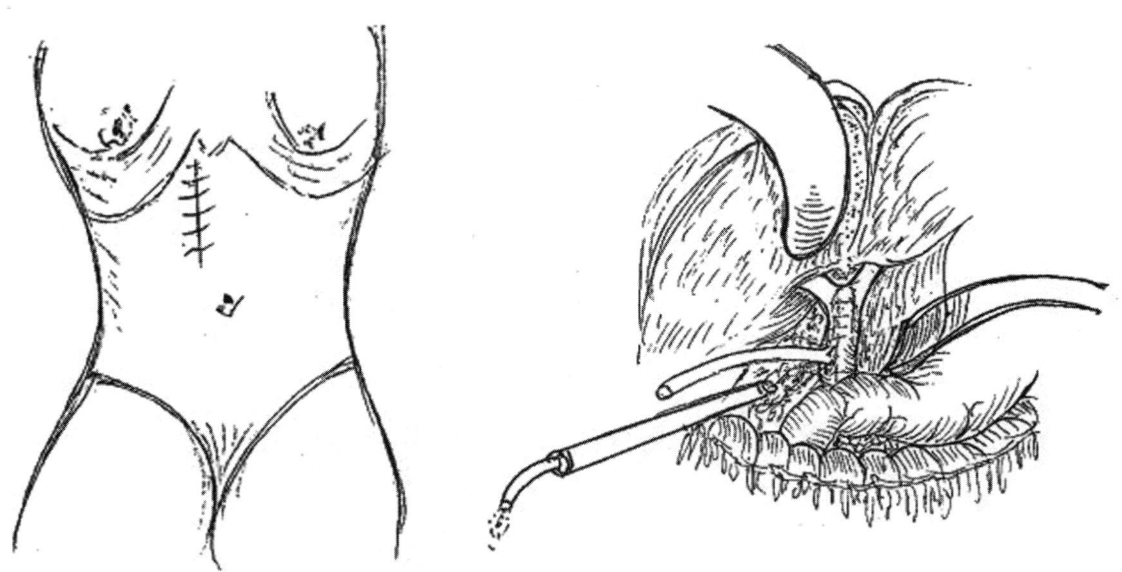

图 73 -1　经原切口进腹　　　　图 73 -2　T 形管周漏出胆汁

T 形管较粗,短臂没侧孔,并将左肝管及胆总管完全填满堵塞,右肝管的胆汁从 T 管侧壁处渗腹腔,造成胆汁性全腹膜炎。用胆道探条探查左、右肝管正常,胆总管下段通畅进入十二指肠(图 73 -4)。重新另取适合 T 管,将两短臂剪短,修剪成半槽形(图 73 -5),重新放入胆总管直径约 1cm 的管腔内(图 73 -6)。调整好 T 管在胆管腔内的位置后,以小圆针细丝线间断缝合胆总管切口(图 73 -7)。从 T 管内注入生理盐水,缝合处及胆囊管结扎处均无漏液。用生理盐水及甲硝唑液冲洗腹腔,吸净后再次检查术野无渗液后,小网膜孔附近置放腹腔引流管一根,与 T 管一道分别腹壁另切口引出(图 73 -8),逐层关腹。术后恢复顺利,住院 2 周带管出院。1 个月后来院 T 管造影,肝内外胆管显影正常,拔除 T 管。术后 1 年随访两次,病人全身情况良好。

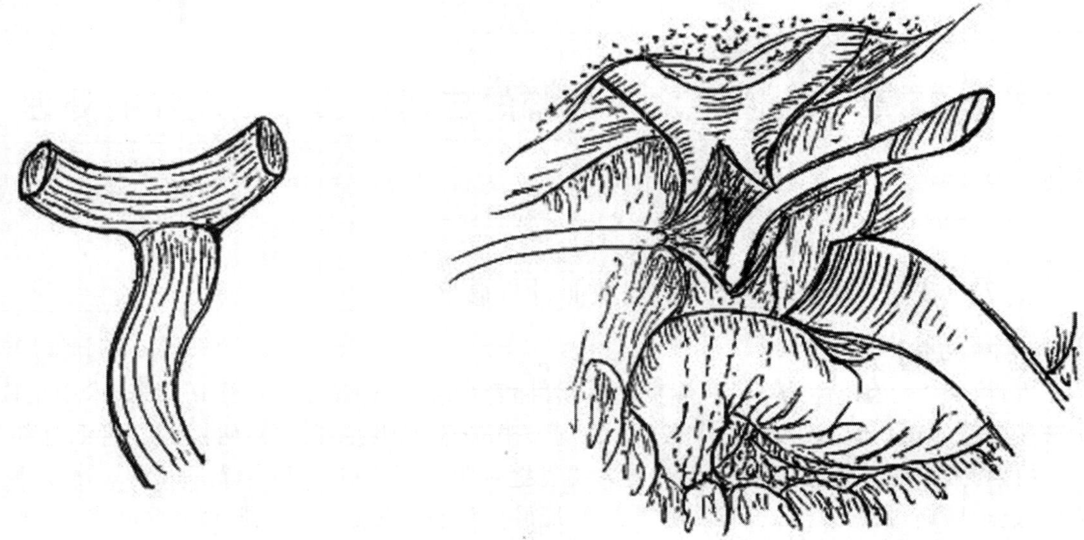

图 73－3　拔除未修剪的 T 形管

图 73－4 探查胆总管下段通畅

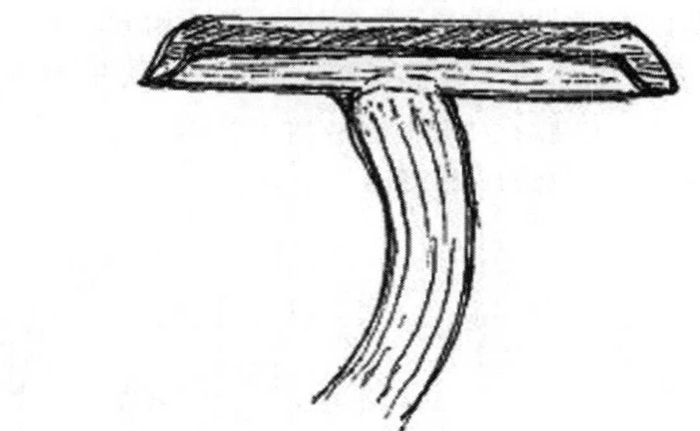

图 73－5　剪修后的 T 管

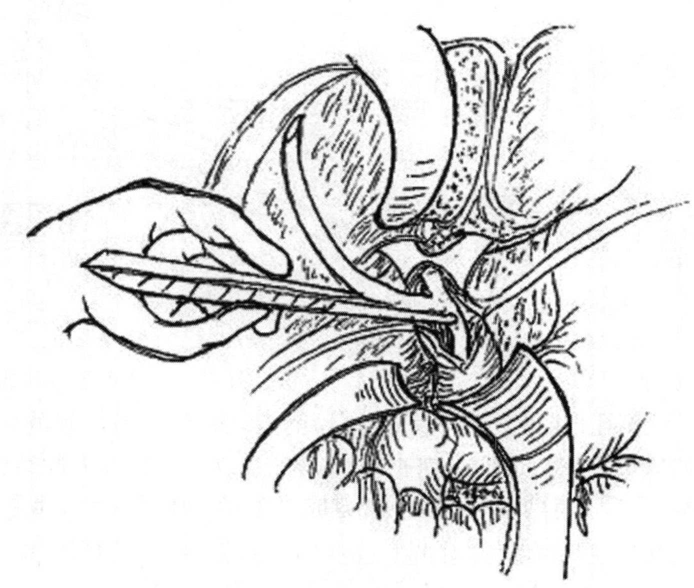

图 73－6　置放 T 形管调整位置

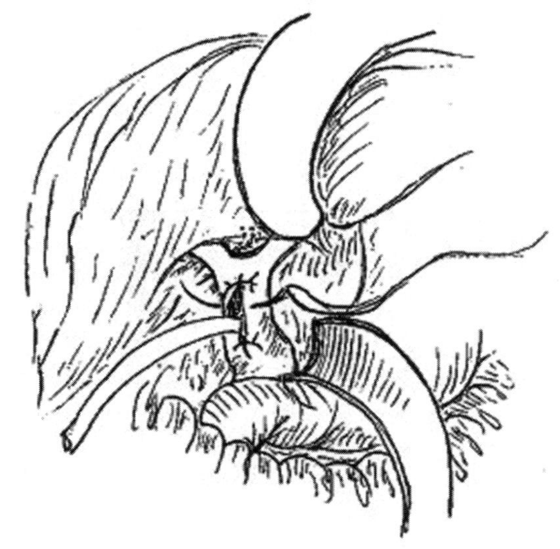

图 73－7 小圆针细丝线间断缝合

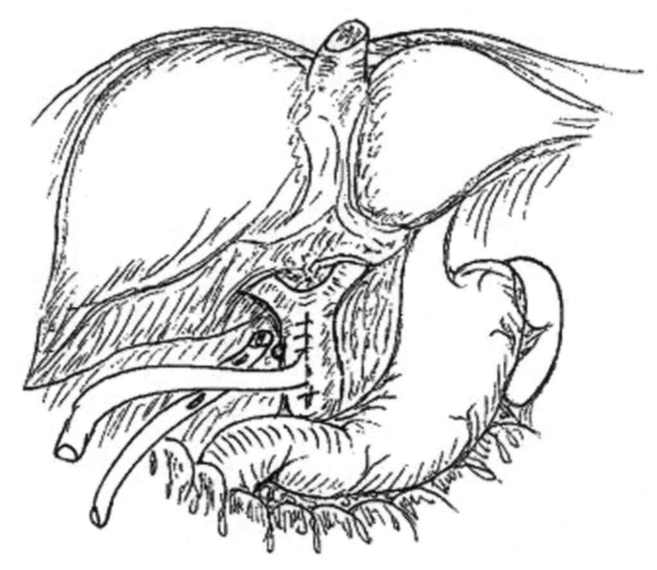

图 73－8 小网膜孔放置腹腔引流管，与 T 管一道均另切口引出

【讨论】

本例病人是 LC 误伤胆总管中转开腹手术，因胆总管损伤，T 管的选择大小和放置不适合，不但 T 管大，T 管的短臂剪修不当，虽不一定修剪成半槽管，但必须在 T 管横臂中央剪小孔，这样可能就不会发生胆汁性腹膜炎，也不会造成第 2 次手术的痛苦，这是一个严重的教训。

胆总管引流通常安置 T 形引流管，其粗细选择应根据胆总管内径来决定，T 形管的外径应小于胆总管内径，才能保证缝合胆管的严密，不发生张力而易于愈合。如过硬又粗的 T 形引流管缝合胆管时张力过大，可发生吻合的裂开，还可能导致胆管壁缺血坏死，形成胆瘘腹膜炎，即便未形成胆瘘，也可形成胆管疤痕性狭窄。

胆管 T 形引流管应根据不同需要、不同的引流部位而裁剪成不同的形状。一般情况下 T 形管的短臂各留 1.5～2cm，正对长臂的对侧中央应剪一小孔，便于通畅引流和拔除 T 管时容易，即减轻拔管时给病人带来的痛苦，也不至于造成胆管的损伤。如胆管为泥沙样结石或胆管较细的病人，为保持 T 管的引流通畅而不被泥沙结石阻塞，应将 T 形管短臂对侧纵行剖开，并剪除部分管壁使之成半槽管（图 73－9）。

总之,外科病人应用管道引流得当,对病人就是“福星”,使用不当对病人就是“克星”。因此,外科医生对引流管的使用要高度重视。

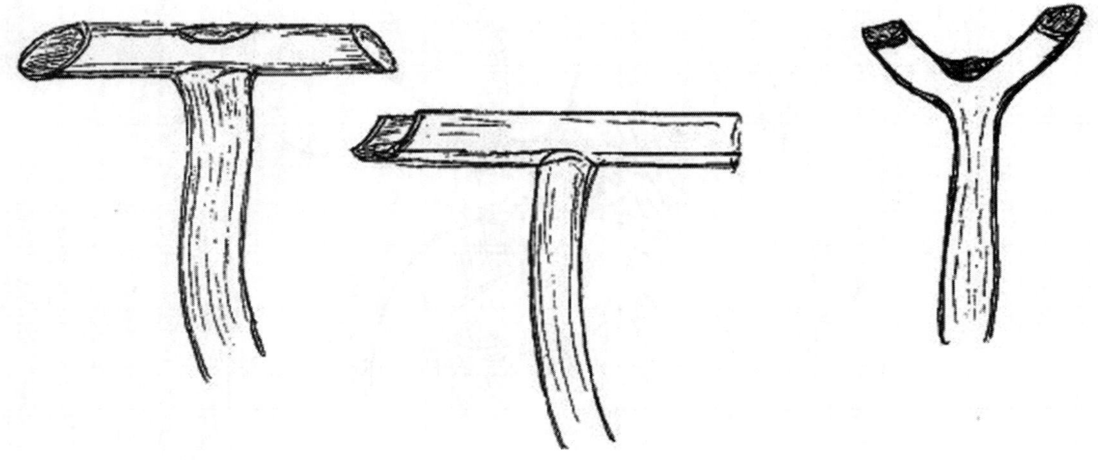

图73-9　T形管选择和剪裁

例74　T管引出错误,导致胆管狭窄梗阻性黄疸

【病情简介】

男性,43岁。慢性结石性胆囊炎,在气管插管全麻下行LC,在手术时分离粘连不慎切断胆总管,切除胆囊后冲洗创面溢出胆汁,观察片刻胆汁仍不断溢出,考虑误伤胆管,即刻中转开腹手术探查,发现胆总管从三管汇合处横断伤,找到两断端胆管稍加修整,胆管内径0.6cm,行对端吻合。吻合时将T管从吻合口引出,术后恢复顺利,带管出院。3周后来院行T管造影,胆管通畅,肝内外胆管显影良好,拔除T管。拔管后1月出现上腹不适,时有胀痛,门诊给予对症治疗。此后出现皮肤巩膜轻度黄疸并逐渐加重,肝区胀痛,门诊以梗阻性黄疸收入住院。B超检查发现胆管中部狭窄,近端胆管扩张。经术前准备,拟行再次胆道手术。

【治疗经过】

在气管插管全麻下病人取仰卧位,取原切口进腹(图74-1)。仔细分离粘连后探查肝脏中等度淤疸,表面光滑无结节,胆总管中段明显狭窄,上段胆管扩张2cm(图72-2)。

胰腺头部不肿大,胆总管下段未扪及硬性结节。脾脏稍大,表面光滑无粘连,胃、十二指肠正常。根据术中探查及病人术中情况,决定行肝总管与空肠端侧Roux-en-y吻合术:切断狭窄段的上下端,移除狭窄段,缝闭胆总管远端(图74-3)。胆道探条探查左右肝管通畅无结石(图74-4),提起横结肠,将距十二指肠悬韧带约15cm处离断的空肠,经结肠后上提至肝门备吻合(图74-5)。

空肠近端与远端空肠距吻合断端以远约45cm处的空肠端侧吻合(图74-6),并将远端空肠与近端空肠上间浆肌层缝合4针,使之同步。将结肠后上提的空肠已缝合残端的肠系膜对侧缘的侧方切一与胆管口径相应的切口,用细丝线全层黏膜对黏膜的外翻褥式缝合(图74-7),距吻合口约12cm处的空肠壁切一小口置放适当的T形管,两短臂进入左右肝管,长臂缝合固定,小网膜孔附近放置腹腔引流管(图74-8),均腹壁另切口引出固定。

清理腹腔,检查术野无渗血及漏胆,逐层关腹。术后恢复顺利,住院2周带管出院。术后3月随访,复查肝肾功能正常。6个月后经支撑T形管造影肝内外胆管正常,拔除T管。1年后随访良好。

【讨论】

本例为慢性结石性胆囊炎,腹腔镜下手术,术中粘连重,因施术者过于自信的操作,不慎误伤胆

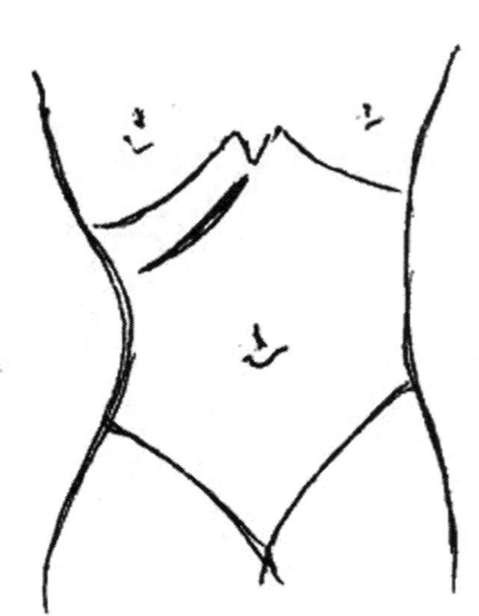
图 74－1　右上腹肋缘下切口入路

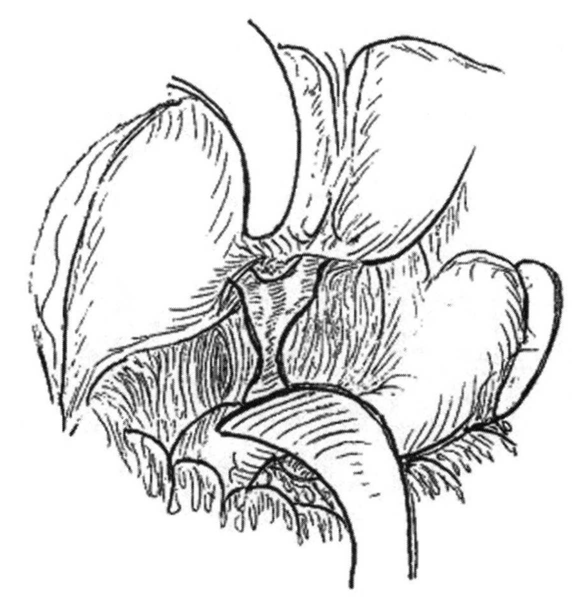
图 74－2　胆总管中段狭窄，近端胆管扩张

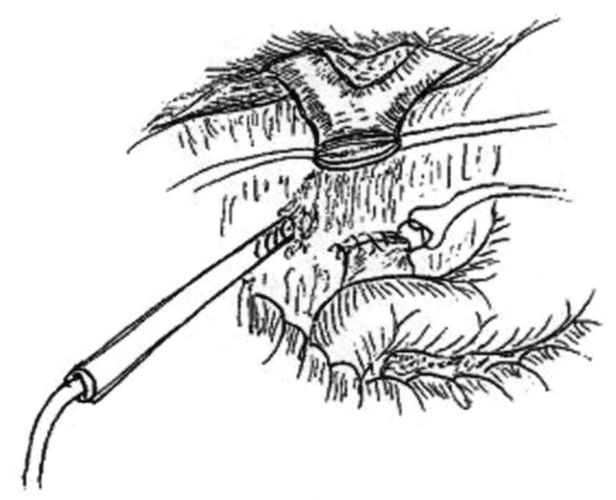
图 74－3　切除胆管狭窄部分，缝闭远端胆总管

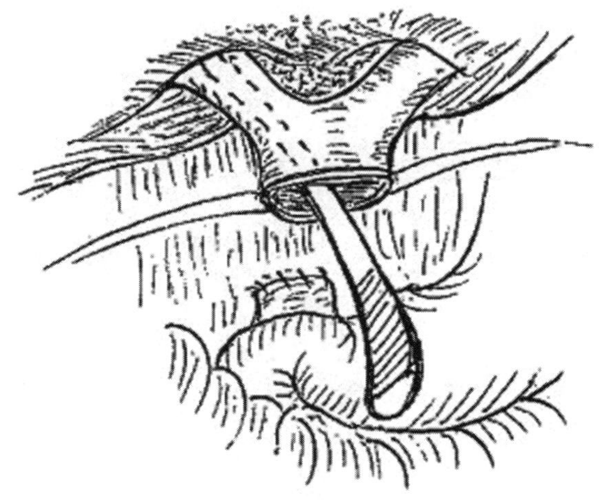
图 74－4　探查左右肝管通畅

总管，及时中转开腹手术，进行胆管对端吻合，T 形管从吻合口处引出，术后恢复顺利，3 周后造影显影通畅，拔除 T 管。术后 1 月出现腹痛、黄疸，3 月后腹痛黄疸加重入院。经检查为胆总管中上段狭窄所致。请示上级医师，检查病人，查阅原住院病历及手术记录，考虑为胆管损伤后，行胆管端端吻合，由于胆管口径相对较小，同时 T 形管又是从吻合口引出，导致胆管吻合口疤痕增生狭窄，引起胆汁引流不畅致梗阻性黄疸。经积极术前准备后，再次胆道手术，行胆管空肠 Roux－en－y 吻合术。术后恢复良好，疗效满意。通过本例病人的治疗，值得吸取以下几点教训：

（1）施术者当遇到术中粘连重时，应冷静仔细分离粘连，并搞清解剖关系，不要过于自信，盲目切断粘连的组织结构。

（2）胆囊切除始终要注意胆管损伤的问题，一旦发生胆管损伤应立即修复或重建。

（3）如胆管被切除一段在 1cm 内，可做 Kocher 切口游离十二指肠，使之对端吻合张力减小，有利愈合。

（4）T 形管绝对不能经对端的吻合口引出，应从胆管近端或远端另切口引出，因吻合口定会有瘢痕形成，当拔管后肉芽即刻封闭引流口，会造成吻合口逐步狭窄，使胆汁流通不畅，造成梗阻性黄疸及其他并发症。

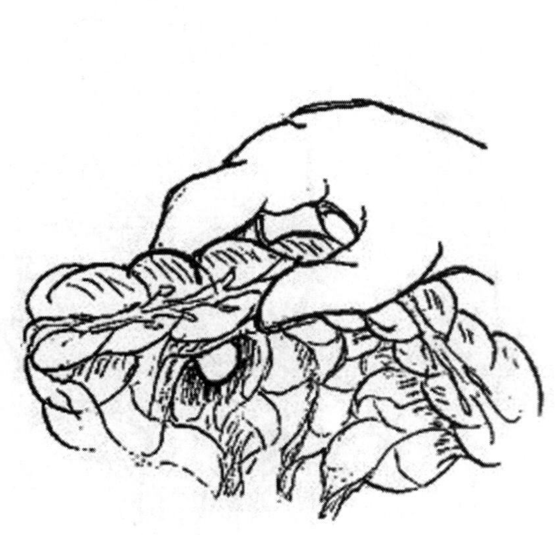

图74－5　在横结肠系膜无血管区切开，备上提空肠远端至肝门

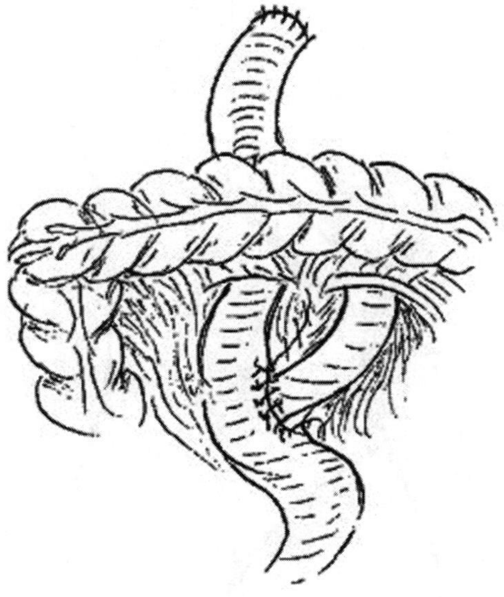

图74－6　空肠近端与远端空肠端侧吻合，关闭系膜孔

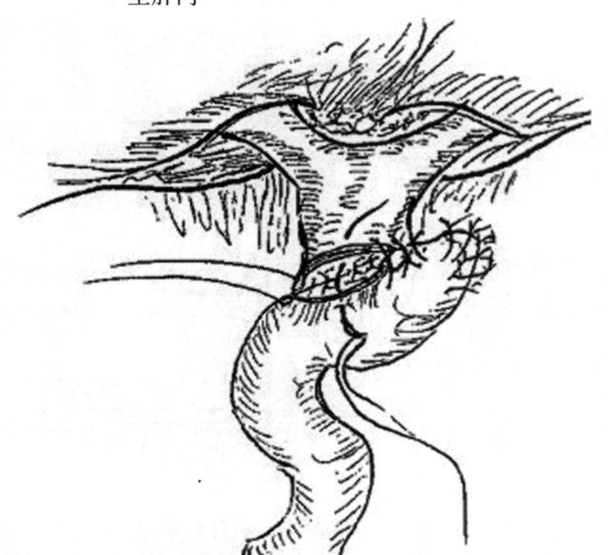

图74－7　胆肠端侧做单层外翻缝合

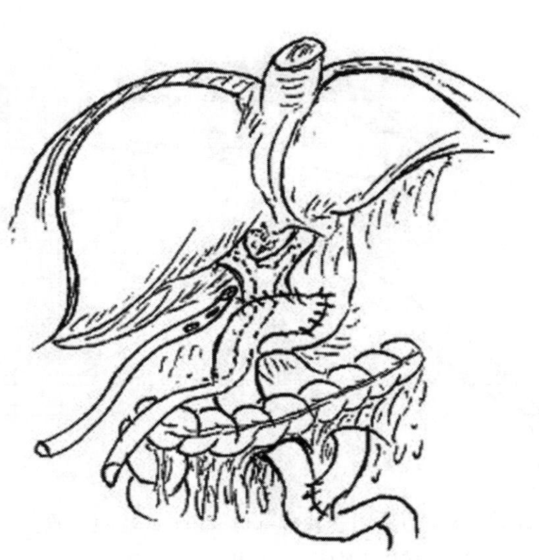

图74－8　胆管与空肠Roux－en－y式吻合完毕

(5)拔除T形管时间：根据情况一般在6个月左右，必要时延长至9个月后拔管更好。

例75　两次拔除T管即形成胆汁性腹膜炎

【病情简介】

女性，49岁，因慢性结石性胆囊炎，胆总管结石，在硬膜外麻醉下行胆囊切除，胆总管探查，取石，T形管引流术，术后病人恢复顺利。术后2周试夹闭T形管，病人无特殊不适，进食好，无腹痛呕吐等情况。术后3周行T管造影，肝内外胆管无结石，胆肠通畅，拔除T形管。病人即刻出现腹痛，持续无缓解，后逐渐加重，对症处理无效，4小时后体温38℃，腹部明显压痛反跳痛，有腹肌紧张。移动性叩浊，肠鸣弱，经腹部B超检查提示腹腔内积液。行急症剖腹探查，见腹腔内积胆汁约300ml，吸净后用大量生理盐水冲洗吸净，重新经胆总管原引流口放置T管，缝合胆总管裂口，经右上腹原戳口引出T管，关腹。术后恢复良好，住院2周带管出院。术后1月夹闭T形管无任何不适,3 个月后来院行 T 管造影,胆肠通畅。按常规拔除 T 管,拔管后再次出现上述病情,即胆汁性腹膜炎,即刻收入住院,经术前准备行急症剖腹探查术。

【治疗经过】

在气管插管全麻下,取右上腹原切口进腹腔(图 75－1),吸净腹腔积胆汁性液约 400ml,用大量生理盐水冲洗腹腔吸净后探查,肝、胰、脾及胃、十二指肠无异常发现。整个腹腔各脏器间及与腹壁均无粘连,胆总管及引流管口与周围亦无粘连(图 75－2)。

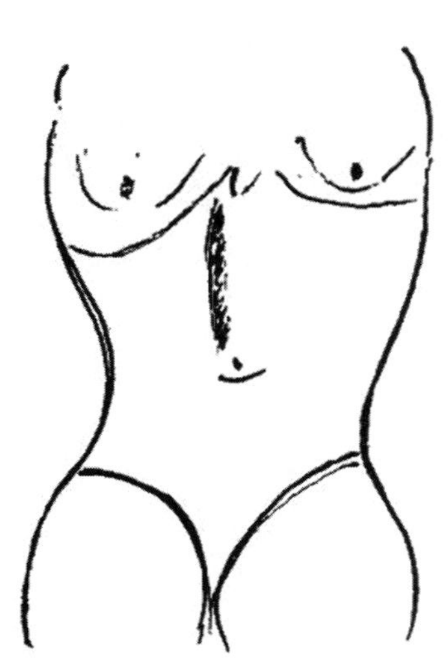

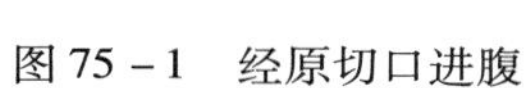

图 75－1　经原切口进腹

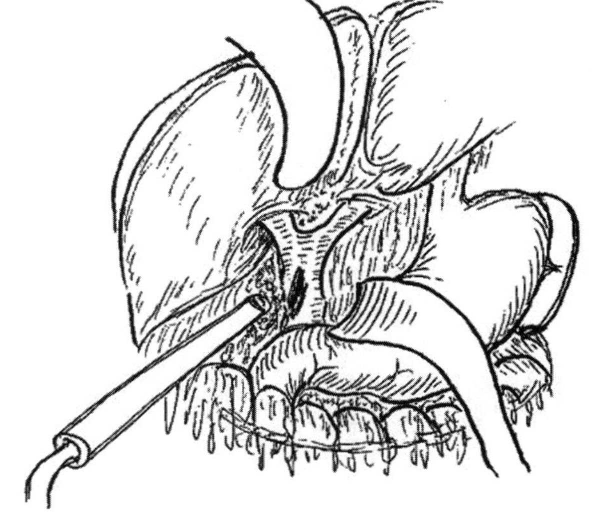

图 75－2　胆总管裂口与周围组织无粘连

未见纤维条索形成。选用 22 号 T 形管经剪裁后,从胆总管原裂口置入(图 75－3),缝合胆总管裂口(图 75－4)。

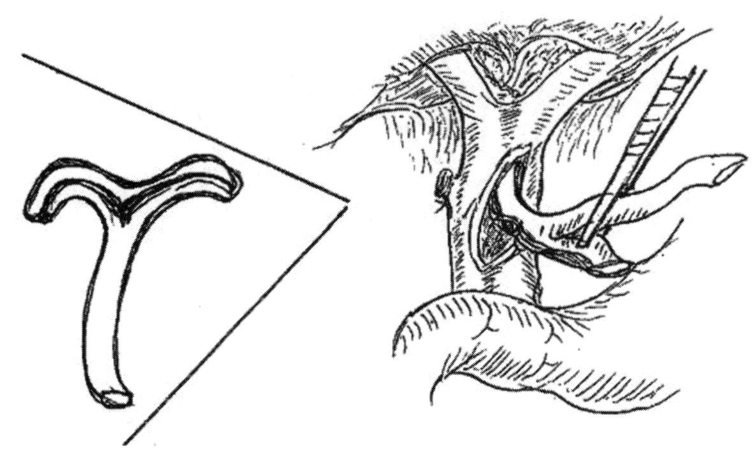

图 75－3　经胆总管原切口置放剪裁后的 T 形管

将 T 形管长臂沿肝脏脏面经腹壁右肋下切口引出,继而游离带蒂大网膜条片状环绕 T 形管直到胆总管裂口缝合处,并与后腹膜缝合固定数针(图 75－5),再将环绕在 T 管上的网膜散在缝合,直到腹壁戳孔处,肝下置放引流管另切口引出固定(图 75－6)。清理腹腔,逐层关腹。术后恢复顺利,带管出院。6 个月后 T 管造影胆肠通畅,拔除 T 管,恢复良好。术后 3 年随访 3 次无特殊不适。

【讨论】

本例为胆道手术 T 管引流术后,两次拔除 T 管即刻出现腹痛,胆汁性腹膜炎,急症手术两次探查腹腔内未发现有粘连的迹象,也未发现原放置胆管 T 管处存在膜性管道,可以说该病人存在对异物刺激不发生纤维组织反应和组织反应迅速粘连过程低下,表明该病人的成纤维细胞增殖能力

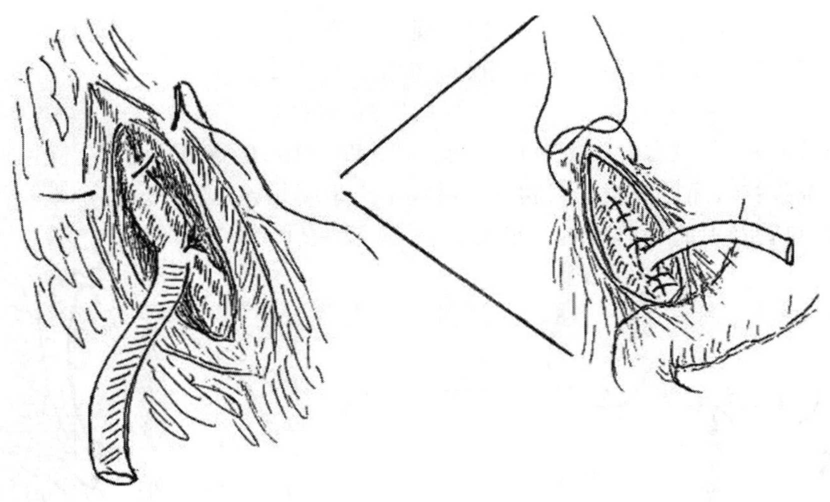

图75－4　间断缝合胆总管裂口

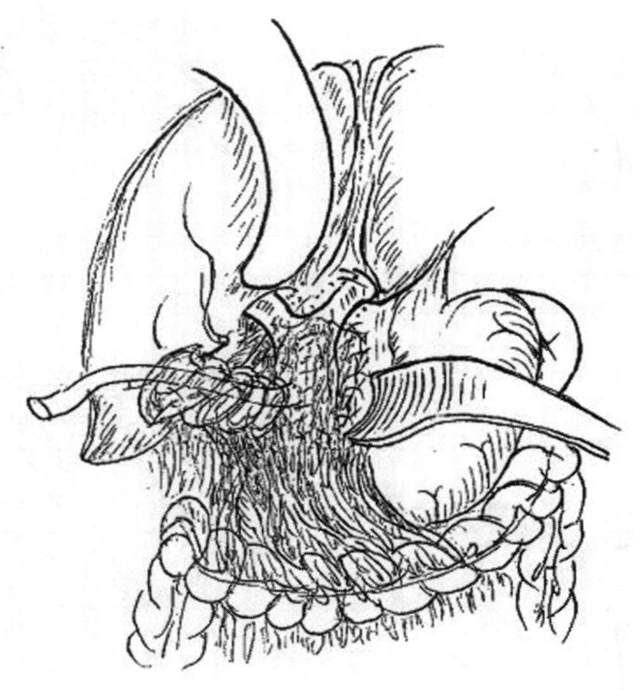

图75－5　带蒂大网膜片状围绕T管及覆盖在胆总管上，缝合在后腹膜上数针

低下，致使胶原纤维沉积少，新生毛细血管不足，不能形成纤维性粘连，致使T形管周不能形成膜性的管道，即是两次拔T管后形成胆汁性腹膜炎的病理学基础。

T形管系质量较好的乳胶管，属于红橡胶范畴，可引起人体组织明显的反应和很快粘连，通常2～4周可围绕T管形成膜性管道，本例病人膜性管道形成不完善，拔除T管后即形成胆漏和胆汁性腹膜炎。通常拔除T形管的时间一般是3周左右，身体健康的年轻人术后2周拔除，但老年病人若术后2周拔除T管，有可能损伤尚未形成的膜性管道，致使胆管T管放置处破裂或创伤致胆汁漏入腹腔形成胆汁性腹膜炎。此例病人因T管及自身因素而忍受了巨大痛苦，可应吸取以下教训：

（1）除严格T形管外，在剪裁上要十分考究，在拔管时应采用轻巧带有弹性的方法操作，就不会损伤已形成的膜性管道。

（2）T形管是用可刺激组织产生膜性管道的红橡胶类制成，拔除T形管的时间应在3周左右，对于体质欠佳者或老年病人，应酌情于3周后拔管。

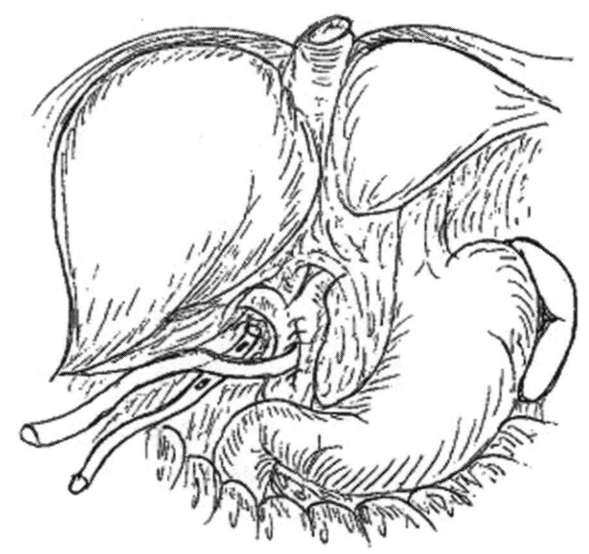

图 75 －6　肝下置放腹腔引流管，与 T 管分别腹壁另切口引出

(3)一旦遇到类似情况时，可采用上述的处理或变通的方法给予解决，万万不可让病人再受第 2 或 3 次的痛苦。

参考文献

[1]　崔乃强，李忠廉，邱奇，等. 10 年胆道再手术的临床分析[J]. 中华肝胆外科杂志，2002，8 (8)：646 －648.

[2]　胡以则. 胆瘘治疗的现代概念[J]. 临床外科杂志，2004，12(3)：137 －138.

[3]　何群，汤恢焕，周军. 腹腔镜胆总管探查拔除 T 管后胆瘘 16 例临床分析[J]. 中国普通外科杂志，2012，21 (9)：1172 －1174.

[4]　杨育新. 贺国斌. 肝胆术后胆瘘的处理及体会[J]. 中国普通外科杂志，2012，19(7)：836 －837.

[5]　张宝宗，郑会海. 胆总管探查术后胆瘘发生的原因及其防治[J]. 中国中西医结合外科杂志，2004，10(4)：324.

[6]　吕云福，董永红，黄海. T 管窦道形成时间的临床研究与意义[J]. 中华肝胆外科杂志，2004，10(4)：279 －280.

第26章 胰腺外伤的手术

例76 胰体尾部切除术

【病情简介】

男性，45岁，因腹部闭合性损伤入院。入院查体腹部脏器损伤的临床表现不明显，6小时后病人出现腹痛腹胀明显，全身体征加重，呼吸26次/min，脉搏110～120次/min，血压维持在110/80mmHg左右，血淀粉酶偏高。腹部B超检查腹腔内少量积液，腹部X线摄片未提示膈下游离气体。考虑腹腔脏器损伤，决定行剖腹探查。

【治疗经过】

在气管插管全麻下，经右上腹直肌切口进腹（图76－1），腹腔积液约400ml，系浑浊性淡血水，吸净腹腔液，探查肝、胆、脾无损，胃前壁及横结肠浆肌层多处裂伤。小肠系膜根部、横结肠系膜处及胃小网膜均有瘀血斑点。打开胃结肠韧带探查胰腺，胰周膜瘀血水肿明显。请示上级医师上台协助探查胰腺，扪到胰体部似有一裂沟（图76－2），切开胰腺下缘之腹膜，钝性分离胰腺背面的腹膜后间隙，游离胰腺体并向前提起（图76－3），胰体尾部明显挫伤，切断胰腺断裂处。

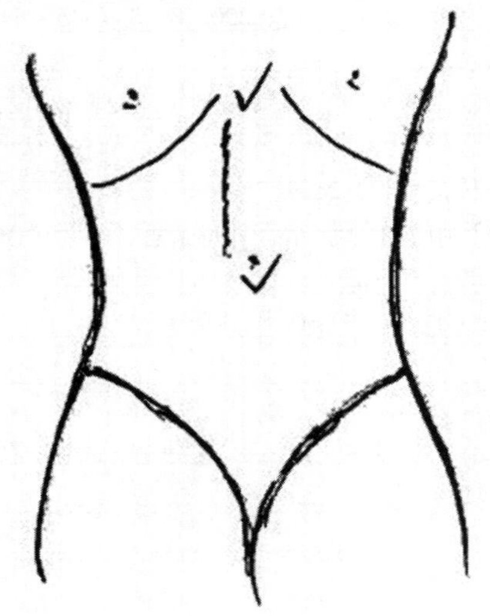

图76－1 手术切口

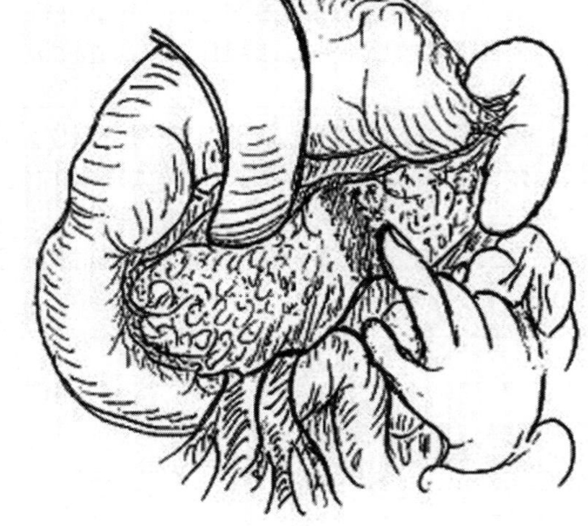

图76－2 探查扪及胰腺中段断裂处

近端胰管结扎，间断褥式缝合断端，再以丝线"8"字缝合结扎胰腺断端（图76－4），并用邻近系膜组织覆盖固定（图76－5）。鉴于脾脏和脾蒂无破损，大网膜上血管弓和胃短动静脉仍完整无损，决定将胰体尾部连同脾动静脉一并切除，而保留脾脏（图76－6）。细丝线缝合修补裂伤的胃结肠浆肌层。冲洗腹腔，再次检查术野无渗血及漏液后，胰床及肝门处、盆腔分别置放腹腔引流管，腹壁另切口引出。术后恢复顺利，住院2周出院。术后半年随访全身情况良好。

【讨论】

胰腺是腹膜后器官，右侧在腰2～3，左侧在腰1的平面，横跨脊柱前方，故胰腺在脊柱前面的位置较为浅表，后方有硬椎体，是腹部闭合性损伤时最容易发生断裂的部位。国外统计，胰腺的外

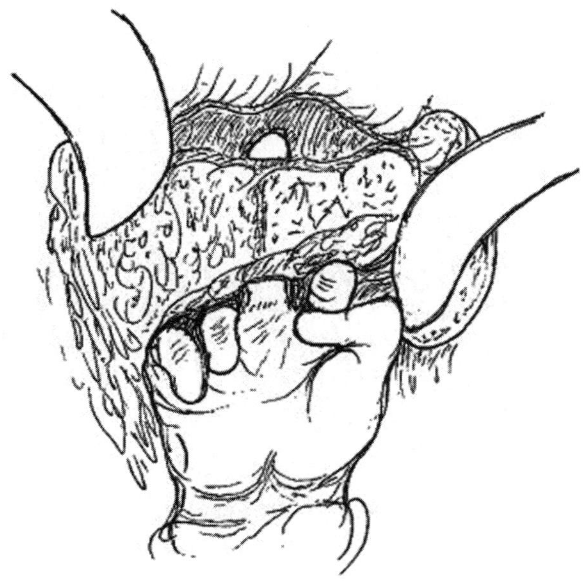

图 76－3　游离胰腺体尾部

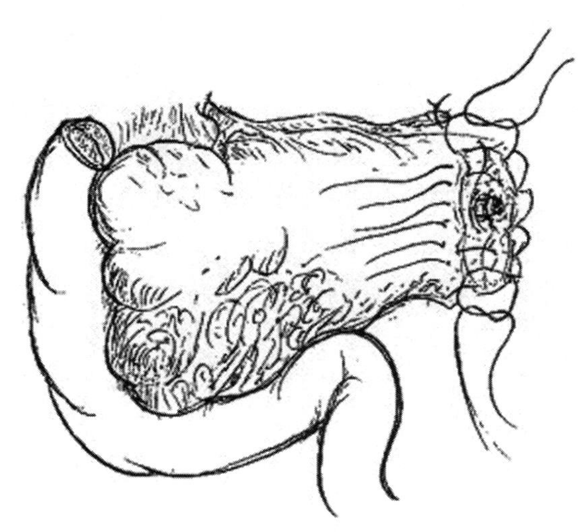

图 76－4　间断缝合胰腺残端

伤以开放性损伤为多见，而国内的胰腺损伤以闭合性多见。在我国，胰腺在腹部外伤中发生率较低，约占闭合性损伤的 1.2% ~3% 。

胰腺外伤的手术方法多，尚未有哪一种手术能适应所有的胰腺外伤的情况，故手术方式应根据具体情况来选择，从最简单的放置引流物到复杂的十二指肠憩室化或胰十二指肠切除术。因为胰腺外伤在临床上并不很常见，所以就难以通过大量的临床实践来评定各种手术方法的价值。因此，有些手术可能只适用于少数的病例。

本病例病人腹部受伤到入院时间短，临床症状和体征不典型。经几个小时的观察后，表现出腹膜炎的症状和体征，考虑为腹腔脏器受损，行剖腹探查证实为胰腺体尾部严重挫伤，胰体部断裂。脾脏完好，大网膜上的血管弓和胃短动静脉仍保存完整，故将脾动、静脉与胰体尾一并切除，保留了脾脏。

然而，腹部的闭合性损伤，由于伤病员的伤情严重或伴有多脏器的损伤，故一般不宜花费过多的时间去进行保存脾脏、胰腺损伤修补或切除等，且腹腔引流管安放的位置要得当，拔除引流管的时间不宜过早，最好在 5 ~7 天或更长时间为好。

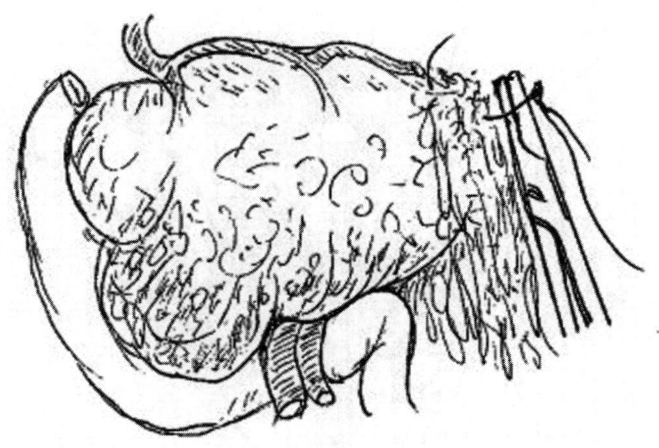

图76－5　用邻近系膜组织覆盖胰腺残端,并缝合固定

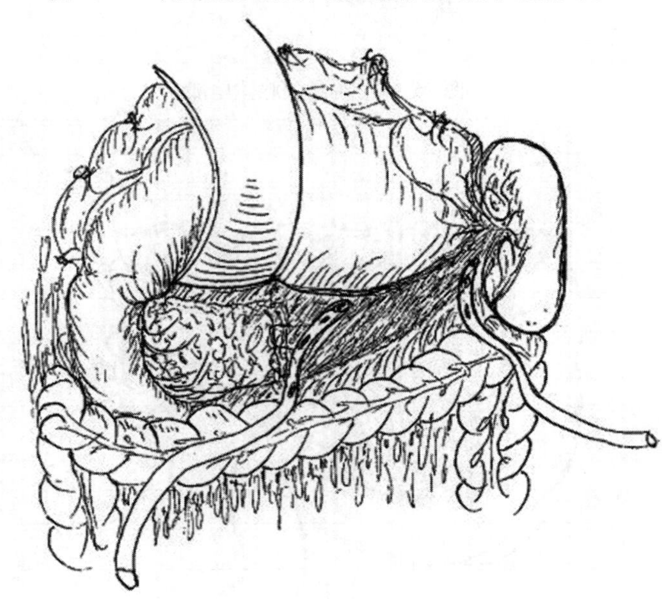

图76－6　切除胰体尾部,保留脾脏脾门,胰床及盆腔置放引流管

例77　胰腺远断端Roux－en－y空肠吻合术

【病情简介】

男性,51岁,因车祸腹部闭合性损伤4小时入院,诊断为腹部闭合性损伤,腹腔脏器破损,经术前准备后行急诊剖腹探查。

【治疗经过】

在气管插管全麻下,取右上腹正中切口进腹(图77－1),腹腔内有中等量积液约1 000ml,混有胃内容物(食物残渣),吸净后发现胃前壁有一约4cm长的不规则破口(图77－2)。

肝胆胰结肠及小肠均无异常发现,4号丝线间断全层缝合胃破损处(图77－3)。打开胃结肠韧带探查胰腺,可见胰头、颈及体部有出血点,被膜出血及肿胀,以胰颈部明显,在胰腺颈部可扪及一凹陷沟,切开未破损的包膜可见胰颈部完全横断(图77－4)。

轻轻游离两断端,找到胰管,将胰腺的两端面经不吸收丝线仔细缝扎止血,近端的胰管结扎,断面用丝线做一排褥式缝合,再间断缝合胰腺断端。远侧端胰腺管置放一根细导管(图77－5)。提起横结肠,离Treit韧带约15cm处切断空肠,旷置输出袢长度约40cm经横结肠后上提起胰腺断端

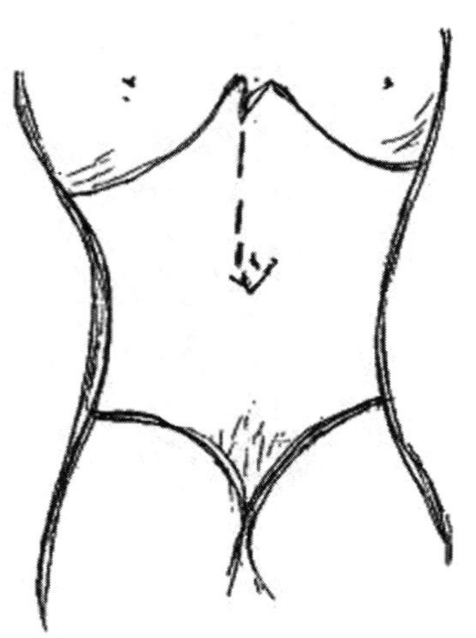

图 77－1　手术入路切口

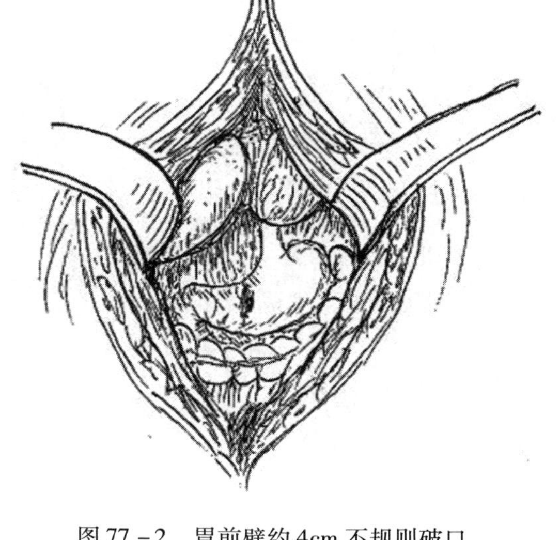

图 77－2　胃前壁约 4cm 不规则破口

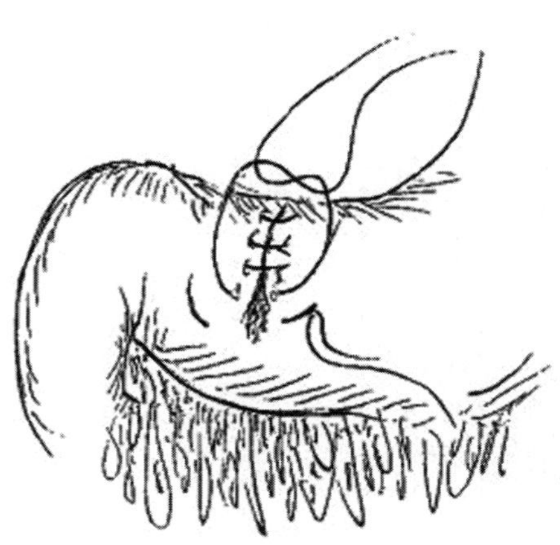

图 77－3　间断全层缝合胃破损处

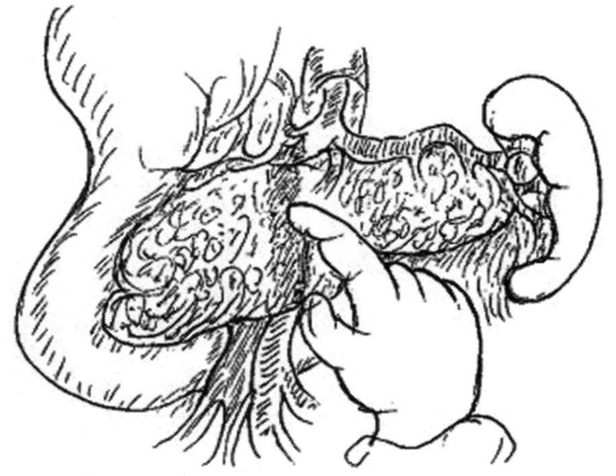

图 77－4　扪及胰腺颈部有一凹陷沟，提示胰腺横断裂伤

吻合，近端空肠与远端空肠行端侧吻合(图 77－6)。

将胰腺远端套入空肠断端内，行套入式双层吻合，胰管内导管经空肠袢引出体外(图 77－7)，冲洗腹腔，仔细检查手术创面无渗血及渗液后，在胃造瘘口，置入胃管，其远端进入十二指肠第二段(图 77－8)，胰断端、小网膜孔及盆腔分别置放引流管一根另切口引出固定，关腹。术后 10 天先后拔完腹腔引流管，住院 3 周，肝肾功、血尿淀粉酶均正常，拔除胰管引流管，痊愈出院。术后 1 年随访两次全身情况良好。

【讨论】

本例为腹部闭合性损伤致胰腺重度挫裂、横断伤以及胃破裂，经及时的剖腹探查手术，发现损伤的脏器，采用胰腺近断端缝扎、远端套入式双层吻合以及胃修补、胃造口引流术，获得了满意的疗效。

胰腺伤有较高的死亡率，除了严重的伤情和合并伤之外，一个重要原因是诊断困难，常延误治疗。曾有文献报道治疗胰腺伤的经验教训，不单是术前诊断困难，手术中亦可能遗漏。胰腺损伤有不同的程度和多种损伤形式，简单分类如下：

(1)包膜完整的单纯性挫伤；

(2)胰腺包膜破裂而无主胰管断裂；

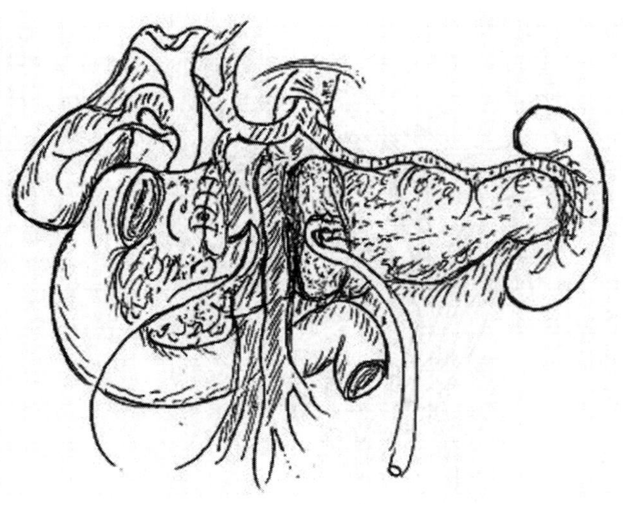

图77-5 缝合胰腺近端残端,远端胰管置放适当的导管支撑引流

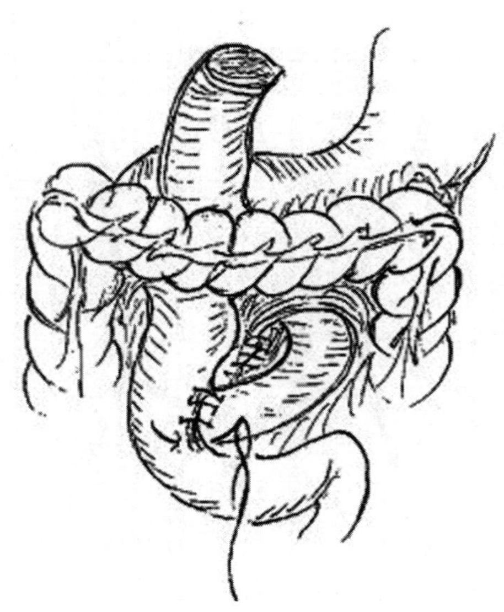

图77-6 近端空肠与远端空肠端侧吻合

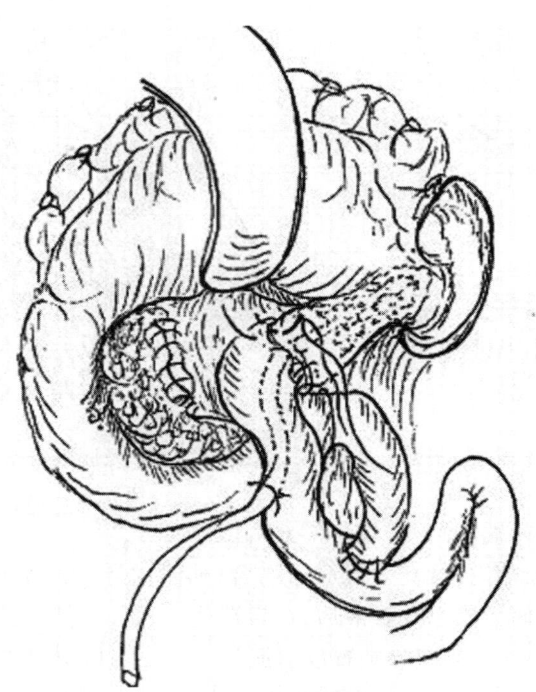

图77-7 胰腺断端远端与空肠行Roux-en-y吻合术

(3)胰腺主胰管断裂;

(4)胰腺、十二指肠复合伤。

胰腺损伤的诊断除了致伤方式、部位、腹部体征外,血清淀粉酶的升高是诊断胰腺伤的佐证。Jones曾对过去35年中500例胰腺损伤的血清淀粉酶测定进行分析,发现穿透性损伤362例,仅有17%有血清淀粉酶升高;138例闭合性损伤者有61%血清淀粉酶升高,而胰腺断裂者有65%升高,并且血清淀粉酶升高的程度并不与伤情严重程度成正比。故临床上并不能以单项血清淀粉酶升高与否作为诊断的依据,而是要根据临床上的全面检查及有关影像辅助检查手段,同时血清淀粉酶正常也不能排除胰腺损伤的可能。

作为腹部外科医生,在施行常见的腹腔脏器损伤的手术时,应警惕是否有胰腺的损伤。

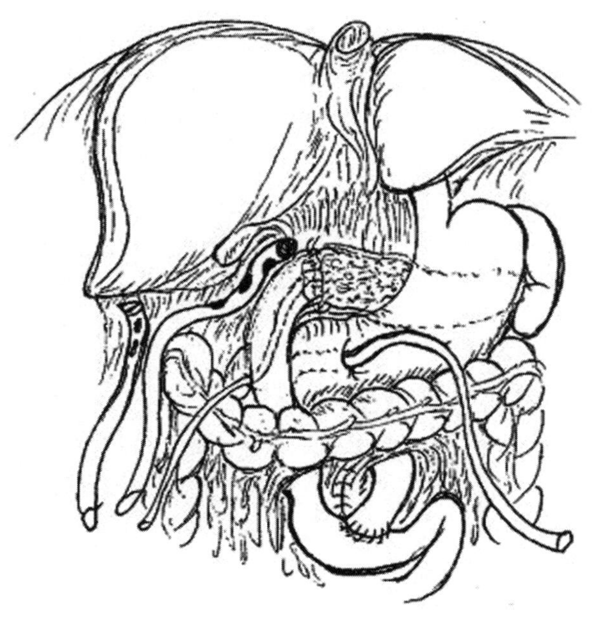

图 77－8　各引流管均腹壁另切口引出

例 78　胰十二指肠联合伤的手术

【病情简介】

男性，35 岁，因驾车行驶撞击在树干上 3 小时入院。查体：神志清楚，痛苦面容，呼吸 26 次/min，脉搏 110 次/min，血压 92/64mmHg，双肺呼吸音粗糙，心率 110 次/分左右，律齐，无病理性杂音。腹胀，腹肌紧张，压痛反跳痛明显，移动叩浊，肠鸣未闻及，腹穿顺利抽出血性食物残渣混合液，考虑为腹部闭合性损伤，腹腔脏器损伤致全腹膜炎，立即做术前准备，行剖腹探查术。

【治疗经过】

在气管插管全麻下，病人取仰卧位，常规消毒铺巾。取上腹正中切口进腹（图 78－1），吸净腹腔积液约 1 000ml。请上级医生上台协助，探查肝、脾、胃无破裂，十二指肠外侧腹膜有血肿，剪开胃结肠韧带，提起大弯，见胃后壁挫伤，胰头部有 3 处裂伤，胰体部 2 处裂伤，十二指肠第 2、3 段肠壁血肿并破裂，溢出肠液（图 78－2）。切开十二指肠外侧后腹膜翻转十二指肠和胰头，见肾有轻度挫伤，十二指肠憩室侧壁无破损。

根据探查情况决定行十二指肠憩室化手术：①先以细针丝线修补胰腺及十二指肠的破损处（图 78－3）；②胃部分切除 50%，结肠前胃空肠吻合术，迷走神经干切断术（图 78－4）；③十二指肠造口及胆总管 T 形管引流术（图 78－5）；④空肠输入与输出袢侧侧吻合术及肠道营养空肠置管术，十二指肠憩室化手术完成（图 78－6）。

清理冲洗腹腔，在胰腺周、小网膜孔、右结肠旁沟上及盆腔分别置放腹腔引流管，保持通畅，加强呼吸、循环系统管理，注意水电解质平衡，先静脉营养，7 天后经肠道内营养（EN）支持，10 天后先后拔除腹腔引流管。住院 3 周后情况良好，血尿淀粉酶及肝肾功均基本正常，行胆管 T 管造影显影良好，分别逐一拔除十二指肠造口引流管、胆道引流 T 形管及空肠造口肠道营养管，住院 1 个月痊愈出院。1 年内随访两次全身情况良好。

【讨论】

胰腺外伤的发生率在腹部闭合性损伤中占 1%～2%，在多数情况下合并有其他腹内伤，特别在开放穿透伤更是如此。胰腺损伤往往在诊断其他脏器损伤时在剖腹探查中被发现。而腹部闭合伤时有可能为单独的胰腺伤，甚至仅有胰腺横断而不伴有其他腹内脏器的严重损伤（如本章的例

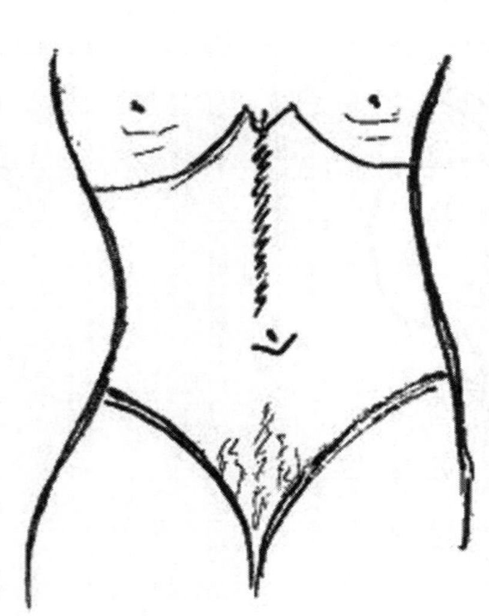

图78-1 剖腹探查切口入路

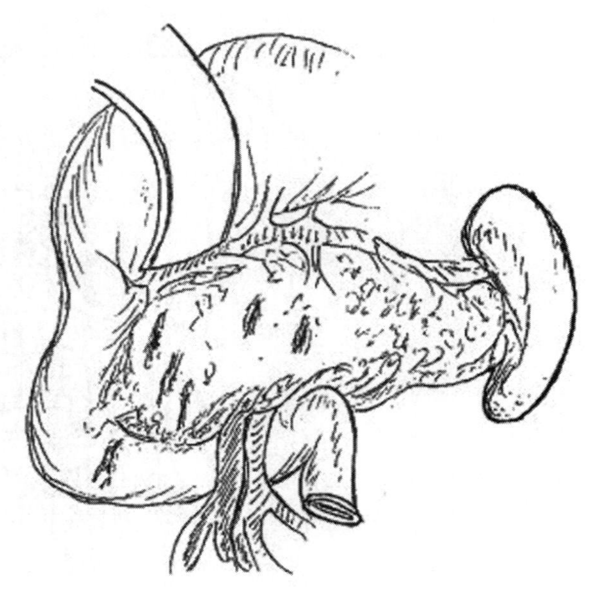

图78-2 胰头、胰体部及十二指肠破损

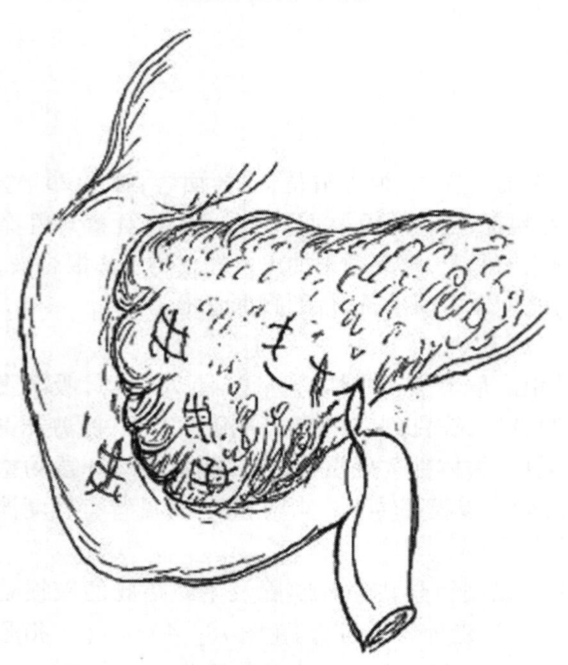

图78-3 修补胰十二指肠的破损处

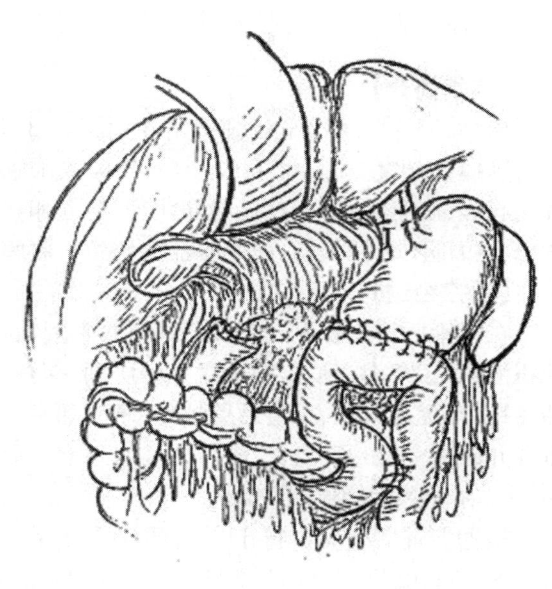

图78-4 胃部分切除,结肠前胃空肠端侧吻合,迷走神经切断术

76,胰体尾切除术)。在Frey分析文献报道的1 066例胰腺损伤,其中38%合并肝外伤,31%合并胃外伤,27%合并大血管伤,20%合并脾外伤,12%~16%合并十二指肠、结肠及肾脏外伤。因此,对肝、脾、胃等常见的腹内脏器施行手术时,应注意探查是否合并有胰腺的损伤;相反,诊断为胰腺外伤行手术时,亦必须注意探查其他脏器。

本例属胰十二指肠联合伤的手术,手术的治疗原则有以下几点:①修复十二指肠破损和胰头的裂伤;②外引流术;③消化道食物通道改道;④有严重损毁伤者行胰十二指肠切除术。本例选择十二指肠憩室化手术。此手术一般用于较严重的胰十二指肠联合伤,因手术复杂,故手术死亡率较高,约为30%。本例术后通过精心的治疗护理,获得了满意的效果。胰十二指肠联合伤的手术方式除十二指肠憩室化手术外,还可选用“幽门排外术”及“保留幽门十二指肠空肠吻合术”。前者手

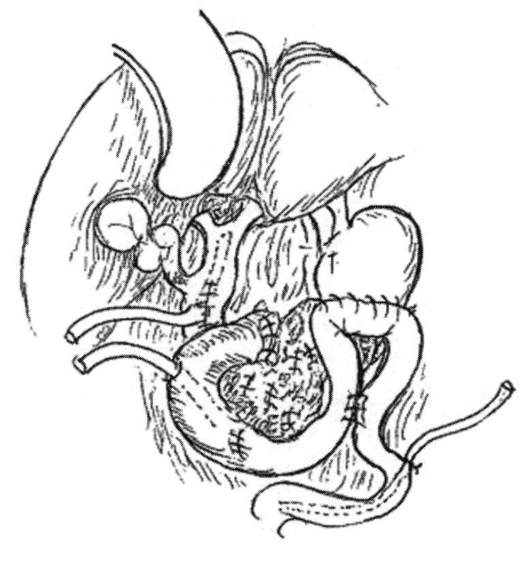

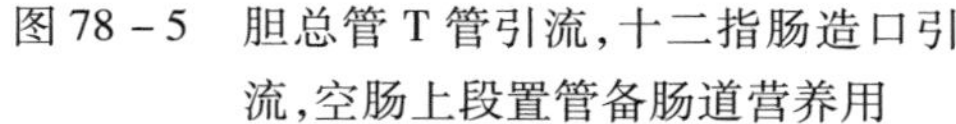

图 78－5　胆总管 T 管引流,十二指肠造口引流,空肠上段置管备肠道营养用

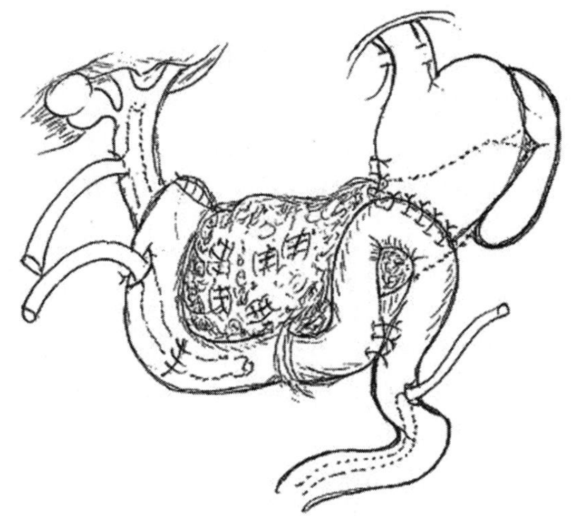

图 78－6　十二指肠憩室化手术术式

术同样将食物通道改道,但只是暂时性的,以免除迷走神经切断术,其方法简单,手术内容包括:a. 缝合胰头及十二指肠的破损处;b. 切开胃大弯 4～5cm,用可吸收线缝合胃幽门;c. 胃大弯空肠吻合;d. 空肠内营养管(图 78－7)。此手术缝线吸收后,幽门自行开放,避免做胃切除和迷走神经切断术,手术创伤较轻。据 Moore 报道用本方法治疗胰十二指肠联合伤 34 例,总死亡率下降至 9%。Vaughan 观察另一组病人,全部病例术后幽门可以重新开放,100 例病人中只有 3 例发生边缘性溃疡。保留幽门十二指肠空肠吻合术,手术内容为:a. 缝合胰十二指肠破裂伤;b. 幽门下 2cm 处横断十二指肠第 1 段,关闭十二指肠远端;c. 游离 Roux－en－y 空肠袢;d. 十二指肠空肠袢端侧吻合,胃造口(图 78－8)。

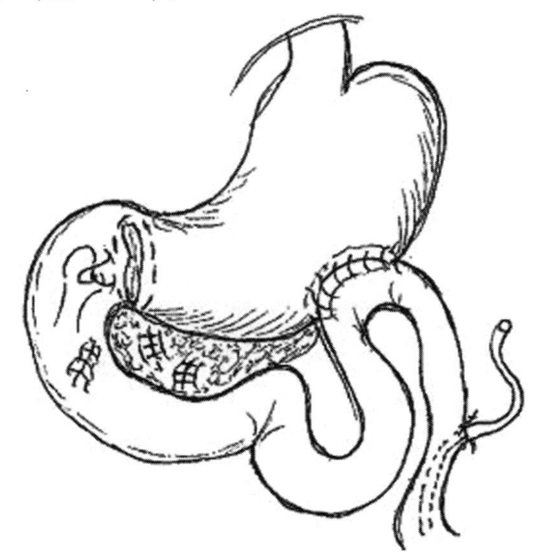

图 78－7　幽门排外术式:缝闭切开的幽门,胃空肠吻合

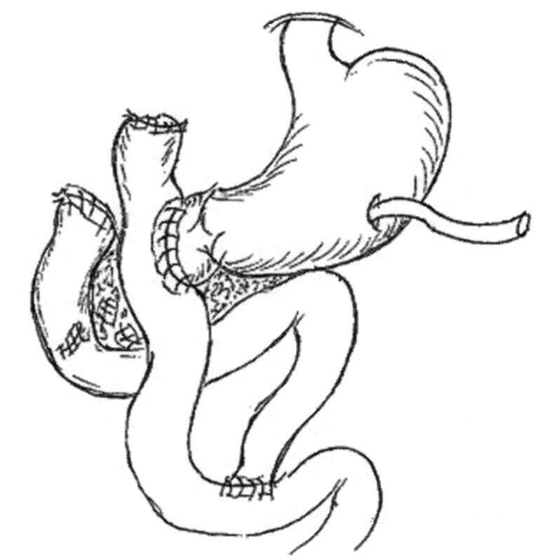

图 78－8　保留幽门的十二指肠与空肠吻合术式

此手术将食物通道转流,有利于一旦术后发生胰瘘时的处理。胰十二指肠联合伤手术后发生胰瘘的机会高达 25% 左右,故该手术方法有一定的优点。胰十二指肠联合伤时的胰十二指肠切除术,其并发症和死亡率都很高,故一般应避免采用这样复杂的手术,但胰十二指肠切除术有时亦是挽救病人的唯一手段,其手术适应症包括:a. 胰头部损伤大出血不能控制;b. 胰头部毁损性损伤;c. 十二指肠毁损性损伤无法修复者。

所有胰腺十二指肠损伤，手术中应注意放置充分的引流管，因胰腺消化酶外溢、胰酶活化及对组织的消化作用是胰腺外伤后多种并发症的根源，最重要的措施是将分泌的胰液尽可能引出体外，避免发生腹腔内胰液潴留，同时引流保持的时间要够长，腹腔引流管7～10天拔除，肠道及胆道引流管应维持在2周以上。肠道营养(TPN)术后3周内是不可忽视的，若合并胰瘘或十二指肠瘘，TPN维持的时间需要更长。同时术后腹腔内感染发生率高，应引起重视。

参考文献

[1] 安海民，王惠福，王庆玉，等. T管拔除后胆漏的预防［J］. 中国实用外科杂志，2005，25（6）：375.

[2] 苗建国，田伏洲，周鸿昌，等. 胰十二指肠联合伤的手术处理［J］. 中国局解手术学杂志，2000，9（3）：231－232.

[3] 王忠利. 胰腺外伤19例临床分析［J］. 第四军医大学学报，2009，30（24）：3047.

[4] 吕昕亮，朱锦德，朱红芳. 胰腺外伤26例临床分析［J］. 肝胆胰外科杂志，2007，19（3）：163－167.

[5] 李清汉，甄作均，陈焕伟. 胰腺外伤40例的个体化诊治［J］. 中华普通外科学文献（电子版），2011，5（3）：223－225.

[6] 谭黄业，樊献军，耿协强. 重度胰腺外伤的诊断与治疗［J］. 临床误诊误治，2011，24（2）：15－16.

第 27 章　胰腺疾病的手术

例 79　急性重症胰腺炎误诊为肠梗阻手术

【病情简介】

男性，31 岁，饮酒饱餐后 2 小时游泳，在游泳时突然感腹部不适但尚能坚持，约半小时后腹痛呈持续性，阵发性加重，呕吐出胃内容物，腹痛难忍，大汗淋漓，被送到医院门诊急诊科，经 X 线检查提示肠梗阻可能，收入住院，诊断为急性肠梗阻(肠扭转)。做有关术前准备，拟行剖腹探查。

【治疗经过】

在气管插管全麻下，病人取平卧位，取右中腹直肌切口进腹，有大量血性液溢出，吸净约 1 200ml，肠道通畅无梗阻征象，立即请求上级医生上台协助，探查肝胆脾正常，胃肠无溃疡肿块，仅有胃肠壁水肿，胃结肠系膜及大网膜有散在的明显皂化斑(图 79 – 1)。打开胃结肠韧带，发现整个胰腺呈黑红色坏死，胰头颈部为主有坏死斑点。根据探查情况，诊断为急性坏死性胰腺炎(图 79 – 2)。

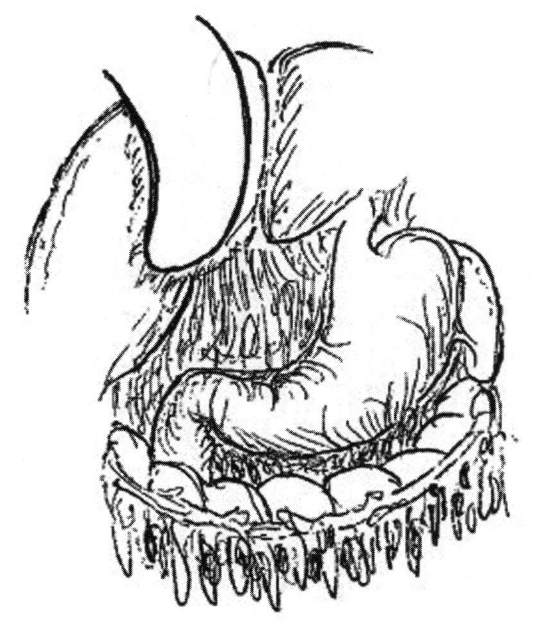
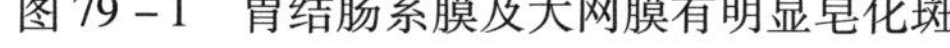

图 79 – 1　胃结肠系膜及大网膜有明显皂化斑

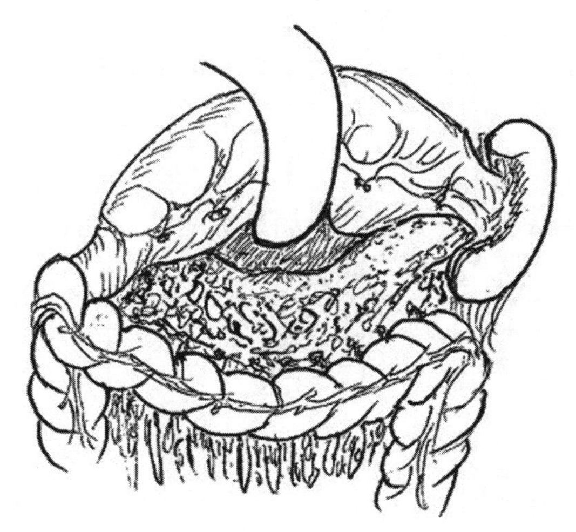

图 79 – 2　整个胰腺组织有出血坏死，以胰头体部明显

决定施行清除胰腺坏死组织加引流术，用指捏法及吸除法将胰腺周围的积血坏死组织清除(图 79 – 3)。保护大体看来是正常的组织，保存胰腺体内的桥梁结构，用小圆针细丝线缝扎出血处(图 79 – 4)。

将清除的坏死组织即送细菌学检查。用生理盐水及甲硝唑液冲洗腹腔及坏死腔隙，直到冲洗液清亮为止。检查术野无明显渗血后，在胰腺周、腹膜后间隙、结肠旁沟及盆腔放置腹腔引流管(图 79 – 5)，行胃造口将胃管置放到十二指肠降段，空肠置放细管道备肠道营养用(图 79 – 6)，清理腹腔，关腹。

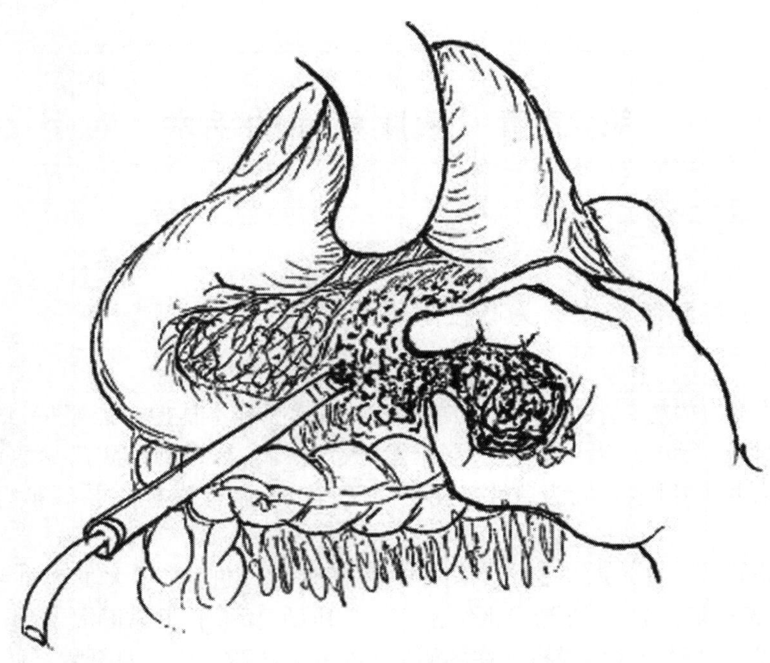

图79－3　用指捏法及吸除法清除胰腺坏死积血组织

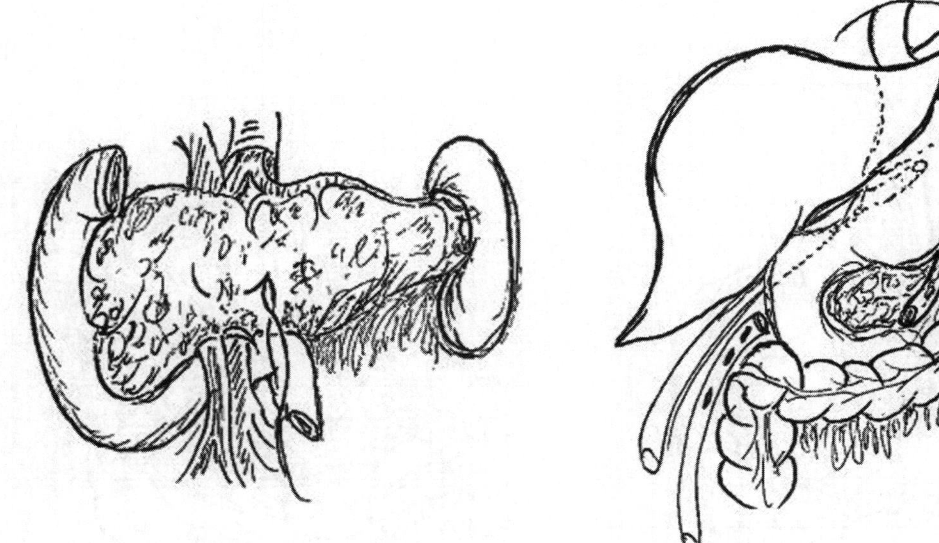

图79－4　用细丝线小圆针缝扎明显出血点　　图79－5　胰周放置引流管

手术顺利，术中病人血压70～80/40～50mmHg之间，脉搏120～130次/min，术后纠正水电解质失衡，输血及人体白蛋白，选用抗生素，之后病人生命体征趋于平稳。术后半个月出现手术切口裂开，腹腔内有坏死性组织，用大量生理盐水及甲硝唑液冲洗无渗血后，置放引流管，减张缝合裂口。情况基本稳定。术后3周病人出现心累气促，胸片提示左胸腔中等量积液并心包腔少量积液。行胸腔穿刺，反复三次抽出胸腔积液。经全身支持、抗感染、激素、利尿、肠道营养等综合治疗，住院约3个月，已脱落光的头发又重新生长出院，至今健在。

【讨论】

“急阑尾，慢胆囊，肠梗阻，不要慌”，这四句话是腹部外科高年资医师对外科手术常见病的囊括。既然经治医生诊断为肠梗阻，就无须急于开腹手术，应做相关的检查及处理。本例因无计划而急于手术，开腹后见腹腔渗液多，网膜有皂化斑，胰腺严重坏死，血循环有障碍。在有经验的医生协助下清除胰腺坏死组织及胰周渗液，用大量生理盐水及甲硝唑液彻底冲洗腹腔，把渗出的胰腺坏死液和毒性物质清洗干净，减少毒性物质吸收到血液，充分的引流保证了病人术后的恢复。这样危重的病人在术后虽然经历了再次腹腔清创手术以及胸腔、心包腔积液的处理，仍在住院 3 个月后痊愈出院。病人的恢复除归因于上述的正确处理外，还与病人年轻抵抗力强以及术后的合理治疗有关，如输血、输白蛋白，维持水电解质平衡，抑制胰腺分泌，抗感染和营养的支持治疗等。

急性坏死性胰腺炎的手术时机选择，观点不尽一致，多数外科医生的意见是急性发作后及早手术：早期手术指在发病后 72 小时内；近期手术指发病后 4 ~ 14 天；后期手术指发病 14 天后。早期和近期手术选择什么手术，达到什么目的，所有文献资料大多都基于个人经验的回顾性分析。对于后期手术的适应证认识上很少分歧，手术方式亦易于为大多数外科医生所接受。

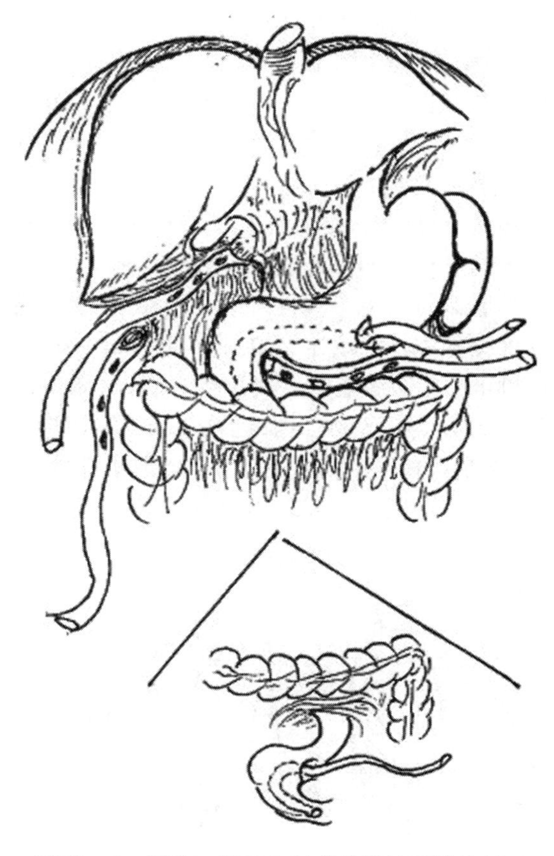

图 79 – 6　胃造口管及空肠营养管的置放位置

无论采取何种手术方法，术中都必须安置冲洗引流管，全面探查腹膜后间隙和给予静脉及肠道营养支持。急性坏死性胰腺炎的手术方式常有以下 3 大类：

（1）引流术。1928 年 Moynihan 提出早期胰腺引流治疗胰腺炎，以后被广泛应用。至 20 世纪 40 年代，早期手术的热情冷却。而近 20 年来，在治疗坏死胰腺炎的方法中，胰腺引流又重新受到重视。任何一种治疗胰腺炎的手术，引流胰腺均为重要的、不可缺少的步骤。由于早期引流可增加胰腺坏死继发感染，故对胰腺坏死无感染的病例不但无益反而有害，因此早期胰腺引流术和灌洗术已很少有人单独用于治疗急性坏死性胰腺炎。

（2）胰腺切除术。1963 年 Watts 首先报道全胰切除治疗急性暴发性胰腺炎成功，以后的 20 年成为在欧洲的外科医师的代表，他投入了极大的热情，但病死率为 60……胰体尾切除为 35%，全胰切除为 70% ~90%。胰腺切除术试图早期胰腺次全或全胰腺切除达到彻底去除胰腺病变，但这一观点忽略了急性坏死性胰腺炎的病理生理特点，产生了与愿望相反的结果，直到目前仍然无法解决胰腺泡坏死的根本原因由于胰腺切除的死亡率太高，即便有丰富经验的外科医师也不轻易接受。

（3）胰腺坏死组织清除加广泛引流术。现代观点是尽量将手术推迟至发病 2 周后进行，而早期手术除非不得已。Beger 等由于采用了胰腺坏死组织的清除加广泛引流术代替规则性胰腺切除术，病死率由 24.4% 降至 8.1%。该手术以损伤小、手术易行、术后并发症少、病死率低的优点而受到推崇。有再次手术指征时，将胰腺坏死组织清除还可重复施行。

例 80　巨大胰腺假性囊肿空肠 Roux – en – y 吻合术

【病情简介】

女性，35 岁，因上腹胀痛不适半年多，近 3 个月出现呕吐胃内容物，进食后明显，上腹膨胀加重，自己扪及一“大包块”，经就医用药（不祥）无效，门诊以腹部占位病变收入住院。检查：全身情况一般,轻度贫血,生命体征正常。甲状腺不肿大,心肺无特殊,上腹部明显膨隆,未见肠形及蠕动波,无腹壁静脉怒张,脐上可扪及一囊性占位肿块,表面光滑,无活动度,叩诊浊音,肠鸣正常,脊柱四肢正常,双下肢无水肿,B超提示:腹腔囊性占位。诊断:肠系膜囊肿?经术前准备,行剖腹探查术。

【治疗经过】

在持续硬膜外麻醉下,病人取仰卧位,常规消毒铺巾。取上腹正中切口进腹腔,探查肝胆脾正常。胃结肠韧带明显隆起,横结肠系膜向下突起,未发现肠系膜肿块。请求上级医师上台协助。打开胃结肠韧带可见一囊性肿块(图80-1),向上突起至小网膜囊肝下,向下将横结肠系膜推向腹腔。根据探查情况决定行囊肿空肠Roux-en-y吻合,低位切开囊肿长约4cm,吸出浑浊淡黄色液约1 800ml,在切缘上取一块囊壁送病检(图80-2),游离一段Roux-en-y空肠袢长约40cm,远端空肠结肠后上提备吻合用,近端空肠与输出袢行端侧吻合(图80-3),远端空肠与囊肿切口行端侧吻合,在吻合口下12cm处空肠壁置放引流管备冲洗用(图80-4)。在横结肠系膜切孔处缝合固定空肠袢。小网膜囊内置放引流管一根,清理腹腔,关腹。

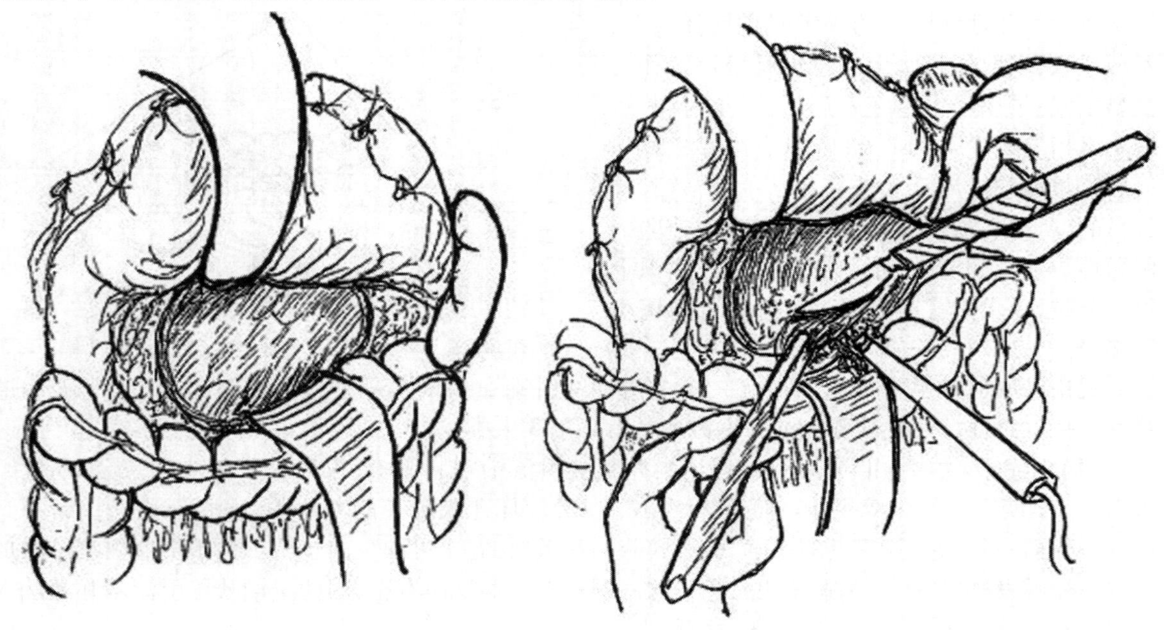

图80-1 分离开胃结肠韧带显露出胰腺囊肿　　图80-2 囊肿低位切一小口取病检组织及备吻合用

手术顺利,失血少,术后恢复顺利,病检报告胰腺假性囊肿,住院2周出院。术后1年随访2次全身情况良好。

【讨论】

本病例误诊为肠系膜囊肿行手术,术中探查确认为胰腺囊肿。术后追问病史,曾有:①起病前3个月人流致子宫破损开腹手术史,术后常感腹痛不适;②入院前6个月有腹部外伤史。院外住院诊断为"腹膜后血肿",未行手术。该病员有腹部外伤史,可能为胰腺挫伤而造成胰腺假性囊肿。经治医生在病史的询问上不够仔细,加之对本病的认识不足,造成误诊。

胰腺假性囊肿的发病过程可分为急性期和慢性期。急性期通常表现为小网膜囊内积液。急性期囊内积液可以被吸收,囊肿消失;但囊肿如与胰管沟通,则囊肿不能自愈并且常呈进行性增大,压力升高,如囊壁薄者有可能自行穿破囊壁进入腹腔内,也可溃破至肠腔内。如假性囊肿合并感染后便形成胰腺脓肿,使病情恶化。急性假性囊肿的手术主要是外引流或袋形缝合,以治疗囊肿的穿破或感染。笔者曾为一例急性重症胰腺炎行清创引流术的同时,行袋形缝合并置放大号引流管获得较满意的结果。慢性胰腺假性囊肿有纤维囊壁,囊内为褐色、黑绿色或淡黄色的浑浊液。一般认为

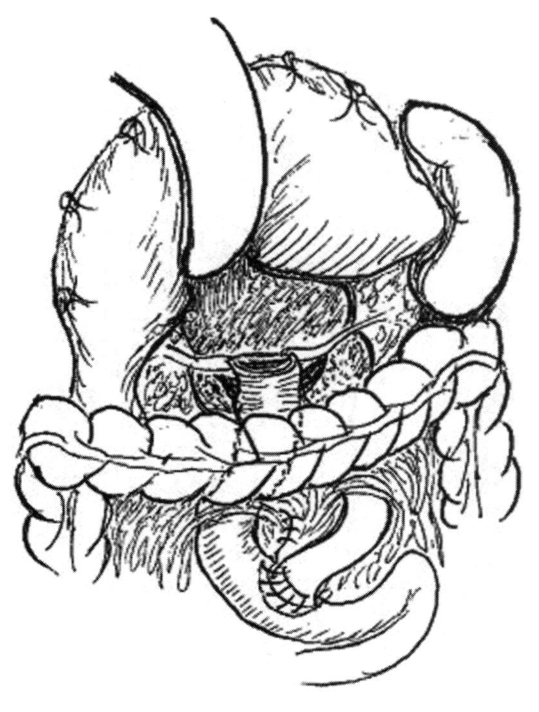

图 80－3　将远端空肠结肠后上提囊肿切口处，近端空肠与远端空肠袢行端侧吻合

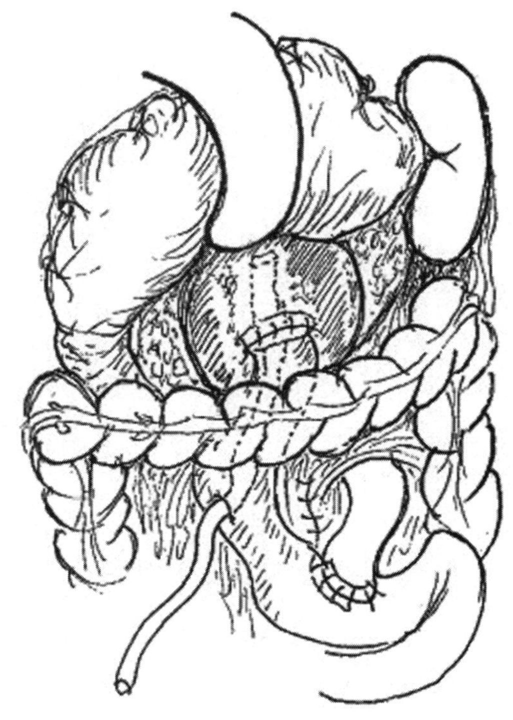

图 80－4　远端空肠与囊肿行端侧吻合，距吻合口下 12cm 置引流管经肠袢进入囊腔备引流冲洗用

6 周后形成完整的纤维囊壁，故行内引流术要待 6 周以后，此时手术疗效方才令人满意。巨大的假性囊肿与腹腔脏器的关系见图 80－5、6。

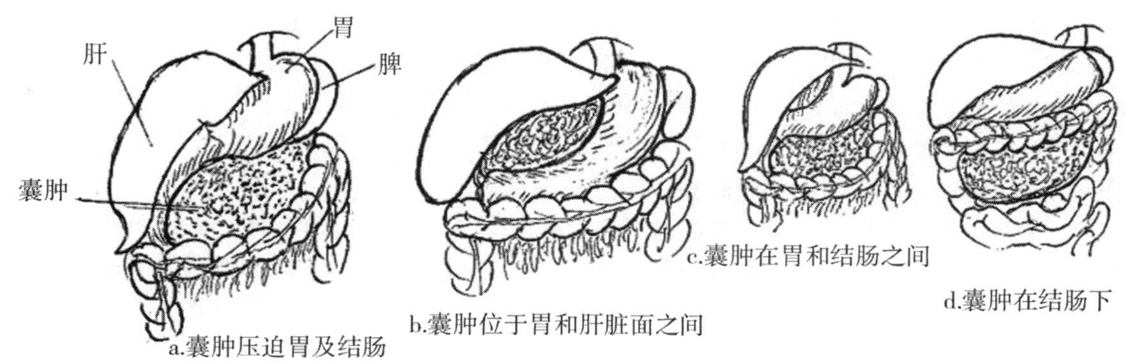

图 80－5　正面观常见位置

慢性假性囊肿的手术治疗方法应根据囊肿的大小、位置来决定，较小胰腺体尾部囊肿，可将胰腺体尾部连同囊肿及脾脏一并切除；大的小网膜内的囊肿则采用内引流术，如囊肿与胃后壁吻合术，或囊肿与空肠 Roux－en－y 吻合术；胰头部囊肿亦可行与十二指肠吻合术。

本例为罕见的巨大胰腺假性囊肿，上至肝下，下挤压到腹腔，由于就诊治疗较晚，术前误诊，手术中遇到困难请示上级医师，采用了适当的手术方式，术后恢复顺利。胰腺囊肿与空肠 Roux－en－y 吻合术，可避免食物残渣及胃内容物反流到囊内，以减少和防止逆行性的继发感染，是一种理想的术式。

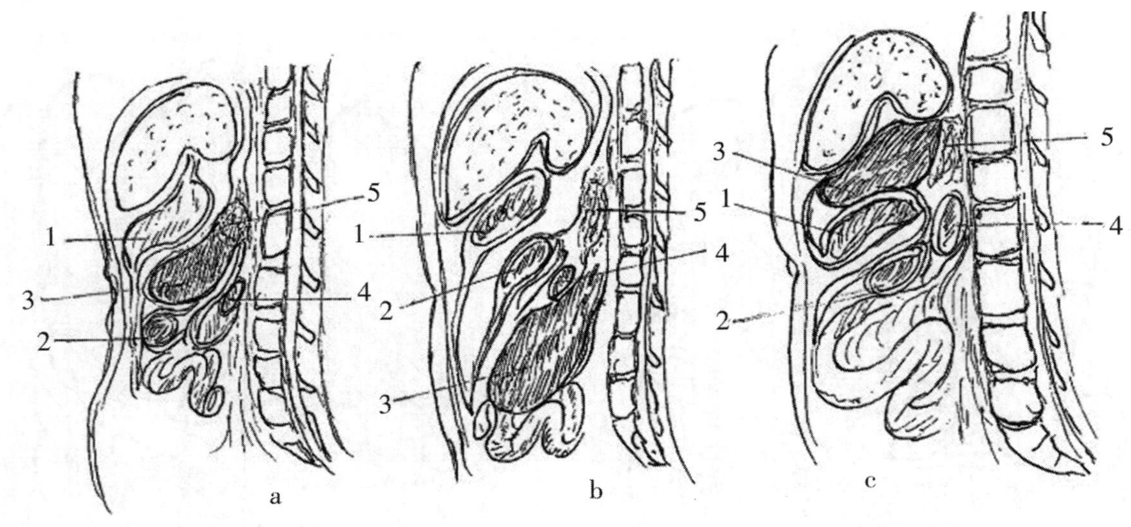

图80－6 侧面观常见位置

1.胃 2.横结肠 3.囊肿 4.十二指肠 5.胰腺

例81 胰头癌误诊为胆总管结石手术

【病情简介】

男性,56岁,因上腹部不适半年多,近3个月症状加重,时有背心及肩背部胀痛,近半月出现皮肤巩膜发黄,门诊以梗阻性黄疸收入院。经有关检查,主管医生诊断为慢性胰头炎并胆总管下段结石,即行有关术前准备,拟行胆总管探查取石,T管引流术。

【治疗经过】

在硬膜外麻醉下,病人取平卧位,取右上腹直肌切口进腹腔。探查肝脏中度淤疸,脾脏稍大,均无占位及结节状物,胆囊肿大,胆总管扩张约2cm,胰头部肿大,质地较硬,尚能活动,胃十二指肠正常。请求上级医师上台协助。经探查术中诊断为胰头癌,决定行胰十二指肠切除术,为便于术中呼吸管理,改为气管插管辅助麻醉。上下延长切口,显露术野,可见肝外胆管扩张,与其邻近的脏器关系如图81－1。切开十二指肠外侧腹膜,游离十二指肠第2、3段,即Kocher手法,连同胰腺头部从腹膜后向前游离,以进一步探查胰腺的后方(图81－2)。

十二指肠及胰头游离后提放于腹腔术野的浅部,以便进一步确定随后的手术步骤(图81－3)。游离横结肠肝曲和横结肠的右侧端,以利十二指肠第2、3段向前游离,探查胰头及钩突部和与系膜血管之间的关系。在横结肠上缘剪开大网膜,切开胃结肠韧带,打开小网膜囊(图81－4),将胃向上牵开,显露胰腺的前面,以检查胰腺的改变及与肿块的关系。

剪开肠系膜上静脉前面的疏松组织,向上分离,可见胰腺颈部背面与门静脉之间有轻度粘连,但尚能分离并两食指相遇(图81－5)。至此,最后决定施行胰十二指肠切除术。将肝总动脉向上翻起,分离出胃十二指肠动脉有足够的长度,双重结扎、切断(图81－6)。

切除胃50%,连同胃其网膜和幽门区的淋巴结,在肝总管处切断胆管以备空肠吻合。切断胆管后,连同胆管旁淋巴组织向下分离。结扎胆管远端,分开门静脉外的疏松组织显露门静脉,沿门静脉向下分离,从肠系膜向上分离的手指无阻后,用长弯血管钳会合(图81－7)。在肠系膜上静脉的左侧切断胰腺,发现胰管的所在位置并缝牵引线,向胰管远端放入一根适当大小的多孔橡胶管,缝扎胰腺断面止血,再间断缝合胰腺断面切缘(图81－8)。用7号丝线结扎胰头端残面。将胃远端向右翻起,显露出脾静脉、肠系膜上静脉和门静脉,结扎引流胰头及钩部的小分支,处理完毕后,门静脉及肠系膜上静脉与胰头及胰头钩部分离(图81－9)。

提起横结肠,剪开Treitz韧带,游离近端空肠(图81－10、11),在距Treitz韧带10cm处切断空

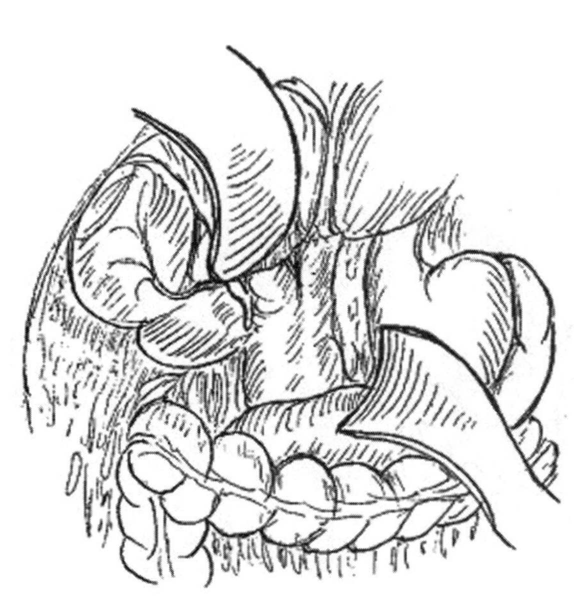

图 81 - 1　显露术野，肝外胆管及胆囊扩张肿大

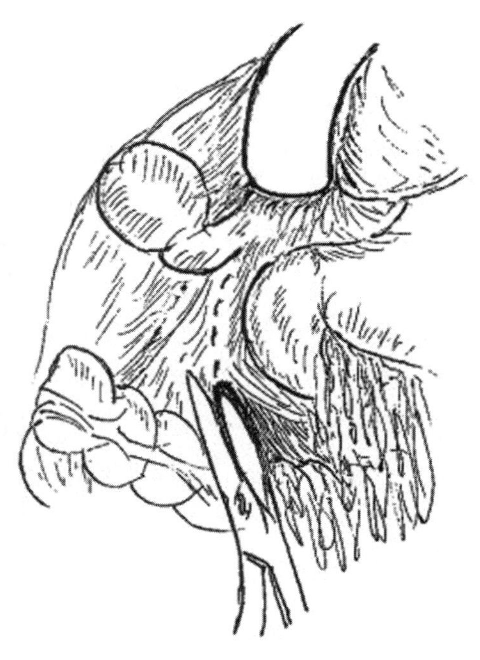

图 81 - 2　Kocher 手法切开十二指肠外侧腹膜

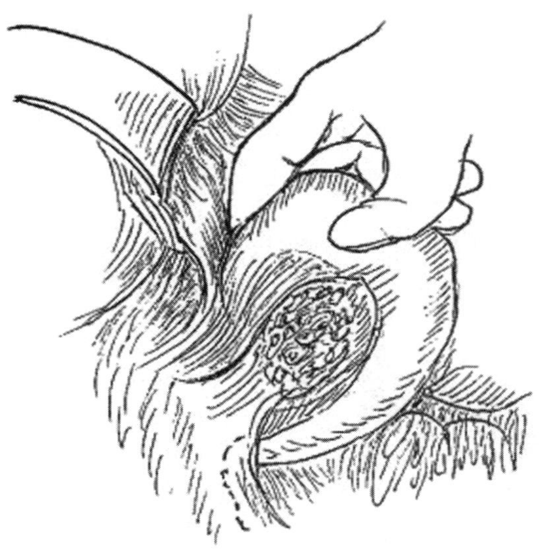

图 81 - 3　游离十二指肠头部

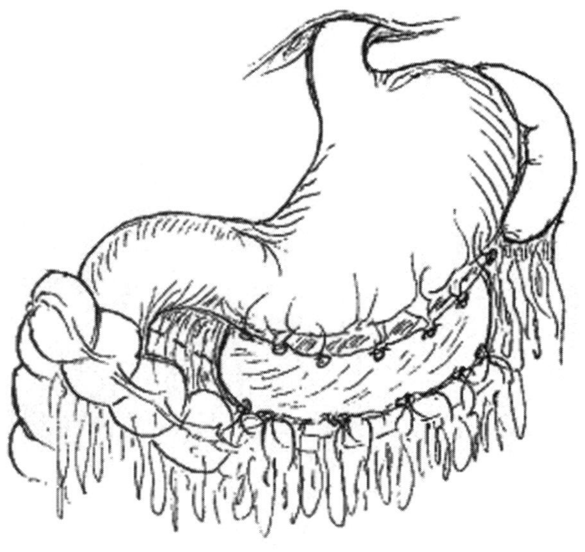

图 81 - 4　打开胃结肠韧带

肠，近端暂时粗线栓扎备吻合用（图 81 - 12），从小肠系膜后方拉出至右侧（图 81 - 13）。如此逐步分离，结扎，切断一些引流静脉支之后，将门静脉与胰头钩突部完全分离开。Chied 法消化道重建：①在胰腺背面离断端 2cm 处与空肠离切缘 2cm 相对应位置以下不吸收线间断缝合，为胰腺空肠吻合的后壁外层（图 81 - 14），胰腺断端后缘与空肠断端后缘间断缝合，成为胰腺空肠吻合后壁的内层。放置短的支撑引流管（图 81 - 15、16），间断缝合胰腺断端前壁与空肠端的前壁，将胰腺套入空肠内，在距胰腺端 2cm 的胰腺包膜上与相应部位距离断 2cm 的空肠浆肌层上缝合，使胰腺断端套入至空肠内（图 81 - 17）；②距空肠胰腺端吻合 8cm 处行胆管空肠端侧吻合，距吻合口 10cm 处置放适当支持引流管作为术后引流减压；③距胆肠吻合口约 35cm 处行胃空肠侧侧吻合术；④距胃空肠吻合处 12cm 处行空肠输入、输出袢侧侧吻合，口径 3cm 即可（笔者惯用的第 4 个吻合口）。胰十二指肠切除消化道重建术式完毕（图 81 - 18）。清理腹腔，检查术野无渗血溢液后，胆肠吻合处即

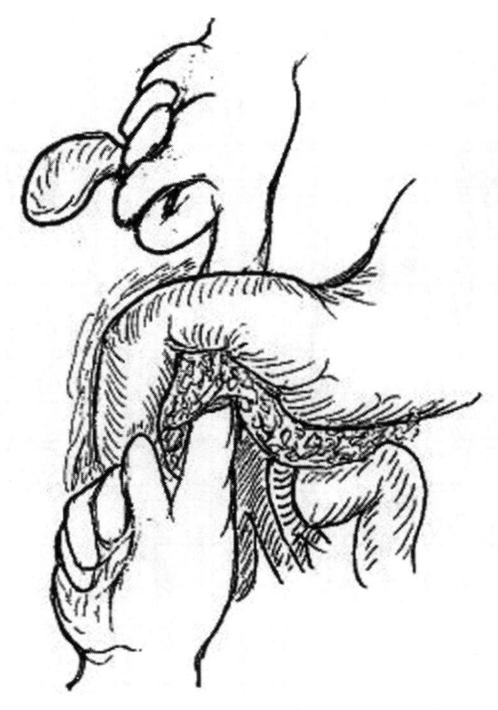

图81－5　手指探及门静脉前方的胰腺

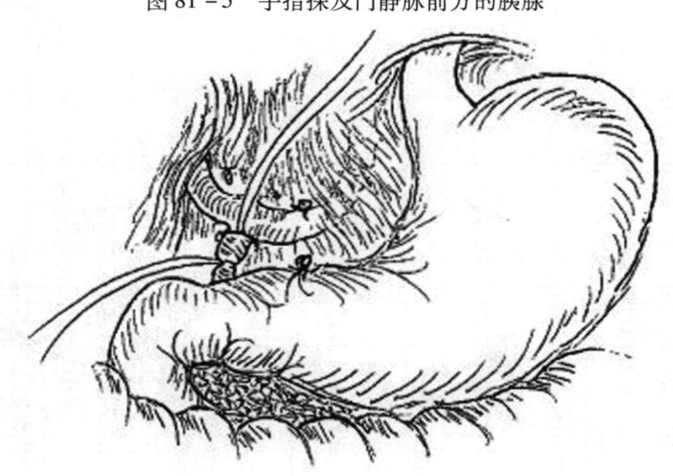

图81－6　分离胃十二指肠动脉，结扎切断

温氏孔附近、肠胰吻合处分别置放引流管左右腹部引出。手术顺利。术后保持引流通畅，生命体征平稳。经全身支持、预防感染，维持水、电解质平衡，补充营养及血浆、蛋白，恢复顺利，病理检查报告为胰头癌，住院3周出院。术后1年随访2次情况良好，术后约4年去世。

【讨论】

本例为以梗阻性黄疸为表现的胰头癌，术前诊断为胆总管结石施行手术，术中诊断为胰头癌，行胰十二指肠切除，术后病理检查得以证实。术前应仔细询问病史及做相关体格检查，并做相关的辅助检查。开腹后检查各脏器有无病灶及癌肿转移，局部情况，肿瘤的大小，门静脉与肿瘤的关系，能否分开，并检查肿瘤与下腔静脉的关系，如上述血管已被侵犯又不能分离，可放弃切除的方案，寻找其他的姑息手术。胰头癌约占所有恶性肿瘤的1%；占癌瘤的4%。胰腺癌多发生在胰腺的头部，仅少数发生在胰体和胰尾部。胰头癌及壶腹周围癌手术方式主要是胰十二指肠切除术及各种改良或扩大术，胰体尾部肿瘤的手术以胰尾部切除为主，必要时附加脾脏切除术。胰十二指肠切除术是腹部外科最大、最复杂、创伤较大的手术，因此，术者应熟练掌握手术程序和技术，对手术的复

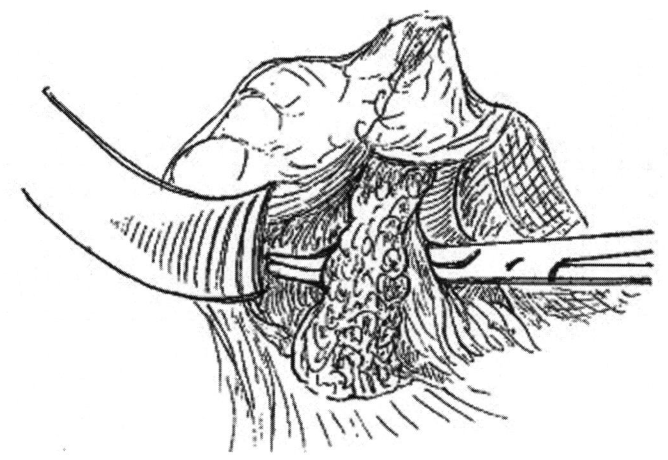

图 81－7　用长弯血管钳分离会合

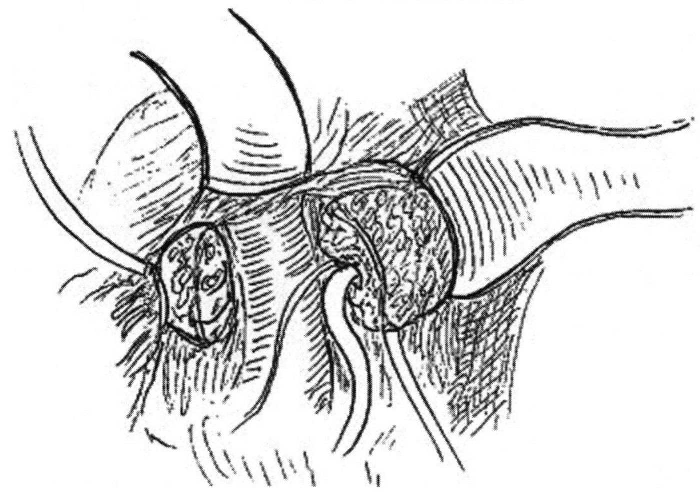

图 81－8　胰管内放置引流管

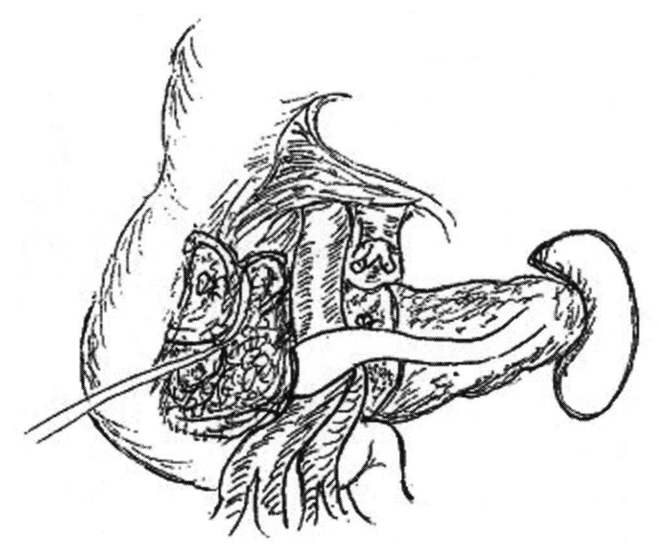

图 81－9　分离胰头钩部

杂性应有足够的准备和估计。

胰十二指肠切除术后最严重的并发症是胰瘘，术后胰瘘发生率为 6.3%～25%，总死亡率为

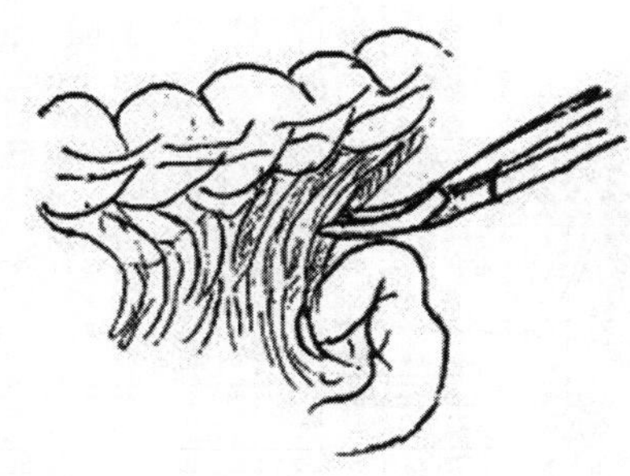

图81－10　高度分离近端空肠

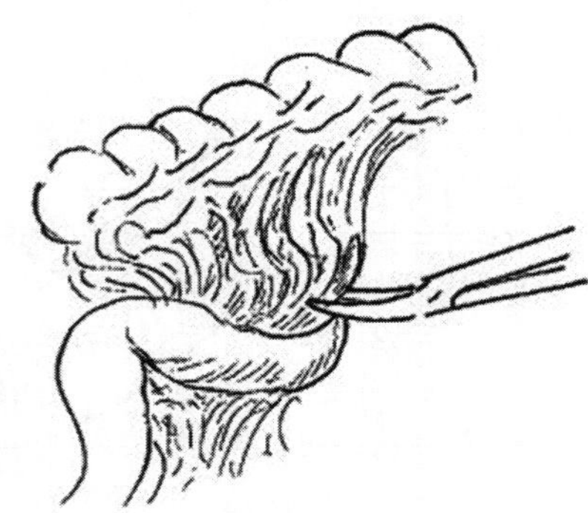

图81－11　剪开屈氏韧带

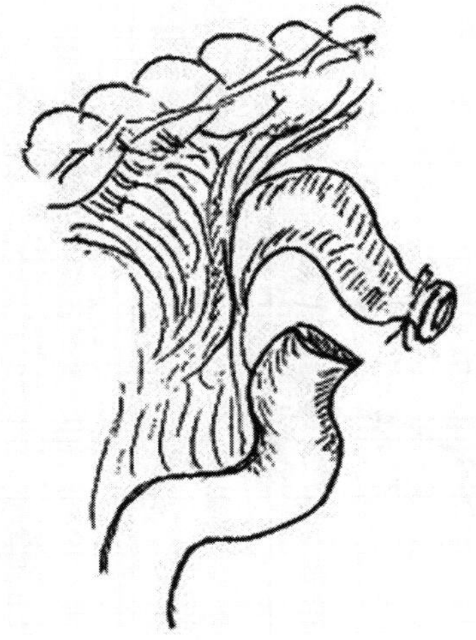

图81－12　近端空肠结扎

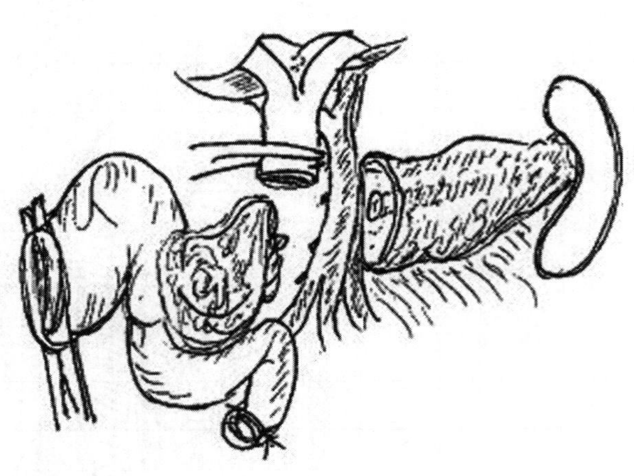

图81－13　将病变收捡至右侧

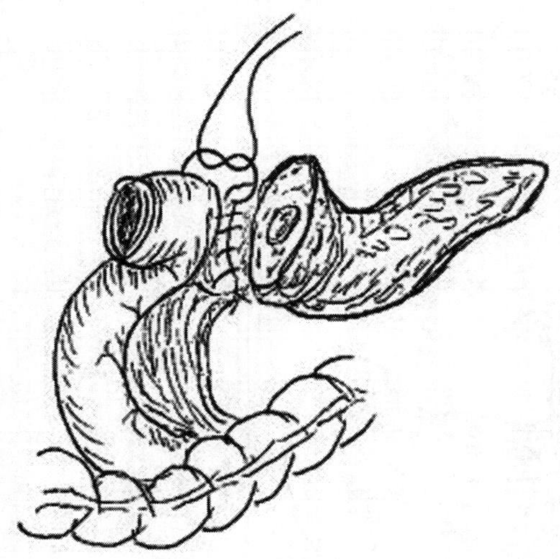

图81－14　胰腺空肠吻合

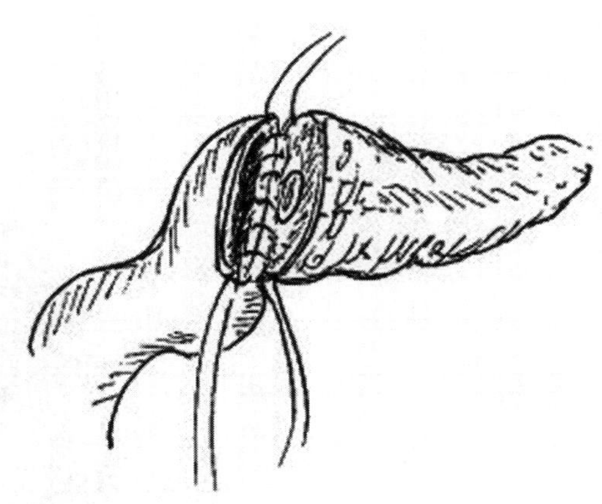

图81－15　缝合后壁

1%～9%。胰瘘可造成腹腔内严重感染和大出血，因此，防止胰瘘的发生是降低术后死亡率的关键之一。胰瘘的发生并非只与技术水平因素有关，目前多数学者认为年龄、术前黄疸、术中出血量等均与胰瘘无关，而胰腺的解剖，肿瘤的大小、质地和胰管大小以及胰腺功能才是发生胰瘘的主要因素。另外胰腺断面的处理方法是影响胰瘘发生率的又一重要因素。胰十二指肠切除术后发生胰瘘与吻合技术的缺陷，胰液经吻合处渗出，胰腺钩突残留过多，胰腺组织缝合结扎松紧不当或撕脱裂

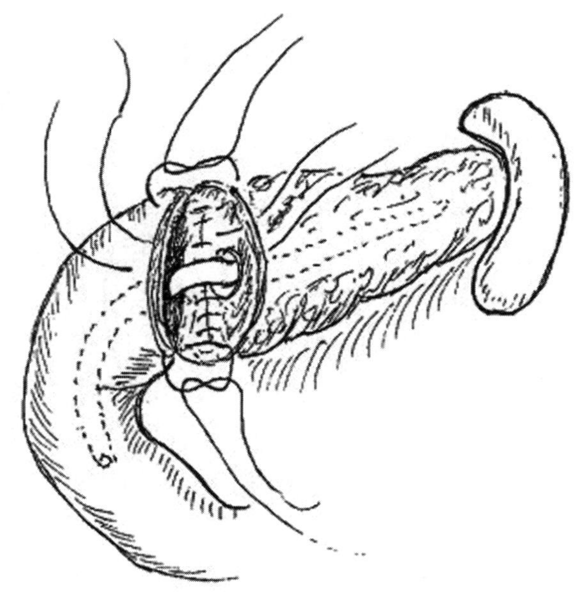

图 81－16　肠合前生间断缝合法

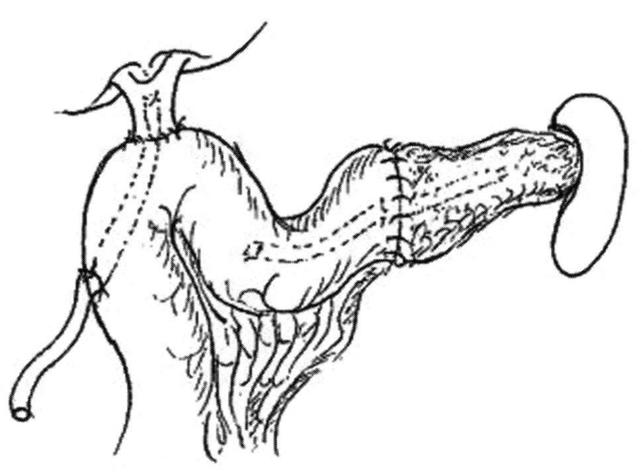

图 81－17　肠胰吻合完毕

开等因素有关。胆漏、术后发生大出血也是胰十二指肠切除术后的一项严重并发症。手术时胆总管内置放 T 管引流可减少胆瘘的发生。如手术后大量出血，再次手术时，应先探查胃十二指肠动脉残端处的处理是否可靠。对肝功能障碍及凝血功能改变而致出血者，应输以新鲜血液，注射维生素 K。

关于消化道重建的方式，Whipple 和 Chied 法的区别要点主要是胰腺与空肠吻合的方式。Chied 手术的要点是做空肠胰腺吻合，而不是胰管空肠吻合（Whipple），这种方式手术操作上比较容易，在理想的情况下可减少胰瘘的发生。有学者像北京协和医院钟守先所建议的将胰管吻合与胰空肠套入结合起来，或胰腺捆绑式吻合对减少胰瘘的发生起到满意的作用。

不同的手术方法代表着对疾病的不同治疗态度。胰十二指肠切除术的创伤大，是危险性很大的手术，术后并发症多，应严格掌握手术指征，对于体质差的病员，手术切除反而增加病人的痛苦，缩短生存时间。此外，手术时虽发现有淋巴结转移，淋巴结仍然处于可切除的范围，在病人能安全耐受手术的前提下，仍应采取手术切除，以减轻病人的痛苦，延长生存时间。

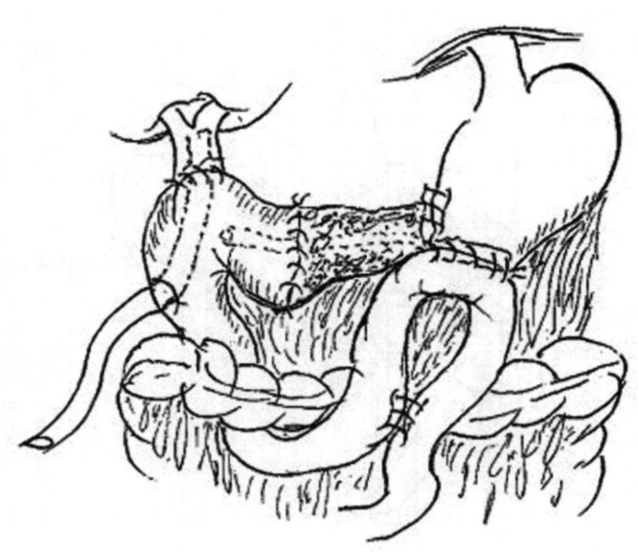

图81－18　胰十二指肠切除消化道重建术式

参考文献

[1]　张太平,赵玉沛,杨宁,等.胰腺假性囊肿治疗方式的选择与评价[J].中华外科杂志,2005,434(3):149－152.

[2]　汪建初,浦涧,李良波.巨大胰腺假性囊肿的处理方法及时机选择[J].世界华人消化杂志,2006,14(21):2142－2145.

[3]　李刚,王思珍,孙加奎.重症急性胰腺炎合并麻痹性肠梗阻的临床特点及其预后[J].中华普通外科杂志,2012,21(9):1051－1055.

[4]　田雨霖.胰头癌术式选择30年的变化—Whipple手术扩大手术保留功能手术[J].中华实用外科杂志,2009,29(1):11－14.

[5]　王心,崔云峰,苗彬.重症急性胰腺炎患者发生多器官功能障碍综合征的危险因素[J].中华消化外科杂志,2009,8(4):272－274.

[6]　Alhajeri,A,Erwin,S. Acute pancreat itis : value and impact of CT severity index[J]. Abdom Imaging,2008,33(1):18－20.

第 28 章　脾脏复合伤的手术

例 82　脾胰尾联合切除术

【病情简介】

男性，35 岁，因车祸致左上腹闭合伤约 2 小时入院。查体：呼吸 26 次/min，脉搏 126 次/min，血压 82/56mmHg，神清，心肺叩听正常，全腹压痛反跳痛，移动叩浊。腹腔穿刺顺利抽出不凝血。诊断：腹腔脏器破裂，失血性休克。迅速建立静脉通道，术前准备，急诊手术剖腹探查。

【治疗经过】

在气管插管全麻下，取左上腹直肌切口进腹，溢出大量鲜血，吸净腹腔积血约 1 600ml，探及肝脏正常，脾脏脾门、脾上极脾肾韧带附着处破裂，控制脾出血情况下，继续探查，发现胰尾部明显挫裂伤（图 82－1），胃十二指肠无破损，结肠脾曲管肌层不规则破损，结肠黏膜明显膨出，左肾轻度挫伤（小便血性液）。根据探查情况进行抗休克的处理，生命体征趋于平稳，决定行胰尾部连同脾脏一并切除。钳夹脾胃韧带切断结扎，游离脾肾、脾膈及脾结肠韧带，右手伸入脾上极的后方，抓住脾脏向下内方牵拉旋转，将脾脏托出。由于脾脏偏大，另一只手协助托出上极（图 82－2）。

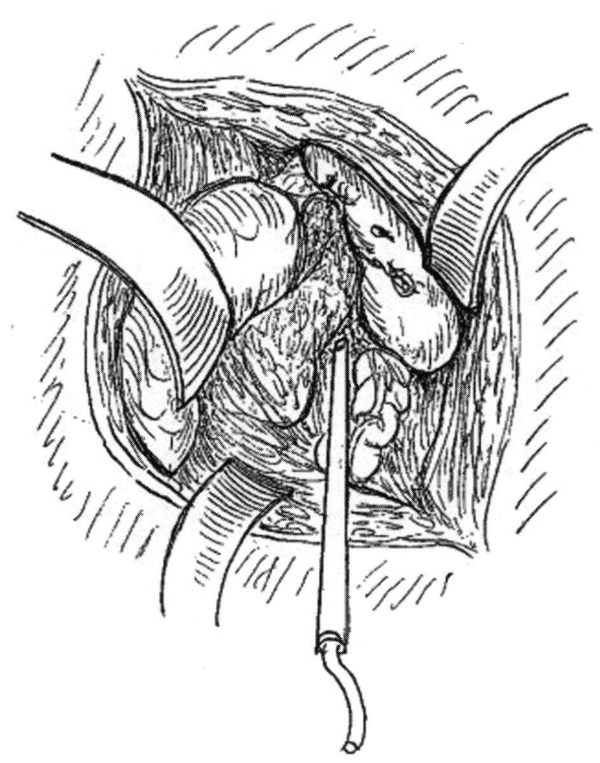

图 82－1　胰尾部挫裂伤

用双 7 号丝线结扎脾蒂以控制出血（图 82－3）。通过胰腺的下缘与腹膜后组织分离胰腺尾部，将脾脏连同胰尾部逐步向前游离，即用手指钝性分离，所属血管支钳夹切断结扎，此时，应注意

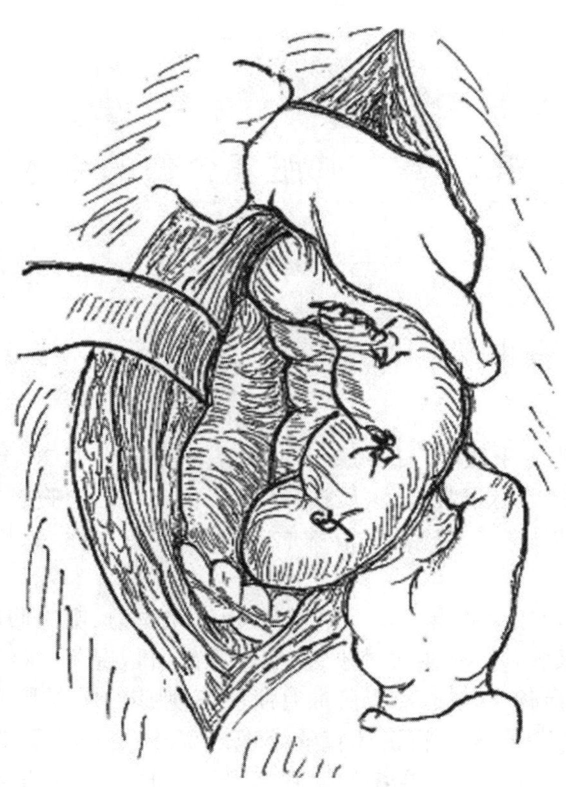

图82－2　托出脾脏于切口处

避免损伤脾动脉及其他主要血管(图82－4),直至较正常胰腺部位,钳夹体尾交界处,切断并结扎胰管,胰腺断面褥式缝合(图82－5)。

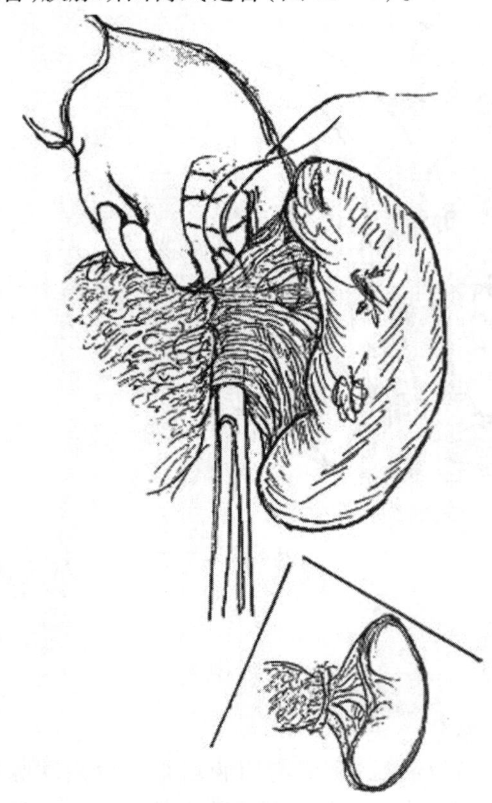

图82－3　双7号丝线暂时结扎脾蒂以控制出血

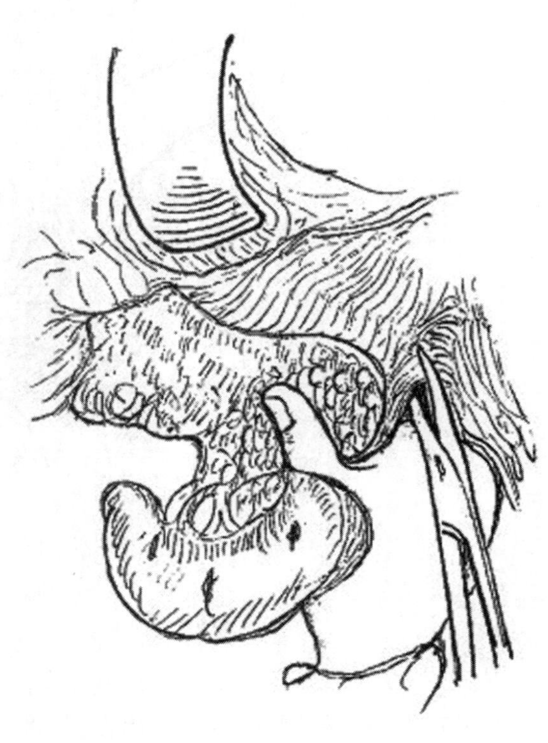

图82－4　游离胰尾部

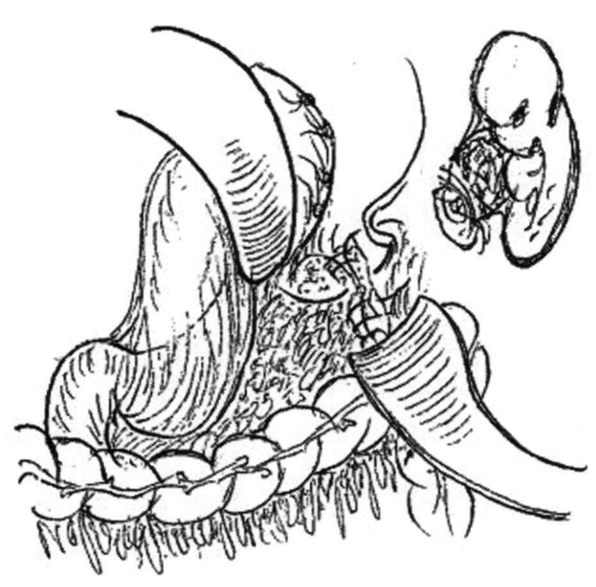

图 82－5　胰腺断端褥式缝合

缝合修复结肠破口处，清理腹腔，在脾窝及胰腺断面处置放引流管一根另切口引出(图 82－6)，关腹。手术顺利，术中输血 900ml，术后恢复顺利，术后 5 天内每天引出胰腺渗出液约 150ml，血清淀粉酶偏高，术后第 7 天渗出液逐步减少，尿液正常色泽，术后 10 天渗出液停止，拔除腹腔引流管，住院 2 周出院。术后 1 年随访全身情况良好，无特殊不适。

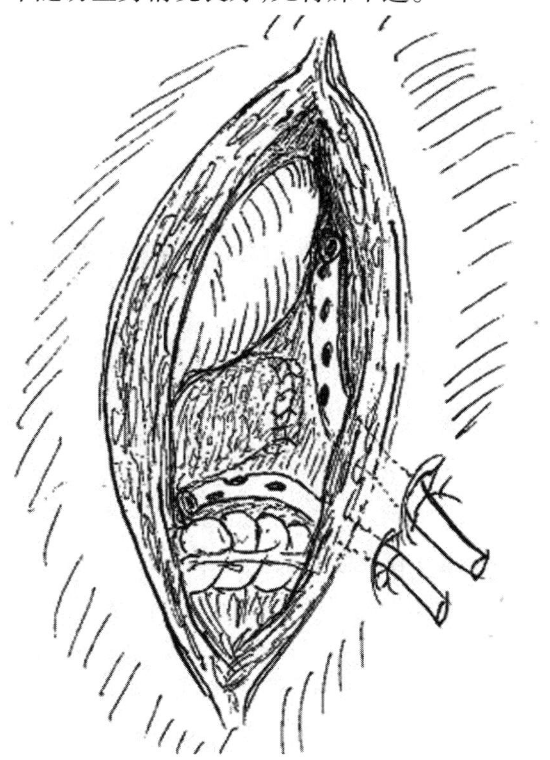

图 82－6　脾窝处及胰腺断面下缘各置放引流管一根腹壁另一切口引出

【讨论】

脾切除术，尤其是紧急脾切除术中，最易发生的两种严重并发症是大出血和附近脏器的损伤，在进行各项操作时，应特别留意：

(1)避免大出血:大出血常见的原因有:①撕裂脾脏附近韧带:因分离韧带不充分时就急于托出脾脏引起。应尽量分离韧带,切断结扎韧带后再托出脾脏;②脾门撕裂大出血:多因托出脾脏时操作不当,牵拉过甚。只要托出脾脏时注意勿用力过度是可避免的;③脾动脉结扎断裂大出血:当门静脉高压时,脾脏充血肿大,脾动脉相应粗大,在胰体尾部结扎时,如用力过猛,可扎断脾动脉致大出血。所以在结扎脾动脉特别是近心端时应用力适度,以闭合血管腔为度,切忌过于用力。

(2)避免附近脏器的损伤:最易损伤的是胃大弯、胰尾部和结肠脾曲等。发生的原因是术野显露不佳,出血较多时盲目钳夹所致。当脾破裂腹腔大出血时,由于病情紧急,切口的选择宜为左上腹直肌或左肋下切口尽快进腹腔,右手迅速伸入左膈下摸清证实脾破裂后,将脾脏握住向内前方托出,如有困难则同时以食指、中指和无名指钝性分离脾脏后部的腹膜(图82-7),将纱布垫塞入左膈下脾窝压迫止血(图82-8),再从容地切除脾脏。

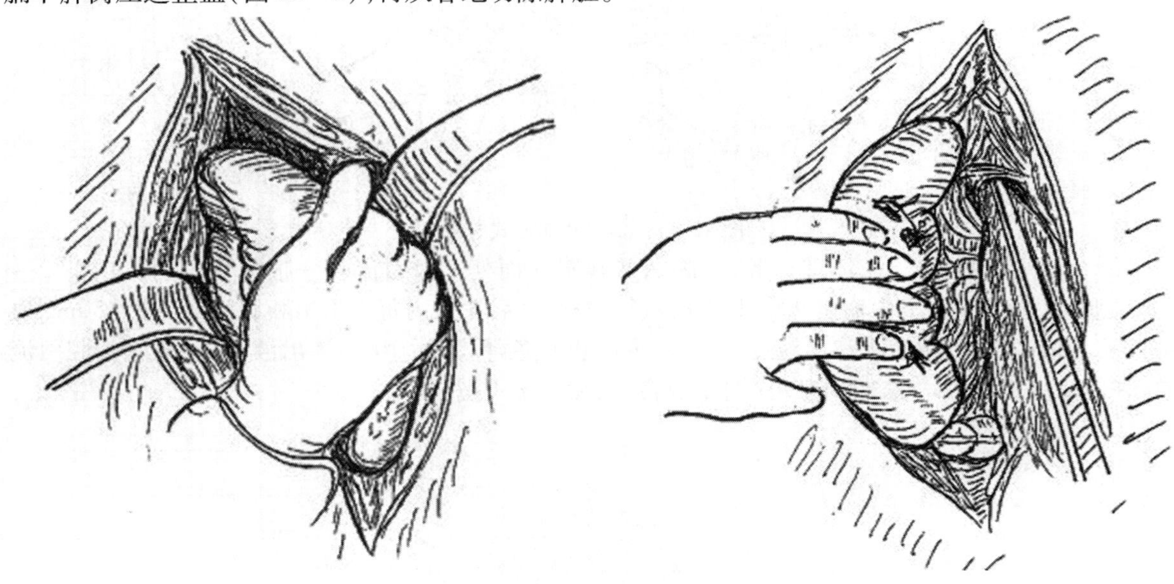

图82-7　分离脾脏后腹膜　　图82-8　将纱布垫塞入脾窝

(3)特殊情况的处理:①少数病例脾动脉分支早或有两支脾动脉,如发现脾动脉细小应寻找主干结扎,如发现脾动脉走向胰尾下缘,应游离胰尾下缘,将胰尾向上翻转,以显露结扎。②脾血管破裂大出血时的处理:术者应左手食指及中指分别压在出血的部位,吸净出血后,将两指向两侧移动,找出血管破损处,钳夹或直接缝扎止血;如出血部位形成血肿寻找困难时,可选用小圆针7号丝线在估计出血部位的远近端各缝合1针,多能控制住血管破损的大出血。

例83　食管下段癌术后迟发性脾破裂

【病情简介】

男性,65岁,经左胸食管下段癌切除,主动脉弓下食管与胃吻合术,住院半月出院。出院后1周在行走时,突然感觉全身无力,昏倒在地。约1小时后被护送入院。查体,呼吸23次/min,脉搏117次/min,血压84/56mmHg,急性失血貌。神志清楚,双瞳0.3cm,等大圆,光反射正常,神经系统检查无病理征,双肺听诊无特殊,心率117次/min,腹部稍膨隆,腹肌稍紧张,有压痛及反跳痛,移动叩浊。腹腔穿刺顺利抽出不凝血。诊断:肝脾破裂?失血性休克。建立静脉通道两条,术前准备,备血。

【治疗经过】

在气管插管全麻下,取左上腹直肌切口进腹(图83-1),大量血液溢出,边吸血边右手探查,肝脏无破损,脾脏上极靠脾门有一破裂口(图83-2)。

吸净积血约1 300ml,术者右手食指、中指及无名指在脾脏后部分离脾肾、脾膈韧带,脾胃韧带

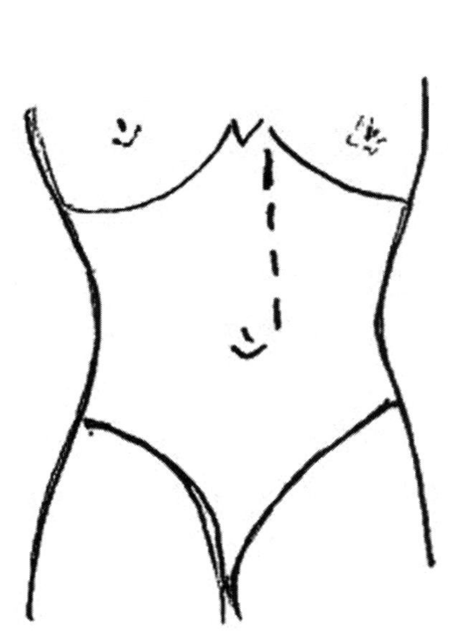

图 83－1　手术入路切口

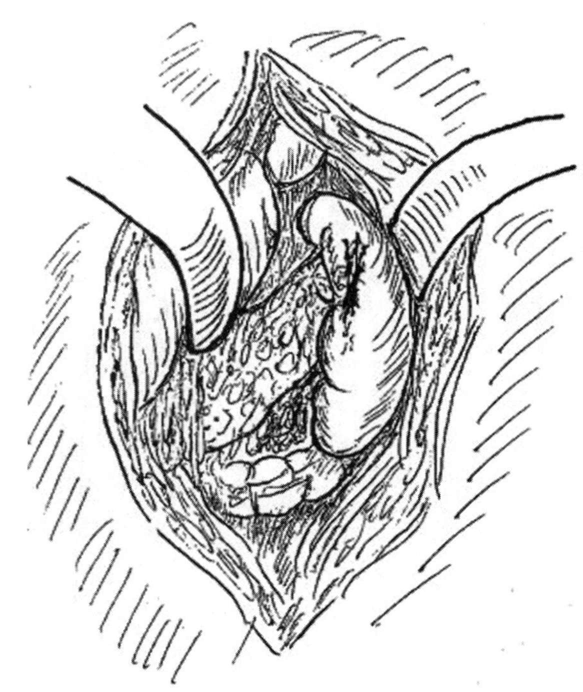

图 83－2　脾上极内侧有一约 3cm 裂口，有缝线结裂开

食管癌手术时已离断，将脾脏向内前方托出切口（图 83－3），两钳法离断脾脏之脾蒂（图 83－4）。

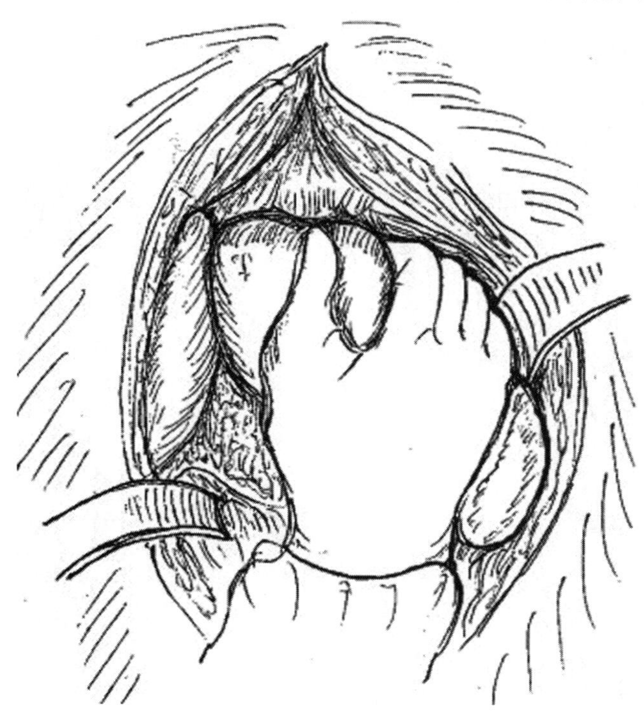

图 83－3　将脾脏向右前方托出

移出脾脏，用双 7 号丝线结扎加缝扎，脾蒂处理可靠无渗血（图 83－5），清理腹腔，再次检查术野，胆道正常，胰尾部无挫伤，胃体已经膈肌进入胸腔，缝合处无渗血，胃十二指肠及小肠、结肠正常。脾窝处置放引流管腹壁另切口引出（图 83－6），关腹。术中输血 800ml，术后恢复顺利，住院 2 周出院。术后 1 年随访，除进食时胸部有不适感外，其他情况良好。

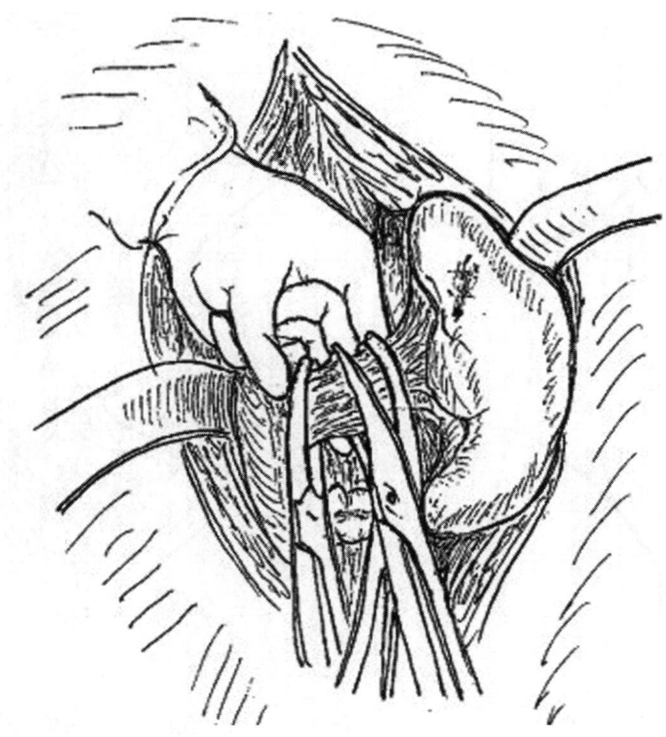

图 83－4　两钳法离断脾蒂

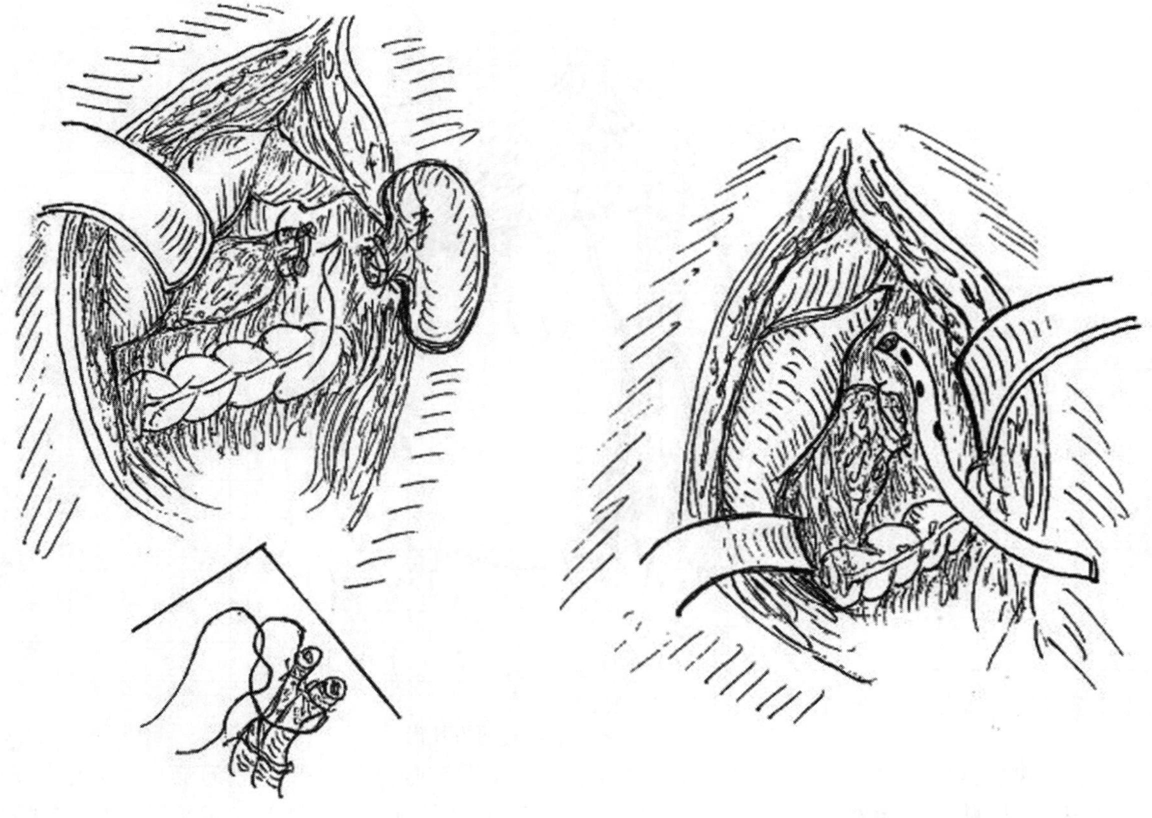

图 83－5　结扎加缝扎脾蒂

图 83－6　脾窝置放引流管

【讨论】

本例为食管下段癌经左胸切除癌肿后，食管与胃吻合。术后 3 周发生延迟性脾破裂致大出血、失血性休克,及时入院急诊手术获得救治。经查阅原手术记录显示,离断胃脾韧带时误伤脾脏出血,经修补出血停止后保留脾脏。该病例值得吸取以下几点教训:①经胸腔膈肌离断脾胃韧带,可能因术野显露不好、操作不便而损伤脾脏;②修补显露不佳时应改为胸腹联合切口以增宽视野,有利操作;③脾损伤修补不可靠时应果断切除脾脏,以免除后患;④修补脾脏后应置放引流管于脾门处;⑤在住院期间应做腹部 B 超监测。该病员出院时如做腹部 B 超检查,可能就避免了急诊抢救性风险极大的手术。

文献报告延迟性脾破裂发病率在 0.3% ~30% 之间。从外伤到出血时间的长短不一,一般认为 80% 以上在 2 周以内,个别病例长达数月甚至数年,因此造成诊断和治疗上的延误,危及病人的生命,其死亡率比一般的脾破裂增加数倍。脾外伤,脾破裂,包膜撕裂,出血少且缓慢增多,加之大网膜及周围脏器包裹,经过一段时间后大网膜被浸挤出,即出现腹腔内大出血症状。本病的诊断关键是要有高度的警惕性,伤后早期可以不发生出血现象,病人可能有左上腹疼痛并向左肩放散(Kehr 征),腹部无阳性体征。凡是腹部即左上腹有外伤史者,突然出现剧烈腹痛而出现休克者,应及时做腹腔穿刺、腹部 B 超或 CT 检查。其中腹腔穿刺的阳性率可达 80% 以上。

关于延迟性脾破裂的治疗仍以手术为主,但手术方式有保留脾脏的趋势,主张在病人全身情况及脾破裂的局部情况允许时应采取缝合修补术。对于包膜下血肿,无内出血症状、体征,腹腔穿刺阴性者可在 B 超和 CT 扫描的监护下进行非手术治疗。

例 84　保脾术后再出血行脾中段切除术

【治疗经过】

男性,21 岁,因上腹部闭合伤,行剖腹探查发现左肝外叶破裂出血,缝合修补 3 针止血;脾脏中前段横形 3cm 破口,间断缝合 2 针止血,失血量共约 600ml,腹腔置放引流管,关腹。术后恢复顺利,引流管第 3 天无渗出液,拔除。1 周后病人感觉左腹部不适,胀痛,牵扯到左肩背部,时有恶心呕吐胃内容物,检查左上腹有压痛,脾区叩浊,腹腔穿刺抽出少量不凝血。腹部 B 超检查提示脾区有积血,脾包膜下积血可能性大。诊断:脾修补术后再出血。术前准备,再次剖腹探查,请求上级医师协助手术。

【治疗经过】

在气管插管全麻下病人取仰卧位,左上腹稍垫高,取原切口进腹(图 84 -1),吸净腹腔积血约 300ml,探查肝脏缝合修补处可靠,无渗血,色泽正常。脾脏修补处明显渗血,包膜下血肿(图 84 -2),胃十二指肠、胆道、结肠无异常发现。

根据探查情况,考虑到伤病员年轻,决定行脾脏中段切除再次保脾治疗。打开胃结肠韧带,在胰腺上缘分离出脾动脉,上脐带线以备阻断脾动脉止血带(图 84 -3),将脾脏游离托出切口,脾离处充填纱布垫。游离出将被切除的脾中段血供支,近脾门处双重结扎(图 84 -4)。

此时,其供血脾区缺血改变,脾脏的上下段血供良好,沿变色线切开包膜,缩紧预备阻断脾动脉的脐带线,用刀柄及手指分离脾实质,所遇管道钳夹,切断,结扎(图 84 -5),用大圆针 7 号丝线重叠褥式缝合横断的切面(图 84 -6),缝合止血满意,去除脾动脉阻断带,取一片带蒂大网膜覆盖缝合固定后,将脾脏放回原位并固定,以防扭转。

清理腹腔,脾窝处置放引流管,腹壁另切口引出,关腹。手术顺利。术后 5 天内,每天引流出淡水 30 ~100ml。术后 7 天无渗出引流液,拔除引流管。B 超检查未发现异常,住院观察 2 周,再次腹部 B 超检查脾区未发现异常,出院,术后 1 年随访 2 次正常。

【讨论】

本病例为腹部闭合性损伤致肝脾破裂,经修补肝脏后,术中情况良好。鉴于病人年轻,脾局部破损,行修补保脾治疗。术后严密观察,不幸的是术后 8 天出现再出血,再次手术行脾中段切除获得满意的保脾结果。第 1 次手术保脾失败的原因多为:①对脾脏的解剖认识不足;②脾脏钝性伤裂

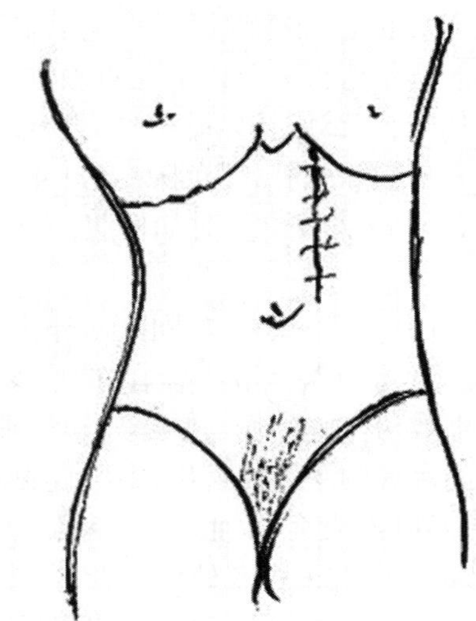

图 84－1　手术经原切口入路

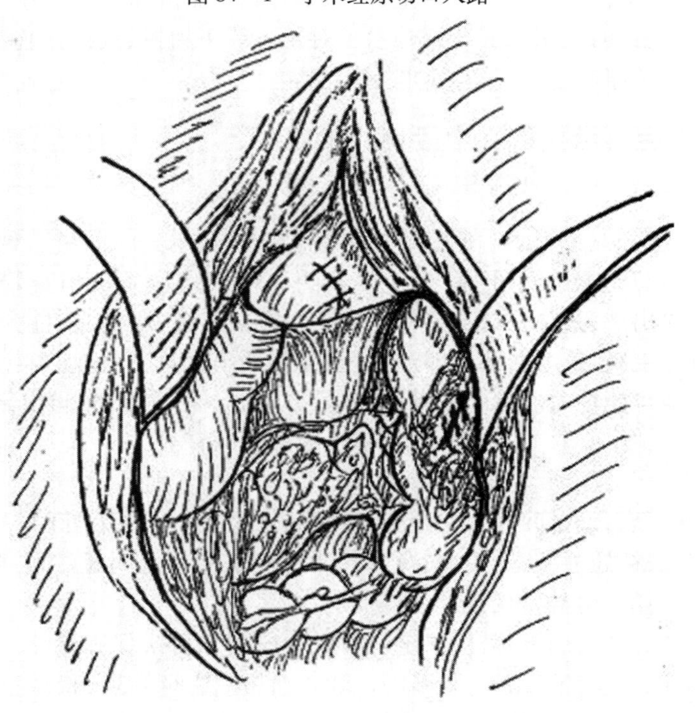

图 84－2　脾脏修补处出血及包膜下血肿

口外观虽然规则，但实质伤较重，因此，缝合的深度不够；③缝合的技巧不当，应做重叠褥式缝合，或填塞止血剂或大网膜后再缝合。若施术者能认识到上述3点，该病例就可能避免第2次较复杂且风险大的保脾手术。

保脾手术如何选择手术方式是外科医师面临的一个问题，保脾手术适于：①全身情况好，循环稳定；②无多发性其他器官损伤；③损伤程度在Ⅰ～Ⅲ度之间。手术方法的选择根据术者的经验采用：①黏合胶止血；②缝合修补术；③脾动脉结扎或选择性脾动脉结扎术；④脾部分切除术；如次全脾切除，半脾切除，脾叶切除，脾段切除等。手术要点：游离托出脾脏，控制脾蒂或阻断脾动脉干，结扎损伤侧脾段的血管支，脾脏出现明显的色泽暗区，确定切断线，其断面应留1.0cm的活力组织，钝性分离，结扎切断，双重褥式缝扎，手术完成后观察10～20分钟，确定创面无出血后，还纳原位固定。保脾手术应遵循以下原则：①在确保生命安全的基础上，采取保脾手术，即“先保命后保脾”；

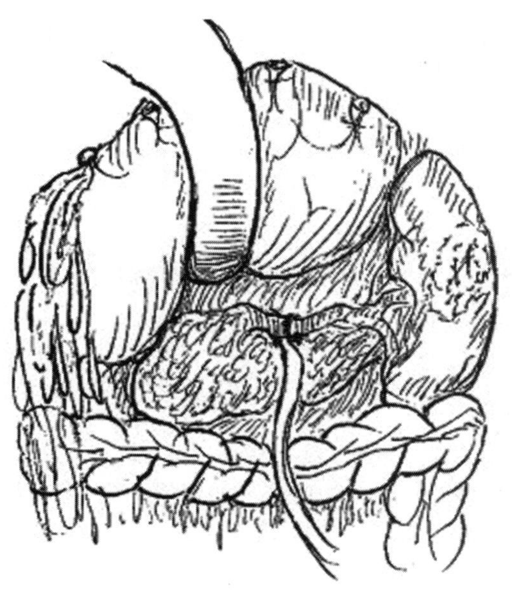

图 84－3 游离脾动脉上阻断线备用

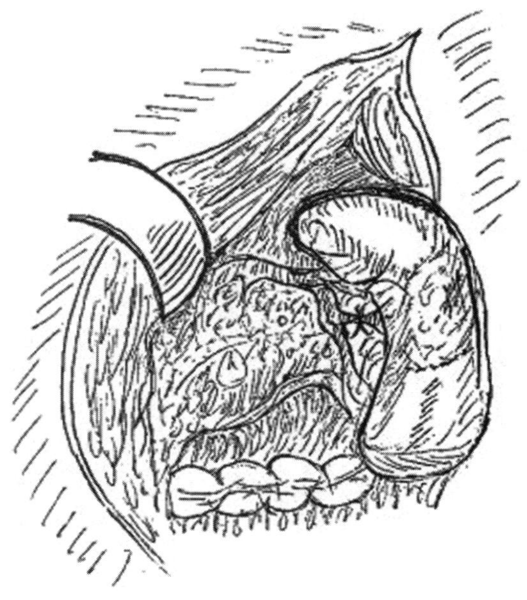

图 84－4 近脾门处结扎脾中段血供支

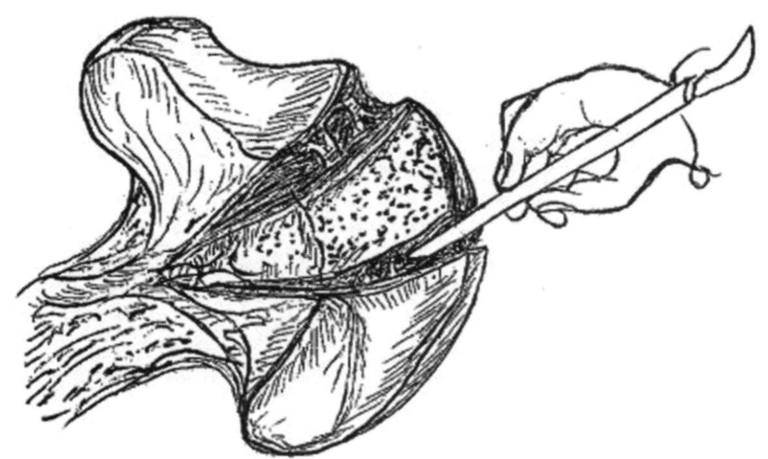

图 84－5 刀柄分离脾实质

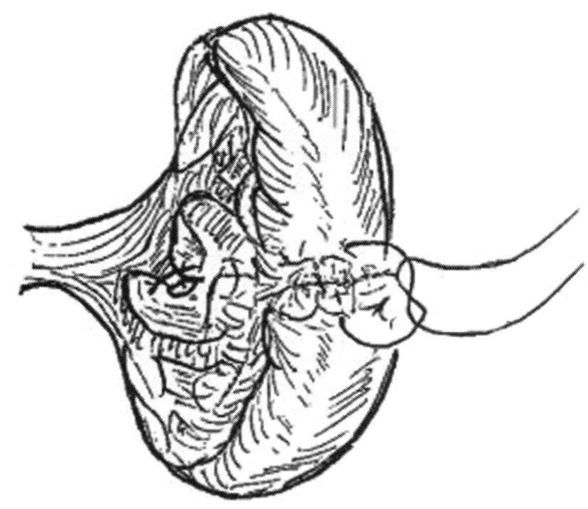

图 84－6 褥式缝闭横断的切面

②年龄小者应优先保脾;③根据伤情保脾手术宜简不宜繁;④必须坚持在抢救生命第一,保留脾脏第二的原则下进行;⑤严格掌握各种手术疗法的适应证;⑥熟练掌握各种手术的各项基本技术;⑦保脾术后要精心护理,综合治疗;⑧及时发现问题后,做出正确的判断和处理。

参考文献

[1] 杨崇毛,彭毅.腹腔镜下保脾术:外伤性脾破裂治疗新进展[J].中国微创外科杂志,2010,10(1):92-94.

[2] 姜洪池.我国脾脏外科发展路在何方[J].中华肝胆外科杂志,2007,13(5):289-290.

[3] 江艺.脾切除术后凶险感染是否真的已经消失[J].中华普通外科学文献(电子版),2008,2(6):442-443.

[4] 曹金铎,赵旭.保脾手术的沿革、现状与前景[J].临床外科杂志,2006,14(7):453-454.

[5] 邓泽虎,梁万明.延迟性脾破裂的诊断和治疗[J].创伤外科杂志,2007,9(6):529.

[6] 费健,毛恩强.胰腺外伤的诊治策略[J].腹部外科杂志,2009,22(2):74-75.

第 29 章　巨脾切除术

例 85　错构瘤切除术

【病情简介】

男性，34 岁，1 年前出现左肩背部酸痛不适，时有进食后胃部饱胀，呕吐胃内容物，半年前除上述症状外，有呼吸不畅感，左腰疼痛，小便正常。查体左腹部扪及一包块，门诊 B 超检查提示脾肿大。查血：肝功正常，门诊医生建议住院治疗，但病人未遵医嘱。入院前 3 个月上述症状加重入院。查体：轻度贫血貌，全身情况良好，呼吸 20 次/min，脉搏 91 次/min，血压 114/70mmHg。皮肤巩膜无黄染，浅表淋巴结不肿大，气管居中，甲状腺不肿大。心肺叩听正常。无腹壁静脉怒张，肝脏肋缘下未扪及，左腹部扪及一包块，质地中等，下至脐左侧，右至腹正中，能随呼吸移动。肠鸣正常。X 线摄片检查：左膈肌抬高，左肋膈角变钝，脾脏影明显增大。腹部 B 超检查提示，肝胆胰未发现异常，脾脏肿大。查血：肝肾功正常，WBC 正常，Hb90g/L。临床诊断：脾脏肿大（良性肿瘤?）。做有关术前准备，拟行脾切除。

【治疗经过】

在气管插管全麻下，病人取仰卧位，左肩背稍垫高向右倾斜，取左上腹“L”形切口进入腹腔路径（图 85－1）。探查见腹腔少量渗出液。肝脏色泽正常，表面光滑无结节，胆囊及肝外胆管未扪及结石样物，胃肠无特殊，无淋巴结肿大。脾脏明显充血肿大，其中上段有一质地稍硬肿块，与脾膈粘连，脾后轻度粘连，脾门淋巴结稍大，质地软。根据探查情况决定行巨脾切除。打开脾结肠韧带和脾胃韧带，结扎其中血管支，由于脾脏巨大，先结扎脾动脉，使自体输血后使脾脏缩小，有利操作。在胰体尾部交界处的脾动脉隆起处，切开后腹膜，用直角钳分离出并绕以粗丝线结扎（图 85－2）。

脾脏缩小变软后，游离脾脏，先将脾脏推开，结扎、剪断附着在脾下极的脾结肠韧带（图 85－3）。再将脾拉向内侧，剪开脾肾韧带，结扎保留端，右手伸入脾上极抓住脾脏向下内方轻轻牵拉旋转，用血管钳钳夹粘连较重的脾膈韧带，切断结扎，此时方才托出脾脏（图 85－4），立即填塞大纱布垫在脾窝内，清理脾蒂周围的结缔组织，将脾门处的脾动脉、静脉分别结扎切断，近端加缝扎，再两钳法平行钳夹脾蒂，在两把钳间切断（图 85－5），用粗丝线结扎加缝扎，处理可靠。胰尾正常。

将脾窝处填塞纱垫取出，渗血处缝扎及电凝止血，检查术野无渗血后，脾窝处置放腹腔引流管另切口引出（图 85－6），关腹。手术顺利，失血少，术后 1 周拔除腹腔引流管，腹部 B 超及胸部 X 线摄片检查未发现异常。病理检查报告提示：脾脏错构瘤。住院 2 周痊愈出院。一年后随访全身情况良好，做有关化验检查无特别异常发现。

【讨论】

本例经病理检查证实为错构瘤致脾脏极度肿大。错构瘤属良性肿瘤，发生在脾脏并不多见，经手术切除获得了满意的结果。本例仅讨论巨脾切除术的几点注意事项。

自 Zaccarelli 于 1549 年首次为一名脾脏肿大的女病人成功地施行了脾切除以来，脾切除术已在临床应用了 400 多年。对于外伤性脾破裂自 1892 年 Ritgner 第一次切除脾脏以来，脾切除一直是治疗脾损伤最可靠而有效的治疗方法。20 世纪 50 年代以来，随着外科技术和术前术后处理的进展，脾切除术已比较安全，术后并发症的发生率已明显降低。脾切除的指征通常为无法保留的外伤性脾破裂、脾肿瘤、脾邻近脏器肿瘤或损伤需要连同脾脏一并切除者。但脾切除术可能发生一系

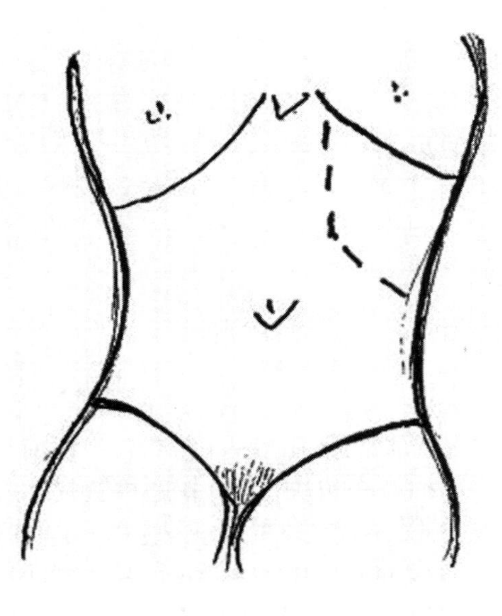
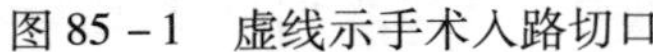

图85－1　虚线示手术入路切口

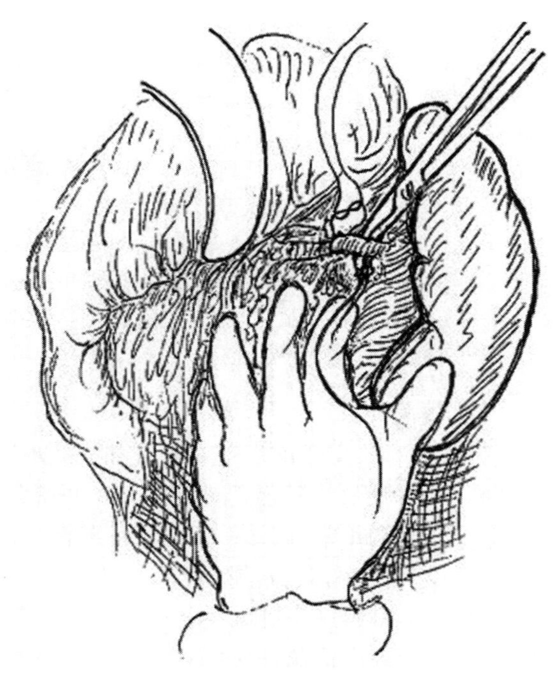

图85－2　结扎脾动脉主干

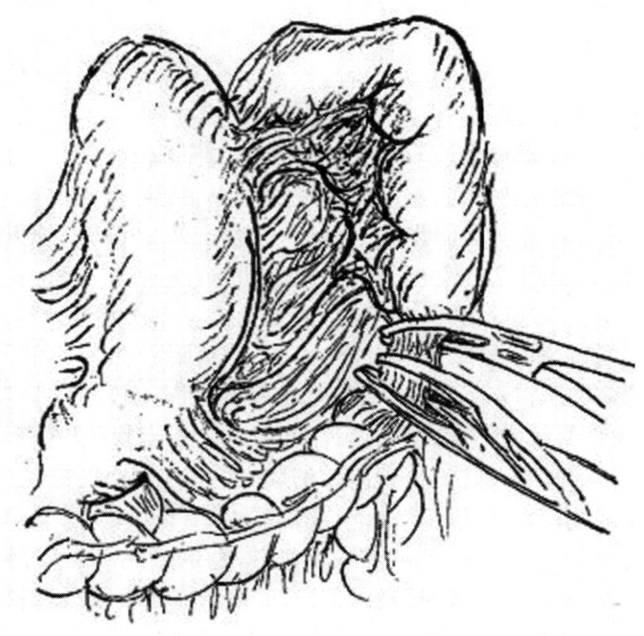

图85－3　钳夹切断结扎脾结肠韧带

列并发症,有时甚至是致命的,认识这些并发症对其防治和估计预后具有重要的意义。因此,应注意以下几点:

(1)术中大出血,其主要原因多为:强行分离脾周围的粘连,导致出血或难以控制的大出血。预防应先行脾动脉结扎,保留脾静脉而自体回输。在包膜下迅速分离脾实质,即逆行性脾切除,将包膜留在壁层腹膜上,在包膜的脏面缝扎出血点。对于有经验的医生应善于避免而并非应付这种狼狈的局面。

(2)脾蒂损伤:与盲目地用手钝性分离脾周韧带有关,预防在于切忌操作粗暴,避免牵拉脾脏用力过甚,不做术野不清的深处盲目钳夹。一旦脾蒂损伤出血,应以纱布垫暂时填塞止血,迅速切

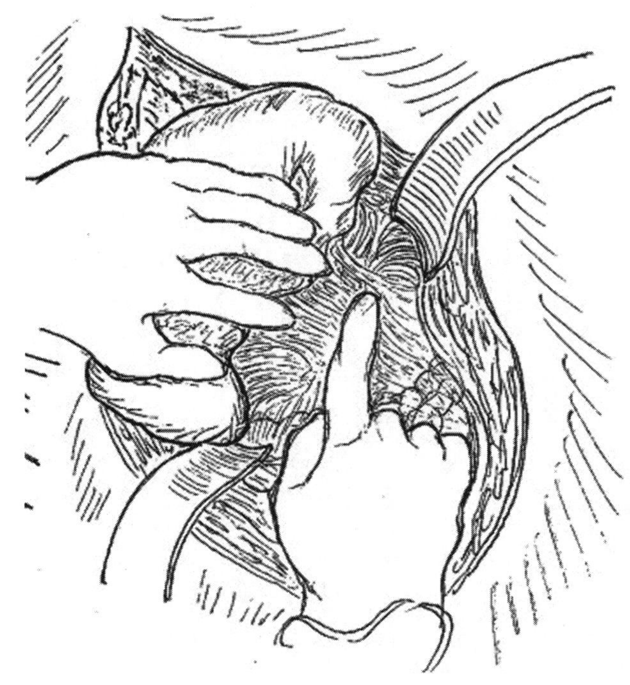

图 85－4　处理脾膈韧带托出脾脏

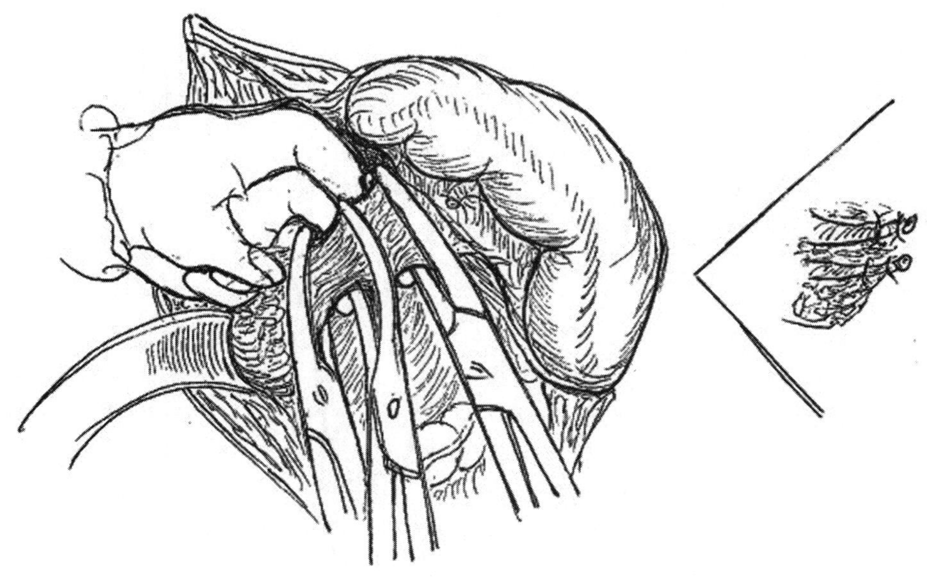

图 85－5　两钳法钳夹脾蒂，剪断，用粗丝线结扎加缝扎

除脾脏并移除。将胰尾部游离后，控制出血，寻找出血点给予处理。

（3）术后出血，多在 24～48 小时以内腹腔出血。多因术中止血不完善，结扎线脱落。门静脉高压者，脾周围常有较多的侧支循环，游离脾脏时应逐一结扎，否则，术中术野虽无渗血及出血点，当患者血压回升后也可引起出血。肝硬化病人大部分有凝血机制障碍，术后可能发生脾床剥离面严重的渗血。

（4）医源性的损伤：尤其是病理性脾肿大，可因脾脏周围广泛粘连而引起邻近脏器的解剖部位改变，在分离中易造成邻近脏器的损伤。

（5）术后发热：巨脾切除后约有 20% 的存活者经常发生多种感染发热，是一个较常见的问题。因此，巨脾切除的术前准备、术中的危险性和手术并发症、术后的处理等都是至关重要的。

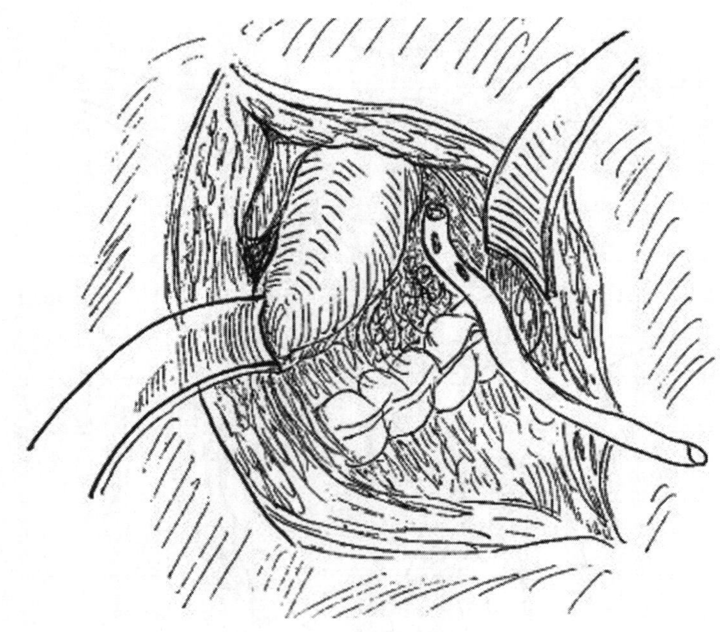

图85－6　脾窝处置放引流管

例86　脾切除术中大出血的处理

【病情简介】

男性，46岁，因肝炎后肝硬化，门静脉高压症，脾脏肿大并脾功能亢进，经术前准备后拟行巨脾切除门奇断流术。在气管插管全麻下，稍右侧卧位，取左腹"L"形切口进腹腔（图86－1），探及腹腔少量积液。因脾脏充血肿大，质地稍硬，粘连重，分离脾脏周围粘连不顺利，当还没有完全把脾脏游离完时，脾脏前面被分破，术者误认为脾已被分离到脾脏的背面，切除大部分脾脏，出血多，钳夹、纱布压迫均无法进一步处理，请求上级医师上台协助。

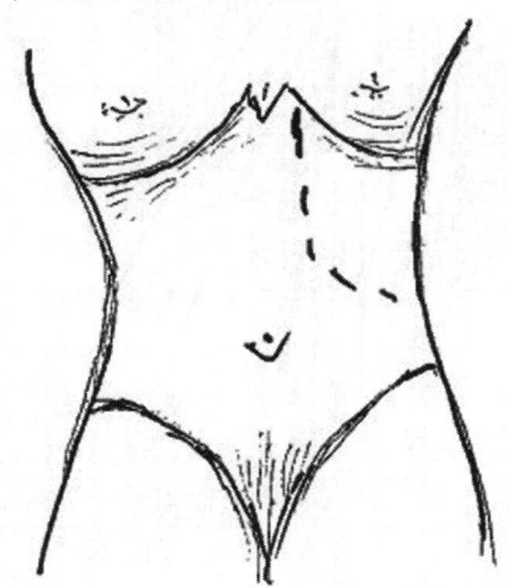

图86－1　左"L"形手术切口

【治疗经过】

腹腔血吸净约1 800ml，输血1 000ml，血压在90～100/60～70mmHg间，继续抗休克处理。检查创面发现脾脏后部分约1/3仍在脾窝处，仅切除了脾脏的前2/3，导致脾脏仍在出血。结肠脾曲有损伤，大便溢出（图86－2），从脾残留部分外侧钝性分离，把脾脏掀起，脾床渗血多，用热盐水纱布垫压迫，游离脾周残留韧带，结扎脾动、静脉，切除脾脏（图86－3）。

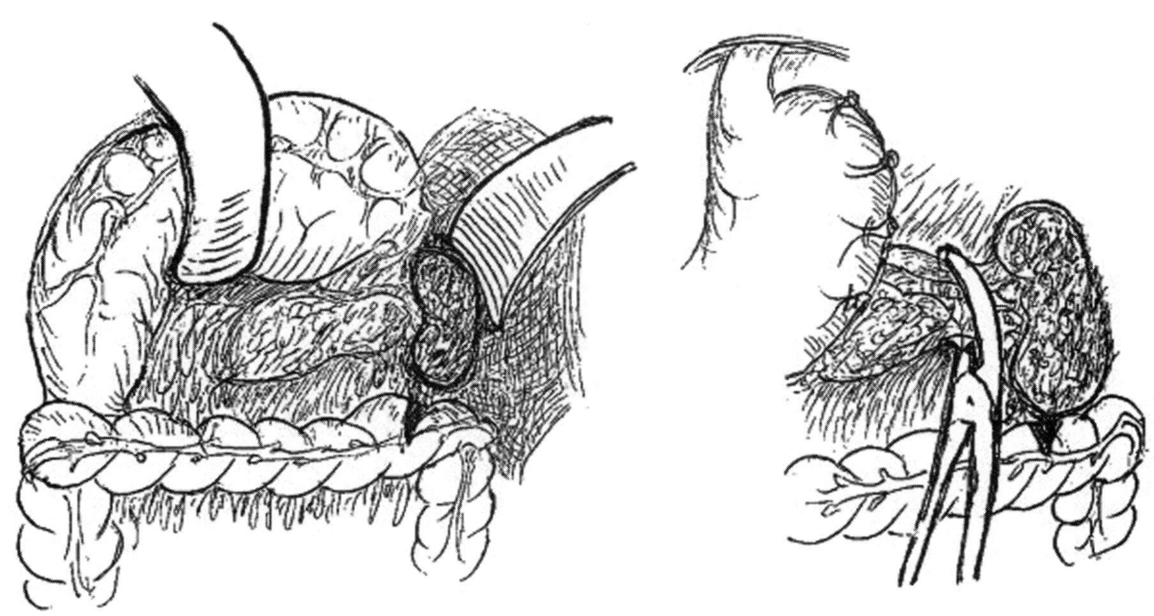

图 86－2　残留脾脏出血及结肠脾曲破裂　　　　图 86－3　切除残留的脾脏

取除纱布垫，缝扎出血点，彻底止血。再次填入热盐水纱布垫于脾窝处压迫渗血，显露出损伤的结肠处有不规则的破损约 3cm，用小圆针 1 号丝线缝合修补（图 86－4）。此时，生命体征基本稳定，由于左膈及贲门周围粘连重，术中失血多，故选择放弃食管贲门周血管离断术，行胃左动脉、胃冠状静脉及胃后静脉结扎术。将胃向上牵拉，显露术野，寻找到上述将要结扎的血管，分别逐一轻轻地游离，以 7 号丝线结扎（图 86－5）。清理腹腔后，用大量生理盐水及甲硝唑液冲洗腹腔，再次检查术野无渗血后，脾窝处置放腹腔引流管另切口引出（图 86－6），关腹。

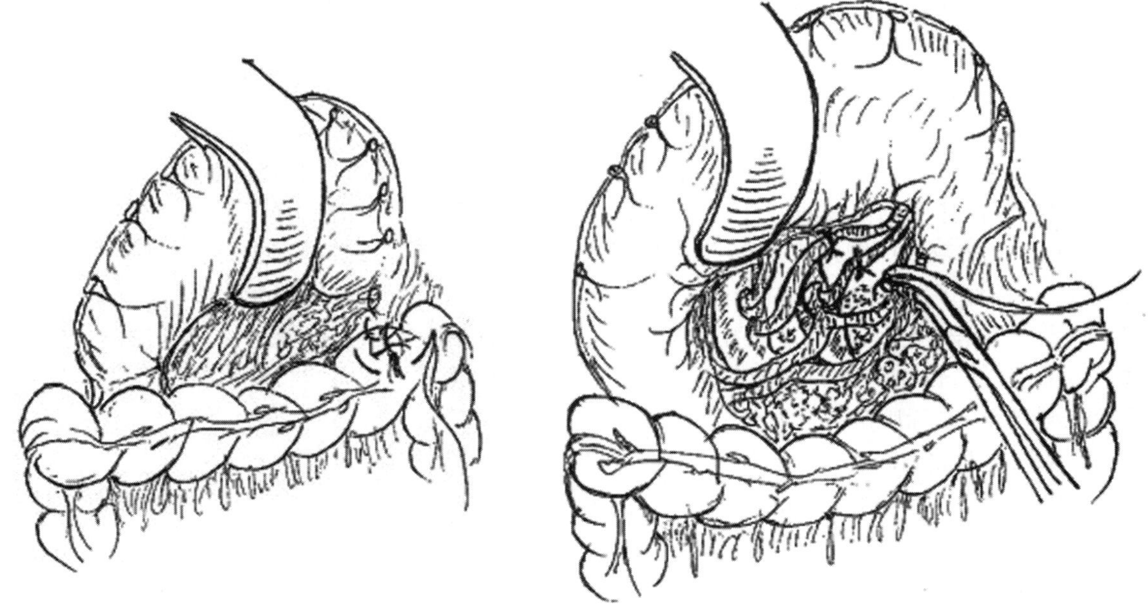

图 86－4　修补结肠脾曲处的破损　　　　图 86－5　逐一结扎胃冠状静脉，胃左动脉，胃后动、静脉

术后生命体征平稳。共输血 1 300ml，术后加强全身支持，腹腔引流术后 5 天，每日引出 50～200ml 淡血水。术后 7 天拔除引流管，住院半月，除肝功蛋白、转氨酶较正常值略高 1 倍外均正常，肾功能正常，保肝治疗共住院 18 天出院。1 年内随访 2 次全身情况尚好，继续保肝用药。

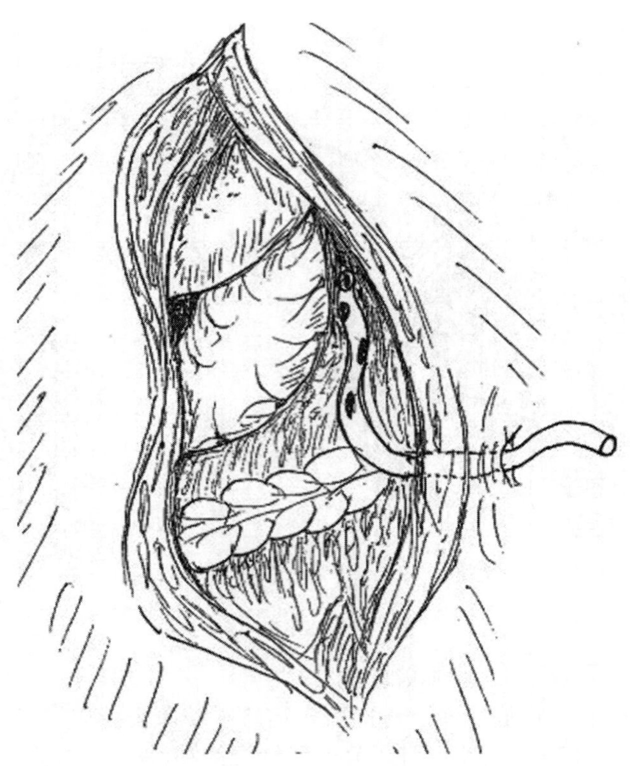

图 86－6　脾窝处置放腹腔引流管腹壁另切口引出

【讨论】

本例为肝炎后肝硬化，门静脉高压症。脾大，脾功能亢进，拟行门奇断流术。术中因粘连重，分离时不但损伤结肠脾曲，还误认脾脏已分离到脾后，切除大部分脾脏致使出现难以控制的出血，请求上级医生协助，边抗休克边寻找到出血的要害处，可靠结扎脾动脉静脉，切除残留出血的脾脏，修补损伤的结肠，出血得到控制。根据术中情况，放弃贲门周血管离断术，鉴于生命体征基本稳定，选择行脾切除＋胃冠状静脉、胃左动脉及胃后静脉结扎术，术后获得了较满意的治疗效果。本例应吸取以下几点教训；

(1)施术者应悉知脾脏的解剖及毗邻关系，本例中术者把增大的脾脏突出部分误认为是脾脏而切除脾脏，在脾床上的部分残留脾脏断面出血无法控制时请求了上级医师。

(2)保留脾脏部分的脾切除是有的，但要根据术者的技术经验来选择病人，而本例错误地把脾脏部分切除，造成了不可收拾的局面。

(3)术中根据情况，方便时先结扎脾动脉，可减小脾脏的肿大以增加安全性，在切脾的过程中可减少出血。充分的游离脾周各韧带，可靠结扎，可选用脾蒂钳夹脾蒂，再逐一结扎切断。术者未完全游离脾脏，就切除脾脏的前面部分。

(4)脾切除要注意防止其他脏器的损伤，如结肠脾曲、胰尾和胃等。

(5)施术者除对脾脏解剖熟知外，还要了解和熟悉脾切除的利弊，特别是粘连的巨脾切除是有一定难度的，但只要解剖熟悉，切脾的方法正确，上述的意外情况是可避免的。

在我国，肝炎后肝硬化是引起门静脉高压症的常见原因。在治疗上，本例虽放弃了门奇断流术，而在巨脾切除的基础上行胃冠状静脉的结扎即阻断，又辅佐胃后静脉及胃左动脉的结扎，而没有冒险地去游离食管下段，结扎切断冠状静脉食管支和高伴食管支以及左膈下静脉情况下，获得了较满意的治疗效果。因此，要学会术中一旦遇到险境，应合理地作出抉择，尽可能地得到满意的疗效。

例 87　误诊为胃溃疡出血剖腹探查

【病情简介】

男性，50 岁，因呕血急诊入院，诊断为胃溃疡出血，在气管插管全麻下剖腹探查，进腹后见腹腔少量淡黄水，肝脏呈红白色大小不等结节状改变，质地硬。脾脏明显充血肿胀，胆囊大小更深，未扪及结石样物，胃十二指肠及空肠上段未扪及溃疡性结节及肿物，胰头不肿大，腹腔淋巴结不肿大。请求上级医师上台协助手术。

【处理经过】

经再次检查肝脏结节硬化与乙肝后肝硬化肉眼观察及质地感不相同，不能排除血吸虫性肝硬化门静脉高压症引起的上消化道出血，根据术中病人及病变情况，决定行巨脾切除、贲门周血管离断术。将左上腹旁正中切口向左肋下延长（图 87 －1），充分显露术野。首先切除脾脏，打开胃结肠网膜，在胰腺上缘脾动脉搏动明显处游离，用 7 号丝线结扎，使自体脾血回输，脾脏缩小，沿胃大弯向上游离胃脾韧带、结扎胃短动静脉，游离脾结肠韧带、脾肾韧带，结扎脾动脉，缝扎和结扎脾蒂，切除脾脏（图 87 －2），缝合脾床，止血。

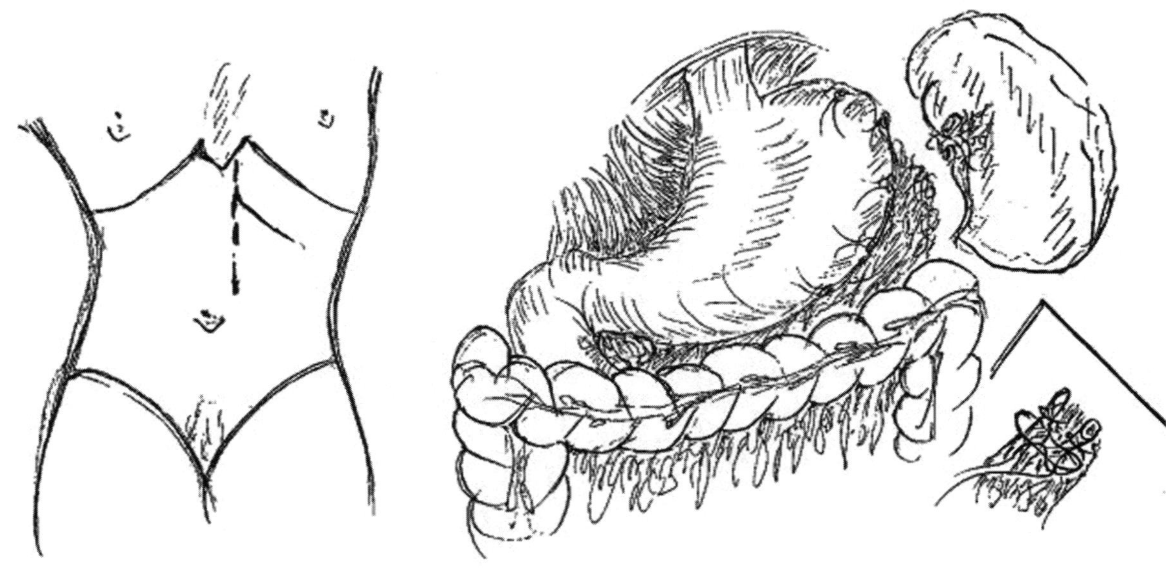

图 87 －1　手术切口　　　　图 87 －2　切除脾脏

将胃体向下牵拉，张紧小网膜，向胃小弯切迹起始紧靠胃壁向上分离，切断结扎冠状静脉的胃支，向上直达贲门右侧。离断食管前浆膜至 His 三角，用手指钝性分离食管后壁及右侧壁，游离食管下段长度 5cm，切断结扎冠状静脉食管支和高位食管支，分离食管下段左侧壁，离断结扎左膈下静脉（图 87 －3、4），将胃向上翻起，在胰腺上缘分离结扎胃左动静脉及胃后静脉（图 87 －5），仔细检查手术野，缝扎出血点，清理腹腔，在左肝外叶切取肝组织送病检。左膈下置放引流管腹壁另切口引出（图 87 －6），清理械物如数，关腹。术后恢复顺利，住院 3 周，肝肾功能正常，病理报告提示血吸虫肝硬化，出院后 3 年随访三次，全身情况良好，生存近 10 年死于肝肾功能衰竭。

【讨论】

本例为上消化道大出血，经治医生误诊为胃溃疡行剖腹探查，试图行溃疡局部切除止血。术中发现肝脏结节性硬化，脾大充血，未发现胃十二指肠溃疡，请求上级医师上手术台协助手术。根据术中探查情况，诊断为肝硬化（血吸虫性肝硬化可能性大），门静脉高压，脾肿大功能亢进。决定行巨脾切除，门奇断流，贲门周围血管离断术，术后恢复顺利，病理切片报告证实为血吸虫性肝硬化。术后肝肾功能尚好。健在近 10 年，手术结果满意。

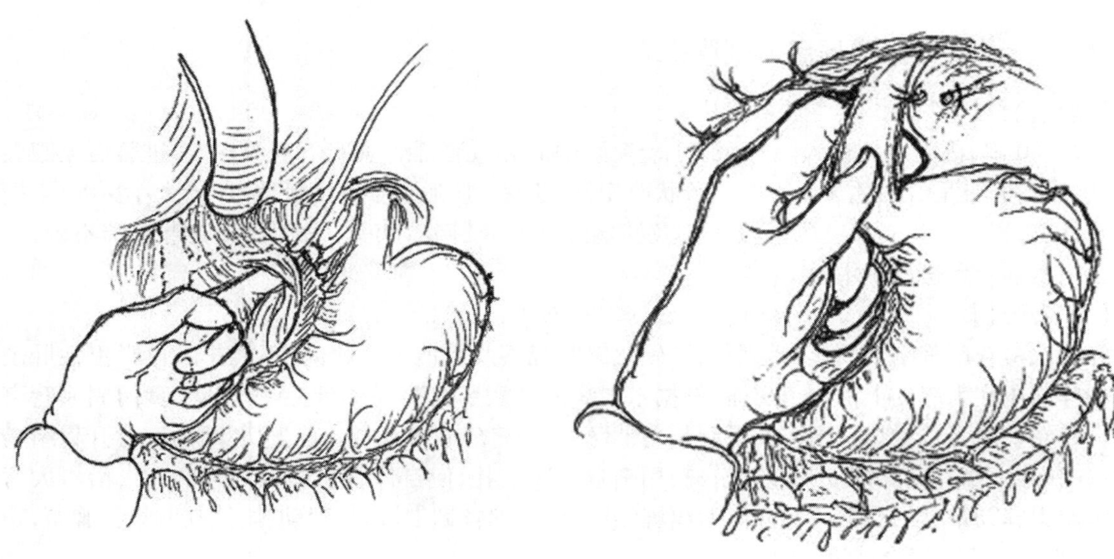

图87－3　结扎胃冠状静脉主干

图87－4　术者食指钝性分离食管下段，紧靠食管切断高位和异位高位食管支和左膈下静脉，可靠结扎

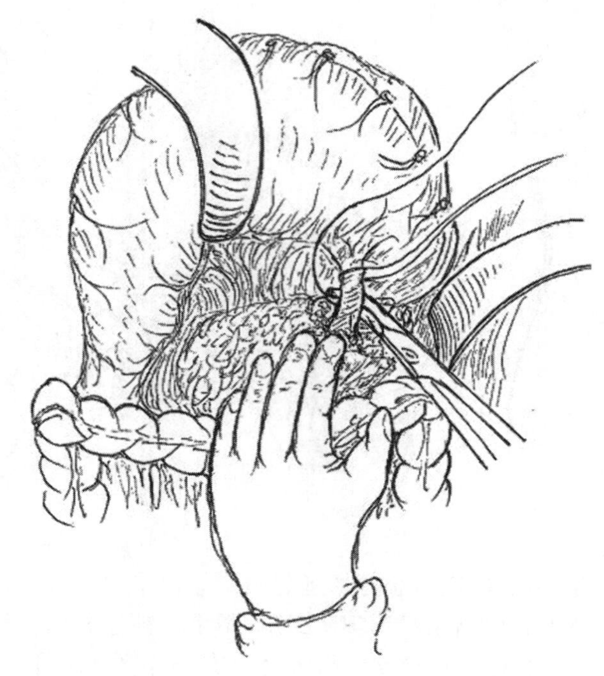

图87－5　结扎胃后静脉

外科治疗门静脉高压症主要是预防和控制食管胃底静脉曲张破裂出血，对于肝功能 Chied A、B 级的患者，应争取即时或经短时间的准备后即时手术，手术的方式主要分为两类：一类是不同方法的分流术来降低门静脉压力，另一类是阻断门奇静脉间的反常血流来达到止血的目的。急诊手术：多数学者认同并选用门奇断流术，断流术包括腔内食管胃底静脉结扎术，贲门周围血管离断术和冠状静脉结扎术。贲门周围血管离断术即切除脾脏，同时彻底结扎胃冠状静脉，包括胃支、高位食管支、异位食管支、胃后支及贲门周围血管。该手术对防止大出血疗效确切，操作难度不大，不影响门静脉的血流灌注，有利于肝细胞的再生和其功能的改善，可用于肝功能较差及急性出血期的病人，对病人负担较小，预后较好，而且脾脏切除可减少门静脉系统来自脾静脉的血量20%～40%，可同时纠正脾功能亢进所致的症状。

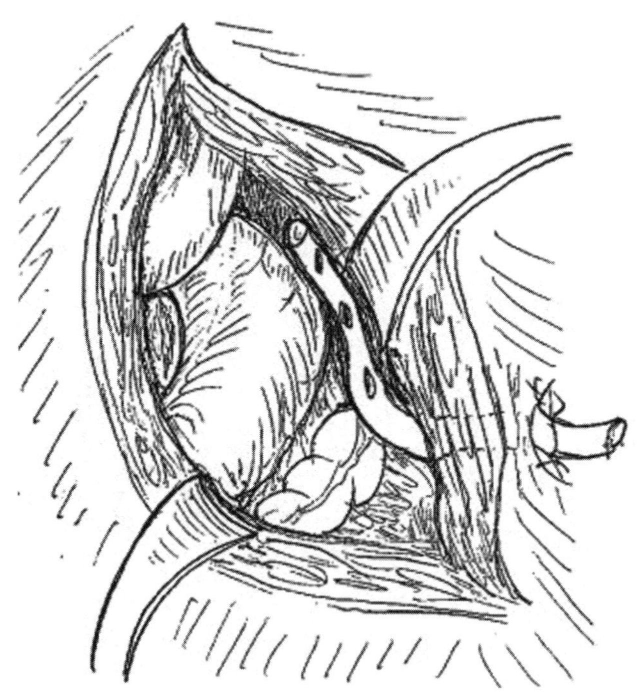

图 87－6　脾窝处置放引流管

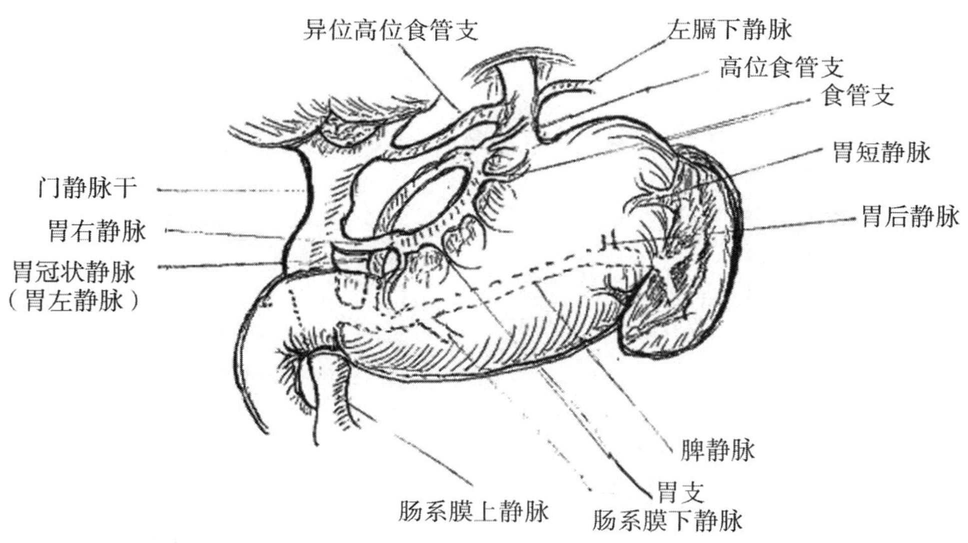

图 87－7　食管下段、胃底贲门区奇静脉交通支的局部解剖

从解剖上将胃底贲门周围血管分成四组(图 87－7～87－9)：

(1)胃冠状静脉：是门静脉系统的重要属支，亦即胃左、右静脉，收集来自胃底贲门部和胃小弯的血流。胃左静脉在贲门部分成胃支和食管支、高位食管支。高位食管支起源于冠状静脉的主干，异位高位食管支可起源冠状静脉主干，也可起源于门静脉的左干支，距贲门右侧更远，在贲门以上5cm 进入食管肌层。

(2)胃短静脉：有 2～6 支，位于脾胃韧带内，收纳胃底大弯侧的静脉，回流注入脾静脉的上、中所属支。

(3)胃后静脉：位于贲门后方膈胃韧带网膜囊后壁，一般起于胃底后壁偏小弯侧，多注入脾静脉，它是构成胃底黏膜曲张的侧支之一。将胃向上翻起显露胃底后壁就可找到胃后静脉。

(4)左膈下静脉:起自于左膈下的左肝静脉属支,可单支或分支进入胃底或食管下段左侧肌层,管径3~5mm。左膈下静脉的特点是有两个交通支,一个是与门静脉系的胃左静脉食管支形成静脉丛,另一个是与腔静脉系的左肾上腺静脉吻合汇入左肾静脉。

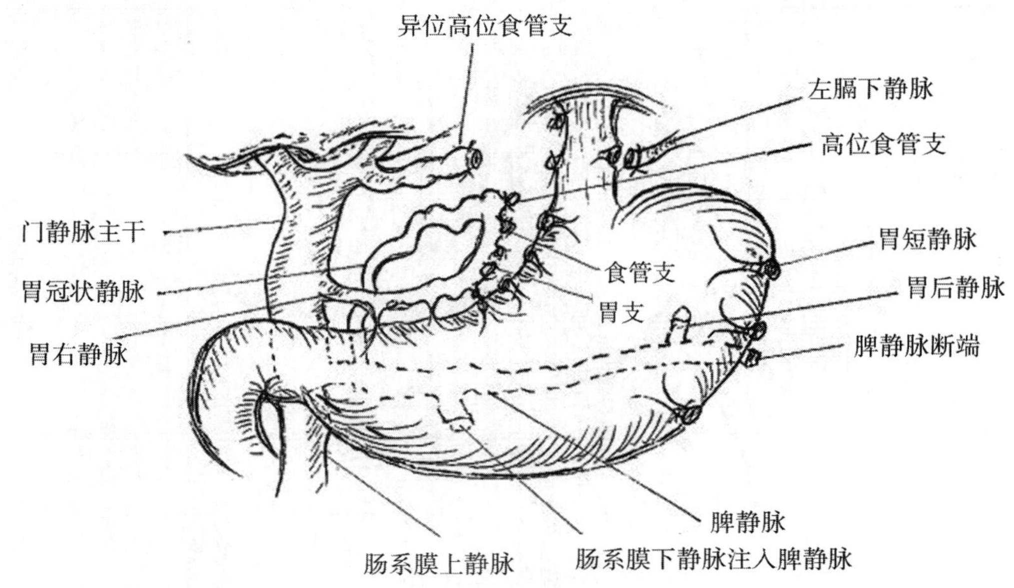

图87-8　贲门周围血管离断术示意图

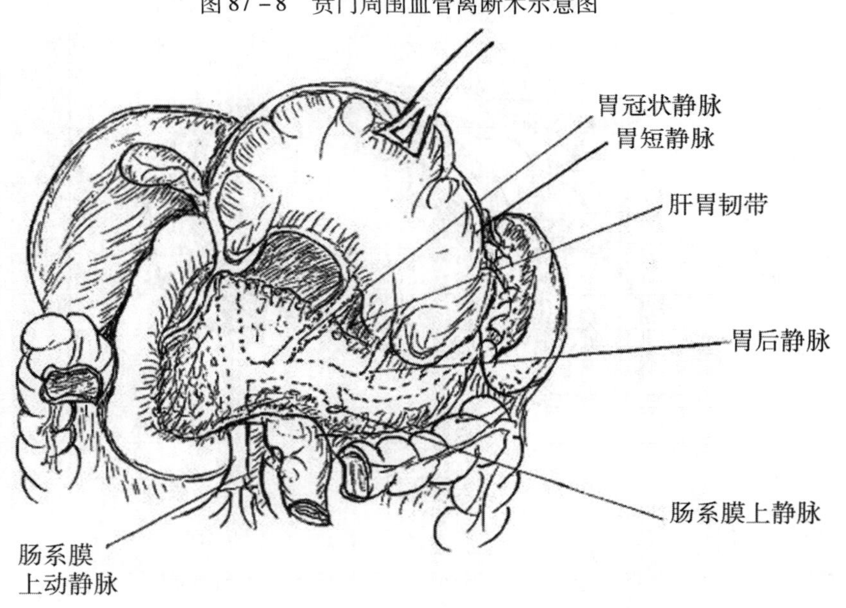

图87-9　胃冠状静脉和胃后静脉的局部解剖

门奇断流贲门周围血管离断术,在术中应注意以下几点:

(1)正确选用镇静剂和麻醉药物,避免使用损害肝肾功能的药物,如吗啡、巴比妥类等。

(2)加强心血管功能的监护,尽量避免血流动力学紊乱,以免影响肝血流量。

(3)建立可靠的输液通道,备用新鲜的血液,必要时在切脾前输血。

(4)良好的麻醉使腹肌松弛,充分显露术野。

(5)术中遗漏冠状静脉的高位食管支是形成断流术后再出血的重要原因,高位食管支的位置较高且隐蔽,一般位于3~4mm或更高处进入食管肌层,分离时应加以注意。异位高位食管支可起源于冠状静脉的主干,也可起源于门静脉左支,它距贲门右侧更远,在贲门以上 5cm 或更高进入食管肌层,位置更深更隐蔽。因此,分离食管下段时要留意,游离长度大于 5cm 为宜。

(6)冠状静脉的解剖存在显著的个体差异,如术中能同时阻断(结扎)冠状静脉的主干,能更好地提高断流术的彻底性。

术后密切注意观察生命体征的变化,对凝血功能、急性胃黏膜病变和门静脉及肠系膜上静脉的血栓形成,应做相应的预防和处理。大量的临床实践表明,门奇断流术中以"贲门周围血管离断术"为最佳术式,它是在长期的临床实践中发展和完善起来的。手术范围和创伤不很大,止血作用确切,远期疗效较满意,目前仍然是国内治疗门脉高压症并发上消化道大出血最常用、疗效最佳的术式。

参考文献

[1] 陈飞,刘明泽,易磊磊. 巨大脾平滑肌肉瘤多次误诊 1 例[J]. 中国实用外科杂志, 2004 ,24(3):174.

[2] 肖辉,王建. 脾切除术后再出血的诊断与防治[J]. 中国普外基础与临床杂志,2009,16(12):1035 - 1041.

[3] 杨连粤,郭磊. 复杂性脾切除 102 例回顾性分析[J]. 中国实用外科杂志, 2009,29(5):403 - 405.

[4] Cadili A, de Gara C. Complications of splenectomy. [J]. Am J M ed,2008,121(5):371 - 375.

[5] 孙备,姜洪池,许军. 经典式全脾切除及部分脾切除的规范操作[J]. 中国实用外科杂志,2004,24(12):766 - 768.

[6] 孙敏,谭晶,莫小华,等. 预防腹腔镜脾切除术出血的外科技术要点[J]. 腹腔镜外科杂志,2009,14(1):45 - 47.

第30章　胃、十二指肠损伤的手术

例88　创伤性胃大部切除术

【病情简介】

男性,42岁,因餐后驾驶摩托车不慎撞在树干上,腹部受伤2小时入院。诊断:腹腔脏器破裂,全腹膜炎,低血容量休克。立即建立两条静脉通道,快速补充血容量,护送伤病员入手术室剖腹探查。

【治疗经过】

在气管插管全麻下,取上腹正中切口进腹腔(图88－1),腹腔内大量血性胃肠液溢出,吸净积液约2 600ml,探查肝脏无损,脾脏前缘约3cm破口出血,即纱垫压填,胃体部横断不规则的粉碎破裂,胃底外缘有2处约2cm破裂,横结肠中段有约5cm浆肌层破裂,其中约1cm破口粪液溢出,十二指肠无损伤。打开胃结肠韧带探及胰体尾部有挫伤(图88－2)。根据探查情况,请求上级医师上台协助手术。快速补充血容量抗休克后,血压由70～80/50～60mmHg回升到110/76mmHg左右。上级医师评定损伤情况后,决定行脾脏修补,毕罗Ⅱ氏胃大部切除术,用大圆针7号丝线褥式缝合修补脾脏破口处3针(图88－3),止血可靠。将胃底部破口间断缝合修补可靠(图88－4)。

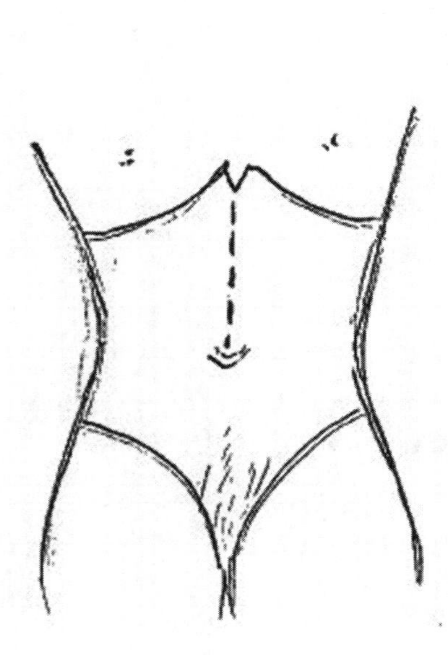

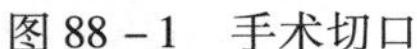

图88－1　手术切口

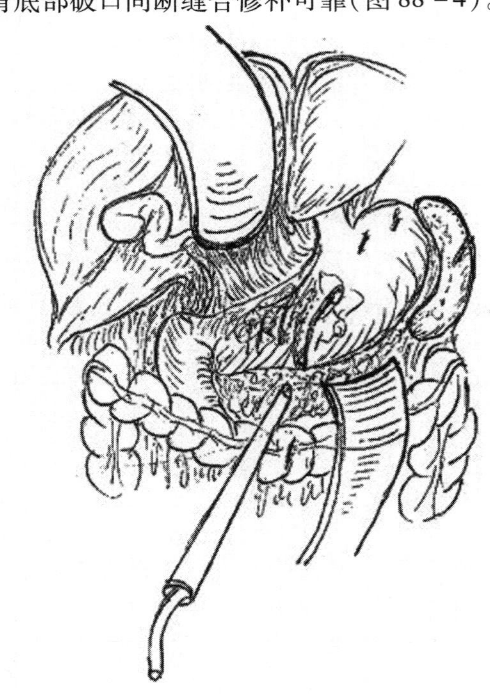

图88－2　胰体尾部损伤

先游离胃大弯,在血管弓内逐一钳夹,切断、结扎胃网膜血管通向胃壁的各分支,直至胃网膜左血管无血管区的最后一个分支即到脾下(图88－5)。游离胃小弯,在胃小弯上缘约2cm的无血管处,剪开肝胃韧带,先向右侧游离并注意保护肝、十二指肠动脉及胆总管等未受损,再向左游离胃小弯。分离十二指肠至足以闭合为止,离球部约1cm,离断十二指肠,用1号丝线缝闭十二指肠残端

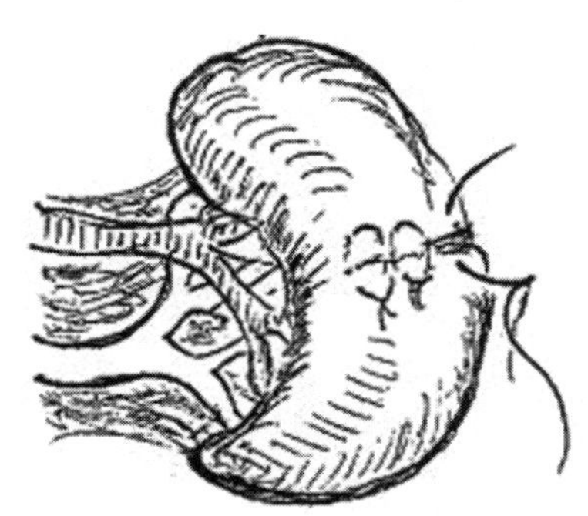

图 88－3　缝合脾脏裂口

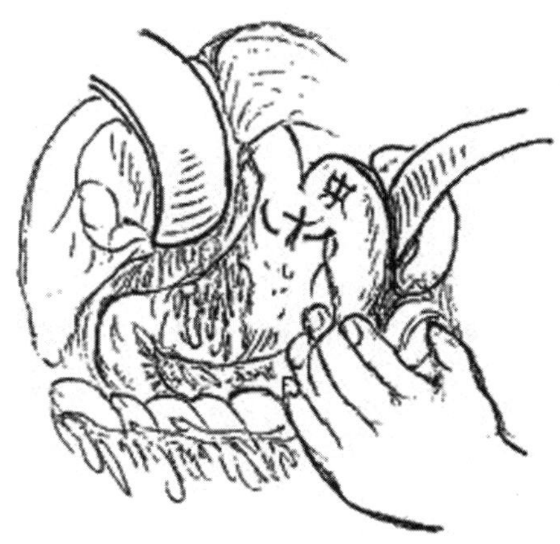

图 88－4　修补胃破口

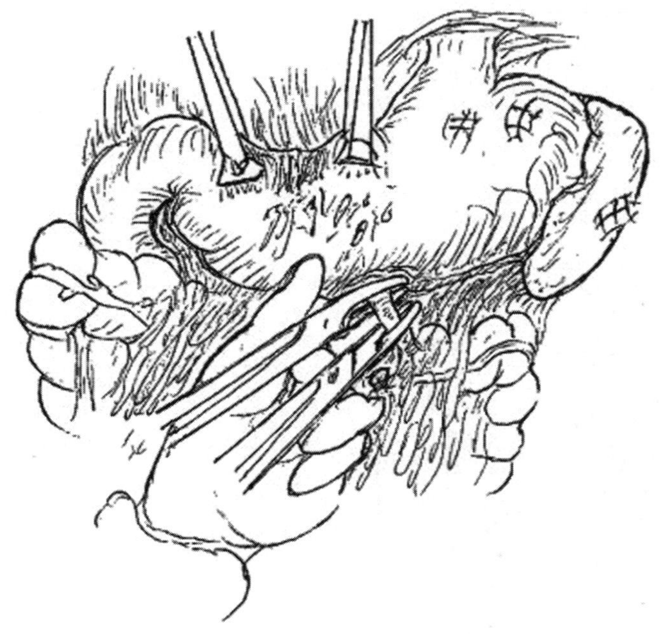

图 88－5　向左游离胃大弯至胃网膜左血管最后 1～2 支

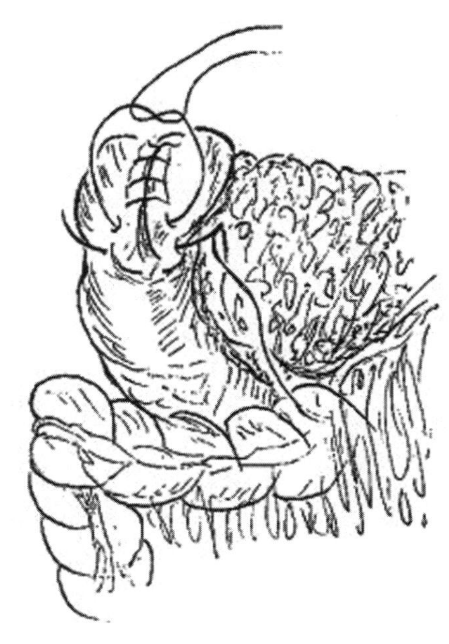

图 88－6　缝闭十二指肠残端

(图 88－6)。

切除破损胃远端约 60%。行胃空肠吻合,于横结肠后空肠与胃残端行端侧吻合(图 88－7)。距屈氏韧带 10cm 处输入与输出袢空肠侧侧吻合。B－Ⅱ式胃大部切除术完成(图 88－8)。于空肠侧侧吻合处远端置放肠道营养管。清理腹腔,再次检查术野,脾脏修补处无渗血。大量生理盐水冲洗腹腔,在脾窝及胰床、盆腔各置放腹腔引流管一根,各引流管及肠道营养管均分别腹壁另切口引出,关腹。术后恢复顺利,共输血液 800ml(全血 600ml,血浆 200ml)。腹腔引流管 2 周内先后拔完。住院 3 周痊愈出院。术后 6 个月随访,全身情况良好,肝肾功能正常,B 超检查胰腺正常。

【讨论】

本例病人因饱餐后驾驶摩托车撞击在树干上,致腹部闭合损伤入院。急诊剖腹探查发现胃严重的不规则断裂伤,脾脏、胰腺、结肠均受到不同程度的损伤,手术行脾修补,结肠修复,胃 B－Ⅱ式大部切除(切除破损部分,残胃修补),结肠后空肠与胃残端的吻合,胰腺周引流术。该例严重的腹部闭合性损伤造成胃体不规则的粉碎断裂,临床上少见,文献上报道胃破裂发生率占 0.02%～1.7%,在无法修补且无奈的情况下,选择了创伤性的胃大部切除、保脾手术等获得满意的结果,手术效果还与术后加强监护,全身营养支持,保持引流通畅等有关。

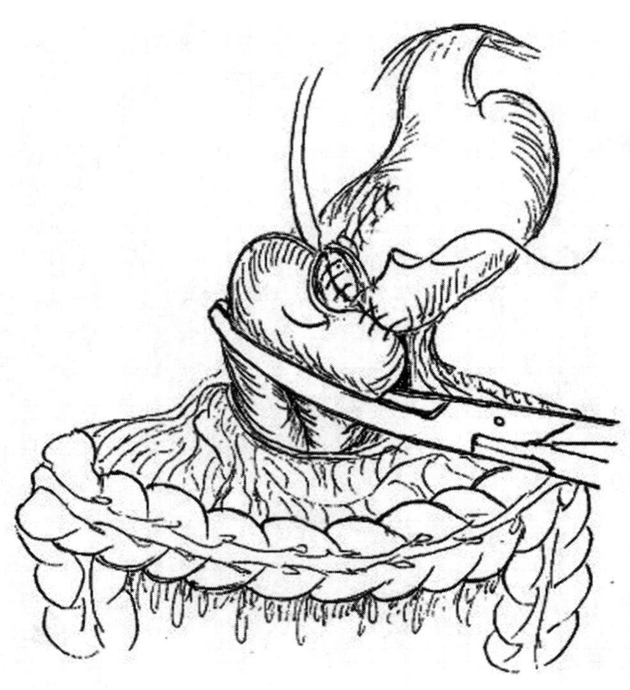

图88-7　结肠后残胃与空肠端侧吻合术

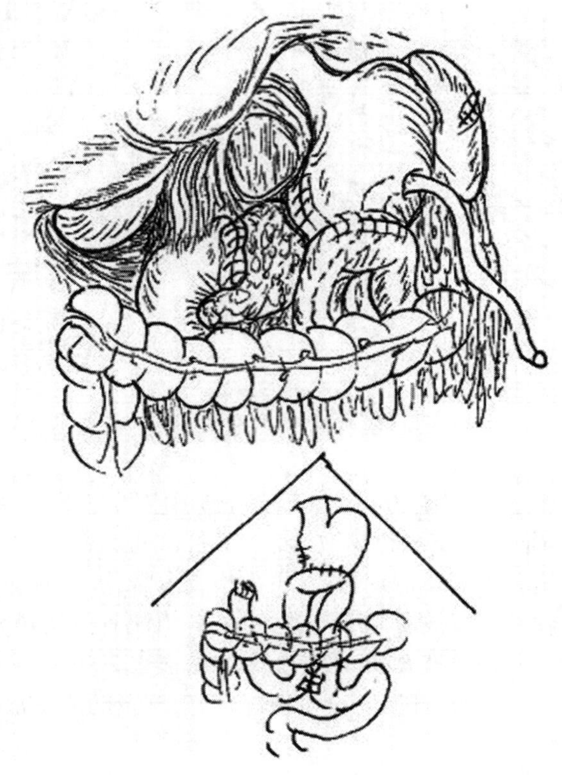

图88-8　结肠后胃空肠B-Ⅱ式胃大部切除术

胃损伤多见于上腹部的穿透伤、锐器刺伤以及胸腹联合伤等。由于胃的活动度大,胃壁较厚,且有肋弓保护,在一般条件下胃破裂少见,但可以发生在饱餐后,由爆震伤、上腹部的严重挤压或挫伤而引起胃破裂,且多伴有其他脏器的损伤,如肝、脾、胰、肠道等。胃的损伤常见于胃底及贲门部,应充分显露术野,仔细检查胃的前后壁,切开胃结肠韧带,将胃大弯向上翻起,除检查胃后壁外应注意胰腺有无损伤及损伤的程度。单纯胃的破损仅作可靠的缝合修补即可，若伴有多脏器的损伤，要根据伤情及术中病人情况作出适当的术式选择及充分的引流。

术前要积极抗休克处理，对于合并有失血性休克的病人，应边抗休克边手术止血，尽可能采用简单而有效的手术方法。术后加强管理，保持引流管通畅，及时发现及处理有关意外情况。

例 89　胃肠破裂并多脏器损伤

【伤情简介】

男性，21 岁，因酒后驾驶摩托车失控车祸伤 1 小时急诊入院，胸部 X 线摄片提示左下肺轻度挫伤，腹部 B 超提示脾破裂，腹腔积液。诊断：腹腔脏器破裂，并失血性休克。迅速建立两条静脉通道，补充血容量，备血，护送入手术室。

【治疗经过】

在气管插管全麻下，患者平卧位，取左上腹直肌切口进腹腔（图 89－1），可见大量血性液涌出，吸净腹腔积液约 3 000ml，探查发现肝左外叶有 4cm 破口出血，脾脏粉碎破裂出血，探至脾蒂，胃底部外缘有 11cm 斜形破口，有血性胃液溢出，结肠脾曲 2cm 破口，有粪液溢出，立即缝补 3 针。打开胃结肠韧带探查胃后壁无破损，但胰体尾部和胰腺被膜不同程度破损出血（图 89－2）。根据探查情况，先切除脾脏（图 89－3），修补肝脏（图 89－4），胃破口 4 号丝线间断缝合修补（图 89－5），胰腺挫伤出血处用小圆针 1 号丝线间断缝扎（“8”字缝扎）止血可靠。胃造口置入胃管远端达十二指肠水平部，以利减压引流胃肠液，必要时备肠道营养用（图 89－6）。用大量生理盐水及甲硝唑液冲洗腹腔，再次检查术野无渗血漏液后，于脾窝处、胰床、肝下、盆腔各置引流管一根另切口引出，逐层关腹。

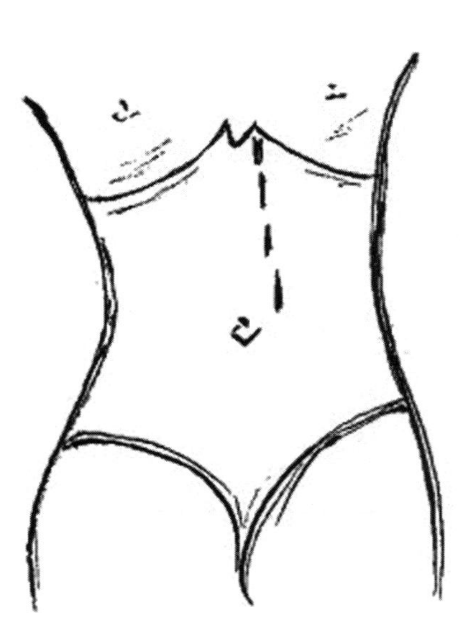

图 89－1　手术切口

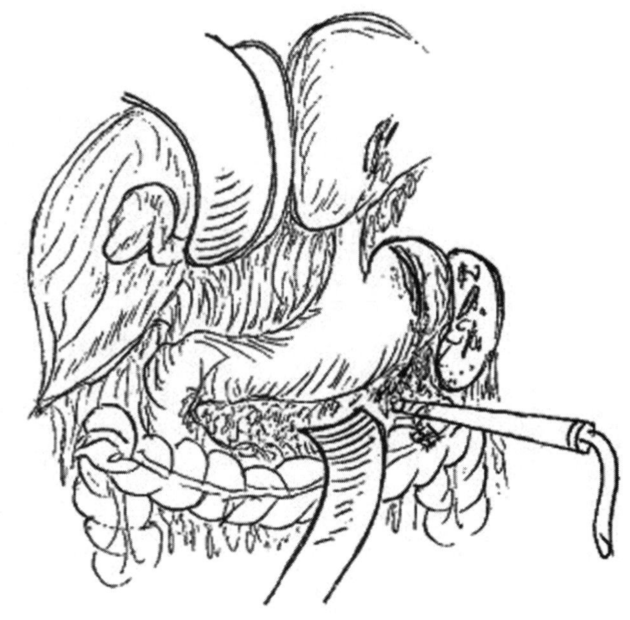

图 89－2　肝、脾、胃、胰腺及结肠损伤

术中边抗休克边手术，血压波动在 80～90/50～60mmHg 之间，术中输血 600ml，术毕时血压 114/80mmHg，术后生命体征基本平稳。7 天后病人出现高热（38～39℃之间），腹腔引流管无液体流出，左上腹胀痛、呕吐，呼吸急促，白细胞总数及中性粒细胞明显增高，血尿淀粉酶高，经胸片提示左胸中等量积液。B 超提示左中上腹包裹性积液，脾窝无液性暗区，考虑为胰腺的伤后发生急性假性囊肿及左下肺挫伤，加之腹腔炎症刺激膈肌致胸腔积液，在 B 超的定点下行胸腔穿刺，抽出淡黄色胸腔液，先后 3 次共约 3 000ml，腹腔穿刺 2 次共抽出 1 500ml 感染性胰液。住院 6 周，腹部 B 超

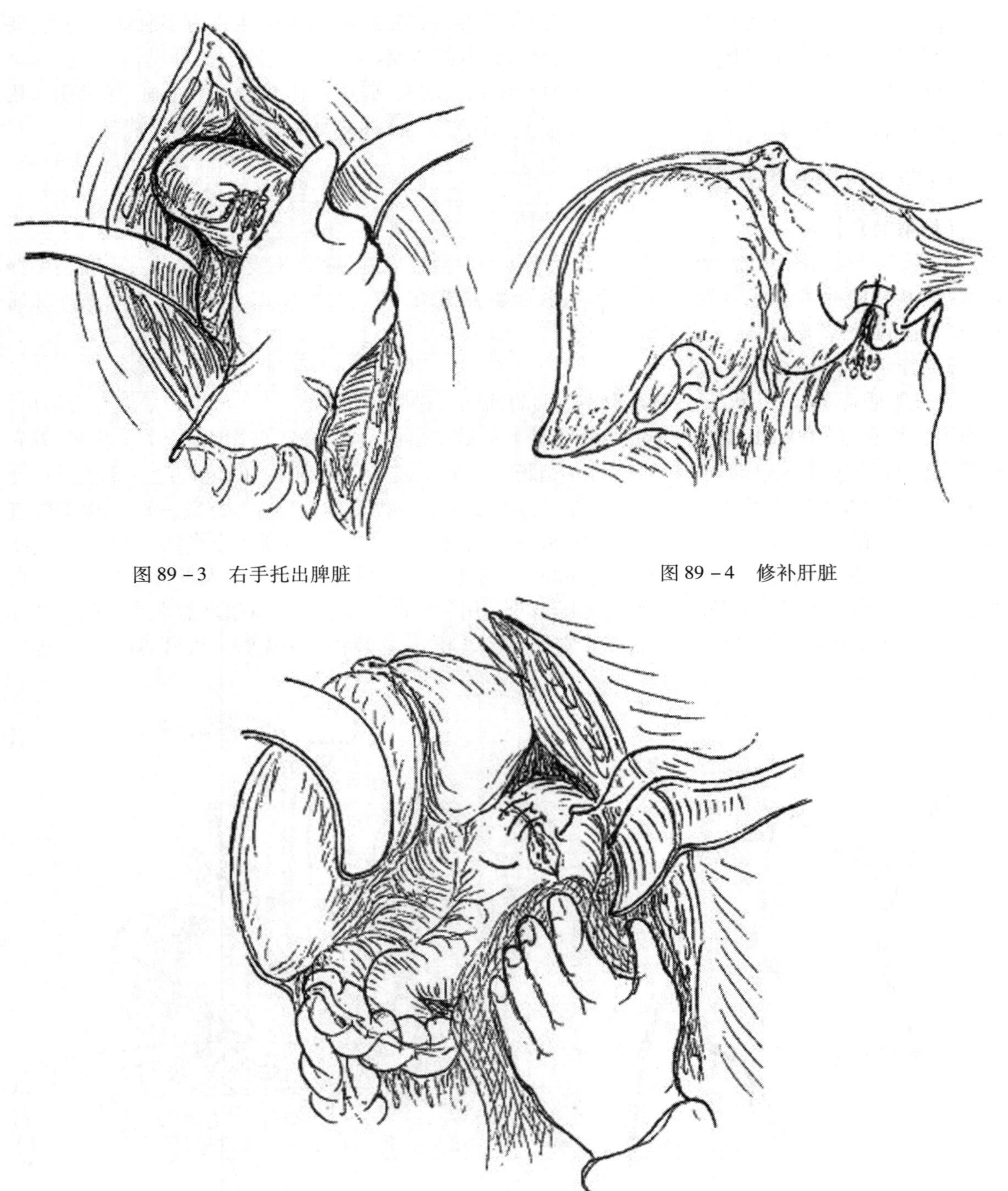

图89－3　右手托出脾脏

图89－4　修补肝脏

图89－5　缝合修补胃破口

提示胰腺区4cm假性囊肿。病人无胸腹部不适感,出院后3个月复查B超胰腺区囊肿约3cm大小,6个月后再次复查腹部B超胰腺大小基本正常,囊肿消失。

【讨论】

本例为饮酒后驾车失控造成腹部闭合性损伤,胃、结肠破裂,腹腔多脏器的损伤出血,导致失血性低容量休克,全腹膜炎。经抢救性手术及术后并发胰腺急性假囊肿及胸腔积液的处理,获得较满意的疗效。

胃的活动度较大,且有肋弓保护,通常情况下,胃破裂不多见,发生的主要损伤原因是锐器刺伤

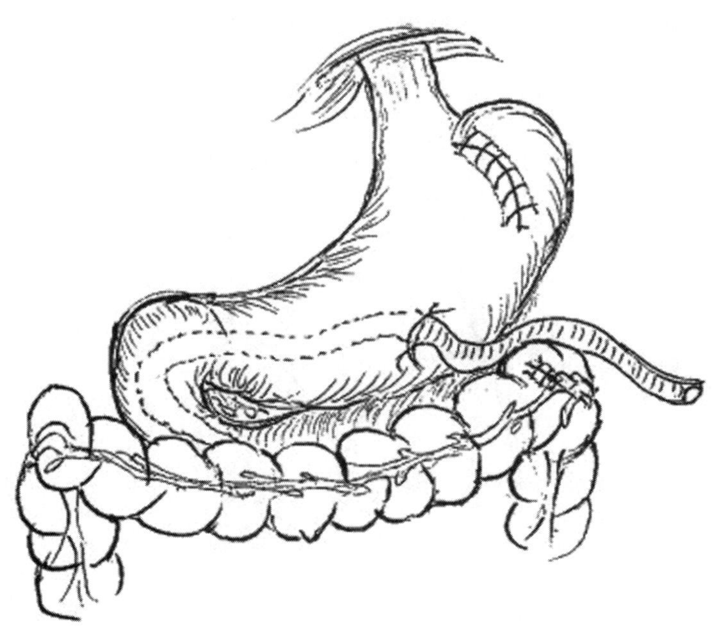

图 89－6　胃造口减压

及枪弹穿透伤，也可在饱餐后上腹部受伤而发生破裂。发生胃受损的部位多在胃底部，闭合性胃损伤时常伴有邻近脏器的损伤。手术探查切口应取上腹中线切口或腹直肌切口，进腹腔后注意腹腔内有无积血和积血的主要部位，如胃壁损伤有活动性出血时，应立即钳夹及结扎止血，将腹腔的积血吸净，清除积血块，进一步探查有无其他脏器的损伤，如有肝脾严重损伤应首先处理。若无其他严重损伤应详细检查胃的各个部位。胃的闭合性损伤常见于胃底及贲门部位，如胃底及贲门部位未发现损伤的病变，应切开胃结肠韧带将胃大弯向上翻开检查胃后壁及胰腺，一旦发现破口应酌情修剪创面即时缝合修补。

关于胰腺损伤后可发生胰腺假性囊肿，其发病过程可分为急性期和慢性期。急性期常表现为小网膜囊内积液，CT 及 B 超检查可确定。急性期囊内积液可吸收，囊肿减小或消失，若囊肿呈进行性增大，压力高，可能自行穿破至腹腔内，也可破溃到肠腔内。急性期进行性增大的囊肿多与胰管沟通，手术时要先行外引流或袋形缝合，以治疗囊肿的穿破或感染。待情况稳定 6 周后，可产生较完整的纤维性囊壁，再考虑囊肿内引流术。

例 90　十二指肠修补术后再次幽门排外术

【病情简介】

男性，45 岁，因驾车时撞车被方向盘抵压上腹部，立即出现腹痛，呕吐胃内容物带血性，伤后 3 小时入院，经腹部 X 线摄片检查提示膈下有游离气体，临床诊断空腔脏器穿孔，全腹膜炎，行急诊剖腹探查，发现十二指肠第 2 段破裂 2cm，经缝合修补，右结肠旁沟置放引流管，关腹。术中生命体征平稳，吸净腹腔胃肠胆汁混合液约 800ml，含有食物残渣，术后引流通畅。8 小时后引流管溢出浑浊液约 400ml，次日体温 38～39℃，脉搏 110 次/min，呼吸 25 次/min，血尿淀粉酶明显增高，白细胞总数及中性粒细胞增高，请上级医师会诊，考虑为术中可能遗漏了十二指肠第 2～3 段即腹膜后十二指肠及胰头部的损伤，尽快进行术前有关准备，再次手术探查。

【处理经过】

在气管插管全麻下，病人仰卧位，经原切口进腹腔（图 90－1）。吸净浑浊液体约 600ml 多。探查肝、脾、胃及小肠、结肠无破损伤。十二指肠降段破损缝合处缝补完整，十二指肠后腹膜水肿严重，呈紫绿色，有坏死迹象，从十二指肠外侧 Kocher 切口切开后腹膜，显露十二指肠，发现十二指肠第3段有约不规则破裂2.5cm,肠黏膜外翻,胰头有散在挫伤渗液(图90-2)。

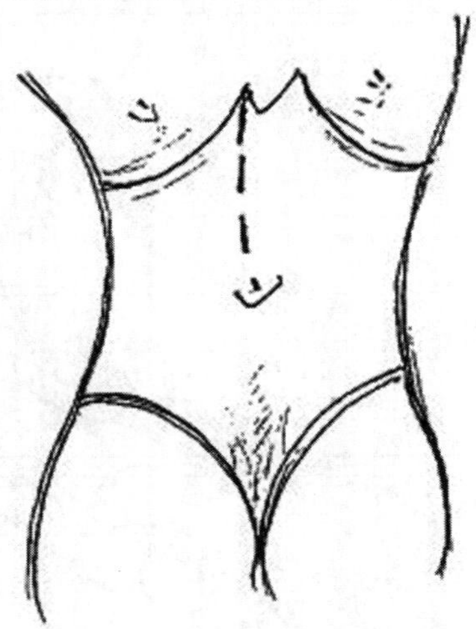

图90-1　经原切口入路

清除坏死及积液,修剪十二指肠破口至整齐,创面新鲜后,用丝线双层缝合,横行修补,以避免发生十二指肠狭窄。从十二指肠上段置入大号橡皮胶尿管超越十二指肠第3段修补处,缝合固定引流管(图90-3、4),修补处取带蒂网膜覆盖。

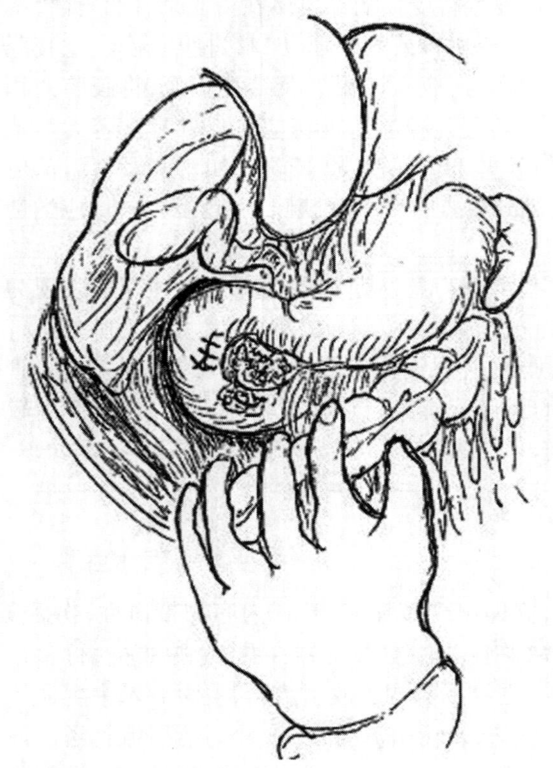

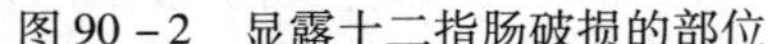

图90-2　显露十二指肠破损的部位

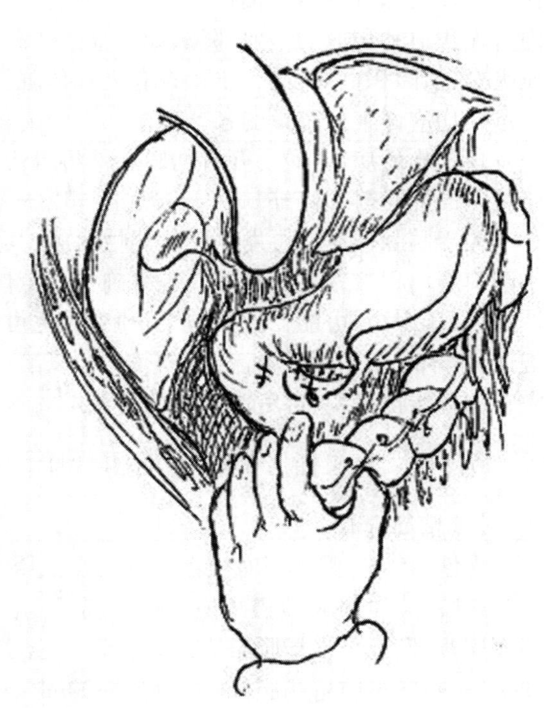

图90-3　缝合修补十二指肠水平部破损处

检查无渗血漏液。为尽可能保证缝合修补处的肠管及胰腺头部挫伤的愈合,决定将食物流通途径改道,选择幽门排外术,将胰头挫伤在出血溢液处用小圆针细丝线“8”字缝扎,沿胃大弯切开长约4cm切口,可吸收合成缝线荷包缝合幽门,胃大弯切口与空肠侧侧吻合,胃造口转入胃管远端进入输出袢,既达到胃肠减压目的,又便于必要时肠内营养,再将输入袢与输出袢空肠侧侧吻合(图90-5、6)。用大量生理盐水及甲硝唑液冲洗腹腔,在右肝下小网膜孔处及右侧腹置放引流管,

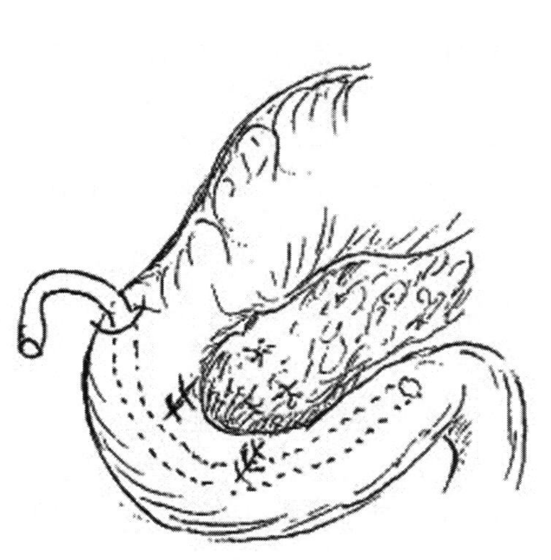

图 90－4　经十二指肠起始处置入大号尿管达十二指肠升部

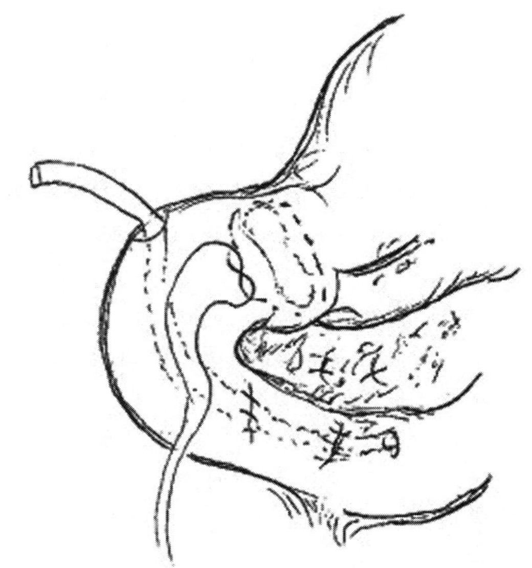

图 90－5　幽门排外术缝闭幽门

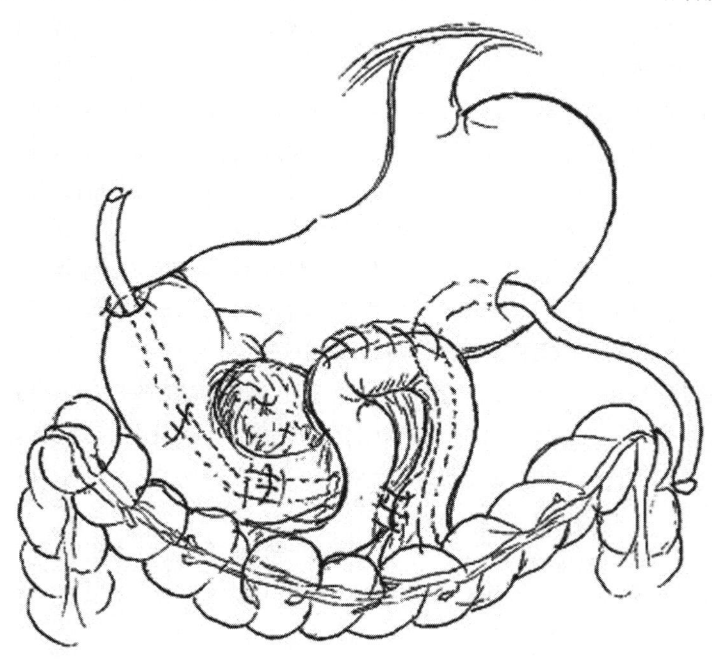

图 90－6　胃空肠吻合输入出袢空肠侧侧吻合

均另切口引出，再次清理腹腔，关腹。

术后生命体征平稳，7 天后拔完腹腔引流管，恢复顺利，半月后拔除胃造口及十二指肠引流管，住院 3 周出院。6 个月后随访情况良好。

【讨论】

本例为腹部闭合性损伤致十二指肠的第 2、3 段破裂并胰头挫伤。由于术者的临床经验不足，仅满足于发现降段的一个破口处理，而遗漏了腹膜后的十二指肠破裂，给病人增加了再次手术的痛苦，应吸取深刻的教训。

由于解剖位置的特殊性，十二指肠受到损伤后的临床表现及处理比较复杂。十二指肠的大部分位于腹膜后，损伤破裂时不易被早期发现，易漏诊，多数损伤的部位在第 2 段，尤其第 3 段即水平部或横部合并胰腺损伤者较多。由于位置较固定，肠壁受伤缺损后无法接拢做对端吻合，容易发生并发症,死亡率高。因此,凡有上腹部挤压伤及腰背部闭合伤的病人都应警惕到十二指肠损伤的可能,力争早期发现及时处理。

闭合性十二指肠损伤多由腹部外伤引起,可合并腹内其他脏器损伤。无论有无其他脏器损伤,若病人的腹膜炎症明显,有以下表现时应考虑到十二指肠损伤的可能:

(1)腹部体征虽然较轻,但全身症状重,腹部的腹膜炎体征逐渐加重。

(2)右上腹有压痛,并向右侧肩背部和右下腹及睾丸放射痛,极个别病人可出现阴茎异常勃起。

(3)病人出现恶心、呕吐胃血性内容物。

(4)肛门指检,如扪及骶前直肠后有捻发感,提示有腹膜后十二指肠损伤。

(5)血尿淀粉酶增高。

(6)X线、CT检查,腰大肌轮廓模糊,可能有积气,右肾前间隙气泡更明显。

对诊断腹部闭合性损伤造成的十二指肠破裂,症状、体征尤为重要。十二指肠的破裂无论破入腹腔前,还是破入腹膜后,腹膜炎的症状体征都明显,后者症状体征逐渐加重,临床只需做必要的检查后及时手术探查,毋须过多的检查耽误时间。

十二指肠损伤的处理,应根据术中探查情况分别进行:①单纯修补,适于新鲜的小的破口;②带蒂肠片修补破口;③切除坏死肠壁后对端吻合;④严重的胰头十二指肠损伤,可行胰十二指肠切除,但这种手术方法创伤大,费时多,应尽可能避免;⑤十二指肠憩室化手术,由几个部分组成:a.胃部分切除胃空肠吻合;b.迷走神经干切断术;c.缝合修补十二指肠及胰头的破裂;d.十二指肠造口。此手术一般用于较为严重的胰十二指肠联合伤,因手术复杂,手术病死率较高(约30%)。1982年Cogbiee推荐"改良憩室化"手术,又名"幽门排外手术",其手术方式归纳如下:①胃窦部大弯侧离幽门1~2cm处纵行切开胃前壁约6cm;②用可吸收线连续缝合闭锁幽门黏膜;③再将此切口做胃空肠侧侧吻合;④距胃空肠吻合口20cm处再行输入、输出袢空肠侧侧吻合(笔者惯用);⑤修补十二指肠损伤处,十二指肠造瘘引流,⑥空肠穿刺置管肠内营养。笔者惯用胃造口置胃肠减压管入输出空肠袢远端,既达到充分的胃肠减压,又备必要时肠内营养用。

幽门排外术(改良憩室化手术)只是暂时性的将食物通过途径改道,以后缝线被吸收后幽门自行开放,避免了胃切部和迷走神经切断术,手术创伤小。据Moore报道,本法治疗胰十二指肠联合伤34例,总病死率下降到9%;Vaughan观察另一组病人,全部病例手术后幽门可以重新开放,100例病人中有3例发生吻合口边缘性溃疡。

腹膜后的十二指肠损伤易误诊,且往往不易早期诊断而延误手术时机。在手术时也易漏诊,因此手术时应仔细探查,如发现腹膜后组织被染黄或发现呈紫黑色,以及十二指肠有血肿,结肠系膜根部有捻发感,应果断探查十二指肠,以防漏诊造成漏治。

参考文献

[1] 任培土,鲁葆春,唐黎.18例交通伤致胃破裂的诊治分析[J].中华创伤外科杂志,2006,12(5):393-394.

[2] 范治伟,安军,康新.腹部多脏器损伤的救治[J].临床急诊杂志,2007,8(6):361.

[3] 杨甲梅.腹部多脏器损伤的诊断与处理[J].临床外科杂志,2005,13(6):333-335.

[4] 陈道瑾,丁波泥.腹腔镜胃十二指肠溃疡穿孔修补术[J].中华微创外科杂志,2006,9(6):472-473.

[5] 刘志民,冯延昌,杨维俭.十二指肠损伤诊治的经验和教训[J].中华胃肠外科杂志,1999,2(3):155-157.

[6] 李俊东,魏霆,李勇.外伤性十二指肠损伤的诊断与治疗[J].中国普通外科杂志,2000,9(5):402-405.

第 31 章　胃、十二指肠手术

例 91　巨大溃疡性胃壁缺损，胃前壁切除术

【病情简介】

男性，61 岁，餐中饮酒后出现上腹胀痛不适，恶心呕吐出咖啡色胃内容物，有高血脂冠心病住院史及胃病史。查体：脉搏 112 次/min，血压 180/110mmHg，呼吸 21 次/min。急性痛苦面容，双肺呼吸音粗糙，心率 112 次/min，腹部膨隆，肝脾未扪及，腹肌紧张，全腹有压痛及反跳痛，有移动叩浊。肠鸣弱。床旁 B 超提示腹腔中等量积液，床旁心电图检查提示左右束支不全传导阻滞。血液检查白细胞及中性粒细胞均偏高，Hb110g/L，凝血时间正常。血淀粉酶偏高，血糖高达 20mmol/L，血电解质正常。诊断：胃溃疡穿孔，全腹膜炎，高血压，糖尿病，冠心病？术前准备并请求内科会诊协助处理心血管疾病，护送病人入手术室急诊手术。

【治疗经过】

在气管插管全麻下，病人仰卧位，取上腹右旁正中切口进腹（图 91－1），吸净腹腔胃内容物约 1 200ml。探查肝、脾、胰、十二指肠正常。胃体前壁有一巨大缺损（图 91－2），面积为 8cm×4cm，

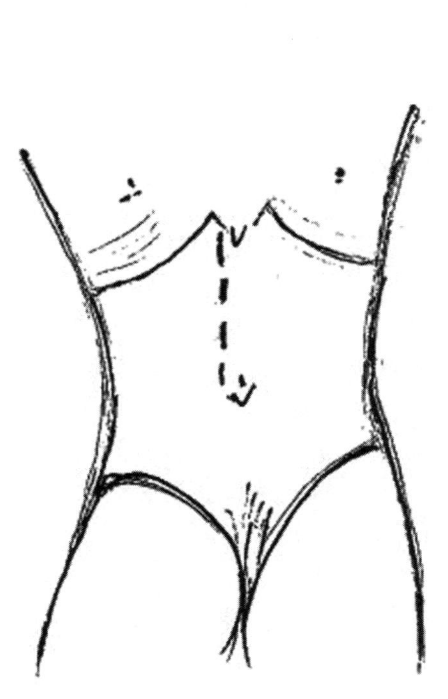

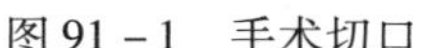

图 91－1　手术切口

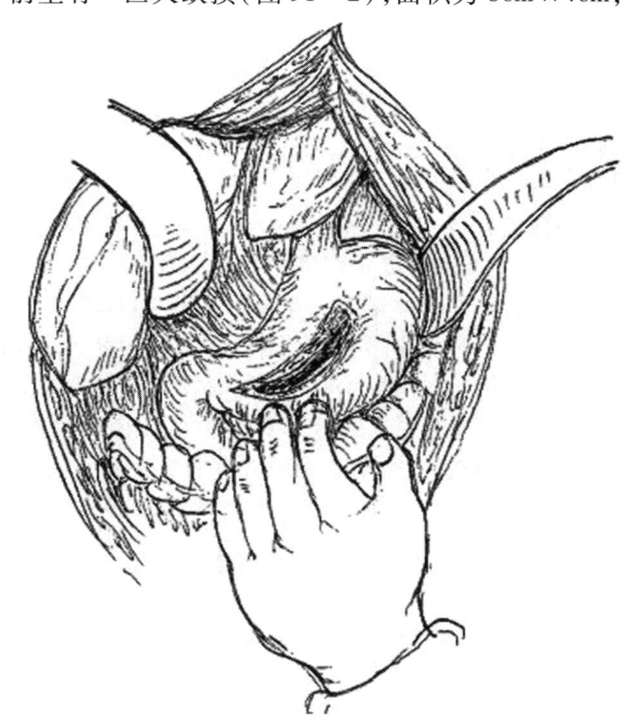

图 91－2　胃体部巨大溃疡

缺损边缘不新鲜亦不规则，质地僵硬，胃其余部位正常。胃大小弯及幽门上、下以及脾门、脾腔动脉等处均未探及明显肿大淋巴结，胆道系未扪及结节性物体。根据术中探查情况，胃前壁缺损属慢性溃疡或胃癌破溃，均为罕见病例，慢性溃疡破溃的可能性较大。鉴于病人的全身情况及术中情况差，请求上级医师协助手术，再次确认慢性胃溃疡的可能性大，决定行胃部分切除，即胃前壁切除病

变,在距溃疡边缘 2cm 处,先预定切线,用电切按预定切线逐一切除(图 91 -3),出血点用 1 号丝线缝扎,4 号丝线间断全层缝合(图 91 -4),由于胃壁水肿增厚未行浆肌层缝合加固。行胃造口置入胃管远端达十二指肠降段。距屈氏韧带 10cm 处置入肠内营养导管(图 91 -5),清理腹腔,肝下及盆腔各置放引流管一根,均另切口引出,关腹。术后,全身支持,恢复顺利。病理检查报告为慢性胃溃疡并组织增生。7 天后拔除腹腔引流管,3 周后拔除胃造口及空肠营养管出院。6 个月后随访血压控制正常,血糖、血脂空腹接近正常,体重明显减轻。

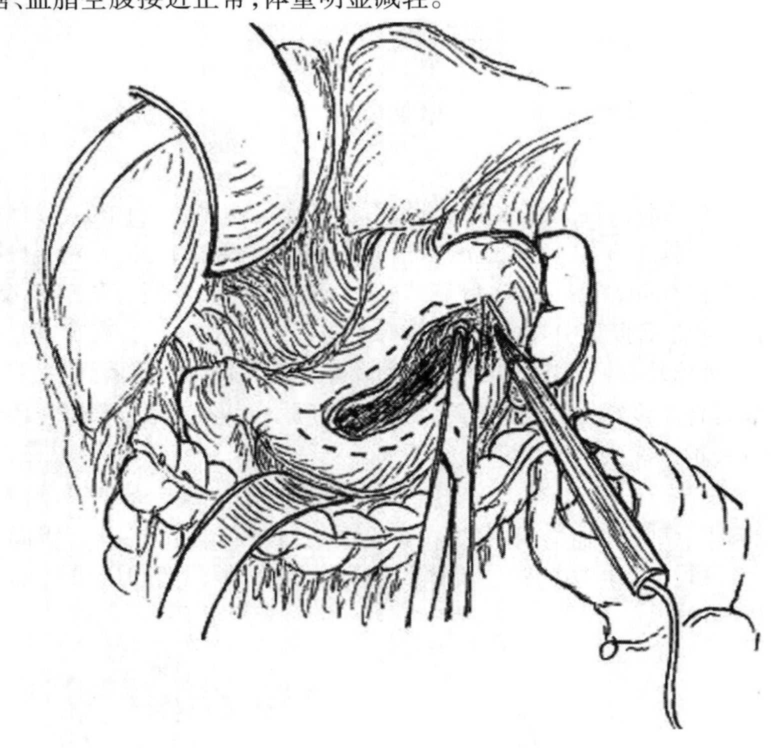

图 91 -3　距溃疡边缘约 2cm 电凝切除病变组织

【讨论】

本病例术前诊断为胃溃疡穿孔、腹膜炎行剖腹探查术。术中发现大网膜黏附于胃体部,很易将网膜分离,可见胃体部有一罕见的胃前壁缺损(见图 91 -2)。边界质地硬,胃壁水肿明显处接近幽门,而胃溃疡常发生部位多在幽门管、小弯胃切迹及高位近贲门处,临床上超过 2.5cm 的直径不能排除溃疡恶变。本例为胃体部溃疡导致胃前壁缺损 8cm ×4cm,腹腔淋巴结不肿大。根据探查情况,结合病人全身情况以及术中生命体征稳定性差,不能胜任胃大部切除术,决定行距缺损边缘 2 ~3cm 的胃前壁切除术。为减轻缝合胃壁的张力,将胃结肠韧带弓外离断上至胃底部,间断无张力的全层缝合,因靠近幽门处胃壁增厚到 1cm 多,外加大网膜覆盖。胃的缺损修复后整个胃体成为管状胃即“香蕉”胃形。术后恢复顺利,半年后随访全身情况良好。

胃溃疡是外科常见病,发病年龄一般较十二指肠溃疡高,以男性 50 岁左右多见。胃溃疡可见于胃的任何部位,但以胃窦部为多,约占 90%。较少见的有高位溃疡、后壁溃疡和复合性溃疡。临床上应用 H_2 受体拮抗剂和质子泵抑制剂治疗胃溃疡的疗效不如十二指肠溃疡好,其原因多与发病机制不同有关。胃溃疡手术治疗的首选是胃大部切除术,切除范围不必过大,50% 左右即可。胃溃疡穿孔如时间未超过 10 小时,腹腔污染不重者可行胃大部切除;若年龄较大,一般情况差伴有心肺功能等严重的疾病者,应仅做穿孔修补术。如溃疡孔道超过 2.5cm,边界质地较硬,包括不能排除恶性溃疡者,为保证穿孔修补后的愈合,笔者认为局部切除病灶,再行修复,既不费时,操作又简便,这对于无胃大部切除手术指征及术中全身情况和条件不允许的情况下是可取的。

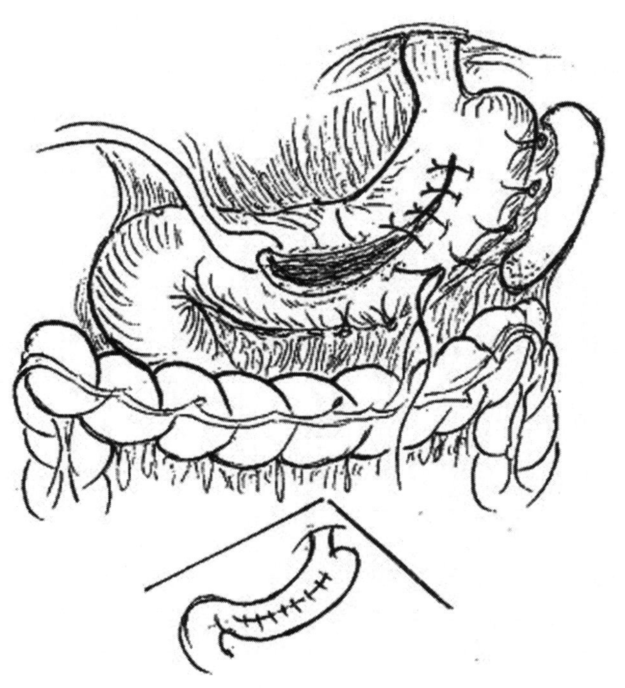
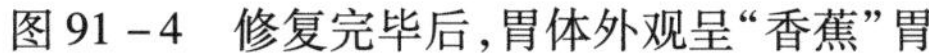

图 91－4　修复完毕后，胃体外观呈“香蕉”胃

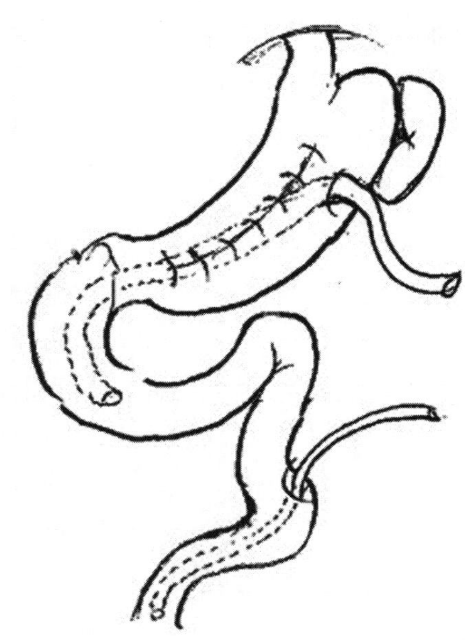

图 91－5　胃造口引流及空肠起始段置放肠内营养管

例 92　胃恶性淋巴瘤全胃切除术

【病情简介】

女性，18 岁，出生于新疆城镇（汉族，学生）。上腹部隐痛不适 1 年多，入院前 3 个月上腹胀痛伴呕吐，进食后加重，在医院门诊内科就医服药无好转，入院前半月经胃镜检查，见胃黏膜充血肿胀，多处散在溃疡糜烂出血，以胃体小弯及弯侧明显，取组织病理切片检查报告为原发性胃恶性淋巴瘤，门诊收入住院。查体：精神差，贫血，体温 37.3℃，脉搏 94 次/min，血压 106/74mmHg，颈部浅表淋巴结可扪及肿大，气管居中，甲状腺不肿大，双肺叩听正常，心率 94 次/min，律齐，未闻及病理性杂音。腹部稍膨隆，无肠型及蠕动波，肝肋下触及，左肋缘下可扪及脾脏，上腹有压痛，以扪及无明显活动的包块。无移动叩浊，肠鸣正常，脊柱四肢活动正常。胸腹部 X 线摄片提示：胸片未发现异常，腹部平片脾影增大，左上腹胃区有密度增高阴影。行 X 线钡剂检查可见有规则的圆形充盈缺损似鹅卵石样改变。血液检查：白细胞正常，淋巴细胞偏高，Hb100g/L，肝肾功能及凝血时间均正常。临床诊断：原发性胃恶性淋巴瘤。行胃大部切除或全胃切除的术前准备。

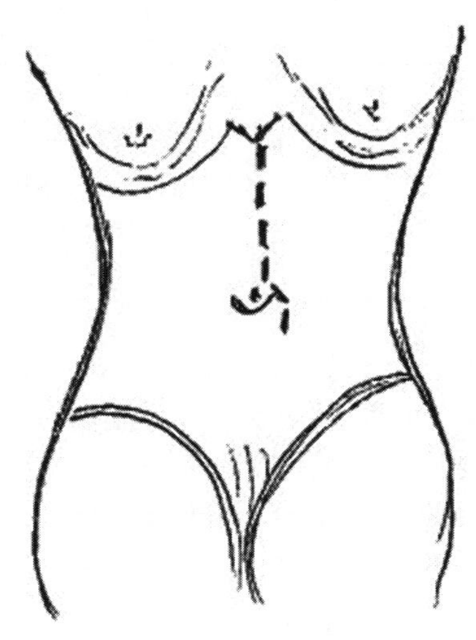

图 92－1　手术切口

【治疗经过】

在气管插管全麻下，患者平卧位，取上腹正中切口进腹腔（图 92－1），遵循无瘤术的原则，探查顺序先由膀胱直肠窝开始，在盆腔子宫附件、肝上下间隙胆囊、肝门部及肠系膜根部未发现转移肿大淋巴结。胃体小弯侧及大弯胃底部质地较硬，胃窦近幽门处上、下淋巴结均有肿大，贲门周淋巴结不肿，脾脏充血肿大，表面光滑质地中等，脾门处有 3 枚肿大淋巴结，大网膜淋巴结未扪及明显肿大。根据探查情况决定行全胃切除淋巴结清扫。沿横结肠切开大网膜

并剥离横结肠系膜前叶(图92－2),向右侧分离,充分显露胰头、十二指肠,结扎胃网膜右血管,完整清除幽门下淋巴结。继续向左分离大网膜至脾结肠韧带处,同时剥离除延于横结肠系膜前叶的胰腺包膜(图92－3)。

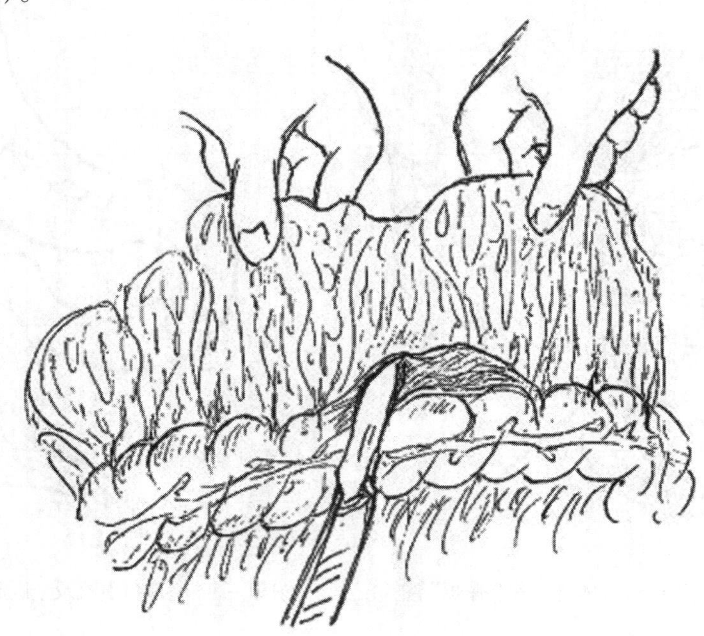

图92－2　切开横结肠系膜前缘

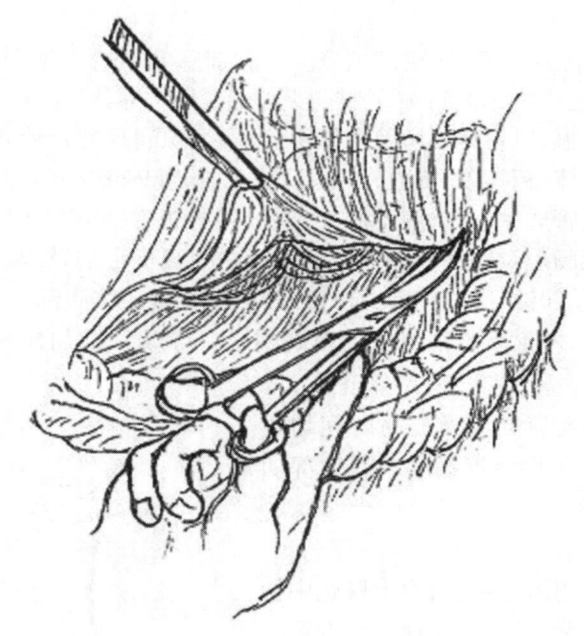

图92－3　剥离胰腺包膜

距幽门3cm处切断十二指肠,常规缝闭十二指肠残端。清扫胰腺上缘相关的淋巴结,首先清除肝总动脉前方和上方的疏松组织(图92－4),并结扎胃冠状静脉回流入脾静脉的血供,向左分离清除脾动脉根部的疏松组织,显露出胃左动脉并在其根部结扎切断(图92－5),剥离后腹膜的疏松组织直至贲门后侧。

依次切断结扎脾胃韧带直至贲门左侧,向食管前方分离,以手指伸入食管后方钝性分离,触及迷走神经前后干给予结扎切断,食管下段已充分游离,距贲门上约2cm切断食管(图92－6),完整

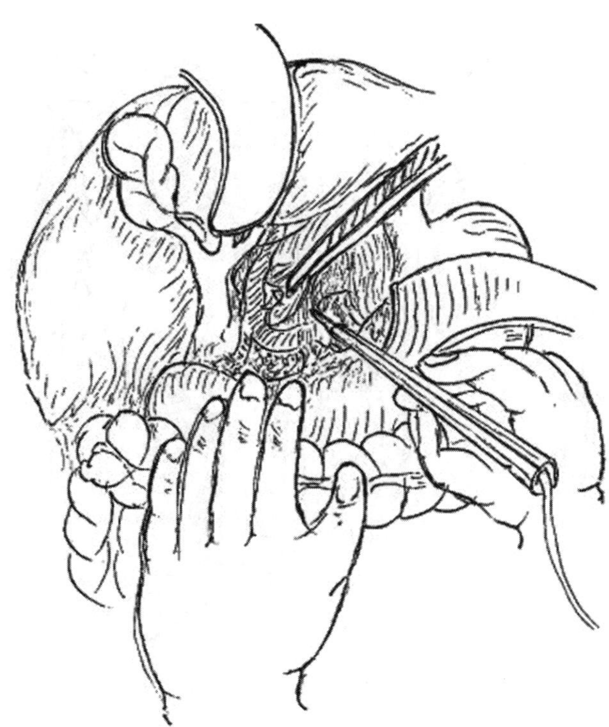

图92－4　清除肝总动脉前方的疏松组织

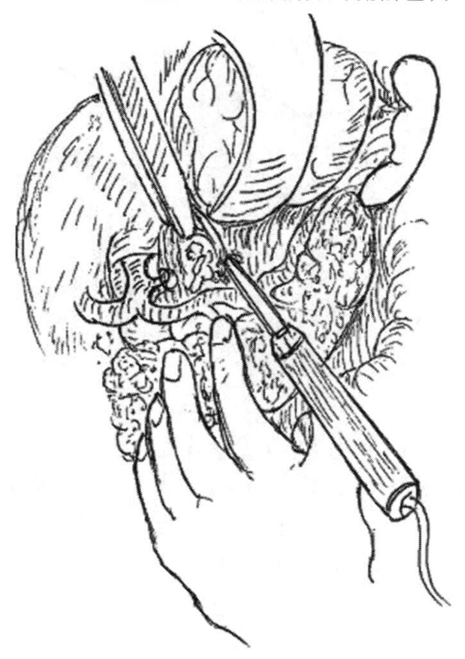

图92－5　显露出胃左动脉并结扎切断

切除全胃，移除标本。行消化道重建：选择食管断端与空肠袢端侧吻合，在食管断面缝2针牵引线后，距十二指肠屈氏韧带下约20cm处一段空肠经结肠后上提至食管断端，用细丝线间断褥式缝合食管后壁及空肠浆肌层（图92－7）。

距第1排缝线0.5cm处切开空肠，吸净肠腔内容物，用1号丝线全层间断缝合（图92－8），将胃管经吻合口放入空肠输出袢，继续内翻缝合，吻合完第一层后，再行食管前壁肌层及空肠的浆肌层间断褥式缝合，完成食管空肠端侧吻合。为减少十二指肠内容物对吻合口的刺激，以及增加胃纳

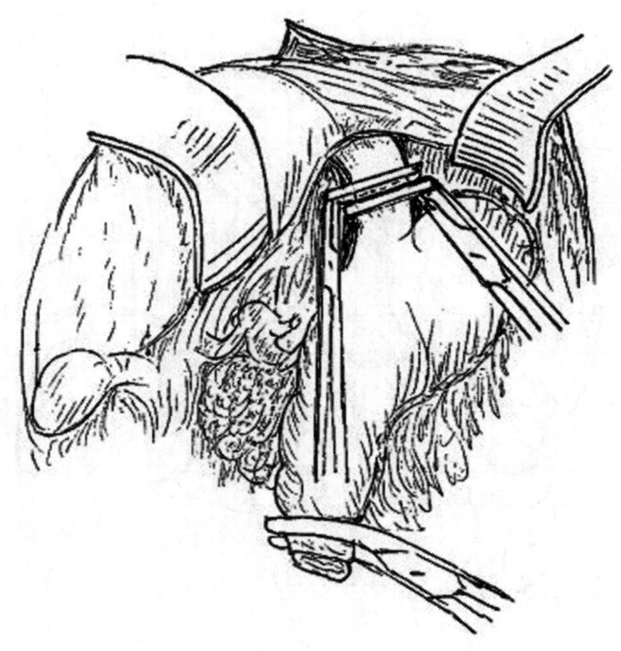

图92－6　距贲门上2cm切断食管

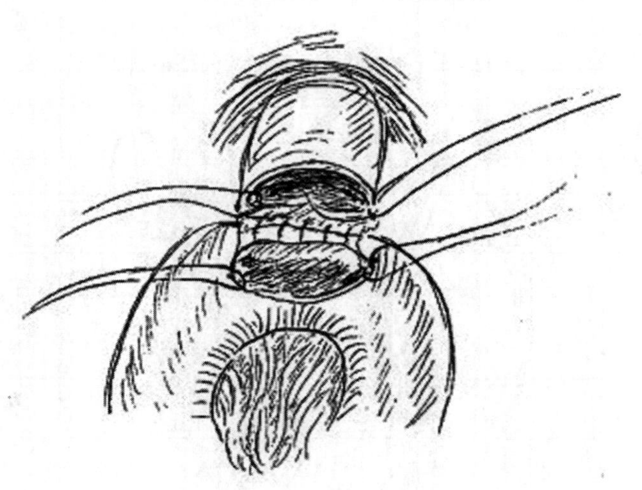

图92－7　间断褥式缝合食管后壁及空肠浆肌层

和减轻食物的倾倒，在吻合口下约5cm处将空肠输出袢与输入袢做长约8cm的侧侧吻合（图92－9），至此全胃切除食管空肠吻合术完成。清理腹腔，检查术野无渗血漏液后，左膈下置放腹腔引流管一根另切口引出，关腹。手术顺利，术中输血600ml，术后恢复顺利，病理检查报告同术前。住院3周，由于经费困难拒绝化疗等治疗出院。随访术后生存2年零10个月。

【讨论】

本病例术前术后的诊断均确立，为少见的胃恶性淋巴瘤，手术治疗的方法全胃切除术式是合理的，到现在20多年过去，仍有必要总结并记取以下几点不足：

（1）在术前准备中营养未跟上，术后全身支持综合治疗不足（自身的家庭经济贫困对治疗有影响）。

（2）脾脏增大并脾门淋巴结转移，应同时与胰腺尾部连同脾脏一道联合切除可能更适当。

（3）术后如能结合化疗等综合治疗，生存期可能会有延长。

对于胃原发性恶性淋巴瘤的治疗，综合有关文献，大多数学者仍主张首选手术治疗。其理由

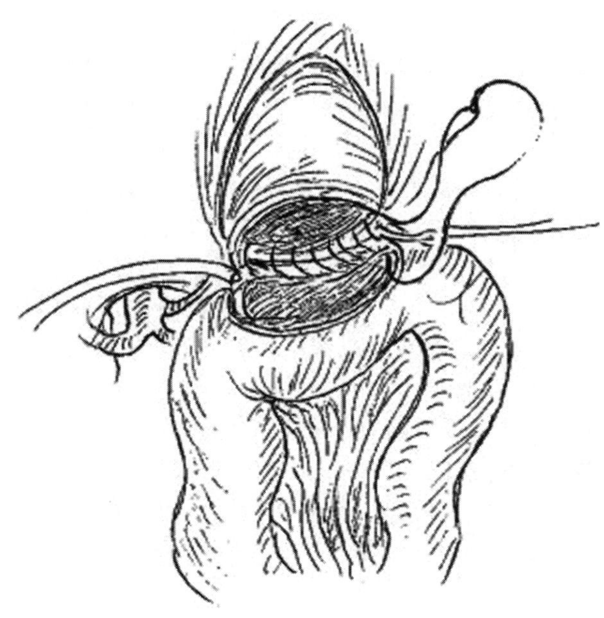

图 92－8 全层间断内翻缝合

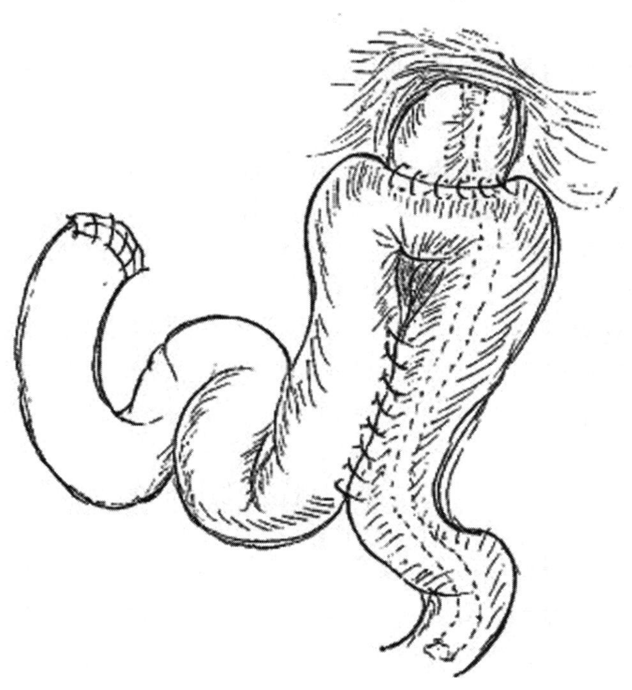

图 92－9 距食管吻合口下约 5cm 处将输入出袢侧侧吻合

是：①有根治性切除的机会，能精确评定临床分期；②根治性切除有较高的生存率，甚至肿瘤较大须做全胃切除术后 5 年生存率可达 50%；③手术切除防止放疗、化疗期间可能出现的出血、穿孔等并发症；④胃恶性淋巴瘤可以引起较为严重的并发症，如梗阻出血及穿孔，即使不能根治也应做姑息性切除，对不能根治的姑息性切除成功率约为 50%；⑤姑息性切除术不但有助于防止或解除并发症，而且其残留的转移瘤有自然消退的可能，也可因肿瘤的减量而增强放、化疗效果。Sano 主张不论病变在胃的任何部位，一律施行根治性全胃切除 D_2 式淋巴清扫，报道了全组 50 例全胃切除无死亡，切缘均阴性，5 年生存率高达 90.3%。

手术时应注意以下几点：①彻底切除原发病灶及清除周围淋巴结：周围淋巴结虽转移较多，但属非浸润性粘连，与胃癌比貌似凶险，但切除可能性大；②防止切缘残留：因本病常在黏膜下层沿胃长轴浸润，界限不清，易残留，因此必要时应行全胃切除；③术中判定不能根治切除，应争取做姑息切除，残留病变术后放疗或化疗，可防止出血、穿孔等并发症发生。Connors 等报告 11 例联合脏器切除长期生存，但有学者认为术中未证实邻近脏器受累，不应联合切除。

Herrmann 回顾性总结 71 例胃肠道恶性淋巴瘤认为，Ⅰ、Ⅱ期病例单纯放疗 5 年生存率优于单纯手术组；Maor、Gobbi、Salles 也认为Ⅰ、Ⅱ期患者放、化疗联合治疗可达到长期生存，可不采用手术治疗，他们主张联合放、化疗是首选治疗方案，理由是：淋巴瘤对此疗法敏感，保留胃有益于提高患者生活质量，且术后肿瘤仍有较高的复发率。但多数文献报道主张手术联合放、化疗有利于提高病人的生活质量。目前胃恶性淋巴瘤的预后文献报道差距大，与多种因素有关，如病理分类，临床分期，本概念，临床资料以及治疗统一原因。

原发性胃淋巴瘤（Prinmary Gastric Lymphoma，PGL）的病因尚不清楚，有学者认为可能与某些病毒感染有关，导致细胞免疫功能低下。Parsonnet 等发现 PGL 与幽门螺杆菌（HP）感染有关，这一发现受到了广泛的关注。本病可发生于任何年龄，国内资料大多在 45 岁左右，男女比为 1.2 ~ 2.0 :1，国外发病年龄偏大，男性 62 岁，女性 66 岁左右，男女比为 1:1.5。由于 PGL 是一种少见疾病，诊断上常与胃溃疡或胃癌相混淆，误诊率可达 90% 以上，应掌握其临床特点，在辅助检查的同时应提高对本病的认识，作出正确诊断。PGL 对放疗、化疗都有一定的敏感性。其预后优于胃癌，应早期发现，早期诊断，早期采用以手术为主的综合治疗方案。

例 93　胃大部切除治疗顽固性胆汁反流性胃炎

【病情简介】

女性，28 岁，护士。反复上腹部疼痛不适 5 年多，近 1 年多腹痛加重，先后三次胃镜检查取活检诊断为胆汁反流性胃炎，十二指肠球部炎，经多次住院治疗无效，给工作生活带来严重影响，曾有轻生念头。病人及家属要求手术治疗。查体：一般情况良好，轻度贫血貌，甲状腺不肿大，心肺叩听正常，腹平坦，肝脾未扪及肿大，腹软上腹有轻度深压痛，肠鸣正常。胸腹部 X 线摄片及心电图检查提示未发现异常。血化验：Hb90g/L，白细胞及中性正常，肝肾功及出凝血时间正常。诊断：重度胆汁反流性胃炎，十二指肠球部炎。消化内、外科会诊意见，手术治疗阻断幽门的胆汁反流，从理论上讲是可行的。充分术前准备后，拟行胃大部切除，胃空肠 Roux - en - y 吻合术。

【治疗经过】

在持续硬膜外阻滞麻醉下，患者平卧位，取上腹正中切口进腹腔，探查见肝脏色泽及质地正常，胆囊正常未扪及结石样物，肝门部肠道直径约 1cm，未扪及结石，胰头正常，脾脏不肿大。胃十二指肠未扪及溃疡，十二指肠球部明显水肿、充血，幽门质地稍硬。胃周围淋巴结未扪及肿大，结肠、阑尾及盆腔附件正常。根据探查情况，按原计划进行手术。分离胃大弯，在胃大弯中部胃网膜血管弓下缘的胃结肠韧带上选择无血管区（图 93 - 1），向左侧分离，逐一钳夹切断胃结肠韧带并可靠结扎。分离至胃网膜左动脉终末 1 ~ 2 支，并结扎切断。再反向胃右分离，紧贴胃十二指肠下缘达幽门下 3cm，切断结扎来自胰十二指肠上动脉的小分支（图 93 - 2）。

分离胃小弯，结扎切断胃右动脉，向左分离结扎切断胃动脉的分支，保留胃左动脉干。距幽门约 3cm 钳夹切断十二指肠（图 93 - 3），缝闭十二指肠残端。切除胃体，在大弯及小弯预切线上胃钳，切除胃体约 60%（图 93 - 4、93 - 5）。缝合胃小弯钳断端，大弯断端留 4 ~ 5cm 备吻合用。距屈氏韧带 10cm 离断空肠，远端经结肠后上提，缝闭空肠断端，用线将胃断端与空肠端侧吻合，吻合口容纳二指半。胃肠吻合口约 50cm 处，空肠近端与输出袢端侧吻合，整个术式完成（图 93 - 6）。清理腹腔，关腹。

术后恢复顺利，住院 2 周出院。病理切片检查报告重度胃十二指肠黏膜糜烂出血。术后腹痛情况逐渐消失，术后半年胃镜检查除残胃黏膜轻度充血水肿外，未发现异常。病人至今 56 岁，全身

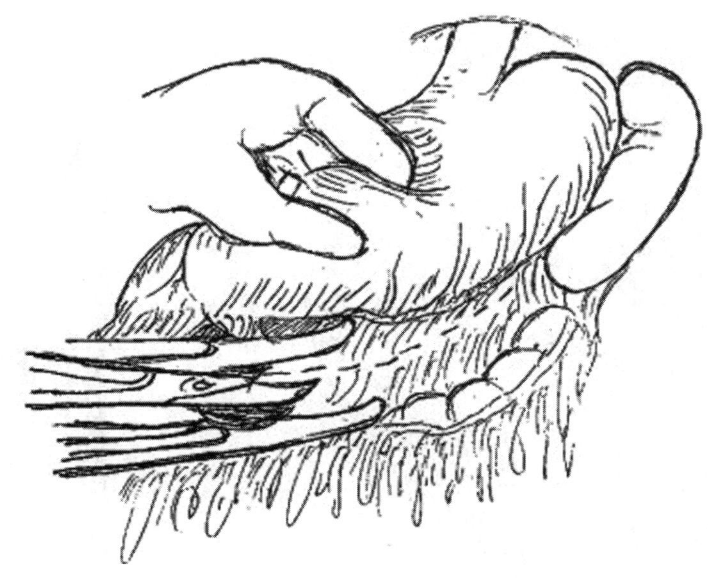

图93－1　离断胃结肠韧带

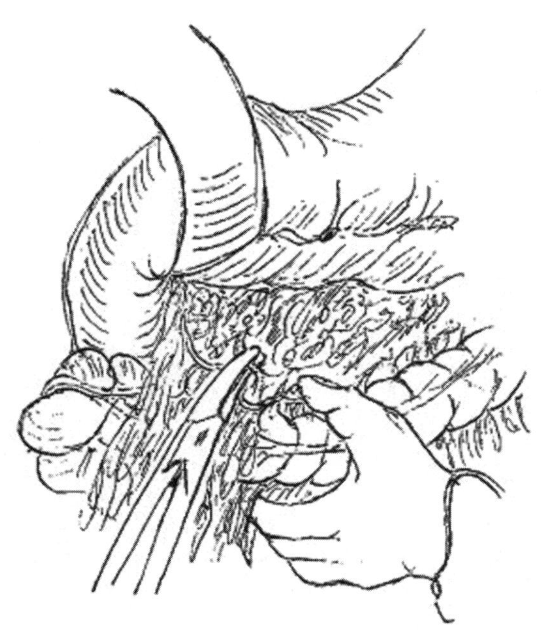

图93－2　结扎胰十二指肠上动脉的小分支

情况良好。

【讨论】

关于胆汁反流性胃炎，临床外科主要重视的是胃部分切除术后的远期并发症。由于胃切除术后丧失了幽门功能，十二指肠内容物容易向胃反流，导致部分病人发生反流性胃炎的症状，不论是Billroch Ⅰ式或Ⅱ式都可能发生，其中以BⅡ式较多见，主要临床表现为上腹疼痛及灼心感，进食后疼痛加重，呕吐胆汁样液体。因此，病人不敢多进食，出现消瘦，营养不良，体重下降，症状严重者不能正常工作。通过胃镜检查可直接观察到胆汁向胃内反流及胃黏膜之症的表现。症状严重者先内科治疗，手术治疗主张持慎重态度，只有特别严重、长期内科治疗无效才考虑行外科手术治疗。到目前为止，用于治疗反流性胃炎的各种术式的基本原理都是围绕如何防止十二指肠液向残胃反流。较理想的术式是将BⅡ式改为Roux－en－y吻合，有学者主张加迷走神经切断术可预防吻合口溃疡。

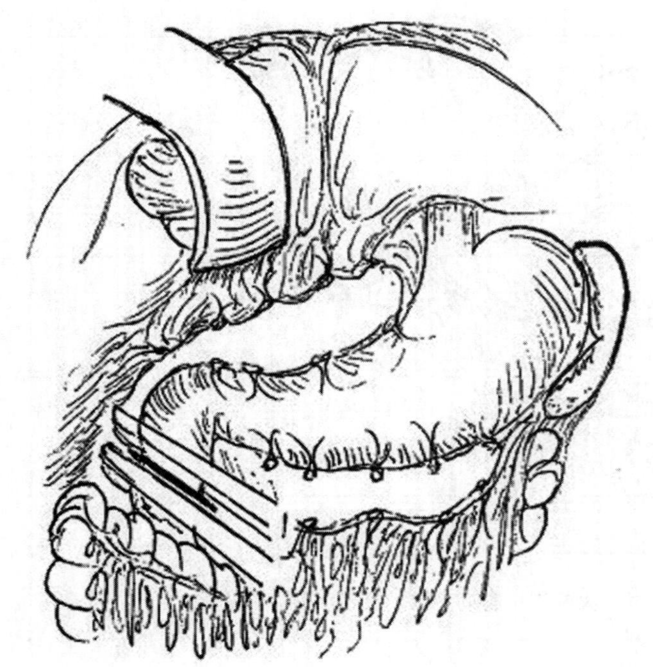

图 93－3　钳夹切断十二指肠

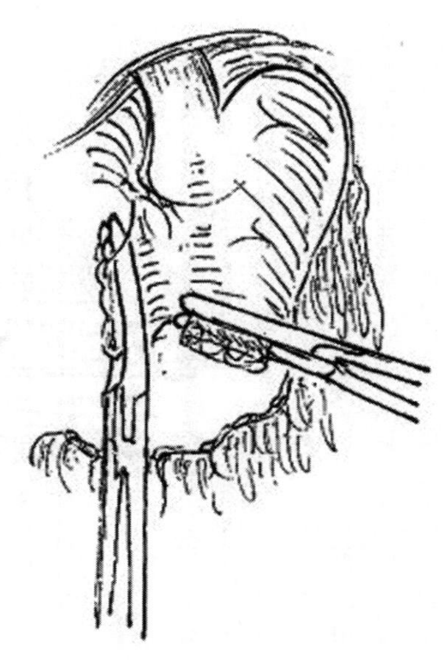

图 93－4　切除胃体 60%

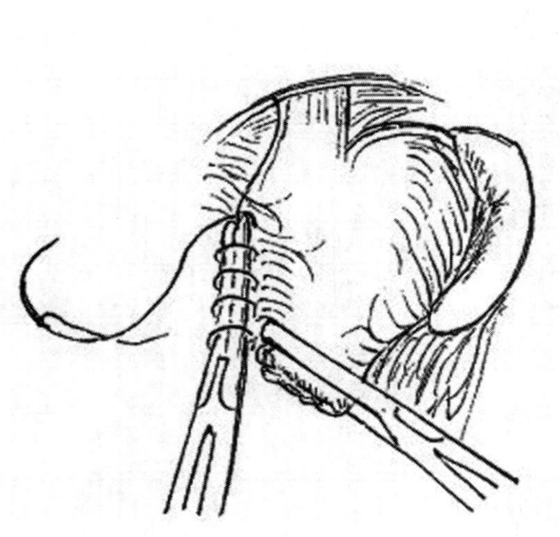

图 93－5　缝合胃残端的胃小弯

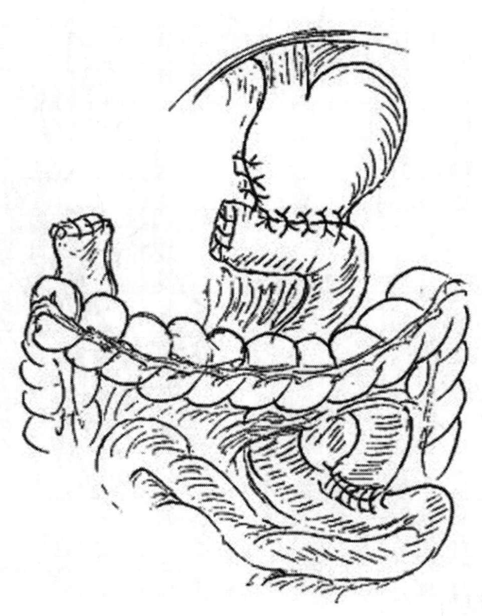

图 93－6　胃大部切除，结肠后胃空肠 Roux－en－y 吻合术

本例为幽门功能失调导致顽固性的胆汁反流性胃炎，其病理改变及临床表现均同于胃部分切除 BⅡ式手术并胆汁反流性胃炎。笔者至今开展了 3 例幽门功能失调造成严重胆汁反流性胃炎手术治疗，获得了满意的疗效（曾在全国胃肠外科学术会上交流）。尽管学术界有争议，但在消化内科治疗无效的前提下，在严格掌握手术指征和适应证的情况下，行胃部分切除，胃空肠 Roux－en－y 吻合术是可取的。

参考文献

［1］ 王平和. 102 例高位胃溃疡手术体会［J］. 医学理论与实践,2013,26(3):324－325.

［2］ 何勇,周峻,窦科峰,等. 胃恶性淋巴瘤的诊断和外科治疗［J］. 腹部外科,2000,13(6):325－326.

［3］ 陈军波. 胃溃疡治疗方式选择与应用［J］. 实用中西医结合临床,2010,10(3):30.

［4］ 郭伟强,姚萍. 原发性胆汁反流性胃炎的发病机制及相关因素［J］. 中国全科医学,2009,12(3B):511－513.

［5］ 蔡阳,朱玮,封光华,等. 原发性胃恶性淋巴瘤的诊断与治疗［J］. 中国普通外科杂志,2005,14(10):325－326.

［6］ 张建都,王绍闯,陈剑. 原发性胃恶性淋巴瘤的诊断与治疗［J］. 中国现代医学杂志,2010,20(12):1904－1906.

第32章　小肠损伤的手术

例94　肠切除及多处肠修补术

【病情简介】

男性,34岁,入院前2小时被他人用刀戳伤腹部肠管漏出,用布带缠绕腹部后送来医院。查体,神志清楚,面色苍白,体温37℃,脉搏21次/min,血压82/56mmHg,心肺叩听正常。外科情况:解开腹部包裹可见一段破损肠管从左脐外侧突出,有血性肠液溢出(图94-1),创口整齐长约5cm,脐右侧有3cm创口与腹腔相通。用无菌治疗巾覆盖临时包裹。临床诊断:腹部锐器伤,空肠脏器破裂并低血容量休克。迅速建立静脉通道,补充血容量,护送手术室急诊剖腹探查。

【治疗经过】

在气管插管全麻下,病人取仰卧位,用大量生理盐水清洗外漏的肠管,常规消毒铺巾,取脐上横切口将左、右创口连成一条弧线进腹腔(图94-2),吸净腹腔血性粪便液,大量生理盐水冲洗腹腔,探查肠道,发现回肠中上段多处大小不等的破口,其中一段肠管在20cm内有4处不规则的完全断裂,回肠上段及中下段有4处破损,这些破损肠管均可修补,立即肠袢的上下阻断控制肠液溢出,用1号丝线逐一修补可修补的破损处肠管。根据探查,回肠中上段有一较密集的3处严重破损(图94-2),修补后可能成角状畸形,肠系膜缘血肿致肠壁色泽稍差,可能发生肠坏死,故决定行损伤段

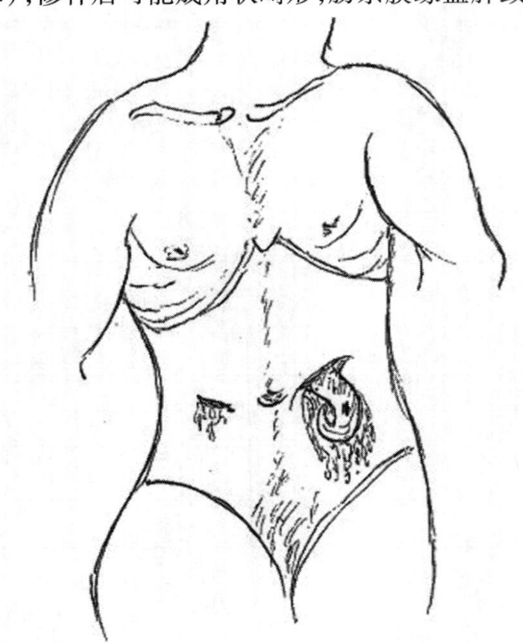

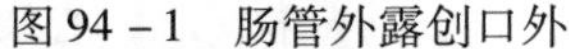

图94-1　肠管外露创口外

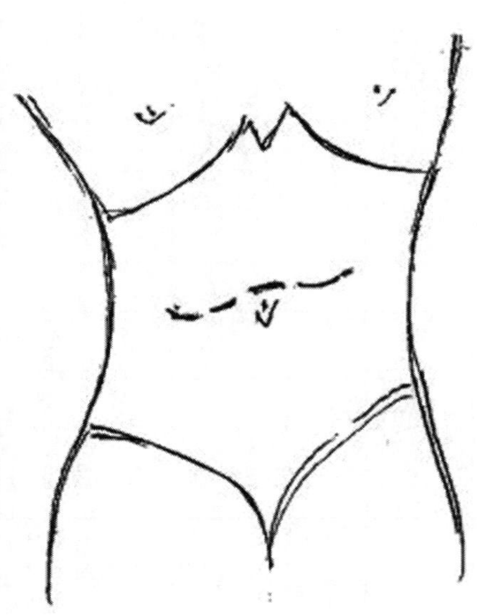

图94-2　脐上横切口入路

肠切除;将损伤肠提至腹壁切口外,在预定范围内切除该部分肠管(图94-4),行小肠对端吻合(图94-5),检查吻合口能通过拇指节(图94-6)。再次检查腹腔内各脏器无损,肠道血循环良好。再次用生理盐水及甲硝唑液冲洗腹腔,盆腔置引流管一根腹壁另切口引出,关腹。术后生命体征平

稳,恢复顺利,住院 10 天出院。

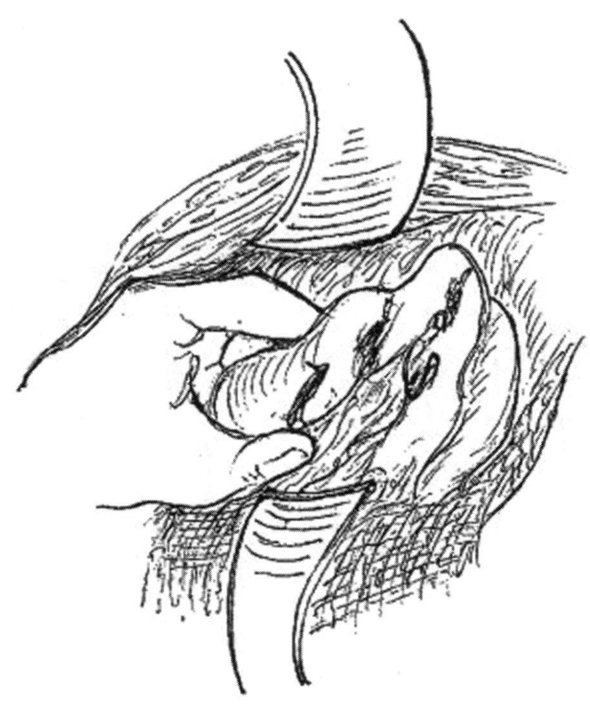

图 94－3　回肠中上段破损处

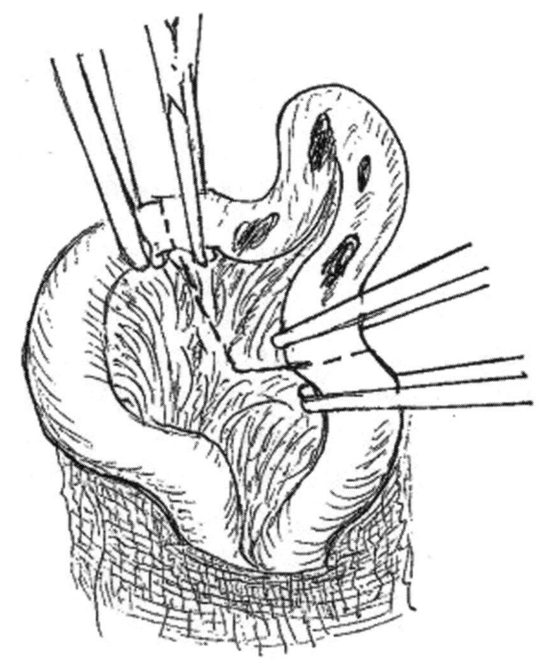

图 94－4　在预定切线内切除损伤肠管

【讨论】

文献统计小肠损伤在开放性损伤中发生率占 25% ~30% 。本例为锐器侧腹壁的左右贯通伤,此类贯通伤伤及肠道者不多见。伤者肠管暴露在腹壁送入医院。在术前抢救低血容量休克的同时,行急诊手术,切口选择左右创口连为一体的横切口,显露良好,行多处肠修补及无法修补的肠段切除,术后恢复顺利。

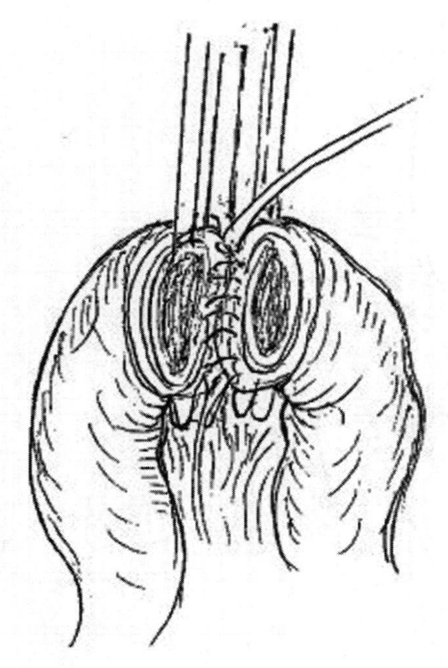

图94－5　间断缝合，后壁全层缝合

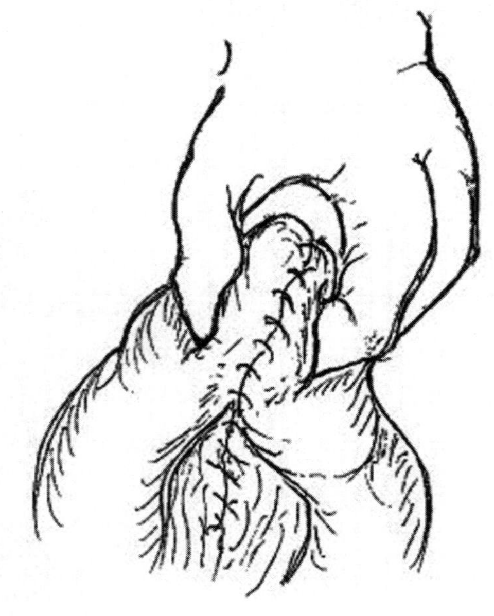

图94－6　吻合完成，吻合口能容纳术者1指多

对破损的小肠除采用修补这一基本的方法外，有下列情况者应行肠部分切除：①肠段一处有多个破口，逐个修补可能影响肠道通畅的程度或手术时间过长；②肠壁破裂口巨大或并有严重的挫伤甚至断裂；③肠系膜损伤严重，造成血供障碍可能发生肠段坏死；④肠壁有较大的血肿。

肠道损伤后，腹腔极易为肠液污染，特别是开放性损伤尚有创道及外源性的污染。因此，肠道的损伤虽然已做了完善的处理，但腹部炎症未能消除，若腹内污染和反应性渗液得不到引流时，就可导致腹膜炎、腹腔脓肿以及修补处溃破并发肠瘘。因此，在关腹前应再次检查一遍并做出相应的处理。腹腔内置放引流管是控制腹膜炎、减少术后并发症、缩短住院时间的有效措施。如腹腔污染严重者，除置放腹腔管引流外，还应在腹壁切口部位放置引流物。

例95　小肠多段切除并修补术

【病情简介】

男性，45岁，因驾拖拉机翻车腹部受伤，腹痛呕吐血性胃内容物4小时入院。查体，神志清楚，痛苦面容，体温37.5℃，血压92/64mmHg，呼吸24次/min，心肺叩听正常。腹部膨隆，全腹肌紧张，压痛反跳痛明显。移动叩浊，肠鸣弱。胸部X线摄片胸腔无异常。腹部平片膈下有游离气体，腹穿抽出血性肠内容物。诊断：腹部闭合性损伤，腹内脏器破裂，全腹膜炎。建立静脉通道，做必要术前准备，拟行急诊剖腹探查。

【治疗经过】

在气管插管全麻下，患者平卧位，取上腹正中切口进腹（图95－1）。吸净腹腔所积胃肠内容物约1 800ml。探查肝、脾、胆道未发现破损，胃大弯靠近底部有一不规则4cm×2cm破口，创面渗血，胃内容物溢出腹内，空肠中段、下段及回肠上段分别不规则横断并系膜裂伤（图95－2），整个小肠充血水肿，有散在3处1～2cm破口及肠浆膜破裂。根据探查情况，决定行分段肠切除，胃肠修补。先行胃创面全层缝合修补6针。1号丝线修补肠管小破损后，均行分段切除严重的破损肠段，每段10～12cm，行端端吻合（图95－3a、b、95－4a、b）。

打开胃结肠韧带，探查胃后壁及胰腺，可见胰尾部有轻微挫伤（图95－5），无明显渗血，胃后壁及大肠无破损。用大量生理盐水及甲硝唑液冲洗腹腔后，行胃造口置放胃管减压（图95－6），清理腹腔，在胰床及左结肠旁沟和盆腔各置一根腹腔引流管，均腹壁另切口引出，关腹。术后恢复顺

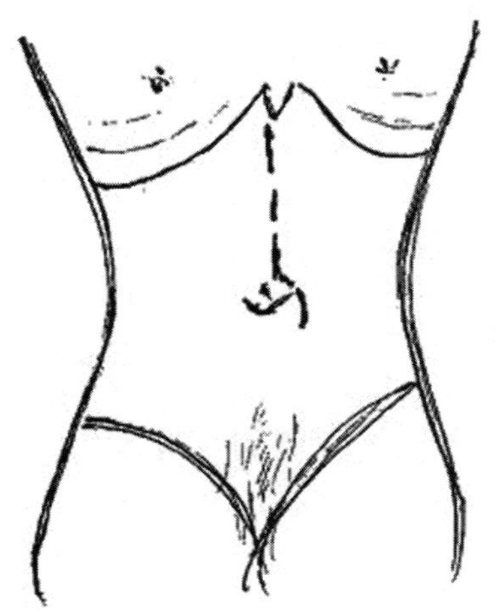

图 95－1　上腹正中切口

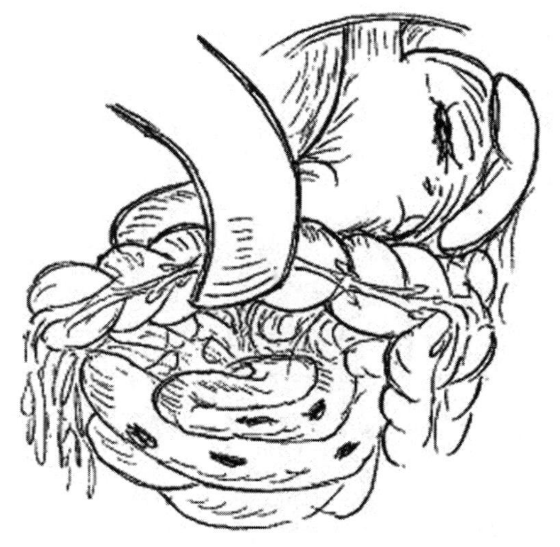

图 95－2　胃及小肠破损处

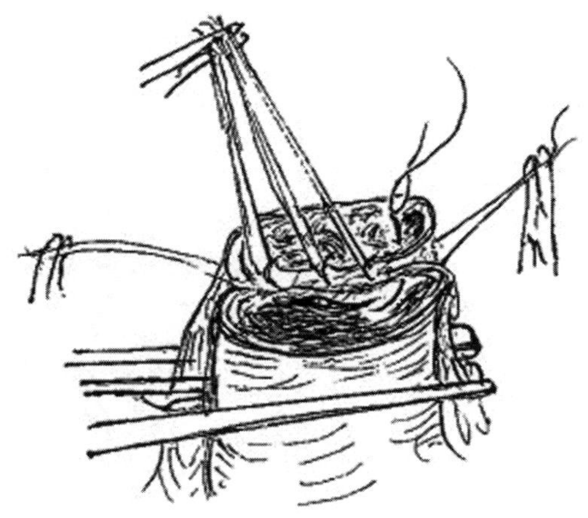

图 95－3a　间断全层缝合吻合口后壁

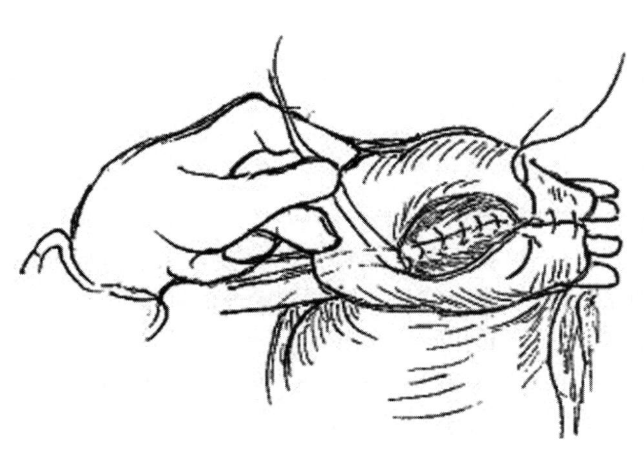

图 95－3b　全层缝合前壁

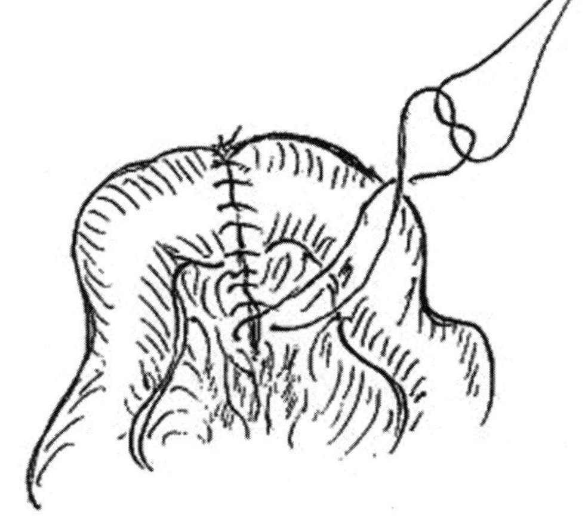

图 95－4a　缝合闭锁系膜

利，住院半月出院，术后半年随访及有关检查情况良好。

【讨论】

本例为腹部闭合性损伤致胃破裂，小肠多处破损，选择了胃修补术，小肠 3 个严重损伤段切除

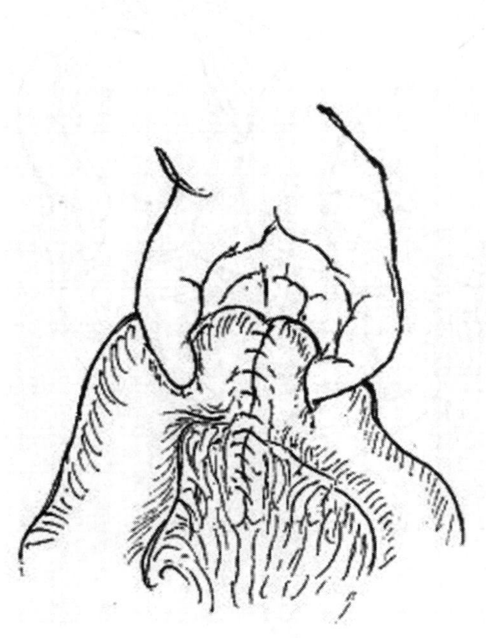

图95-4b 吻合口容纳1指多

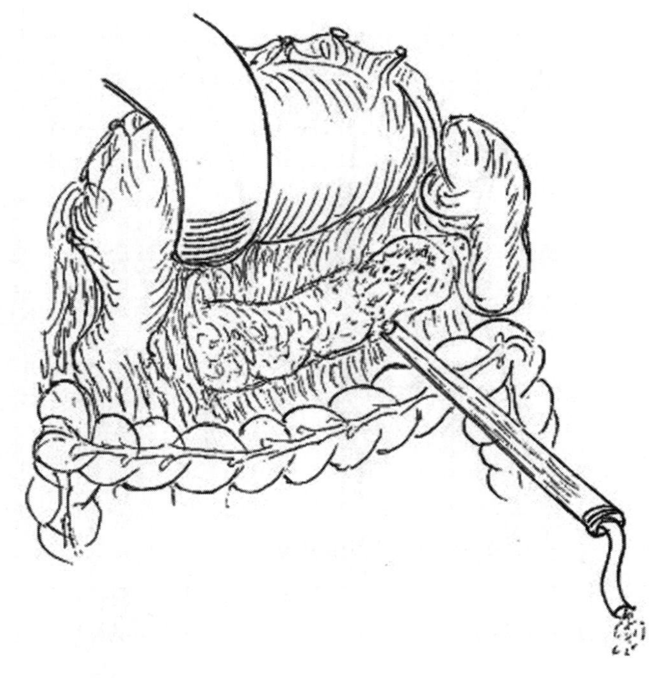

图95-5 切开胃结肠韧带将胃向上牵开,探查胰腺及胃后壁

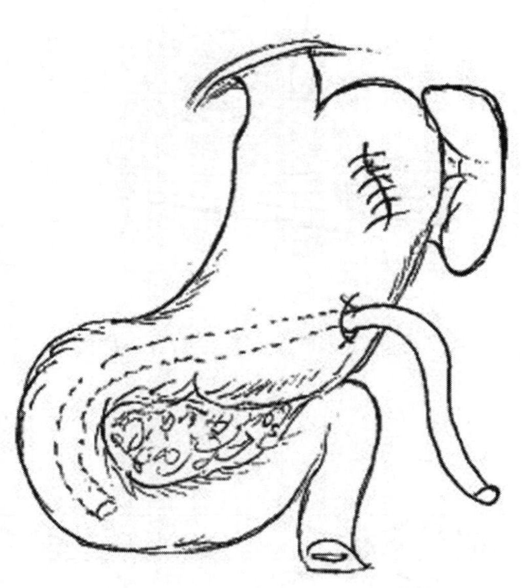

图95-6 胃造口置胃管进入十二指肠降段,以利充分减压

对端吻合,多处的破损行修补术。打开胃结肠韧带探查胰腺尾部有挫伤,置放胰腺床引流,仔细检查胃后壁无破损。术后恢复顺利,出院半年后腹部B超检查未发现胰腺假性囊肿的发生。

小肠是占据腹腔容积最大的器官,不论在闭合性损伤或开放性损伤,它都是最容易受到损害的器官,文献统计腹部损生中小肠损伤的发生率分别为15%~20%与25%~30%(胃十二指肠损伤在第30章已论及)。闭合性小肠损伤常见于以下几种情况:①暴力撞击腹部时,小肠被迅速挤向脊柱而受挫压,这是常见小肠损伤的一种类型;②空肠近段系膜较短并由屈氏韧带所固定,末段回肠系膜较短,部分腹膜反折固定并与盲肠相连,某些肠道的病变或因手术发生粘连,这些肠段受到直接或间接的暴力作用时容易破裂或撕脱。另外饱餐后肠腔充满食糜时,腹部突然受到打击,肠内压力突然增加而使肠管破裂。小肠破裂后,肠内容物进入腹腔刺激腹膜而产生腹膜炎症状;亦可因破损组织出血多而伴有内出血的症状。小肠损伤除破裂外,尚有浆膜层撕裂、肠壁或肠系膜血肿以及系膜血管损伤。小肠的破损修补时应注意:①避免使肠腔狭窄;②避免缝合口的两端形成乳头样或口袋角样憩室状突起;③靠近肠系膜的破口即使很小也要严密缝合,否则易发生肠瘘。肠破损基本原则是修补,但有以下情况时应行肠部分切除:①一个肠段有多个密集的破口,修补不但耗时更主要是可能影响通畅程度;②破口大,挫伤严重甚至断裂;③肠系膜损伤重造成血供障碍,可能发生肠段坏死;④肠管与肠系膜断离;⑤肠壁有较大血肿导致修补困难及局部缺血改变。

肠切除以对端吻合术为首选。大段肠切除宜超过 2m,保留小肠至少在 1m 以上并尽量保留回盲部。术中仔细探查,切忌遗漏破损处,冲洗腹腔要干净。置放引流管充分通畅引流是控制腹膜炎及其并发症的有效措施。

例 96　制备 Y 形空肠袢时误致缺血性肠坏死

【病情简介】

女性,45 岁,因反复右上腹疼痛 3 年多门诊以胆道结石收入住院,诊断为肝内外胆管结石,经术前准备后在硬膜外麻醉下行胆囊切除,胆总管切开取石,胆总管直径约 2cm,下段能通过细小的胆道探条。术者决定行胆管空肠 Roux－en－y 吻合术,在游离空肠段后,见距十二指肠悬韧带(Treitz)约 4cm 以远的 8～10cm 的空肠段缺血性改变,暗红色,蠕动差,动脉搏动消失,用热盐纱垫敷 5 分钟无变化,已呈缺血坏死,请求上级医师上台协助。

【处理经过】

经上级医师仔细检查及观察,确定肠系膜上动脉发出的第 1 支小肠动脉已被误扎切断,导致所支配的空肠段出现缺血坏死(图 96－1),决定手术方式改为:①切除坏死肠段,继续游离确保空肠

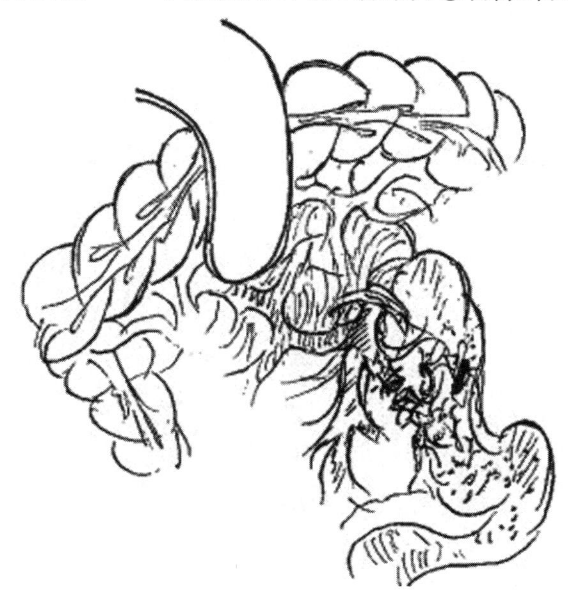

图 96－1　肠系膜上动脉发出小肠动脉的第 1 支误扎切断,致空肠起始段缺血坏死

袢的血供;②将紧靠 Treitz 韧带的空肠断端缝闭,远段上提至肝门,残端缝闭,距残端 2cm 处的空肠与胆总管侧侧吻合(图 96－2),吻合口为 4～5cm;③距吻合口约 35cm 的空肠段与十二指肠的水平段(第 3 段)行侧侧吻合,1 号丝线全层缝合,吻合口约 5cm(图 96－3)。将大号乳胶尿管距胆肠吻合口下约 10cm 的空肠段置入至胆肠吻合口的胆管内,以支撑胆管引流。再行胃造口置入胃管,其远端经幽门进入十二指肠,经吻合口进入空肠袢(图 96－4)。手术完成,检查术野,清理腹腔,肝下及十二指肠吻合处各置引流管一根,所有管道均另切口引出,关腹。术后恢复顺利,术后 7 天拔除腹腔引流管,术后 2 周胆管支撑引流管注药造影通畅,肝内胆管均有散在结石影。肝肾功能正常,住院 3 周出院。术后半年随访无明显特殊不适。

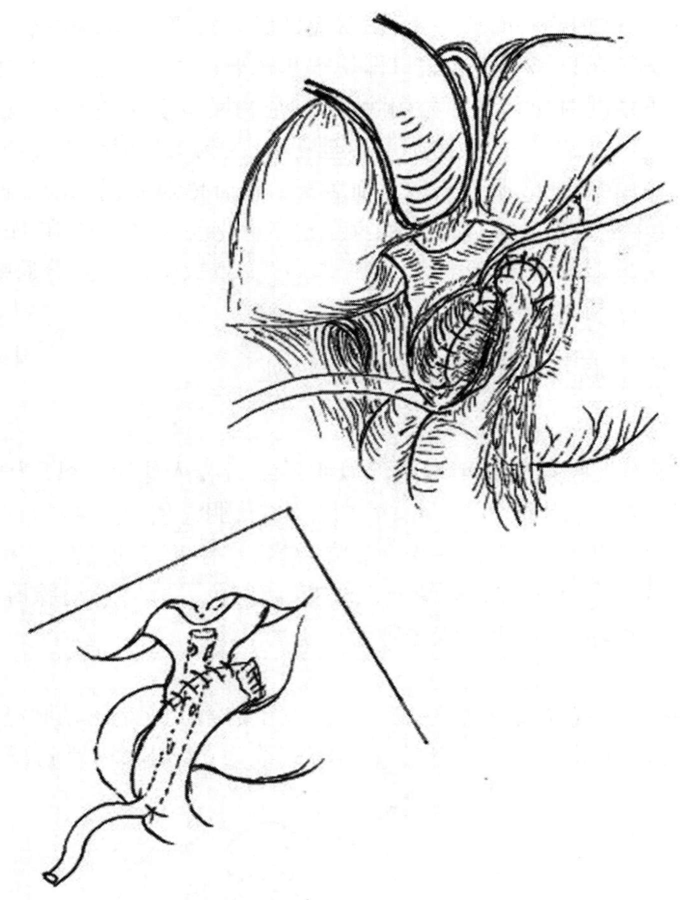

图 96-2　结肠后空肠与胆总管大口径侧侧吻合，置放支撑胆管引流管

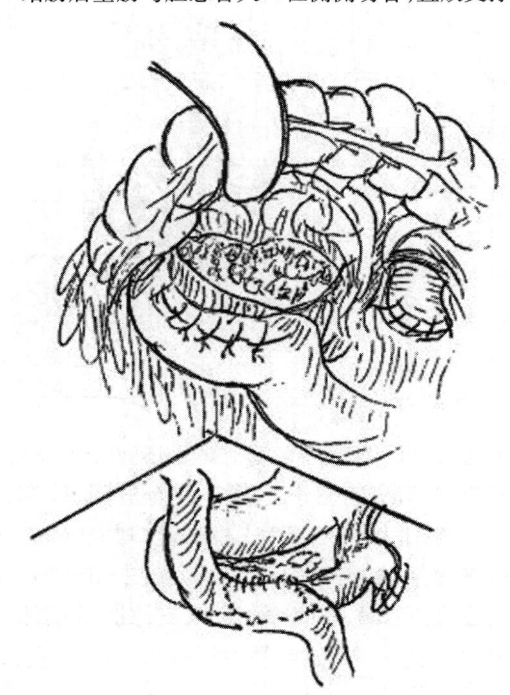

图 96-3　距胆肠吻合口以下 35cm 的空肠与十二指肠水平部吻合

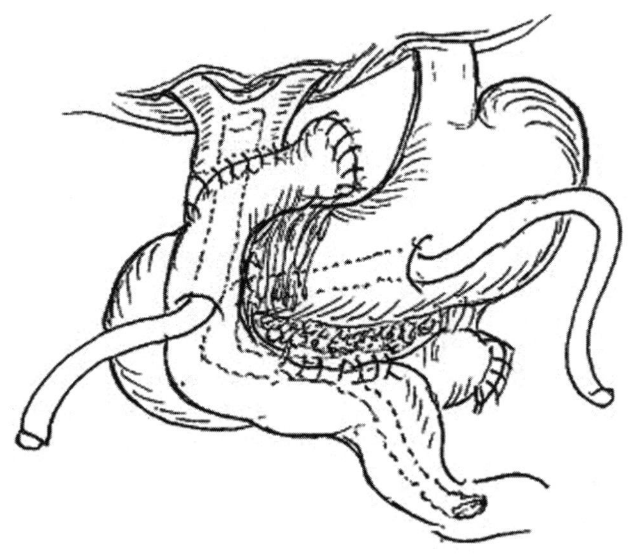

图 96－4　胆肠吻合口经空肠袢置入支撑管引流以及胃造口引流管远端超声波十二指肠与空肠吻合口以远

【讨论】

本例原本为胆总管空肠 Roux－en－y 吻合术，因术者术中未将空肠动脉支辨认清楚，把空肠起始段的第 1 支动脉认为第 2 支空肠动脉给予切断，造成距 Treitz 韧带 4～5cm 以远的 8～10cm 的空肠段缺血坏死。上级医师根据术中探查结果，果断切除坏死肠段，缝闭十二指肠远端，游离远段空肠，将远段空肠上提到肝门与胆总管侧侧吻合，于吻合口下段空肠约 35cm 处与十二指肠的水平部(第 3 段)做大口径侧侧吻合，完成了已不能再制备 Y 形空肠袢的胆肠内引流术。

实际上空肠的动脉支是容易辨别的，只要提起近端空肠，展开其系膜透照，再借助手术无影灯，便可准确地认知。小肠的血供来自肠系膜上动脉，它是腹主动脉的第 2 个大分支，从胰腺的钩状突部穿出，跨过十二指肠第 3 段进入肠系膜根部，然后分出右结肠动脉、回结肠动脉和 12～16 支小动脉分支，前 2 支动脉经腹膜后或系膜根部供应升结肠、盲肠及回肠末端，因此，当肠系膜上动脉损伤或梗死时，可引起其供血的空肠、回肠、右半结肠或部分空肠、回肠的缺血坏死。

由于 Y 形空肠的应用日趋广泛，对于腹部外科医生来说，必须在熟悉有关解剖的基础上，运筹帷幄，正确地、自如地掌握其制备的方法，特别是有关操作的要领、细节和方式方法等都要熟悉牢记，不得有半点马虎和粗疏大意，争取做到每一例 Y 形空肠袢的制备达到标准，获得成功。肠袢准备时要保证肠袢的长度在 40～60cm，离断肠系膜血管时要警惕肠袢的血运情况：提起近段空肠，仔细检查空肠系膜动脉弓及形成动脉弓的空肠动脉，保留第 1 支空肠动脉，切断第 2 支空肠动脉，分离切断结扎远端空肠系膜，使空肠远端有足够的游离度，并检查远端血运是否良好，色泽是否正常等。

本例术式在术中必须放置十二指肠内减压管，管端超越吻合口。吻合口附近放置腹腔引流管，术后有效保持减压管及引流管的通畅，注意营养的支持及给予适当的抗生素。

参考文献

［1］　曾祥泰，徐智，凌晓锋. 急性缺血性肠疾病的早期诊断研究进展[J]. 中华胃肠外科杂志，2007，10(5)：438－441.

［2］　傅卫，马朝来，张自顺，等. 缺血性肠病 73 例的诊断与治疗[J]. 中华普通外科杂志，2004，19(2)：100－102.

［3］　李畅，丁大勇，李永超. 手术治疗缺血性肠坏死 22 例体会[J]. 中华普通外科手术学杂志(电子版)，2011，5(2)：197－200.

［4］　朱永军. 外伤性小肠破裂 67 例临床诊治分析[J]. 中外医学研究，2012，10(31)：112.

［5］　唐言华，耿协强，陈辉，等. 小儿外伤性小肠破裂 28 例救治分析[J]. 人民军医，2009，52(1)：45.

第33章　小肠、阑尾手术

例97　肠套叠并扭转手术(Peutz－Jeaher综合征)

【病情简介】

女,13岁,因腹痛腹胀,停止肛门排便排气并呕吐咖啡色胃内容物3天入院。查体:急性脱水面容,消瘦,体温37.5℃,脉搏106次/min,血压90/62mmHg,呼吸21次/min。口唇及其周黏膜、手指掌及足趾掌均有明显散在褐色斑点沉着,浅表淋巴结不肿大,心肺叩听正常。腹部膨隆,可见肠形,压痛反跳痛明显,肠鸣弱,腹穿顺利抽出血性腹腔液。胸片正常,腹部X线摄片提示多个液平。白细胞及中性粒细胞稍增高,Hb90g/L。尿常规正常。临床诊断:急性、机械性、完全性肠梗阻,梗阻原因多系小肠扭转。迅速建立两条静脉通道,补充血容量,做术前准备,拟行急诊剖腹探查术。

【治疗经过】

在气管插管全麻下,患者平卧位,取右中腹直肌切口进腹(图97－1),吸净腹腔血性渗液约300ml。探查可见回肠中段顺时针扭转360°,肠管血供障碍致扭转肠管缺血坏死,将整个小肠向扭转的相反方向复位恢复(图97－2),经热盐纱布外敷3分钟后,再次确认肠系膜血供搏动消失,色泽无好转,肠蠕动消失,肠系膜静脉已有血栓形成,腹腔血性液与肠绞窄梗阻有关。根据探查情况,决定行肠切除对端吻合,以肠钳钳夹预定切除的肠段(图97－3),该肠段可见有约8cm的小肠与小肠套入,切除肠段未给予复位。

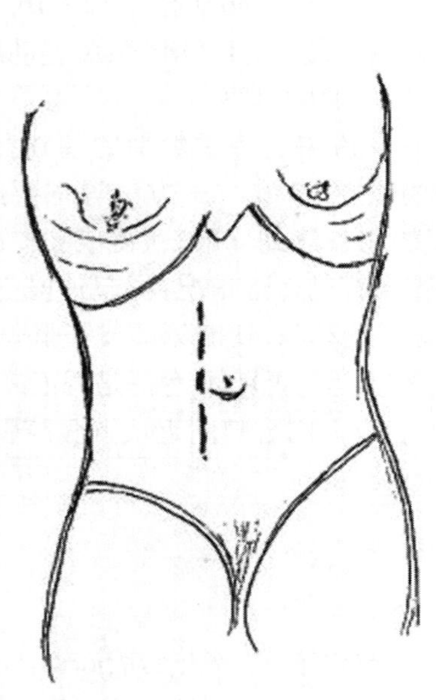

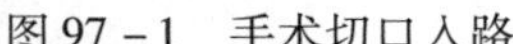

图97－1　手术切口入路

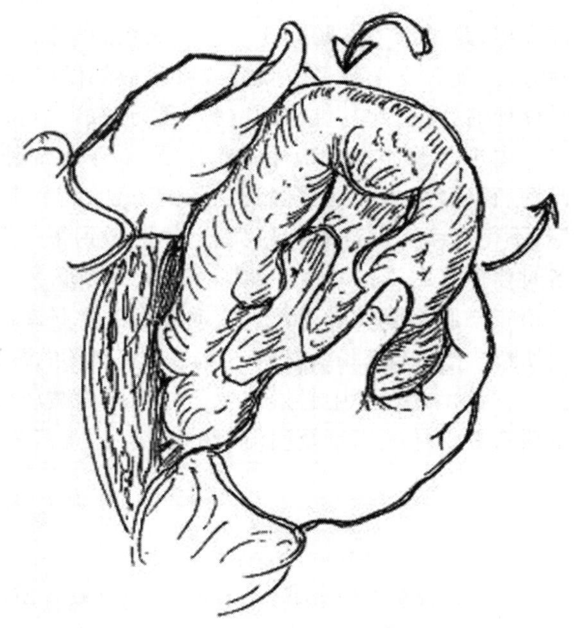

图97－2　将扭转的肠管向相反的方向复位

将坏死的肠管提出腹壁切口外,切除预计切除的肠管约45cm,行对端全层缝合吻合(图97－4),检查吻合口能通过术者的拇指节(图97－5),缝闭系膜孔。再次清检腹腔,用生理盐水冲洗,盆腔置放引流管另切口引出,关腹。解剖标本,肠套叠为一层,整个肠腔内散在多个息肉,大者约

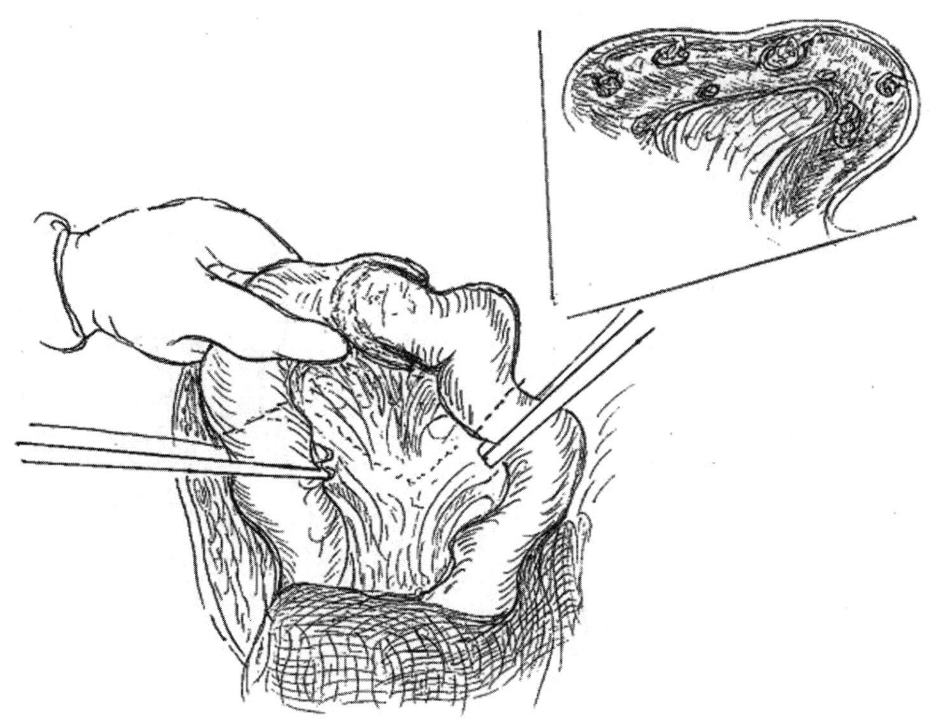

图 97－3　切除肠套叠坏死肠段，解剖其标本可见肠腔内散在多个息肉，有蒂附于肠黏膜，标本送病理检查

2cm×2cm，系带附于肠腔黏膜，系带不宽，活动度较大，肠管黏膜组织坏死。病理切片检查报告为肠道多发性息肉。术后恢复顺利，2 周后胃肠钡盐检查，从食管中段到直肠均有全消化道散在多发性息肉，住院 3 周出院。术后 3 个月，笔者前往患者家住地随访，全身情况良好。患者的兄长姐弟、父母以及所属的父系、母系家族直接查访均无类似情况，间接调问者亦否认类似情况。术后三年，患者时有腹痛及便血，经保守治疗恢复。患者因有本病未生育（已节育），34 岁时因右侧乳腺癌住院行改良根治术，术后 4 年死于乳癌复发肺转移并消化道出血。

笔者发现本病后，曾写个案报道发表在 20 世纪 80 年代中期的《四川医学》杂志上，当时国内极少有文献报道。时至今日，笔者仍继续调问患者的家族有无类似病症，仍未发现阳性结果。

【讨论】

Peutz－Jeghers 综合征（PJS）为一种少见的遗传性疾病，文献上记载 1896 年 Hutchinson 曾记载一对孪生姐妹在口周围均有黑色素斑点，于 20 岁时，因肠套叠手术后死亡。1921 年 Peutz 报告一家 7 人中有 5 人患此病。1949 年 Jeghers 综合报道 31 例后定名。PJS 有典型的色素沉着、胃肠道多发性息肉及遗传因素三大特征。仅有典型的色素斑或胃肠道错构瘤性息肉者称为不完全性的 PJS，临床主要症状和息肉产生并发症所致腹痛、肠套叠、肠梗阻、恶变、出血等有着密切关系。

在病理特点上 Peutz－Jeghers 息肉是错构瘤性病变，多发生在胃、小肠及结肠，常有家族史及黏膜皮肤色素沉着。息肉多发而大小不一，常有蒂，表面光滑呈分叶状，组织学为成熟的上皮细胞，由于黏膜肌梗的增生，使息肉呈树枝状结构，切除后一般不复发。可见单发性及无家族史的报道。PJS 的另一个重要特征是胃肠道的多发性息肉，息肉发生在小肠者多达 64%～96%，胃、结肠、直肠也常发生，偶见发生于食管、阑尾，甚至泌尿生殖道等。多数学者认为 PJS 的息肉是错构瘤，体积小者基底宽而无蒂，呈圆形或卵圆形，较大的息肉常有蒂，呈分叶状，质软易出血。

关于息肉癌变和癌前疾病问题，意见仍有分歧。据统计癌变率为 3%～25%。日本三岛好雄统计 321 例 PJS 中 49 例（15.3%）发生癌变，Giardiello 1987 年报告 31 例中发生癌变 15 例（48%）。早年有学者认为 PJS 息肉属腺瘤型，为癌前病变，因此强调行广泛肠切除术以预防癌变。但近年来

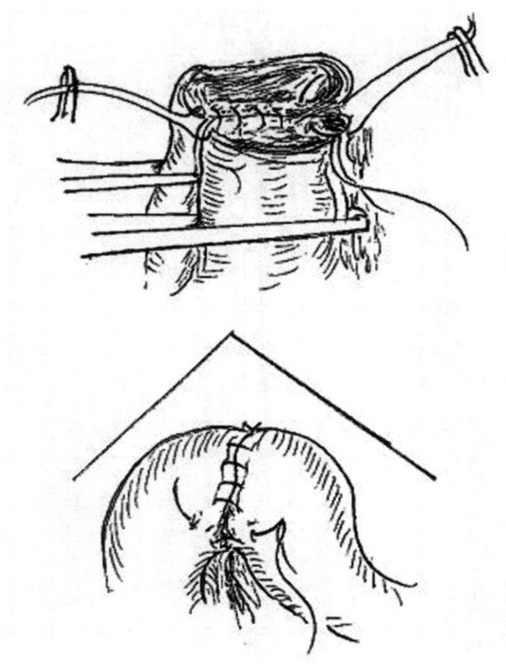

图 97－4　全层间断缝合端端肠吻合

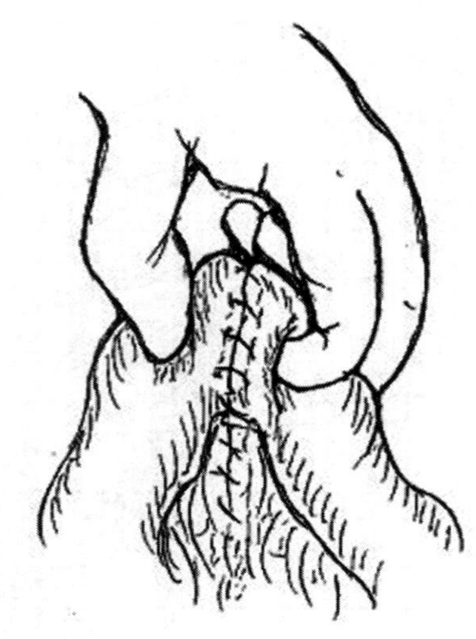

图 97－5　术者检查吻合口能容纳一指多

从病理组织形态及临床特点看，都认为是错构瘤。本例病人在 13 岁时出现肠套叠并肠扭转，行肠切除术后情况稳定，待 34 岁时出现右乳腺瘤行改良根治术，术后 4 年发生肺转移及消化道出血死亡。

PJS 为家族性显性遗传疾病。国内报道有明显家族遗传史者占 30%～63%。Dozolis 报告女性患者中有 14% 伴有卵巢良性肿瘤，偶见乳腺癌、子宫颈癌、卵巢癌、多发性骨畸形、家族性软组织肿瘤、先天性心脏病等同时并存。

PJS 胃肠道息肉分布广泛，不可能全部切除。手术目的是解决威胁生命或健康的主要问题，如肠套叠、肠梗阻、息肉出血、肠坏死部分肠切除等，对体积不大的息肉应尽量保留小肠。近年来结肠纤维镜和电凝圈套摘除息肉是可取的，尤其对胃、结肠分散的息肉大部分可通过这种方法处理。PJS 儿童期息肉无严重并发症，主张保守治疗，随诊观察。色素斑点一般可不予治疗。随着遗传工程学的进展，国内外已注意到使某些有缺陷的基因恢复其本来功能，以纠正遗传性。

本例曾个案报道于《中国外科专家经验文集》，何三光等主编，第二集，沈阳出版社，591～593。

例 98　异位回肠阑尾炎切除术

【病情简介】

女性，49 岁，反复右中腹疼痛 2 月，出现腹痛、呕吐、腹泻及发热加重 2 天入院。查体：体温 37.4℃，脉搏 94 次/min，呼吸 20 次/min，血压 130/82mmHg。急性时呈痛苦面容，皮肤巩膜无黄染，心肺听诊正常。右中腹稍膨隆，未见肠形及蠕动波。右中腹可扪及压痛性包块，叩浊，肠鸣减弱。化验检查：WBC13.03 $\times 10^9$/L，N0.8 万，Hb110g/L，小便常规正常，腹部 B 超提示右中下腹有约 5cm×6cm 炎性包块，腹部 X 线摄片提示肠管积气，胸片双肺纹理稍紊乱，心影正常。诊断：慢性阑尾炎急性发作并脓肿形成。

【治疗经过】

在硬膜外麻醉下行右中腹探查切口进腹腔（图 98－1），吸净炎性积液约 100ml（脓性液）。小肠轻度扩张，回盲部下有约 4cm×5cm 包块，其内侧有长 4cm，直径约 1.5cm 连接于距回盲瓣约 6cm 的回肠对系膜缘，其末端与回盲部下包块相连（图 98－2）。用 4 号丝线贴近回肠壁结扎，切断

(图 98 - 3),残端黏膜用石炭酸烧灼,碘伏搌净,切除炎性包块,用生理盐水及甲硝唑液冲洗术野,置放引流管于术野处另切口引出,清理腹腔,关腹。剖视酷似阑尾标本,肉眼观其腔内有粪石一枚 0.6cm,腔内黏膜坏死有脓性液,病理科会诊报告:回肠末端阑尾急性化脓性炎伴周围系膜化脓性炎,局灶坏疽。住院 9 天痊愈出院。

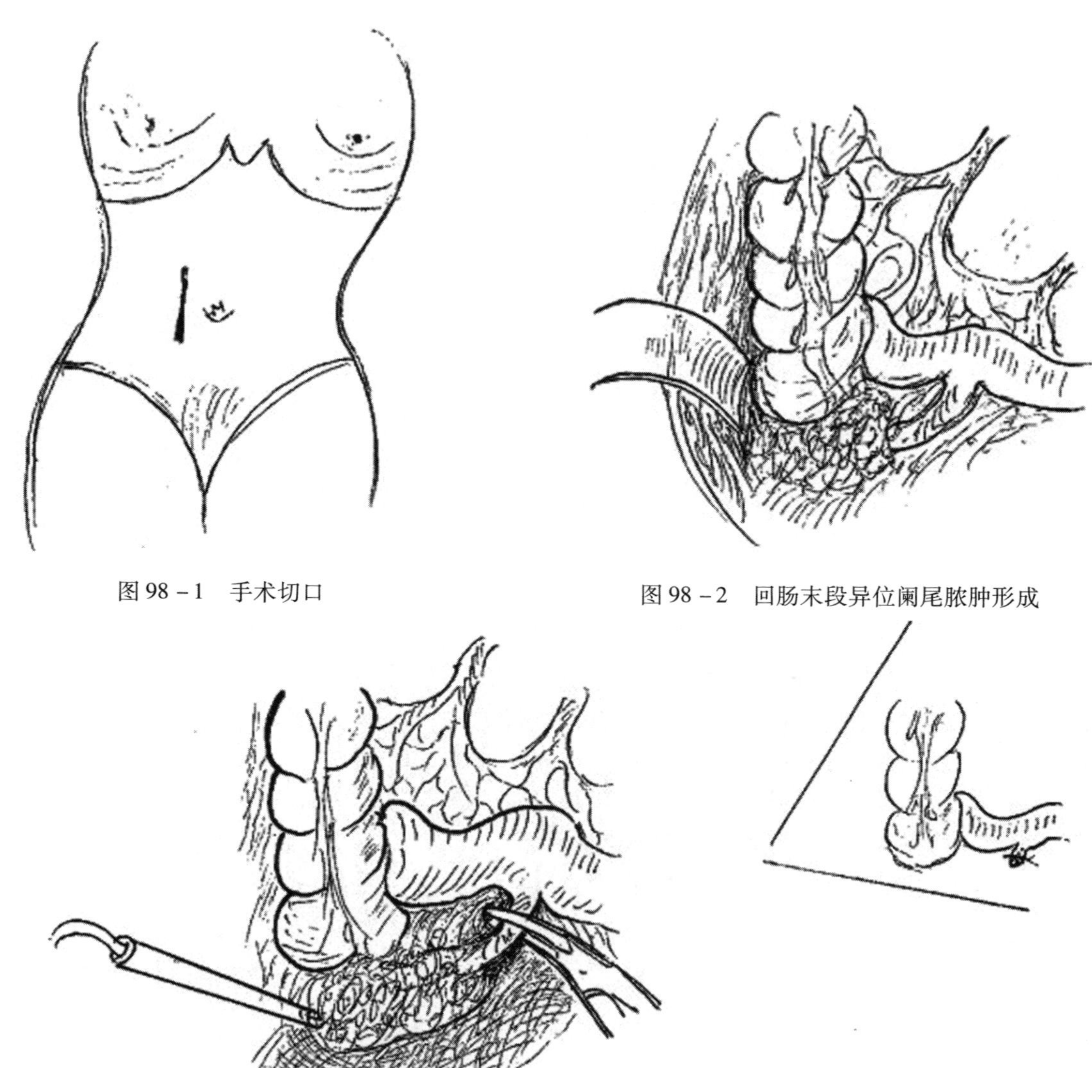

图 98 - 1　手术切口

图 98 - 2　回肠末段异位阑尾脓肿形成

图 98 - 3　切除异位阑尾及炎性团块

【讨论】

异位阑尾一般是胚胎发育时盲肠系膜活动移位,盲肠位置也发生相应的改变,可位于肝下、腹腔左侧等。而常见的阑尾位于回肠前位、回肠后位、盆腔位、盲肠下位及盲肠后位(腹膜后位),前者属异位阑尾,后者仅是阑尾位置的多样化。结合有关文献统计,阑尾位置各占比例不同(图 98 - 4)。无论是异位阑尾还是阑尾位置的变化,在解剖结构上其根部皆附于盲肠后侧壁,阑尾根部连接于结肠系膜带、网膜带及独立带,这三条结肠带是手术中寻找常见阑尾的重要标示(图 98 - 5)。

本例阑尾的位置源于空腔脏器的回肠末段,距回盲瓣约 6cm 的回肠对系膜缘(图 98 - 2),应与 Meckel 憩室鉴别。Meckel 憩室通常位于距回盲瓣 50 ~ 100cm 的回肠段,呈囊状突起,长约 5cm,是由胚胎卵黄管近侧端残留未闭所致,出现率为 3%。鉴于此,位于回肠段的阑尾手术,笔者建议:①

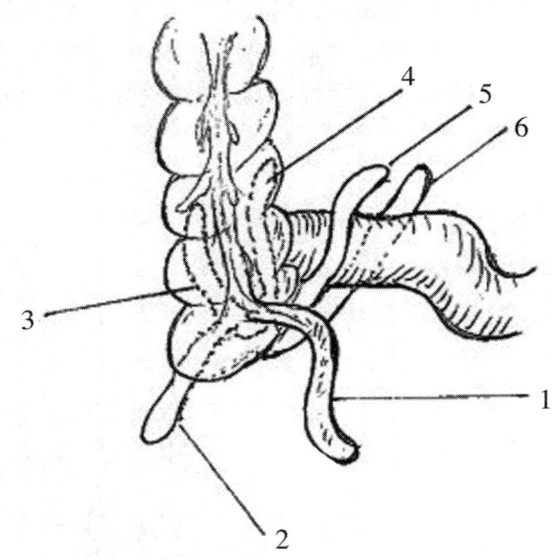

图98－4　阑尾的位置常见部位

1. 盆位(26%)　2. 盲肠下位(6%)　3. 盲肠后外位(24%)

4. 盲肠后内位(10%)　5. 回肠前位(28%)　6. 回肠后位(24%)

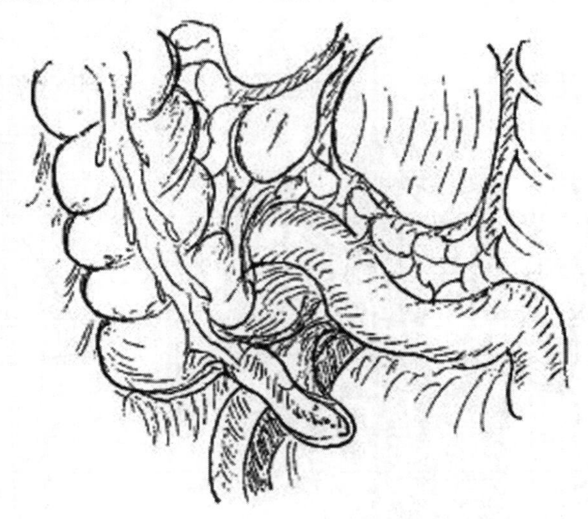

图98－5　解剖常见阑尾示意图

如阑尾根部直径在1.0cm以内者,仅结扎切断,残端常规处理即可,无须荷包缝合,以避免残腔感染或局部软性包块形成使肠腔相对变小;②小儿患者可钳夹切除(不结扎),内翻缝合为首选,但要确认阑尾残端无出血;③如阑尾根部较粗,炎症水肿明显,应行局部楔形切除,肠壁对端缝合。

阑尾位于回肠者实属罕见,迄今为止,文献上仅有1例报道。笔者和有关专家认为,临床上称为"迷走阑尾"或"迷走异位阑尾"更贴切。

例99　阑尾炎并盲肠周脓肿的处理

【病情简介】

女性,33岁,因右下腹痛3天多入院。诊断为急性化脓性阑尾炎,在硬膜外麻醉下行阑尾切除术,取右麦氏切口进腹后未发现阑尾,仅盲肠周围炎性包块,在盲肠外侧切开游离,并在包块上穿刺未抽出脓液,经3小时多反复持续寻找仍未发现阑尾,请求上级医生上台协助。

【处理经过】

经检查确认盲肠周围包块为阑尾化脓引起，其余肠道无病变，延长切口检查盆腔附件正常，盲肠周肿块与回肠末端包裹一起（图 99－1），确定阑尾在包块内，即顺着结肠带向下仔细慢慢分离，将盲肠与回肠的粘连分开，继续用组织钳轻轻分离，在保护肠管不受损的情况下，最后分离出阑尾，其根部水肿，中段以远化脓坏死破溃。结扎阑尾根部，未缝荷包，仅取带蒂网膜覆盖阑尾根部固定（图 99－2），检查术野无肠管损伤，冲洗腹腔，盲肠下创面置放腹腔引流管一根另切口引出（图 99－3），缝合切口，冲洗切口，逐层缝合，手术结束。术后恢复顺利，5 天拔除引流管，病检报告为坏疽性阑尾炎。住院 8 天痊愈出院，半年后随访并行结肠纤维镜检查回盲部均正常。

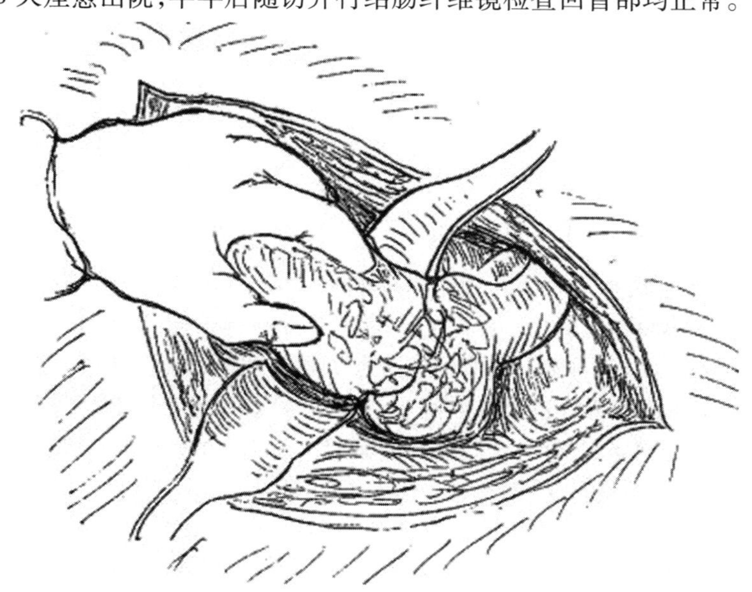

图 99－1　盲肠与回肠末段形成包裹

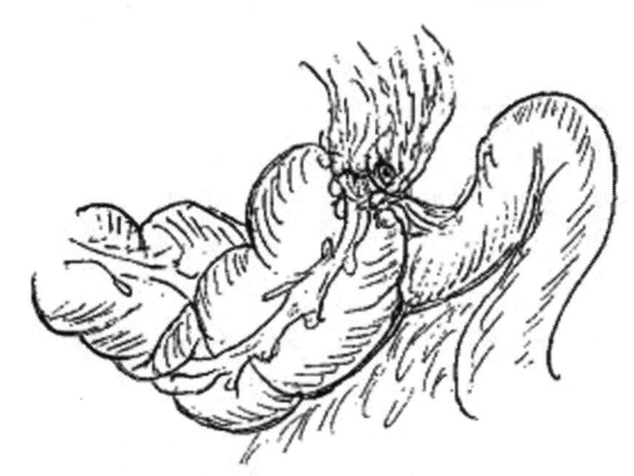

图 99－2　阑尾根部结扎，大网膜覆盖固定

【讨论】

阑尾炎是普外科最常见的疾病。本例持续 3 小时多未寻得阑尾的主要原因是：①炎症已有 3 天多时间，阑尾被盲肠、回肠及网膜包裹，寻找困难；②临床基础及经验不足。本例最终虽经仔细分离找到阑尾并较满意切除，但术中若不注意损伤肠管可形成肠瘘等，是一种危险的手术。术者找不到阑尾在包块上穿刺，即便穿到脓液了也不能就证明是阑尾，这种穿刺是危险性的操作。本例病人如寻找不到阑尾，经验不足，可关腹结束手术，不一定非找到阑尾不可，因盲目找阑尾可能会损伤肠管而造成不良的后果。

关于阑尾脓肿，结合有关文献简要讨论如下：

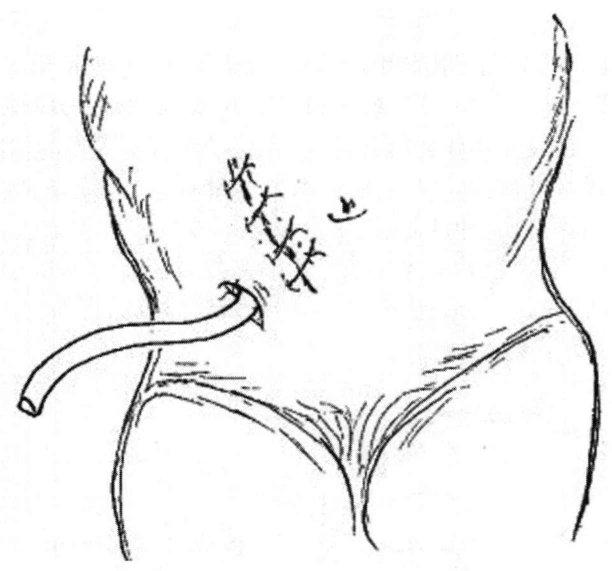

图99－3　腹腔引流管另一切口引出固定

（1）阑尾脓肿发生的原因：急性阑尾炎没有得到及时的有效治疗，部分患者发生阑尾脓肿，据有关文献报道可达26%，而边远的基层阑尾脓肿的发生率更高。阑尾脓肿一旦形成可以有以下几种转归：①炎性肿块或脓肿的脓液被吸收后阑尾遗留慢性病灶或完全破坏；②脓肿进一步发展肿大并发肠梗阻、尿潴留等；③脓肿逐渐增大向腹腔溃破，形成弥漫性腹膜炎；④向腹壁外溃破形成腹壁窦道；⑤向膀胱、阴道等器官溃破，形成各种内瘘。

（2）阑尾脓肿的主要表现：当患者表现为急性阑尾炎症状，右下腹扪及疼痛性包块时，一般应考虑为阑尾周围脓肿。B型超声图像通常是随阑尾炎的不同病理变化而表现不一，有学者将其分为4型：①炎性浸润型：即无包膜的低回声团块；②部分液化浸润型：见规则的低回声团块；③完全液化型：边界清楚，有包膜，囊状无回声团块；④粪石穿孔阑尾周围炎症：肿胀的阑尾腔消失，阑尾周围被原壁的强回声带包绕的规则包块，其内可见强回声光团伴声影，应用B超结合临床虽然特异性较高，但对于中老年者还应与盲肠肿瘤鉴别。

（3）处理原则：阑尾脓肿的处理方法多种多样，早些年Murphy提出先切开引流，二期再行阑尾切除。近年来国内外多数学者主张用抗生素为主的保守治疗，以后再择期阑尾切除。但也有主张积极手术切除阑尾并引流脓肿，也有建议经皮穿刺抽脓治疗阑尾周脓肿。现在很多医院都采用保守治疗的方法。

（4）预防和教训：阑尾脓肿一旦发生，处理起来较为麻烦，除增加费用和住院时间外，还可导致并发症的发生。由于阑尾脓肿是急性阑尾炎的一种晚期病理类型，所以作为临床医生应做到早期诊断和手术治疗，这是预防阑尾脓肿的关键。对于阑尾周围脓肿不恰当的处理常导致炎症扩散、门静脉炎、肠梗阻和肠瘘等并发症。笔者曾被邀会诊一例阑尾脓肿术后出现黄疸、肝功能损害、右膈下及肝下脓肿的老年病人，这是一例典型的炎症扩散致门静脉炎的病人，经会诊后行膈下脓肿切开引流、保肝、抗感染等综合治疗获得痊愈。因此，应重视阑尾炎及阑尾周围脓肿的诊断和治疗。

对于小儿及老年患者，由于症状和体征不典型，容易误诊误治，且炎症往往不易局限。因此，只要能耐受手术，也应选择手术治疗。对于不能耐受手术者，可在B超或CT的引导下，行脓肿穿刺引流的方法。近年来有学者采用经皮穿刺置管引流，获得了满意的疗效。

参考文献

［1］　倪宏，项清. 回肠异位阑尾1例［J］. 中国普通外科杂志，2000，9（3）.

［2］　冯春善，梁宁锋，陆深泉. 阑尾周围脓肿不同治疗方法的疗效对比［J］. 医学信息，2010，10（1）：2711.

［3］　李贵全. 阑尾周围脓肿不同治疗方法的临床对比研究（附 423 例临床病例）［J］. 中国社区医师，2012，14（13）：93－94.

［4］　官一平，朱鹏，朱代华. 异位阑尾炎的临床诊治［J］. 重庆医科大学学报，2012，37（11）：1008－1010.

［5］　冼沛中，康旭，徐飞鹏. 中西医结合非手术治疗阑尾周围脓肿 165 例［J］. 广东医学院学报，2004，22（2）：163－164.

［6］　李广波，靳小石，矫政洧，等. 注意异位阑尾的罕见类型——错位阑尾（附 2 例报告）［J］. 中国现代医学杂志，2011，21（18）：2201－2202.

第34章　高位直肠损伤的手术

例100　带钩木棍插入肛门致全腹膜炎

【病情简介】

男性,20岁,因在山上放牧时,被同伴们戏弄,将带钩木棍暴力插入肛门后试图外拉,病人大叫被迫夹着木钩棍回家,出现肛门出血,腹痛呕吐,被送到乡卫生院,呼叫救护车出诊接送县医院,历时约8小时多。查体,神志清楚,语言不畅,痛苦面容。体温37.8℃,脉搏105次/min,呼吸20次/min,血压104/72mmHg,心肺叩听正常。腹部稍膨隆,全腹有压痛及反跳痛,移动性叩浊,肠鸣弱。肛门有一直径约3cm木棍,有血性粪便液溢出(图100-1),外生殖器无损伤。诊断:①肛门异物致直肠损伤;②高位直肠破裂致全腹膜炎。术前准备,建立静脉通道,拟行剖腹探查术。

【治疗经过】

在持续硬膜外麻醉下,病人平卧位,取左中腹直肌切口进腹腔(图100-2),吸净腹腔约2 000ml粪液,探查发现木棍在直肠与乙状结肠交界处穿出进入腹腔,末端呈"T"状嵌于结肠破口处,致使回肠下段破口约2cm(图100-3)。根据探查情况决定:①先修补小肠破口;②取出木构;③直结肠修补;④乙状结肠造口术。用小圆针1号丝线修补小肠破口。由于木钩棍的形状从肛门向外拔除不但不可能,即使勉强拔出也会不可避免地造成直肠重创,故将肛门外的约5cm一段木棍消毒后,涂上消毒的石蜡油,从腹腔内较顺利拔除,破口有约4cm,创缘不规则渗血(图100-4),清创止血,剪修创缘,将直肠内大便清洗干净,填入盐热纱布,远端引出肛门。用小圆针1号丝线修补直肠与乙状结肠交界处破口(图100-5),修补处肠腔能容纳1指半。行乙状结肠双腔造口术(图100-6、7、8)。大量生理盐水冲洗腹腔,于盆腔内置腹腔引流管一根,关腹。

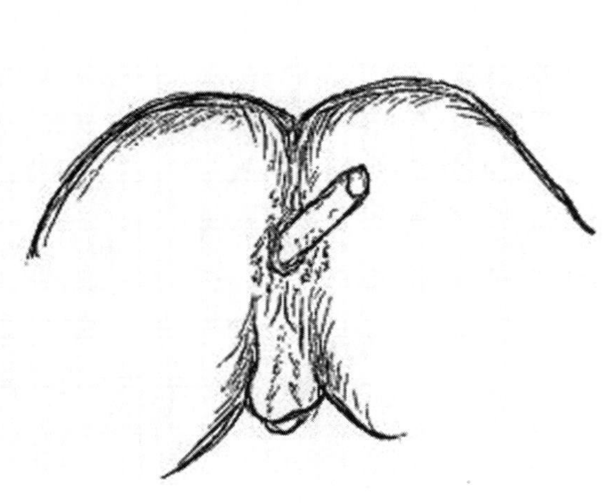

图100-1　肛门内插入直径约3cm的带钩木棍

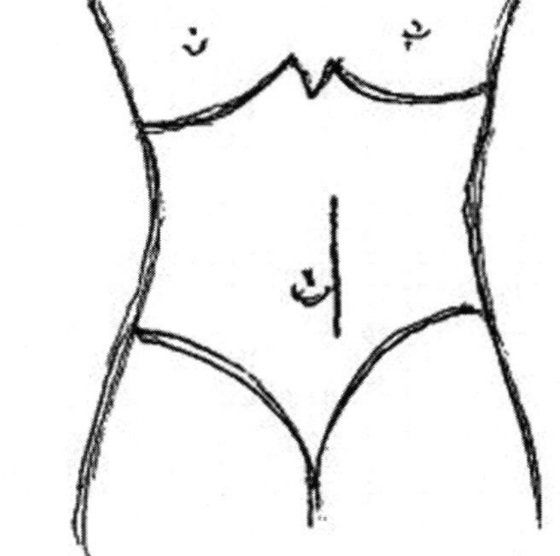

图100-2　手术切口入路

术后恢复顺利,8天拔除盆腔引流管,假肛通畅,住院2周痊愈出院。5个月后回院,关闭假肛,住院10天出院,1年后随访全身情况良好,大小便正常。

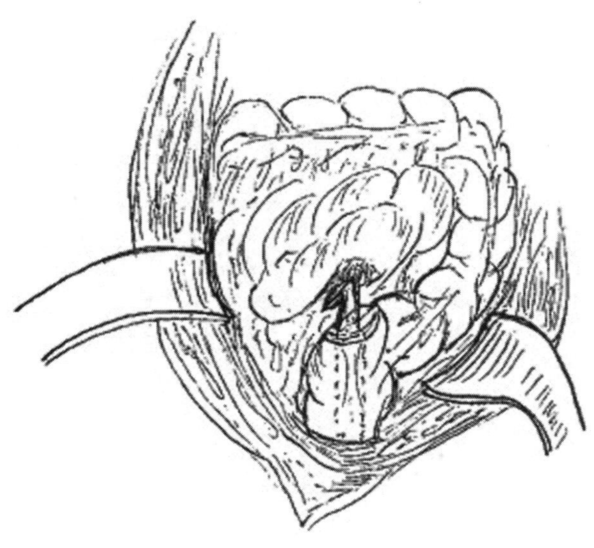

图 100－3　木钩经肛门在直肠与乙状结肠交界处穿破损伤回肠

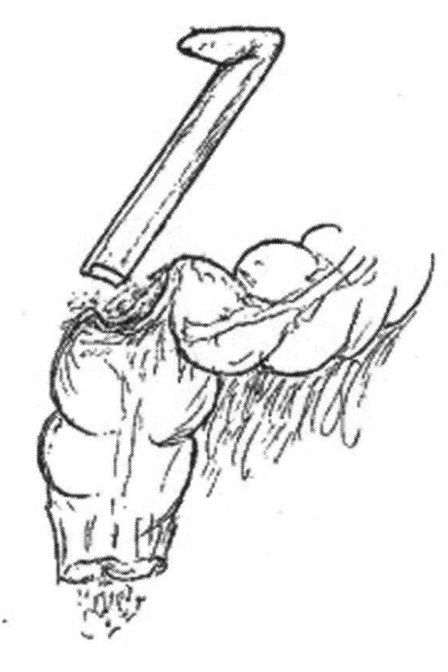

图 100－4　经腹腔取出木钩，呈角 45°左右，直肠起始破口约 4cm，木棍长约 25cm

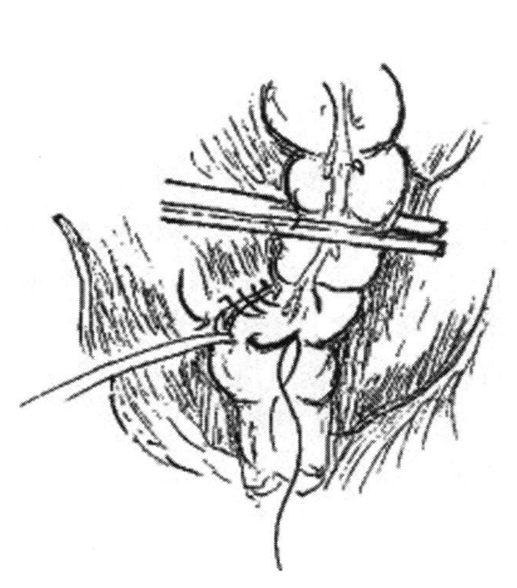

图 100－5　修补破损处

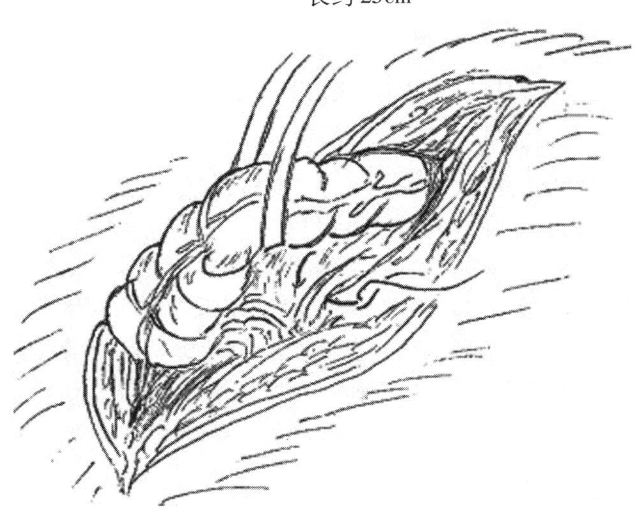

图 100－6　游离后提起乙状结肠

【讨论】

肛管、直肠因为有着坚实的骨盆保护，损伤较为少见。肛管直肠损伤的致伤原因多，合并症也多，伤情多较复杂，诊断及治疗较困难。肛管直肠按解剖结构分以下三类：①腹膜内直肠损伤；②腹膜反折以下，肛提肌以上的直肠损伤；③肛提肌以下，即肛管损伤。由于损伤的部位不同，其临床表现、诊断和治疗方法都不尽相同。致伤原因有机械性损伤、火器伤、物理化学性和医源性损伤。其临床表现主要与肛管、直肠损伤的部位不同而不尽相同。诊断并不困难，但要注意损伤的部位不同诊断的难易度不一样。在治疗上如有休克先处理休克及致命的损伤，如脑伤、气血胸及大出血等。肛管直肠的损伤治疗应根据致伤物的类型、损伤的轻重、受伤时间的长短及部位来定。

（1）腹膜内直肠损伤：经腹清创、缝合修补，彻底冲洗乙状结肠，双腔或袢式造口。

（2）腹膜外，肛提肌以上直肠损伤：如并有骨折、膀胱尿道损伤，多经腹会阴联合手术，清创修补直肠破口，粪便转流及骶前引流。必要时行乙状结肠造口术。

（3）肛管损伤：如创口小、损伤轻、时间短者，单纯清创缝合即可。

本例为罕见的、戏弄性的将呈角 45°的木钩暴力性插入肛门进入腹腔，由于木钩嵌插于直肠壁

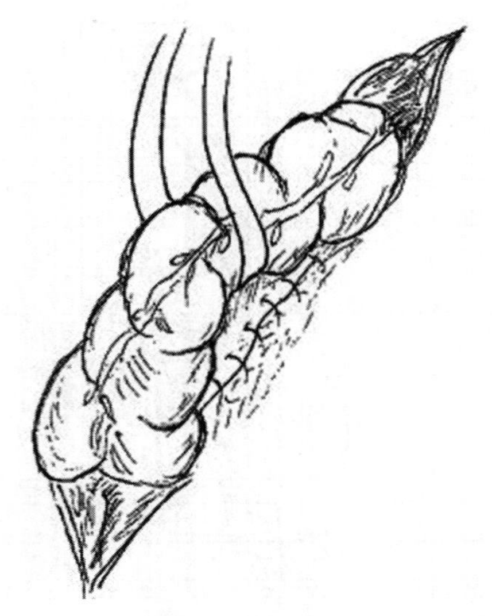

图100－7　缝合皮肤切口使远近段肠袢分开

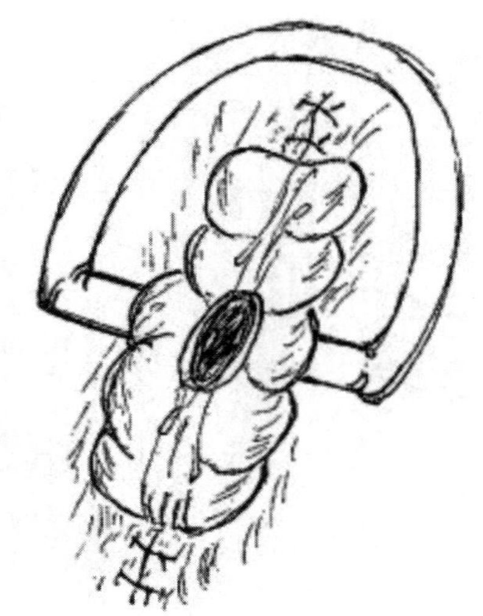

图100－8　完成乙状结肠双腔造口术

上，一般不易拔出，迫使患者夹着木棍被送到医院已8小时多。急诊剖腹探查，根据术中情况，做了正确的处理，获得了救治，疗效较满意。该病例发生在20世纪70年代末，在缺医少药、文化生活落后的边远山区。随着文化水平的提高，类似的情况可能不会发生。

例101　木棒插入肛门致腹膜炎

【病情简介】

男性，25岁，在工地上劳动时，与伙夫发生争吵，被压倒在地，用“擀面棒”（木制和面粉用的木棍）涂上清油，暴力性插入肛门。该伤病员夹着木棒就前往医务室，出现肛门胀痛、腹痛、呕吐，被他人又送到县医院，历时约2小时多。查体，神志清楚，语言不畅，痛苦面容。体温37℃，脉搏96次/min，血压114/70mmHg，心肺叩听正常。腹部稍膨隆，肝脾未扪及肿大，全腹有压痛，以中下腹明显，腹肌紧张，移动性叩浊，肠鸣减少。肛门情况：肛门有一直径约4cm较光滑的木棒填入较紧，其外缘约2cm，肛周稍肿胀有血迹溢出（图101－1），触之疼痛。外生殖器正常无损。诊断：①直肠内硬性异物；②高位直肠破裂致全腹膜炎。术前准备，拟行急诊剖腹探查术。

【治疗经过】

在硬膜外麻醉下，患者平卧位，取左中腹直肌切口进腹（图101－2），吸净下腹及盆腔积液性粪便约600ml，探查发现直肠与乙状结肠交汇处有一光滑的木棒穿破突入腹腔，其顶端圆滑（图101－3），邻近小肠浆膜有挫伤未见破损。从肛门外拔出木棒，长约20cm。直肠破口只剩后壁，其肠系膜缘损伤重，决定切除破损肠管，行端端吻合术和乙状结肠造口术。切除直肠高位破损处长约5cm，1号丝线全层间断吻合（图101－4），吻合口能容纳1指半。左下腹斜切口长约5cm，“十”字形切开腹外斜肌腱膜。分离腹壁肌肉，切开腹膜提出乙状结肠（图101－5），肠袢下放置一玻璃棒（图101－6）。腹腔内用大量生理盐水冲洗。盆腔内置放腹腔引流管另切口引出。清理腹腔，关腹。术后生命体征平稳，3天后纵向切开肠壁，假肛形成。术后7天拔除盆腔引流管，住院2周出院。术后3月回医院行结肠造口关闭术。术后1年随访大便通畅，全身情况良好。

【讨论】

结肠损伤是较常见的腹内脏器损伤之一，仅次于小肠，几乎所有的结肠伤都是腹部穿透伤的继发伤，结肠钝性伤仅占3%～5%，直肠伤占结肠直肠伤20%以下。

结肠直肠伤的特点：①结肠和直肠是含菌数量最多的腹内脏器，据测定每克粪便含厌氧菌约$10^{11\sim12}$，大肠杆菌10^{8}，厌氧菌对绝大多数抗生素已产生抗药性，因此，一旦损伤极易感染。②结肠壁薄，特别是右半结肠血循环差，损伤后愈合能力远不如小肠，结肠术后常发生胀气而致吻合口漏，

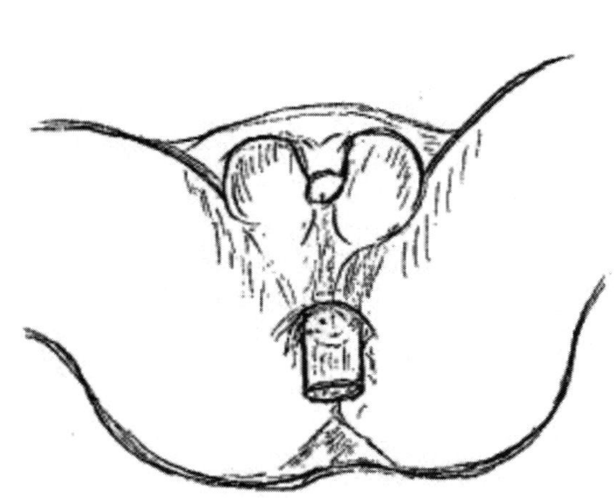

图 101－1　肛门内一木棒，填塞可见血性分泌物溢出

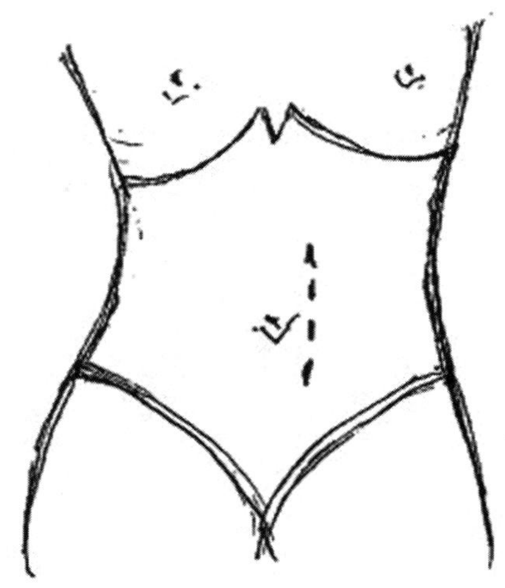

图 101－2　手术探查切口

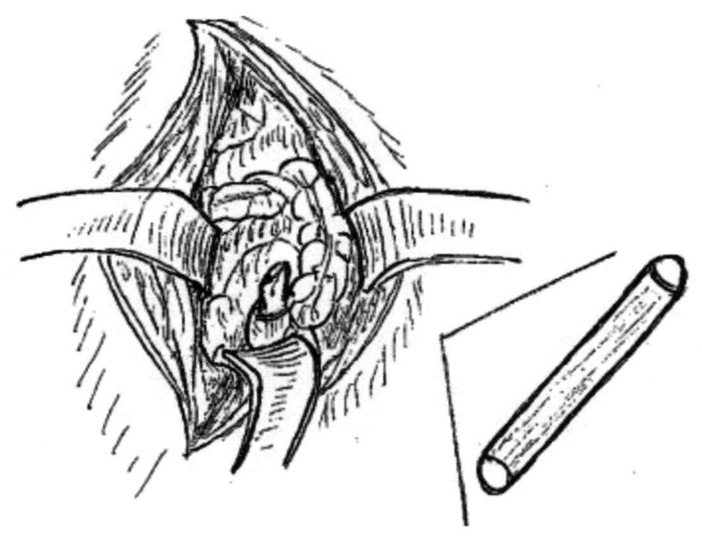

图 101－3　从肛门取出长约 20cm 直径 4cm 的特制"和面木圆棒"

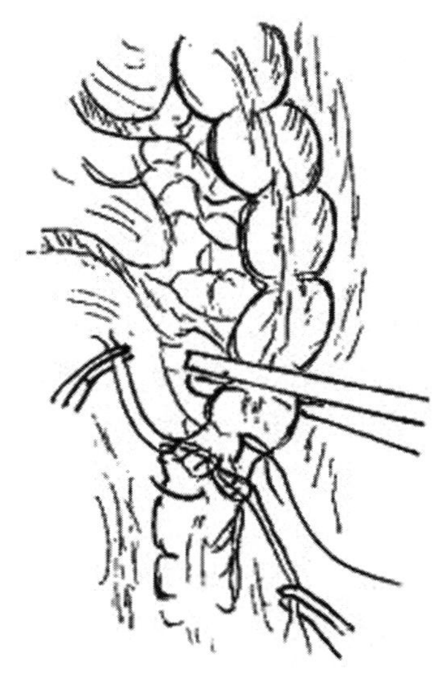

图 101－4　1 号丝线全层端端高位直肠与乙状结肠吻合术

造成严重的腹内感染。③直肠下端周围组织间隙多，内充填较多的疏松脂肪结缔组织，感染易向周围扩散。④结肠直肠伤常伴有其他组织器官的损伤，给诊断和治疗带来困难。⑤如为钝性伤易造成误诊或误治，处理不及时易造成不良后果。有文献报道结肠直肠伤后感染率高达 25% 以上，认为感染是术后死亡和并发症发生的主要原因。因此，结肠直肠损伤的早期诊断和及时有效的处理至关重要。关于诊治原则在例 100 讨论中已简述。

本例属罕见的机械性特制木棒损伤，为暴力行为所致。有幸的是伤后得到了及时的诊治，手术顺利取出致伤物体，顺利切除无法修补的破损肠管，乙状结肠造口满意，冲洗净腹腔及充分引流，术后抗感染及假肛的护理完善等，使得治疗结果满意。

该病例发生在 20 世纪 80 年代初，文化经济落后的边远地区，为应用恶劣的手段制服他人，乃为愚昧无知的恶作剧，随着社会的进步，类似行为可能会消失。

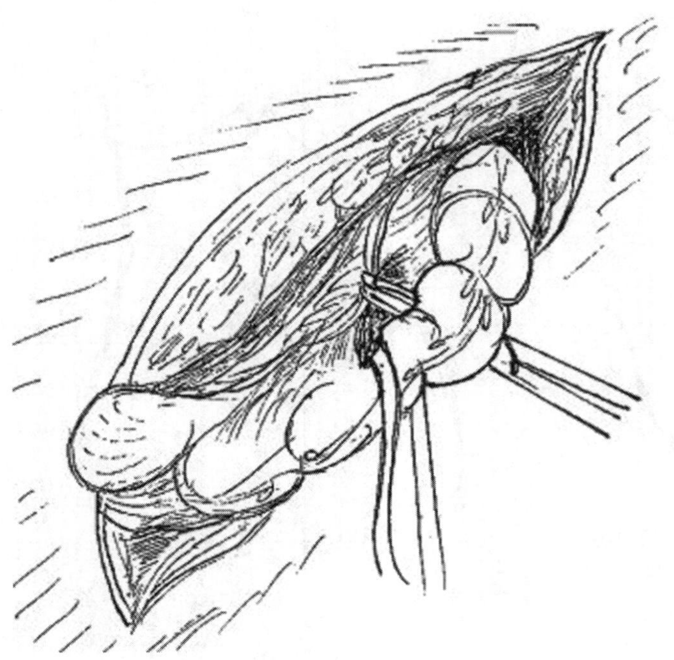

图101－5　提出乙状结肠上段肠袢

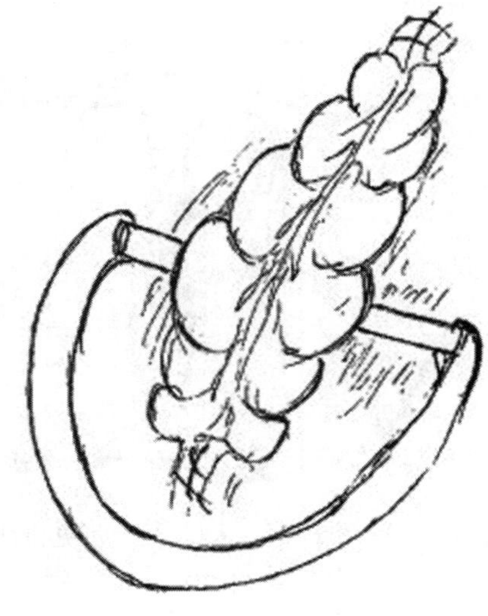

图101－6　肠袢下放置玻璃棒备术后2～3天切开肠壁造口

例102　玻璃瓶插入肛门致腹膜炎

【病情简介】

男性，56岁，嗜好饮酒，酒后常与他人或家人争吵斗打。在一次与他人饮酒后醉倒，醒后出现腹痛及肛门不适，逐渐腹痛加重并出现呕吐胃内容物，4小时后被家人送入住院。经检查，体温37℃，脉搏98次/min，呼吸21次/min，血压130/90mmHg，中等体形，痛苦面容，颈无抗力，气管居中，甲状腺不肿大，心肺叩听正常。腹部稍膨隆，肝脾未扪及。全腹有压痛及反跳痛，以左中下腹明显，似扪及一不规则硬性肿物，肠鸣减弱，腹穿顺利抽得2ml混有肠液的血性液。诊断：乙状结肠癌破溃并腹膜炎？术前准备，拟行急诊剖腹探查术。

【治疗经过】

在硬膜外麻醉下，患者平卧位，取右中腹直肌切口进腹（图102－1），吸净腹腔积液约500ml，探查发现直肠与乙状结肠交汇处有一250ml容量的空瓶，其尖端突破肠管，约2/3位于腹腔（图102－2），取出玻璃瓶完整无破损，肠管破口几乎完全离断（图102－3）。

继续探小肠等部位无破损及病变包块存在。肝脏可扪及硬化性结节状物，脾脏不肿大。根据探查情况，决定行破损的结肠切除，横结肠造口术。切除乙状结肠与直肠交界处长约6cm，用1号丝线全层对端吻合（图102－4），吻合口通畅能容纳术者一指半。行横结肠造口术（图102－5、6），用生理盐水冲洗腹腔，清理术野无误后，盆腔内置放引流管一根另切口引出，关腹。术后2天沿结肠带切肠造口3cm，假肛护理。术后7天拔除盆腔引流管。结肠造口良好，大便通畅，住院2周出院。术后追问病史，述及酒后被他人将酒瓶暴力性插入肛门，酒醒后感肛门胀痛，腹痛呕吐，被家人送入医院。病人出院时告之家属6个月回院再次手术关闭假肛，随访时家属告之，因经济困难，加之病人已习惯假肛的应用。因此，未回医院回纳人工肛门。

【讨论】

肛管直肠因解剖特殊部位，有骨盆的保护，因此损伤并不多见。但其致伤原因多，合并症也多，因此诊断较困难。直肠伤的早期诊断应注意，在查体或X线检查发现骨盆骨折时，应在检查膀胱、尿道的同时检查直肠，若指套染有血迹，必须立即进行肛门镜检查，以确定有无直肠损伤。直肠伤

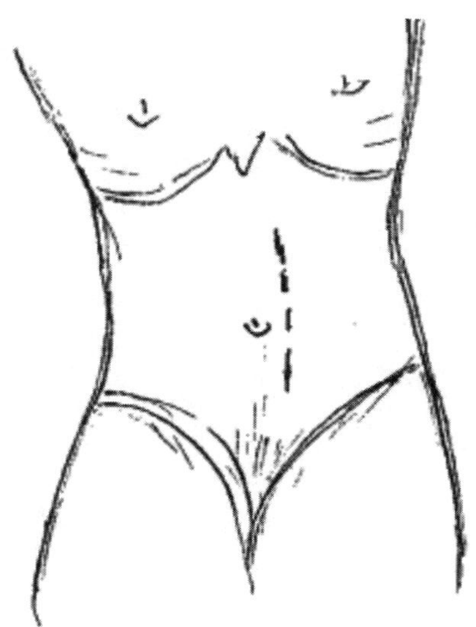

图 102－1　手术切口入路

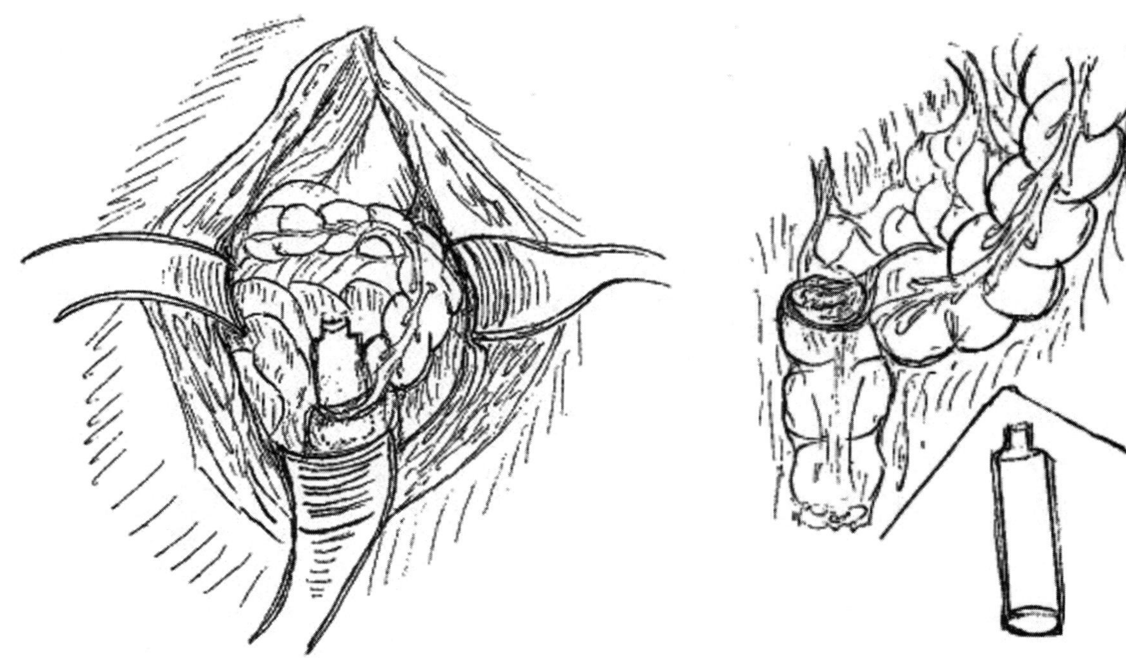

图 102－2　玻璃瓶尖端穿破直肠　　　　图 103－3　取出玻璃瓶完整无破碎

的处理原则是:①直肠伤口的缝合修补;②乙状结肠造口;③直肠后间隙引流。

关于直肠与乙状结肠交界处的破损,一般多为物体暴力性的损伤。一旦确诊,应根据破口的局部情况及创口的大小,选择缝合修补或小范围的切除损伤的肠段,冲洗净肠腔内容物后,先在直肠下段通过断端填塞热盐纱,松紧适度,一端露出肛门,这样既能在直肠黏膜破损处止血,又能达到引流作用。再对端吻合,注意吻合口的张力勿过大,以免影响吻合口的愈合。乙状结肠造口如肠袢有张力,应采用横结肠造口。盆腔引流管留置时间一般在 5 天以后拔除,拔除前应确认修补或吻合口无漏发生后再拔管为宜。术后加强假肛的护理。

本章 3 例都属罕见性人为因素引起的高位直肠与乙状结肠交汇处的严重损伤,均发生在 20 世纪 70 年代末 80 年代初文化生活落后的边远山区。随着社会文明的进步和发展,以及法律意识的提高,这类愚昧无知的事件可能不会再发生。

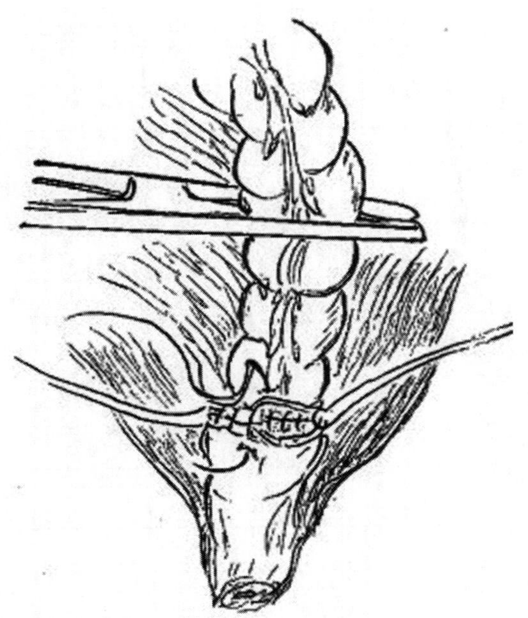

图 102-4 乙状结肠与直肠端端吻合

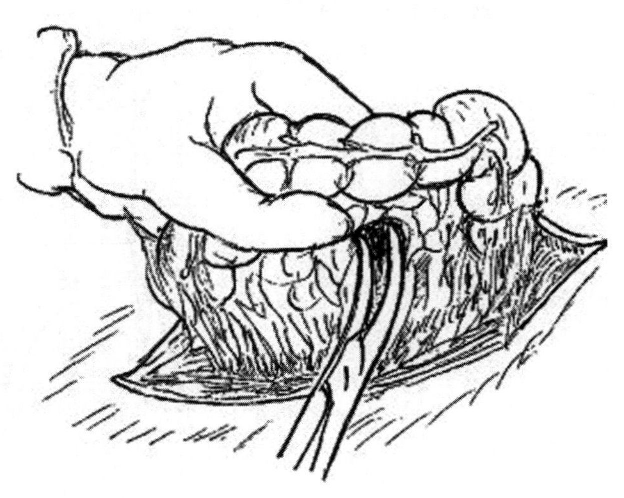

图 102-5 术者左手捏住横结肠系膜缘,右手持血管钳无血管区戳一小口

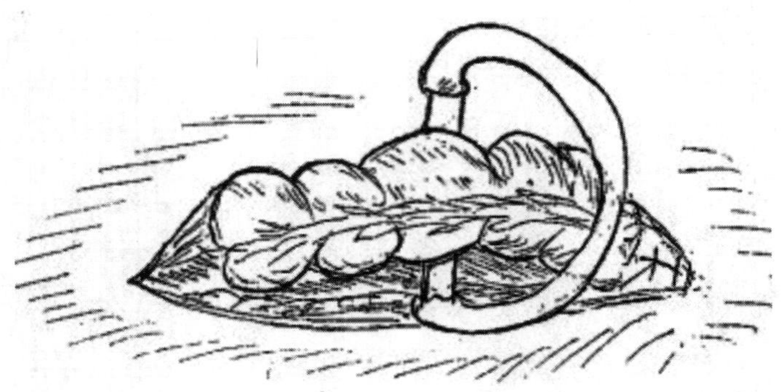

图 102-6 将一根玻璃管通过此孔,在两端接上橡皮管,备术后 2~3 天切开肠壁造口

参考文献

[1] 王群,郑钧,敖娟. 47 例肛管直肠损伤的外科治疗[J]. 河南外科学杂志,2009,15(3):64-65.

[2] 高云瀚,王灿,吴强. 64 例结直肠损伤的救治[J]. 创伤外科杂志,2010,12(4):364.

[3] 姚志勲,张育超,郑远航. 结直肠损伤 104 例手术治疗分析[J]. 结直肠肛门外科,2009,15(3):155-157.

[4] 梁峰,陈济生,刘莎. 结直肠损伤治疗的临床分析[J]. 山东医药,2010,50(16):98-100.

[5] 田洪裕,林建江,张宏志. 直肠肛管损伤的特点及诊治[J]. 中华创伤杂志,2004,20(4):252-253.

第35章 结肠肿瘤的手术

例103 右半结肠切除术

【病情简介】

女性,47岁,因腹痛呕吐2天到乡镇卫生院诊断为化脓性阑尾炎,在硬膜外麻醉下行阑尾切除术,进腹后未见阑尾,盲肠有较硬粘连,考虑阑尾脓肿,准备穿刺后切开引流,术者连穿三次未获取脓液,请求上级医院来院会诊。上级医生经原切开处探查考虑盲肠癌可能性大。由于该院设备条件受限,病人情况尚好,取得家属及该院的同意后,手术野填塞盐热纱布,全层缝合切口,经救护车护送到上级医院,迅速术前准备,拟行右半结肠切除术。

【治疗经过】

在气管插管全麻下,患者仰卧位,取原切口向右中上腹直肌延长进腹腔(图103-1),取出术野纱布垫,探查,见肝胆胰脾及胃十二指肠等均未发现转移病灶,盲肠有约6cm×5cm×5cm质地较硬肿块,其系膜淋巴结肿大,质硬。根据探查情况,基本确定盲肠癌肿,行右半结肠切除。在横结肠右段和回肠末段距回盲部约20cm处,用止血钳穿过无血管区的结肠及小肠系膜各栓扎一条纱带,显露右半结肠系膜,在其根部分离结扎切断结肠上动脉、静脉及右结肠动静脉,回结肠动静脉以及结肠中动脉静脉的右侧支,血管断端结扎可靠(图103-2)。

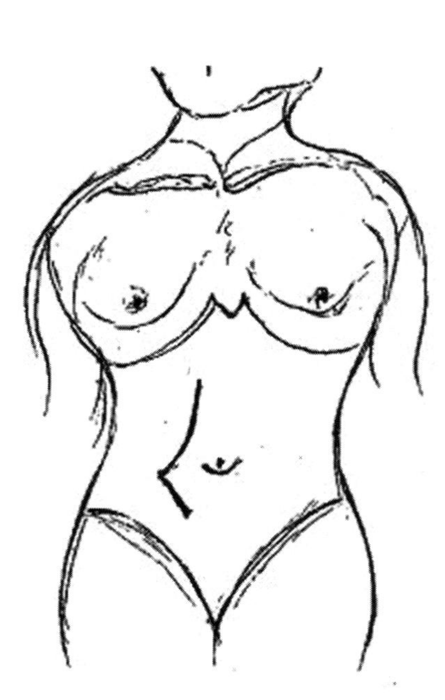

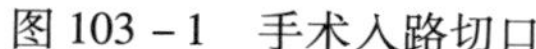

图103-1 手术入路切口

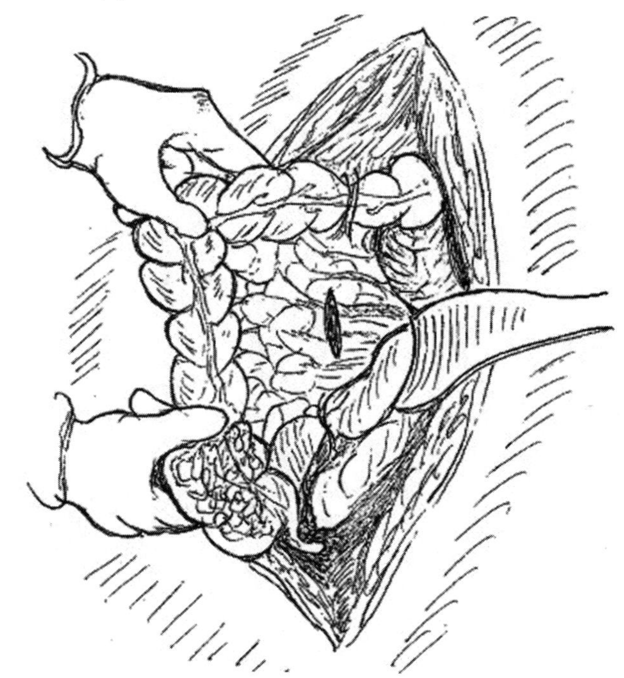

图103-2 结扎切断右半结肠血管所属支

然后将升结肠推向右侧,剪断肝结肠韧带,再沿横结肠上缘切断右侧的部分大网膜。用手指钝性分离腹膜后脂肪及淋巴组织,直达系膜根部,输尿管及卵巢血管和十二指肠降部水平部均完整无损(图103-3),将右半结肠的系膜完全切除后,距回盲部12cm的回肠上置放肠钳及有齿血管钳,在两钳间切断肠管,同法切断右端横结肠,至此完全切除右半结肠(图103－4)。

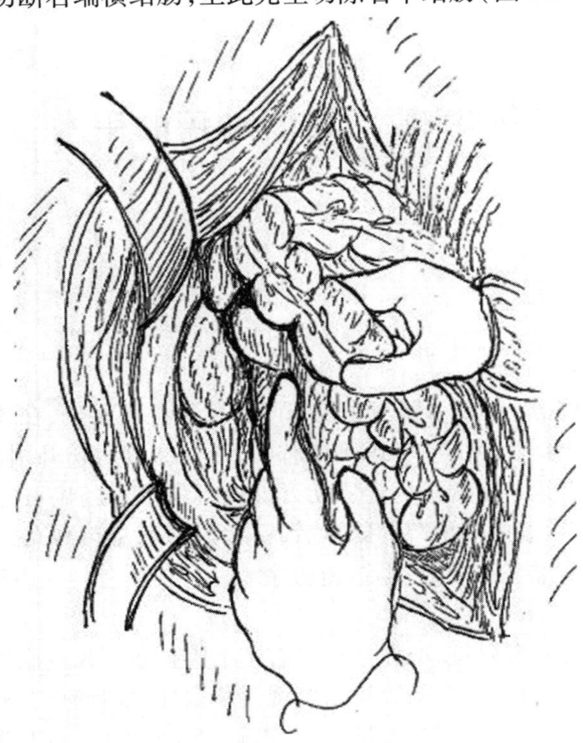

图103－3 手指钝性分离腹膜后脂肪及淋巴组织

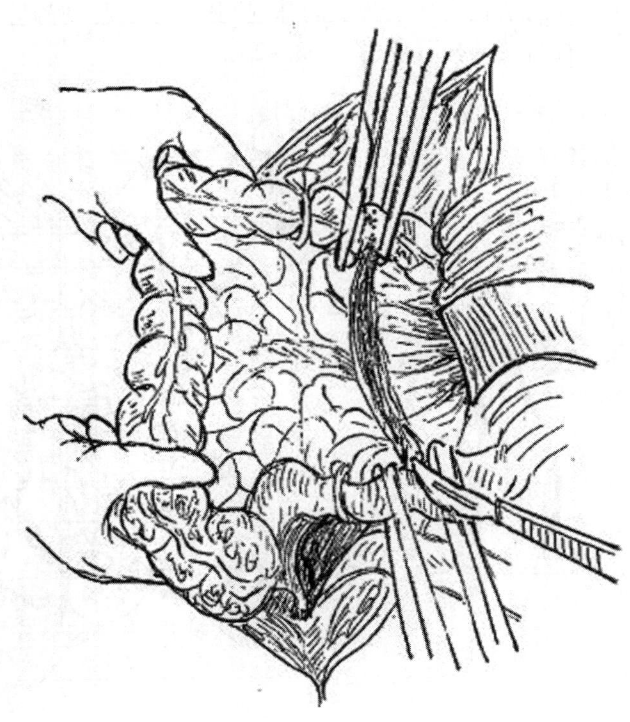

图103－4 完全游离出右半结肠,按预定线钳夹切除

准备行回肠与结肠吻合,当检查认定吻合口径时,发现两肠端口径不相一致,即结肠口径较大,缝闭结肠断端,行回肠与横结肠端侧吻合术。在靠近闭合端的结肠带上,顺肠轴方向做一与回肠断端口径相一致的纵切口,用1号丝线全层间断缝合,再行浆肌层间断缝合,吻合完成(图103－5、

6)。清理腹腔,生理盐水及甲硝唑液冲洗腹腔,右腹结肠旁沟置放引流另切口引出,关腹。术后恢复较顺利,病理切片报告为结肠癌,淋巴结转移。住院 2 周出院。3 年内随访 2 次,均良好,建议抗癌药物治疗。

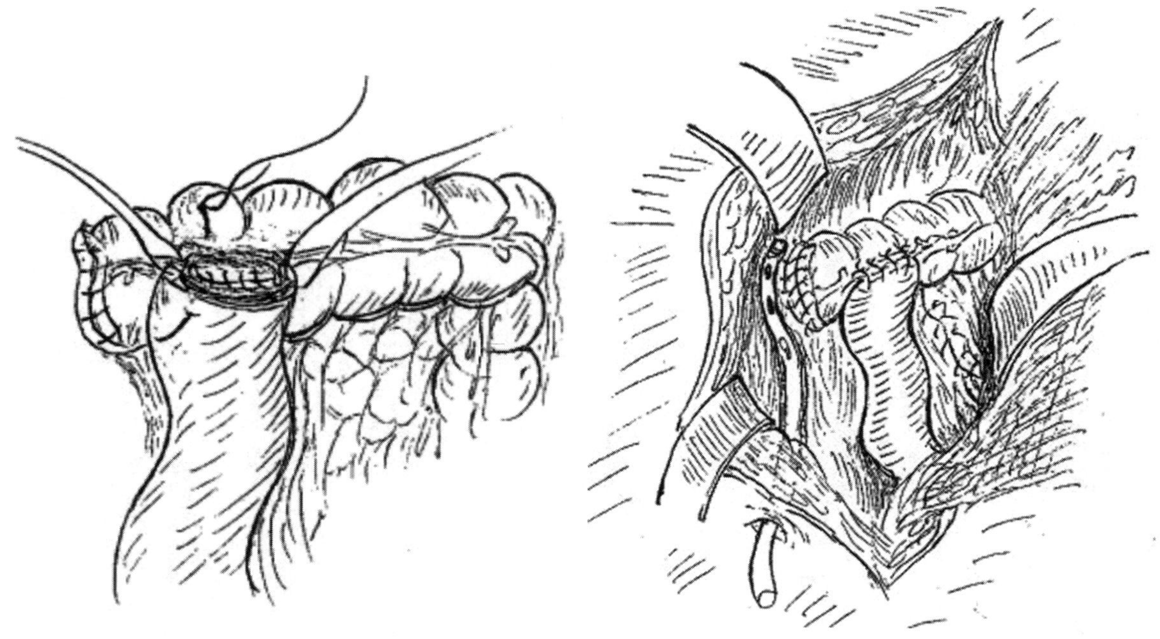

图 103－5　回肠与横结肠端侧吻合

图 103－6　右半结肠切除,回肠、横结肠端侧吻合术毕,右结肠旁沟置放引流管腹壁另切口引出

【讨论】

本例病人在乡镇卫生院以急性化脓性阑尾炎手术,术中请求会诊转送到上级医院,历经 5 个小时后,行右半结肠切除,回肠与空肠端侧吻合术,病理检查证实为盲肠癌。在未经药物抗癌治疗的情况下,3 年内随访 2 次,全身情况良好。

结肠癌的扩散主要通过淋巴结、血管、直接浸润及腹腔内种植等途径,其中主要是经淋巴结转移,所以结肠癌手术时,强调广泛切除癌肿部位的淋巴引流区域是重要的也是必要的。有资料报道,若在手术开始时先距肿瘤 10cm 的上、下肠段给予纱条结扎闭塞肠腔,手术后检查切除的标本,发现被切除的肠腔内,有脱落的癌细胞,因此,手术时应先将预定切除的肠管上下端给予结扎,以阻止癌细胞在肠腔内传播。如有结肠梗阻者应先行结肠减压,然后再游离肠段。在分离肠系膜时应保留肠管断端的血供,以免影响吻合口的血液供给。吻合时肠切缘翻入不可过多,以避免吻合口的狭窄。回肠末段的切除长度不应少于 15～20cm,以免造成肠坏死及吻合口瘘,因回结肠动脉结扎后,回肠末段的血供已被阻断。

1967 年 Turnbull 提出结肠癌根治性切除的不接触技术,最大限度地减少了术中“肿瘤细胞医源性播散”的可能,以提高手术效果和生存率。1981 年付培彬倡议整块切除右半结肠应在十二指肠前间隙自内而外、自上而下进行解剖,这样可以保存后腹膜壁层的完整性,从而避免了损伤十二指肠的第 3 段及右侧输尿管的可能。术中可完全得以显露肠系膜上血管的全程,所以可直视下处理所供应右半结肠各血管分支的根部,尤其是结肠中血管的根部创造了条件。

例 104　横结肠切除术

【病情简介】

男性,68 岁,因上腹隐痛半年多,加重 1 天伴全腹疼痛、呕吐胃内容物急诊入院。X 线摄片提示膈下游离气体，诊断为胃溃疡穿孔、全腹膜炎，开腹探查发现胃十二指肠正常，肝胆胰脾正常，横结肠右段有约5cm×4cm包块，质硬，大网膜覆盖，分离开网膜可见约3cm直径的破口，有肠内容物溢出，考虑结肠肿瘤，请求上级医师上台协助处理。

【治疗经过】

经上级医师再次探查，除发现上述情况外，在肠系膜根部发现淋巴结有肿大，质硬。根据探查情况（图104－1），决定行横结肠切除，大网膜、横结肠及其系膜、淋巴结全部切除。切除范围右至升结肠肝曲下5cm，左至近结肠脾曲（图104－2）。

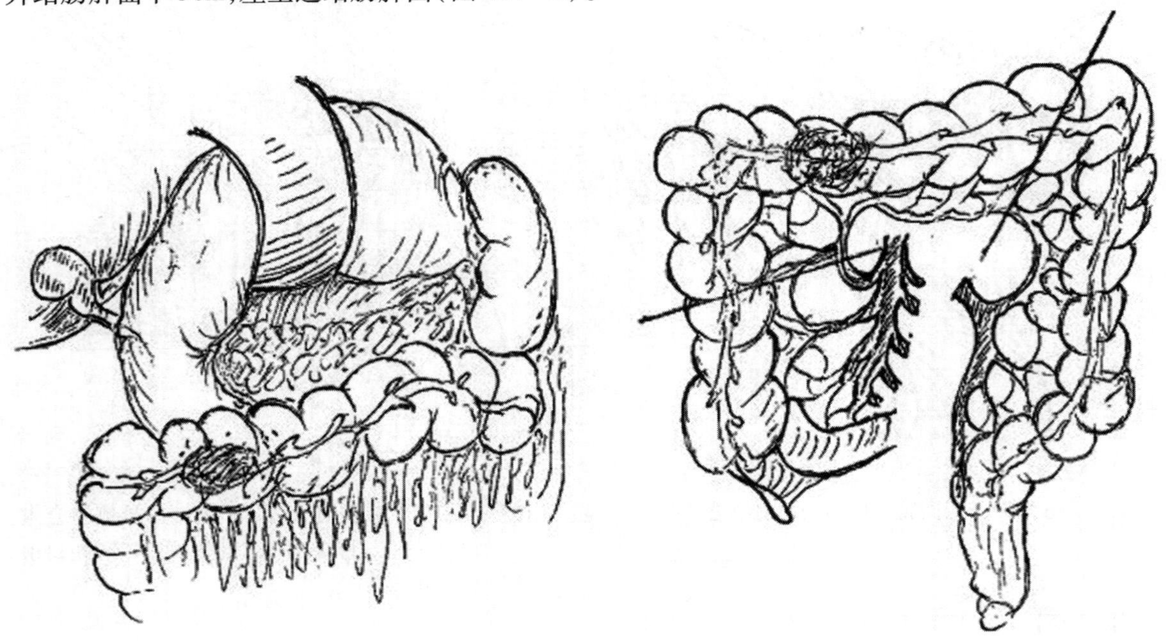

图104－1　术中探查发现结肠癌的部位　　图104－2　结肠切除的范围

用1号丝线间断全层对端缝合（图103－3），再间断缝合浆肌层，吻合口能容纳术者1指多（图104－4、5）。

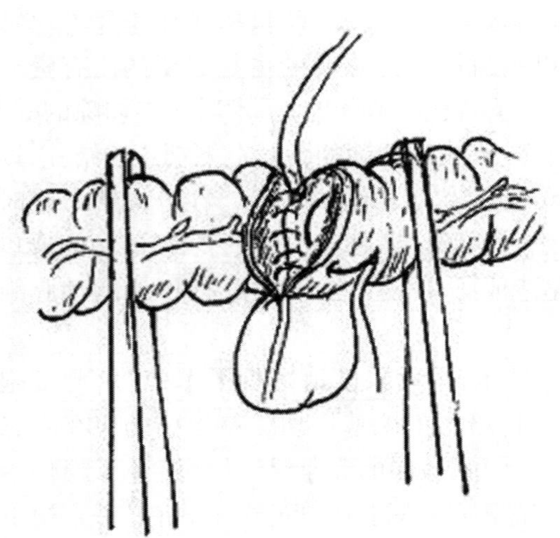

图104－3　间断全层缝合对端吻合

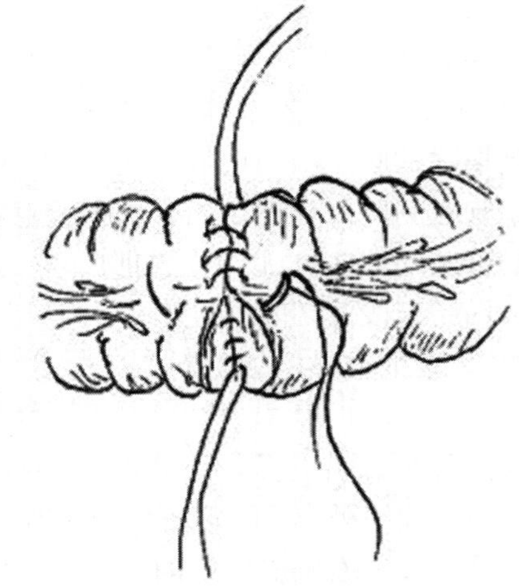

图104－4　缝合浆肌层加固

鉴于病人年龄较大，有高血压及糖尿病史，又有肠壁水肿，行无肠道准备的急诊横结肠切除，为尽可能保证吻合口的愈合，行盲肠造口术，在右下腹斜切口，提出较膨胀的盲肠，用不吸收丝线在盲肠前结肠带处做荷包缝合，切一小口插入吸引器吸出肠内容物，插入大号蕈状导管，结扎荷包缝线，造口管另切口引出固定(图 104－6、7、8)。清理腹腔,吻合处置放腹腔引流管,逐层关腹。

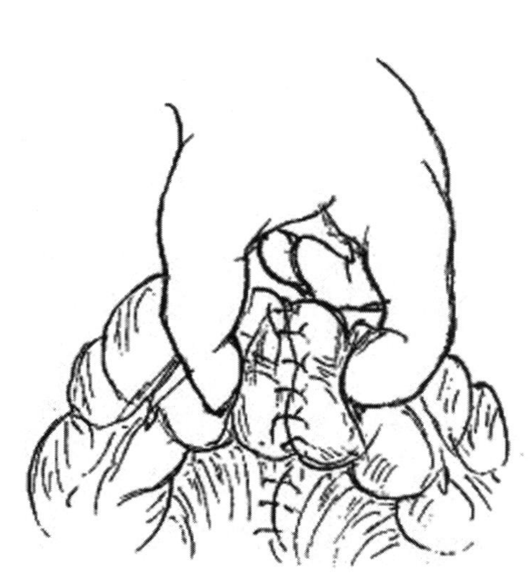

图 104－5　吻合口容纳 1 指多

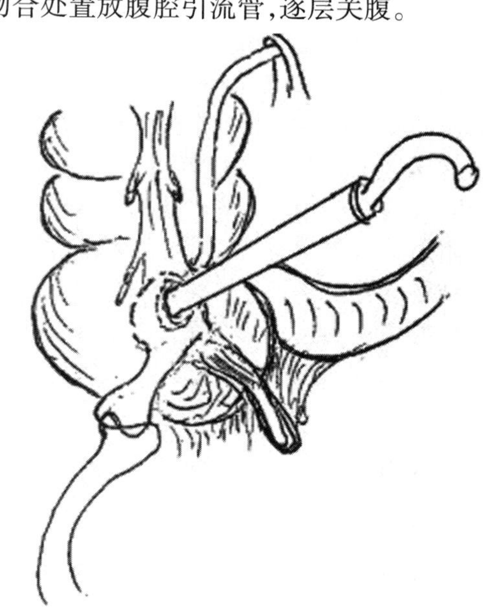

图 104－6　荷包缝合盲肠切口,吸出内容物

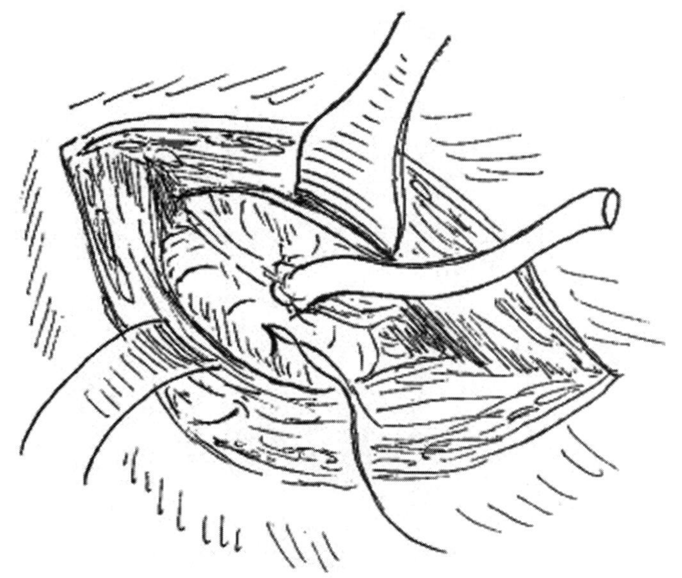

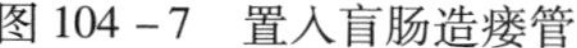

图 104－7　置入盲肠造瘘管

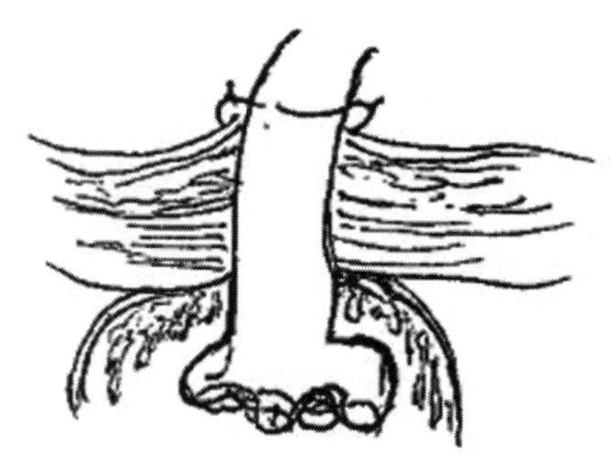

图 104－8　完成盲肠造口术

术后行抗炎、全身支持、保持引流通畅、降血压、控制血糖等综合治疗,恢复顺利。病理切片报告为结肠癌,淋巴转移,切缘两断端无癌细胞浸润,术后半月夹闭盲肠造口管,住院 3 周拔除盲肠造口管。复查肝肾功正常,癌胚抗原偏高,全身情况良好出院。术后 1 年随访情况良好。

【讨论】

本例病人经治医生以消化道胃十二指肠溃疡穿孔并腹膜炎而行剖腹探查术,术中探查发现结肠癌并发穿孔,请求上级医生上台协助手术。上级医生根据术中情况及全身情况,决定急诊横结肠切除,结肠端端吻合,为保证吻合口的愈合,同时行盲肠造口,术后加强全身支持综合治疗,恢复顺利,盲肠造口管拔除后,门诊更换敷料,造口愈合。建议病人及家属来院商量抗癌治疗方案,病人及家属未予接受。

结肠癌伴发穿孔、出血较为常见,而本例仅为穿孔,文献记载发生率约 5%,其中 1.7% 的穿孔伴有结肠梗阻。穿孔多见于结肠固定的部位,即升结肠、结肠肝曲和降结肠。穿孔的临床表现有以下三种:①急性穿孔致全腹膜炎,约占全部穿孔的21%;②炎性肿块或脓肿,约占51%,多见于乙状结肠或盲肠;③穿孔到邻近器官形成各种不同类型的结肠瘘,约占28%,多见于横结肠。结肠癌穿孔的治疗,要根据穿孔的时间、部位和病人的全身情况而选择不同的术式,是一期切除还是切除肿瘤后行结肠造口,待2~3个月后再行吻合。笔者曾被邀会诊手术一例,即结肠肿瘤切除后仅作造口,3个月后要求进行肠道再通手术的45岁的女性。手术虽然取得满意结果,但增加了手术的难度及病人的痛苦,因此,笔者认为全身情况尚可的结肠癌并发穿孔者,可选择一期手术切除吻合,必要时附加结肠造口,术后3个月仅关闭造口即可。

结肠癌并发结肠急性穿孔的手术,既要注意到清除腹腔的污染,充分的腹腔引流,还要考虑到结肠癌的切除或根治性切除。在当前对癌肿采用多学科综合治疗的情况下,有些结肠癌并发的穿孔,虽属晚期也应采取积极的手术治疗,结合抗癌的综合治疗,以提高病者的生活质量,延长生存期。

例105　左半结肠切除术

【病情简介】

女性,48岁,因反复下腹疼痛半年多,3个月前曾做了阑尾切除手术。近半月来左下腹胀痛明显,时有呕吐胃内容物。因月经紊乱,妇科检查及B超提示左侧附件占位收入住院。经术前准备后,在硬膜外麻醉下,经左下腹直肌切口进腹腔,探查发现左侧附件有约8cm×6cm×6cm囊性占位,其附件输卵管伞端与乙状结肠粘连,分离粘连时似扪及乙状结肠有一4cm×3cm质地较硬肿块,占据一半肠腔,妇科医生将附件肿块一并切除后,请求腹部外科医生上台会诊处理。

【治疗经过】

经仔细探查乙状结肠肿块,结合病史,不能排除乙状结肠癌肿(图105-1)。征求麻醉师意见,将麻醉改为气管插管全麻。向上延长切口,探查肝、胆、胰、脾无转移灶,胃十二指肠、小肠正常,乙状结肠系膜有肿大淋巴结。由于病人全身情况良好,术前已行基本的肠道准备,决定行左半结肠切除术。首先钳夹、切断、结扎结肠中动脉左支及伴行静脉(图105-2)。

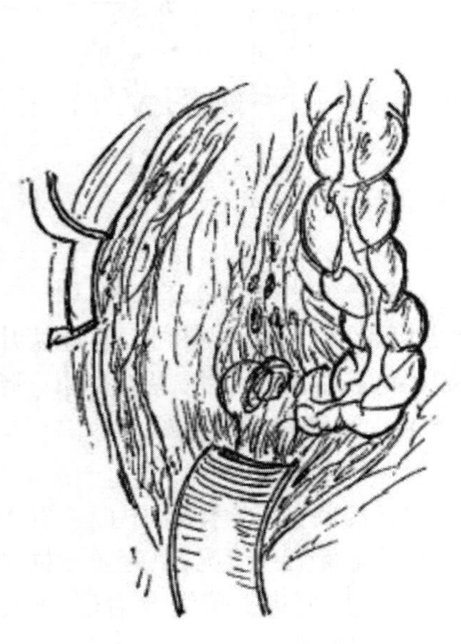

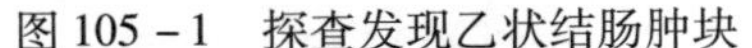

图105-1　探查发现乙状结肠肿块

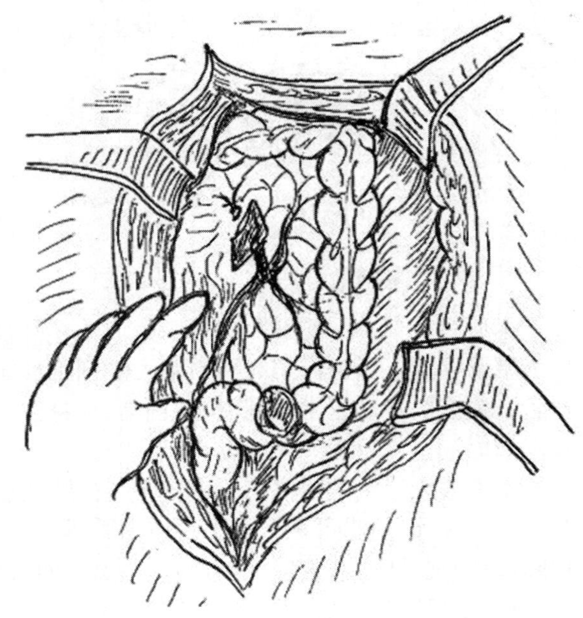

图105-2　结扎切断结肠中动脉的左支

分离腹主动脉周围淋巴结及脂肪组织,用电刀自上而下一并向左侧分离,做一较整块切除,沿降结肠旁沟剪开侧腹膜,上至脾曲,下至直肠、乙状结肠的交界处(图105-3),用纱条在距肿瘤上下各 5cm 处结扎肠管，以防脱落的瘤肠腔扩散。将胃结肠及脾曲牵向右下方，剪断脾结肠韧带及后腹膜（图 105 -4）。

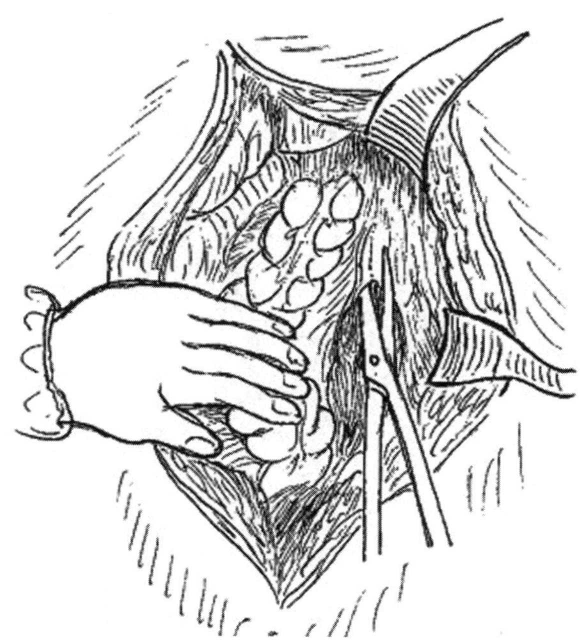

图 105 -3　剪开降结肠旁沟侧腹膜

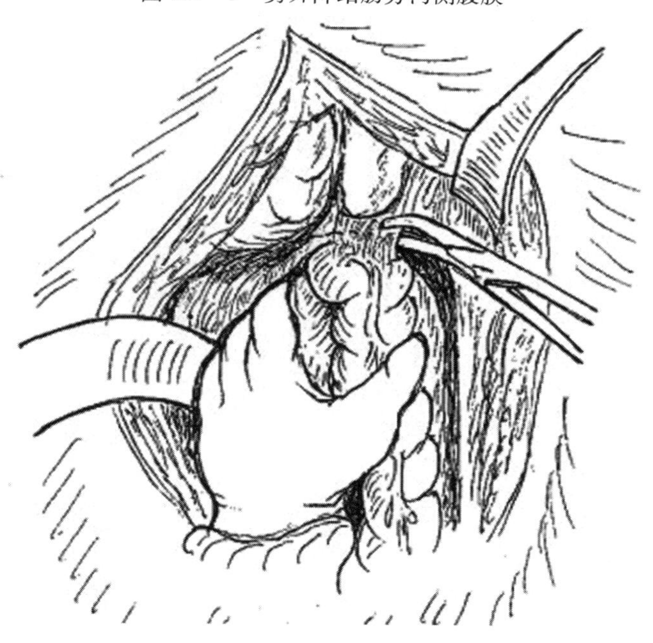

图 105 -4　剪断脾结肠韧带

以钝性分离法将左侧结肠及其系膜与腹膜后组织分离，输尿管及卵巢血管无损。再沿乙状结肠的后侧向下分离至直肠上端（图 105 -5），最后切断附着于胰腺体尾部下缘的横结肠系膜根部。在腹膜反折处约 8cm 的直肠段用肠钳及有齿血管钳夹住乙状结肠下段，在两钳间切断，同法处理脾曲切断横结肠，移除左半结肠（图 105 -6）。

将横结肠断端拉至盆腔，两层间断缝合法与直肠上端吻合（图 105 -7、8），吻合口能容纳术者一指多，大量生理盐水冲洗腹腔，清理腹腔后，盆腔及左结肠旁沟各置腹腔引流管一根另切口引出，关腹。

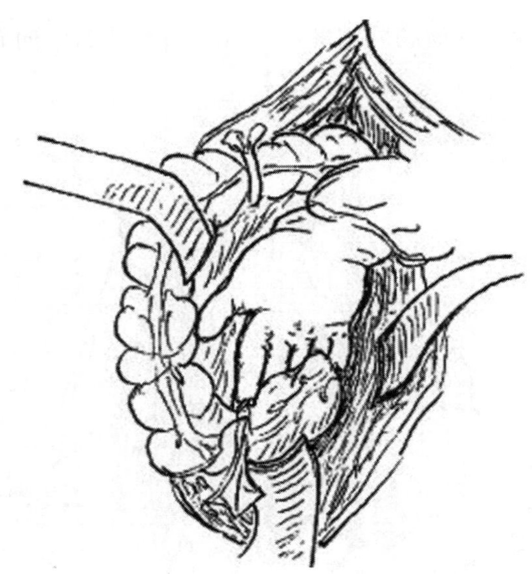

图 105－5　分离直肠上段

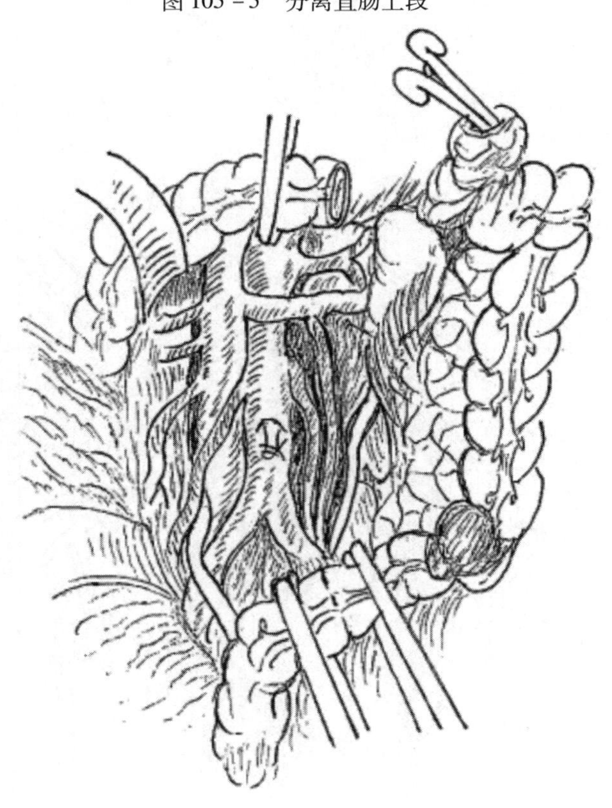

图 105－6　在预切线钳夹切除左半结肠

术后恢复顺利,7天内拔除腹腔引流管。病理切片报告为乙状结肠癌并肠系膜淋巴转移,左附件畸胎瘤。住院2周出院。3周后到肿瘤科接受化疗。术后3年随访2次情况良好。

【讨论】

本例为妇科附件肿块行附件切除时发现附件与乙状结肠粘连,同时发现乙状结肠肿块,请腹部外科医生上台会诊,行左半结肠切除,横结肠与直肠上段端端吻合,术后获得较满意结果。本章3例结肠癌病人(2女1男)都没有得到早期的诊断,术前分别诊断为阑尾炎、胃溃疡穿孔及妇科附件肿块而行手术,所幸术中发现了癌肿的所在,得到了及时正确的治疗,获得了较好的疗效。

近年来,我国大肠癌的发病率呈不断上升趋势,尤其在一些经济发展较快的城市和地区,大肠

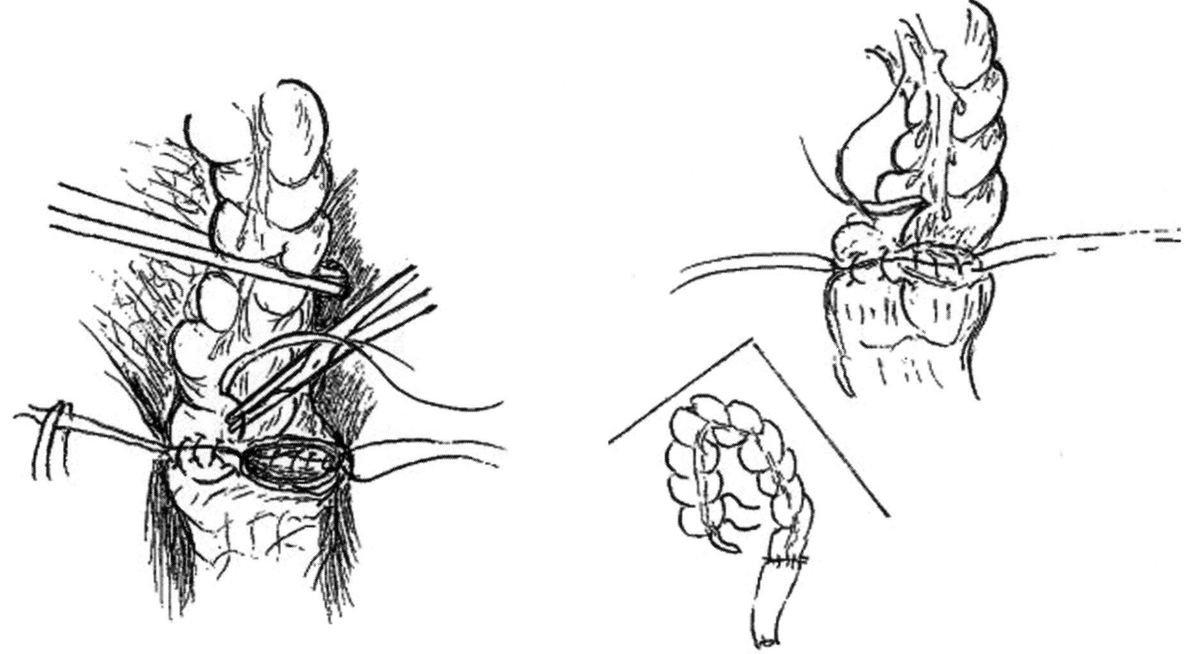

图 105－7　横结肠断端与直肠吻合

图 105－8　缝合浆肌层加固

癌的发病率已由恶性肿瘤的第四位上升为第三位。因此大肠癌的发病率增高主要是结肠癌发病率升高所致，而直肠癌发病率变动不大。同时，临床上所见结肠癌患者大多系中晚期病变，治疗效果欠佳。所以，应大力提高结肠癌的诊治水平。

在诊断上，鉴于结肠癌的临床表现比直肠癌隐匿得多，又随肿瘤的部位不同而各异，右侧结肠肠腔大，肿瘤以隆起型多见，并向肠腔生长，易缺血坏死，临床上以贫血乏力等多见；左侧结肠肠腔口径较右侧细，肿瘤以浸润型多见，呈缩窄性生长，易使肠腔缩小填塞，偶尔肠道梗阻为最初症状或因大便改变引起病人重视，又常被临床医生视为慢性肠炎而对症治疗，未做进一步检查而延误诊断屡见不鲜。发生误诊的主要原因是对结肠癌的临床表现缺乏应有的认识和警觉，以致未能及时就诊并做必要的检查。

在治疗上，手术切除仍是目前治疗结肠癌最主要、最有效的手段，而早期发现和早期诊断则是最为关键的环节。临床上所见浸润实际系炎性反应，仔细分离仍可切除。在结肠癌的病例中，勿因局部浸润、固定而轻易放弃手术切除的努力。对这类病例如术中有放疗条件，可切除肿瘤加做术中放疗。对远处脏器有单发转移的病例，63 岁的右半结肠＋扩大左肝外叶切除获得较满意的治疗结果。至目前为止，癌肿的治疗仍是一个比较棘手的问题，国内外对各种新方案的探索和新方法的研究仍处于方兴未艾、层出不穷之际，相信通过大家的共同努力，不断提高诊治水平，终将会更有效地制服危害人类健康和威胁生命的结肠癌。

参考文献

［1］　鲍扬，江志伟，谢立飞，等. 达・芬奇机器人系统辅助左半结肠切除术［J］. 腹腔镜外科杂志，2011，16(4)：275－277.

［2］　彭翔，邓建中，杨平. 单中心 1184 例结直肠癌腹腔镜手术的临床分析［J］. 消化肿瘤杂志(电子版)，2010，2(3)：138－143.

［3］　李新源，韩晓鹏，刘宏斌. 腹腔镜辅助结直肠癌根治术的临床应用［J］. 腹腔镜外科杂志，2010，15(9)：672－675.

[4] 周后军,王存川,任亦星.腹腔镜辅助与开腹右半结肠切除术非随机临床对比研究[J].中国普通外科杂志,2008,17(12):1188-1191.

[5] 丁卫星.腹腔镜下右半结肠切除术适应证选择和规范实施[J].中国实用外科杂志,2011,31(6):536-540.

[6] 李国新,丁自海,张策.腹腔镜下左半结肠切除术相关筋膜平面的解剖观察[J].中国临床解剖学杂志,2006,24(3):298-301.

第 36 章　血管损伤修复术

例 106　椎间盘脱出症穿抽髓核误伤腹内血管致重度失血性休克（肠系膜下动脉修复术）

【病情简介】

女性，35 岁，因腰痛并双下肢不适，门诊以椎间盘脱出症收入骨科住院。用微创手术穿刺方法抽取脱出的髓核，手术顺利结束，将病人抬上推床准备护送回病房，突然发现病人呼吸急促，血压进行性下降，给予面罩给氧，再建立一条静脉通道，查血压在 30 ~ 40/20 ~ 30mmHg 之间，准备血源，紧急呼叫手术室手术的普外科医生及病房的上级医师迅速到位，此时病人呼吸停止，血压测不到，迅速气管插管建立人工呼吸，在推床上紧急抢救。

【处理经过】

在无麻醉药的气管插管下，取左中腹脐旁切口（图 106 - 1）以"一刀法"的最快速度进入腹腔，吸出约 4 000ml 的腹腔积血，发现肠系膜下动脉主干破损出血（图 106 - 2）。术者左手指控制出

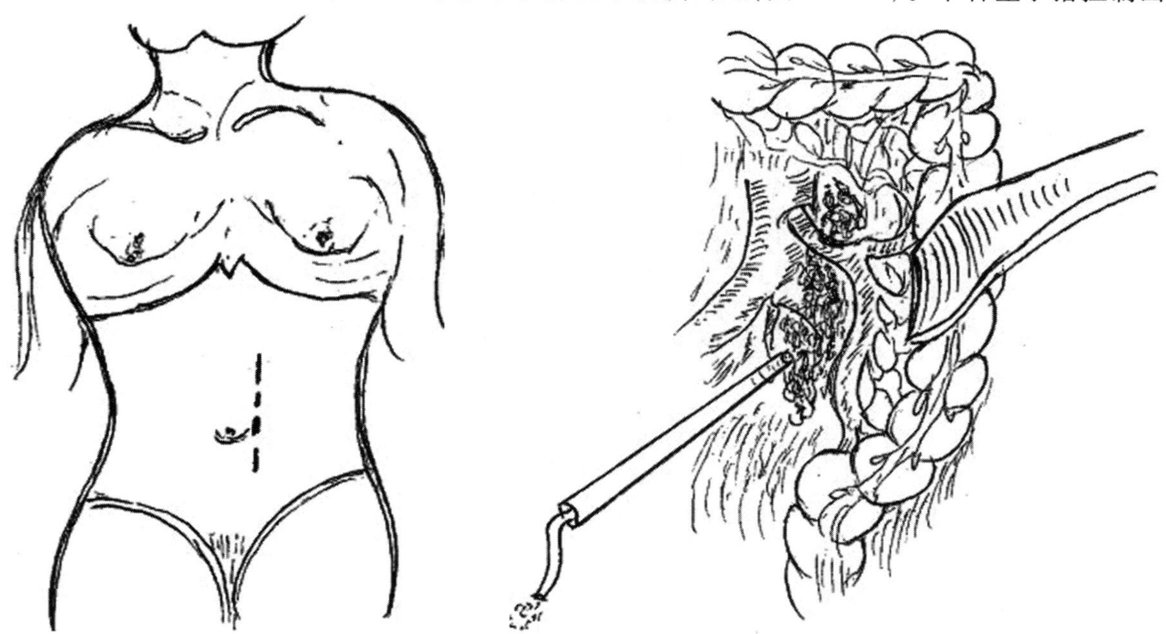

图 106 - 1　手术切口入路　　　　图 106 - 2　肠系膜下动脉主干破损致大出血

血，稍分离后用无损血管钳钳夹破损处，用无损伤 6 - 0 的缝线修补连续缝合 4 针，止血可靠（图 106 - 3、4），血管破损修补处相对狭小，但远端搏动尚好，近端无明显膨胀（图 106 - 5）。用 0.5% 利多卡因 10ml 封闭肠系膜及其根部，热盐纱布垫敷 5 分钟后观察肠系膜下动脉搏动良好，其血供所属的左半结肠色泽及肠蠕动均恢复正常。清理腹腔，再次检查术野无渗血，逐层关腹。本例在手术一开始的抢救中，因急需输血，上级施术者果断指示，认真核对血型，在输入 1 000ml 未做交叉配血的同型血，此时血压上升到 50 ~ 60mmHg，心率出现 180 次/min，呼吸恢复到微弱。继续输血抗休克，手术修复血管完成时，血压回升到 90 ~ 100/70 ~ 80mmHg 之间，心率 140 次/min 左右，呼吸

23次/min,尿量300ml。整个手术室抢救时间180分钟,手术时间65分钟。抢救共输血2 500ml,代血浆1 000ml,电解质林格氏液1 500ml,带气管导管回病房监护室,注意加强监护、管理,住院半月痊愈出院。1年内随访3次情况良好。

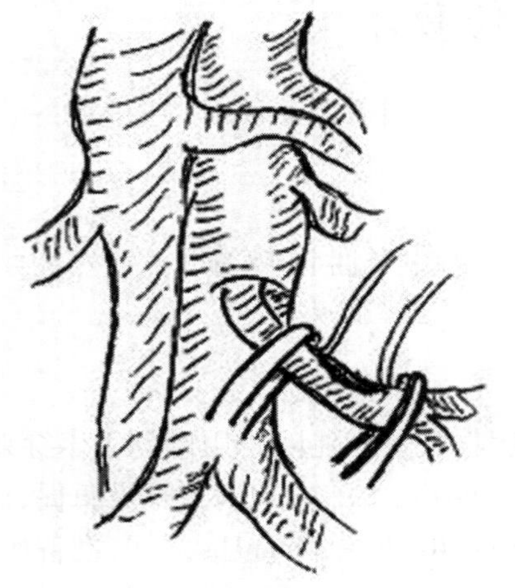

图106-3　修复肠系膜下动脉

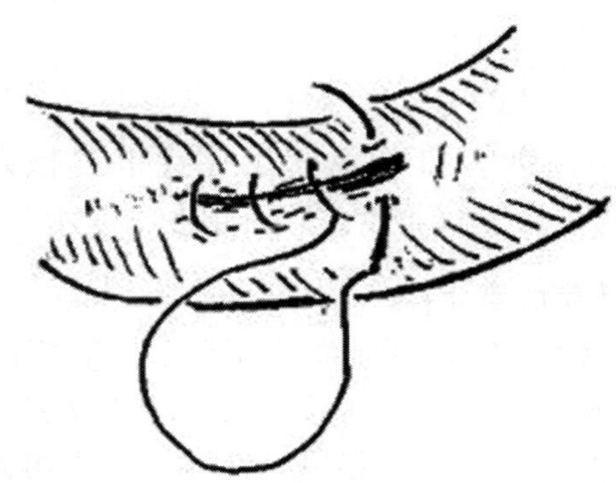

图106-4　连续缝合法

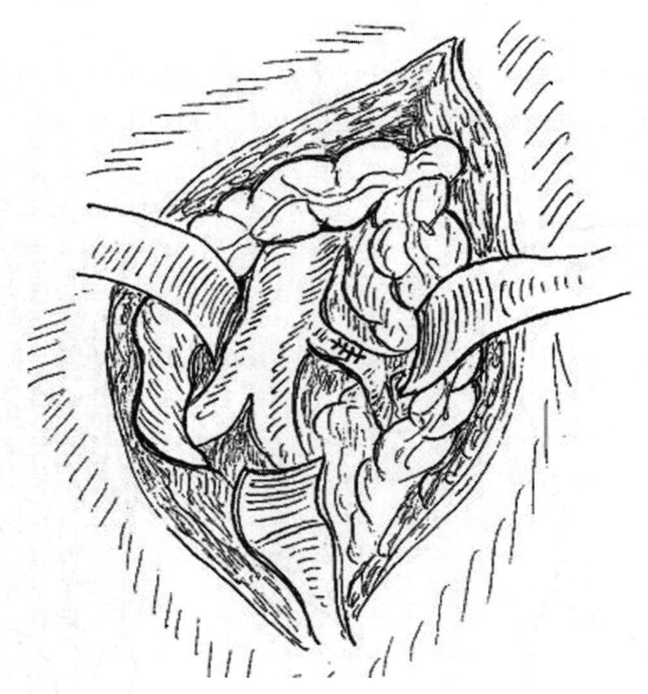

图106-5　血管修复成功

【讨论】

该病员系年轻女性,患椎间盘脱出症,压迫神经出现腰痛、下肢麻木感,活动时加重。骨科医师选择穿刺抽除脱出的髓核,即微创治疗。微创治疗方法简单,病人痛苦小,创伤小,恢复快,是一种很好的方法。但因术者将针刺入脊柱前面伤及肠系膜下动脉主干,造成大出血致严重的失血性休克,幸而尚未将病人推出手术室即被发现,尽管情况危急,经有经验的普外科上级医师的果断处理抢救获得成功。

预防和教训:

(1)腰椎间盘手术要熟悉局部解剖结构,采用正确的穿刺方法,避免误伤腹部大血管及腹腔内脏器。切开或穿刺椎间盘纤维环时,切勿将髓核钳或穿刺针进入过深,避免操作粗暴、盲目。

(2)术者可能不了解髓核的解剖位置,或经验不足及方法不当,且刺入过深进入腹腔,使腹腔内血管损伤,造成严重后果。

(3)过分追求髓核摘除的彻底性可能是造成这一严重失误的重要原因。

(4)椎间盘手术时要警觉腹侧大血管的损伤,术中或术后及时发现,立即开腹找到损伤的血管进行修补,这是挽救病人生命的关键。

(5)如本例病人术中无血管修复条件或其他条件受限时,可结扎破损血管,待血压回升后观察血供受阻区肠管色泽及蠕动情况,若发现有可能造成肠坏死,不能胜任一期手术切除左半结肠,应果断选择近端横结肠造口,完成手术,待术后生命体征平稳后再选择其他手术方案。

例107　左股动脉火器伤修复术

【病情简介】

男性,35岁,医生。在乡下巡诊时不慎被他人用"火药枪走火"击伤左大腿根部,当地卫生院包扎后护送上级医院,伤后约6小时后入院。查体,体温37.5℃,脉搏103次/min,血压116/82mmHg,呼吸20次/min,神志清楚,痛苦面容。双肺呼吸音正常,心率103次/min,律齐,未闻及病理性杂音。腹软,肝脾未扪及。外科情况:左大腿明显肿胀,青紫,整个下肢色泽暗淡,皮温低下,足背动脉搏动扪不清,腹股沟下大眼中分部位约二横指处有1cm弹道皮损,有血溢出。下肢活动受限。胸腹X线摄片未发现异常。左大腿X线摄片检查显示无骨折,可见约0.5cm圆形金属异物一枚,侧位片贴近股骨上段。血肿阴影明显。在腹股沟区扪到股动脉搏动处穿刺造影,显示左股动脉巨大假性动脉瘤样改变,金属异物靠近股动脉。临床诊断:①左侧股动脉火器伤;②左大腿外伤性巨大血肿。做术前准备,拟行髂外动脉阻断后,血管修复,血肿清除,金属异物取除术。

【治疗经过】

在硬膜外麻醉下,患者平卧位,取耻骨结节旁一横指的腹股沟纵向切口,上端超过腹股沟韧带,下端根据情况延长切口(图107-1)。

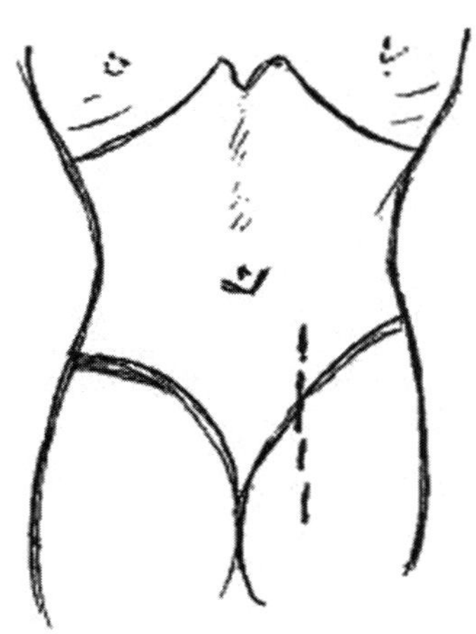

图107-1　手术探查切口

切开皮肤、皮下组织及浅深筋膜,进入股三角区脂肪层,触到股总动脉搏动,放入张开器(图107-2),切断腹股沟韧带,进入腹膜外腔下缘,切开动脉鞘,在腹股沟韧带上放置髂总动脉阻断带(图107-3)。

向下延长切口,清除血肿凝血块约800g,阻断髂总动脉,术野出血停止,可见股动脉破损约0.5cm(图107-4),放松阻断带喷出鲜血,收紧阻断带,用0号丝线小圆针连续缝合5针,放松阻断带射血后,收紧缝线打结,止血可靠(图107-5、6),仔细检查术野,取出金属异物。冲洗创面,逐层缝合切口,术毕,足背动脉可触及搏动,肢体色泽及温度恢复正常。术后恢复顺利,住院2周出院,至今病人全身情况良好,行走正常。

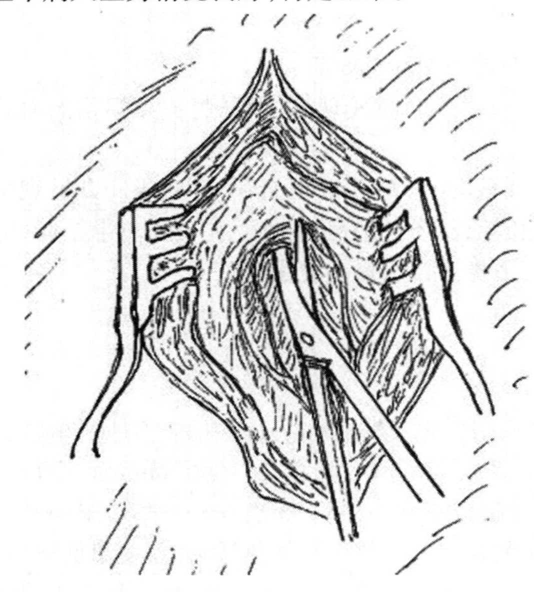

图 107－2　进入股三角区

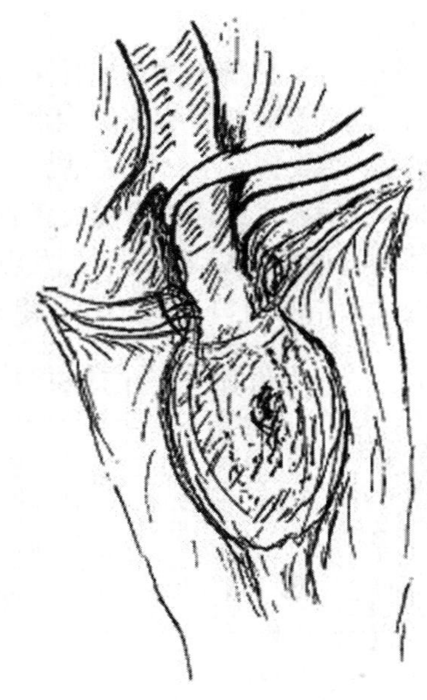

图 107－3　在腹股沟韧带上放置髂总动脉阻断带

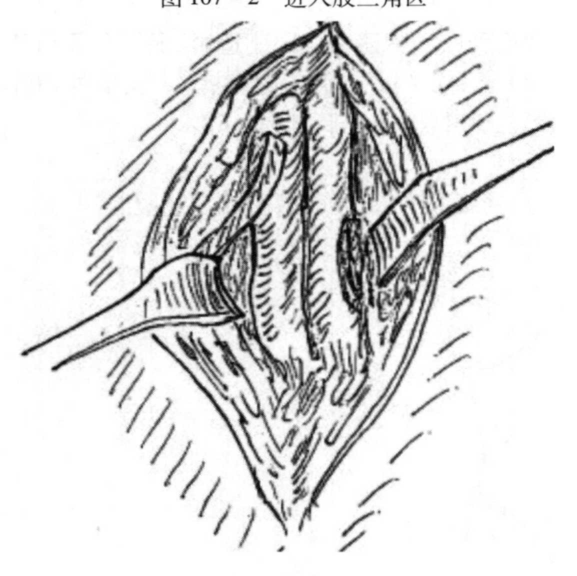

图 107－4　股动脉破损处

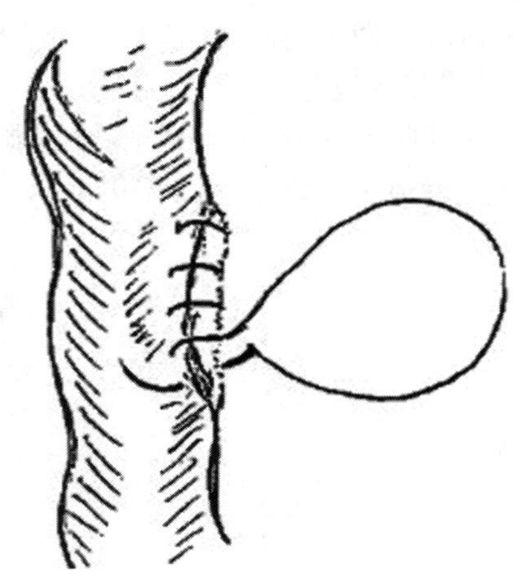

图 107－5　连续缝合修补

【讨论】

本例病人被他人用自制火药枪不慎击伤左大腿,即火器伤及股动脉出血,血肿形成压迫致使远端肢体缺血(病人已做好可能截肢的思想准备)。虽然受伤时间距手术时已达 8 小时,但血管未完全断裂,而血管因血凝块的压迫,有利方面是控制出血,而不利的是静脉血回流障碍,远端肢体缺血。病员来院后处理及时,手术方案、血管修复措施得当,成功地保住了肢体,获得了满意的疗效。

对于控制股动脉的损伤出血,如有紧急开腹指征,开腹后在盆腔控制髂外总动脉即可。但一般情况下,宜选择腹股沟纵形切口,其上端抵达腹股沟韧带上、下端,根据术野的需要延长切口。上端切口切开腹膜外脂肪组织,小心向头侧拉开腹膜,即可显露出髂外总动脉。这种方法不需要开腹,但耗时间,很少用于出血病人。对控制股动脉出血的血管修补,笔者认为采用此法入路是可取的。因此,对腹股沟区的出血,首先应进行近端控制。

当近端血管得到控制后,进一步探查损伤的血管,沿动脉游离的安全层次,即动脉壁上方的外

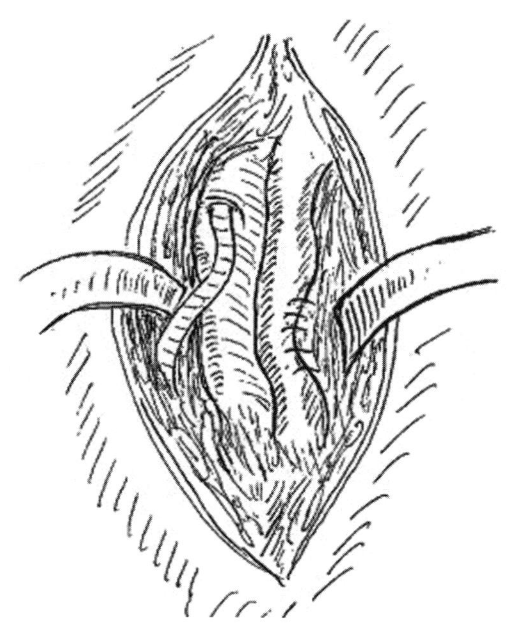

图 107－6　修复完成，止血可靠

膜周围层，可安全地游离到损伤节段，再根据血管损伤的程度来确定血运重建术式的选择。血运重建有简单重建和复杂重建两种形式，简单重建是单纯利用血管缝合修补，这样能迅速完成重建，甚至在全身情况恶化的状态下也能进行。如果这样的重建血管方法能奏效，建议施术者在条件受限的状况下，尽管去做。

例108　右髂股静脉锐器伤修复术

【病情简介】

女，48岁，因夫妻发生争吵，饮酒后用“水果刀”用力插进自己右大腿根部，被送到急诊科缝合包扎。在留观打破伤风针的过程中，发现腿部肿胀加重，即刻收入住院外科，经治医生考虑多为右侧大隐静脉损伤出血，在硬膜外麻醉下行急诊创口再次清创止血术。拆除缝线，延长切口，清除凝血块，发现大隐静脉靠近汇入股静脉处断裂出血，给予结扎远近端，出血继续，进一步探查时发现出血汹涌，立即纱垫用力压迫，请求上级医师协助处理。

【处理经过】

因股动脉搏动正常，判断出血来自静脉。用手指可扪及腹股沟韧带处股静脉破裂口，立即用无损伤血管钳钳夹破损血管下端控制，出血减少，术者左手食指、中指压迫控制出血的同时，向上延长切口，离断腹股沟韧带（图108－1），显露术野，用直角钳游离髂外静脉，上阻断带（图108－2），彻底显露出纵行破损，边缘整齐约3cm一段的髂股静脉（图108－3），以配制的肝素液冲洗破损的血管，用4－0的无损伤缝线连续缝合（图108－4），最后一针时松开远近端的阻断钳带（先近端后远端），放出血液后收紧缝线打结，止血可靠，血管重建修复完成（图108－5）。

血管破损修复处相对狭小，但因心血流恢复。手术创面彻底冲洗，止血，置放引流条，逐层缝合切口。整个手术失血量约1 500ml，输血600ml，血浆200ml。术后生命体征平稳。患肢抬高30°。皮肤温度正常，色泽轻度青紫及肿胀。术后加强肢体的护理，术后1～7天，静注低分子右旋糖酐500ml，口服抗凝药。1周后彩超检查股血管，双侧对比，可见患者血管修补处较对侧相对狭窄，但回流量良好，心包瓣膜正常。1周后患肢肿胀消失，足背动脉搏动良好。住院2周再次复查彩超同前，情况良好出院。术后6个月复查彩超无特殊变化，行走如常。

【讨论】

本例为锐器戳伤右髂股静脉破损约3cm，在家属压迫创口的情况下送急诊科，缝合2针暂时压

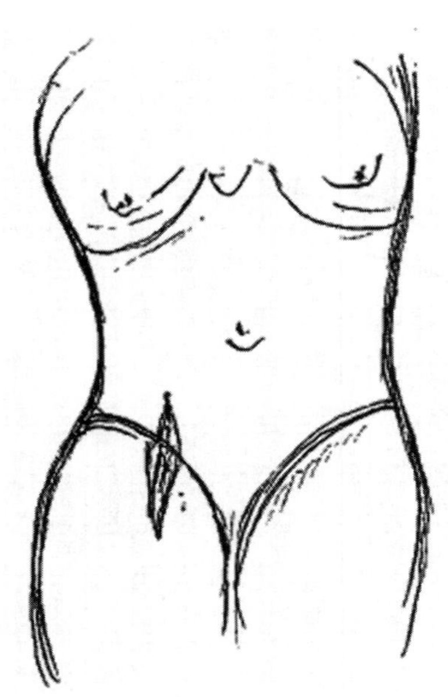

图108－1 手术探查切口

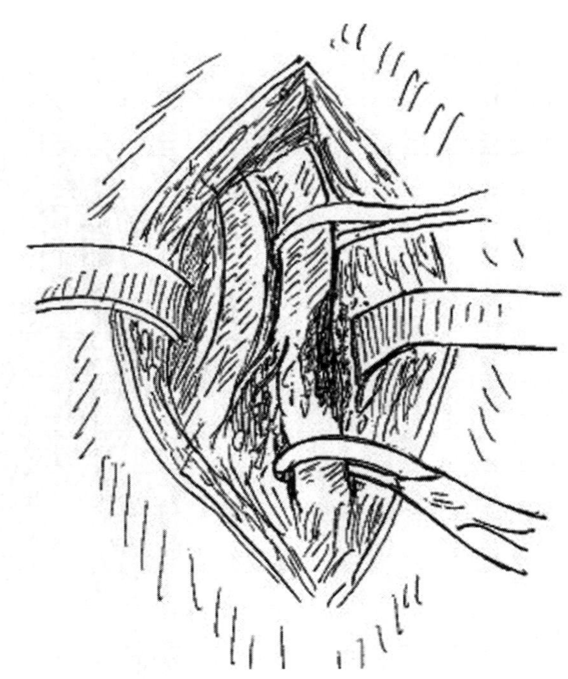

图108－2 上阻断血管带及无损伤血管钳

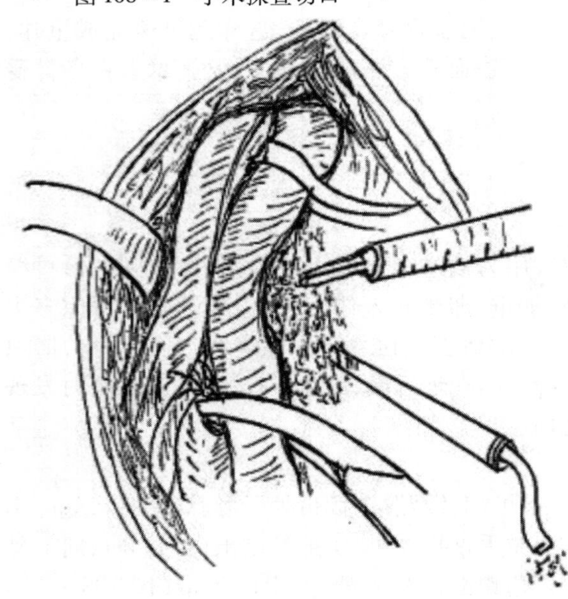

图108－3 显露术野,收净积血块

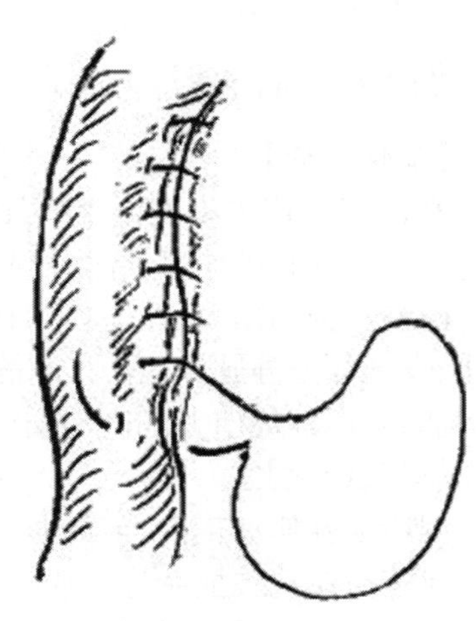

图108－4 无损伤4－0缝线连续缝合破口

迫止血,在留观室打针观察的过程中发现腿部肿胀收入住院。

对损伤的静脉是否需要修补的问题,有关专家学者认为,静脉修补是完善的做法,但非必须这样。如果静脉损伤需要复杂的修补,并不值得,因静脉修补通常在技术上比动脉修补更为困难,而且远期通畅率不佳,通常也不必要。如果伤病员合并有其他需要处理的创伤,或遭受的侵袭过大,或手术冗长,应毫不犹豫地结扎静脉。大多数静脉可结扎而无危险或有可接受的下肢肿胀的结果。如果采用损伤控制性手术,单纯性修补可行,则修补股静脉;如果修补很复杂,则要毫不犹豫结扎股静脉。本例损伤虽长达约3cm,但创缘整齐,在可控制出血的情况下,从容地进行修补而获成功,术后结果较满意。因此,血管的结扎或修复重建,应根据血管的损伤情况,血管的直径大小、条件,术者的经验及术中伤病员的整体情况来明智地选择,有可能在重建的过程中情况发生变化需要果断地改变方式。过去,修补腘静脉是决定腘动脉重建后预后良恶的关键,但这是过去的旧事了。甚至

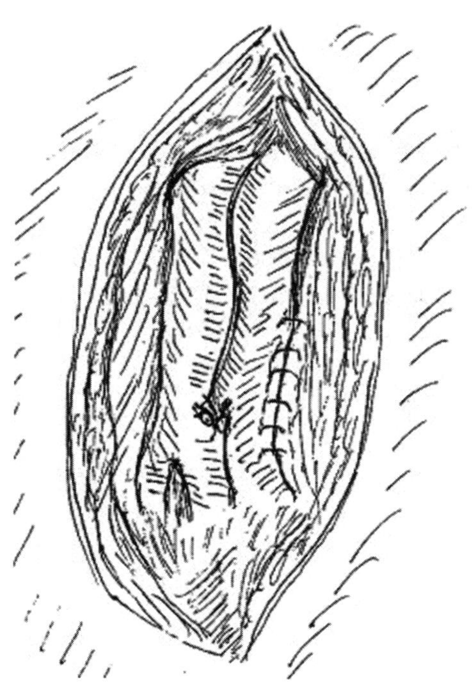

图 108 －5　血管破损修复成功，血运恢复

有成功结扎门静脉的报道，而门静脉则是极少数应该修补的内脏静脉之一。有学者认为，不要怠慢髂静脉的损伤，因较固定，修补一个小裂口后可能产生两个大裂口，当恍然大悟时，游戏已经结束病人死亡。如果控制了髂静脉的出血，病人存活着，说明运气很好。因这种损伤很难控制，常常致命，因此，最聪明的方法是结扎髂静脉。外科医生们要记住，结扎血管并非承认失败。

探查损伤的血管时，要探查损伤的部位、损伤的程度、哪些血管受损，是动脉还是静脉。一旦确认有损伤，应仔细游离血管。安全的层次是动脉壁上方的外膜周围层，可安全地从无损的节段到损伤节段，而不会撕裂血管或撕脱分支，当看到微发白的动脉壁有滋养血管，预示已游离到安全的解剖层次上了（图 108 －6）。

关于血管造影，对于血流动力学不稳定或有活动性出血的病人，术前无需血管造影。对于稳定的病人可进行血管造影，尤其是对损伤部位不确定者，行血管造影对手术的方法选择大有裨益。单纯的锐性损伤相对不复杂，有部分病人通过有限的探查就可寻找损伤的部位，此时可省略血管造影。

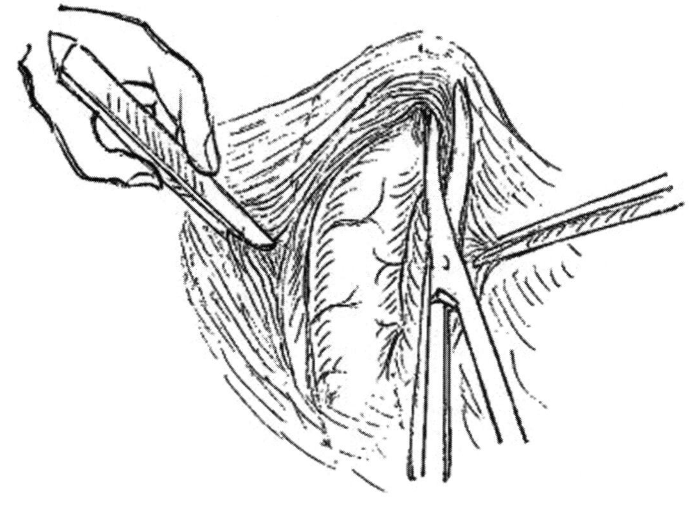

图 108 －6　髂嵴血管的要点

参考文献

[1] 韩利江,杨志新,徐金夫.股动静脉破裂救治成功1例[J].浙江中西医结合杂志,2011,21(9):655.

[2] 韩新巍,刘冰妍,管生.股静脉破裂外科修补失败后的介入治疗一例[J].临床放射学杂志,2007,27(7):993.

[3] 孙春亮.下肢动脉损伤的诊治体会[J].中国血管外科杂志(电子版),2011,3(4):236-247.

[4] 陈忠,吴庆华,杨宝钟.主髂动脉破裂外科治疗2、3例体会[J].中华普通外科杂志,2005,20(12):771-773.